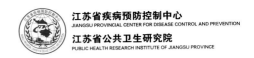

江苏省疾病预防控制中心
JIANGSU PROVINCIAL CENTER FOR DISEASE CONTROL AND PREVENTION
江苏省公共卫生研究院
PUBLIC HEALTH RESEARCH INSTITUTE OF JIANGSU PROVINCE

Jiangsu Cancer
Report (2020)

U0381519

江苏省恶性肿瘤报告（2020）

主编　武　鸣　周金意

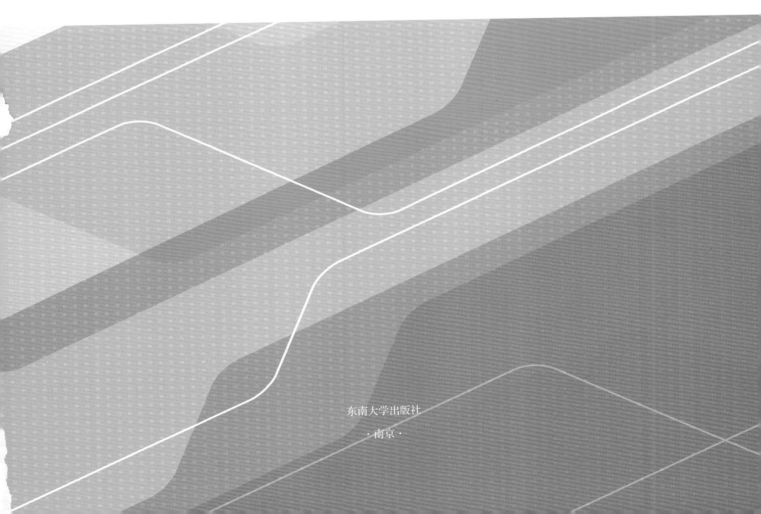

东南大学出版社
·南京·

图书在版编目（CIP）数据

江苏省恶性肿瘤报告. 2020/武鸣，周金意主编.
南京：东南大学出版社，2021. 12
ISBN 978 – 7 – 5766 – 0043 – 8

Ⅰ. ①江… Ⅱ. ①武 … ②周 … Ⅲ. ① 癌–研究报告
–江苏–2020 Ⅳ. ①R73

中国版本图书馆CIP数据核字（2021）第 279089 号

责任编辑：陈潇潇　 责任校对：韩小亮　 封面设计：余武莉　 责任印制：周荣虎

江苏省恶性肿瘤报告（2020）
Jiangsu Sheng Exing Zhongliu Baogao（2020）

主　　编：武　鸣　周金意
出版发行：东南大学出版社
社　　址：南京四牌楼2号　 邮编：210096　 电话：025-83793330
网　　址：http://www.seupress.com
电子邮件：press@ seupress.com
经　　销：全国各地新华书店
印　　刷：南京迅驰彩色印刷有限公司
开　　本：889mm × 1194 mm　 1/16
印　　张：13.25
字　　数：288 千字
版　　次：2021 年 12 月第 1 版
印　　次：2021 年 12 月第 1 次印刷
书　　号：ISBN 978 – 7 – 5766 – 0043 – 8
定　　价：98.00 元

《江苏省恶性肿瘤报告（2020）》编委会

主编

武　鸣　周金意

副主编

韩仁强　罗鹏飞　俞　浩

专家委员会（按姓氏笔画排序）

王临池　朱　健　刘付东　李伟伟　杨志杰　武　鸣　罗鹏飞

周金意　俞　浩　骆文书　韩仁强　缪伟刚

编委（按姓氏笔画排序）

马士化	王　志	王　剑	王　裕	王　璐	王小健	王友林	王从菊
王临池	古娜利	卢道山	叶建玲	付艳云	吕家爱	朱　健	朱　雷
朱进华	仲崇义	刘付东	刘建平	刘娅娴	刘海峰	严莉丽	杜国明
李　栋	李玉波	李伟伟	李炎炎	杨志杰	杨艳蕾	吴同浩	吴海宏
何　飞	应洪琰	沈　欢	沈建新	沈晓文	宋　光	张　友	张　秋
张　婷	张建安	张晓峰	张爱红	张源生	陆　艳	陆绍琦	陈冰霞
陈茂勇	陈顺平	陈燕芬	武　鸣	罗国良	罗鹏飞	周　慧	周　鑫
周金意	郑小祥	宗　华	赵　培	赵小兰	胡　静	俞　浩	独梅芝
姜方平	娄培安	骆文书	顾建芬	顾晓平	徐　红	徐文超	徐汉顺
徐红艳	唐士涛	黄素勤	曹慷慷	崔艳丽	章　剑	梁从凯	梁永春
董建梅	韩　奎	韩仁强	温之花	强德仁	解　晔	蔡　伟	漆苏洋
缪伟刚	潘永富	戴曙光					

前 言
Preface

恶性肿瘤是严重危害人类生命和健康的一大类疾病，从 20 世纪 70 年代初有生命统计数据以来，一直是江苏省居民的最主要死因之一，且其疾病负担呈不断加重趋势。肿瘤登记是对肿瘤流行情况、变化趋势和影响因素进行的长期、连续、动态的系统性监测，是制定恶性肿瘤防控措施、开展综合防控研究和评价防控效果的重要基础性工作。在国家癌症中心和江苏省卫生健康委员会（原江苏省卫生计生委）全力支持下，江苏省肿瘤登记中心（江苏省疾病预防控制中心，以下简称"江苏省疾控中心"）在江苏省开展以人群为基础的肿瘤登记工作，建立了肿瘤登记年报制度，自 2016 年开始定期出版江苏省恶性肿瘤报告，为江苏省肿瘤的预防与控制工作提供了科学依据。

2020 年江苏省有 47 个肿瘤登记处上报了 2017 年全人群肿瘤登记资料，其中有 43 个肿瘤登记处的数据质量达到综合质控要求。这 43 个肿瘤登记处包括城市登记处 11 个，农村登记处 32 个，分布在苏南、苏中和苏北地区，覆盖人口 47 334 563 人（男性 23 850 662 人，女性 23 483 901 人），约占同期江苏省户籍人口总数（77 903 296 人）的 60.76%。在对 43 个肿瘤登记处的数据进行全面分析的基础上，江苏省疾控中心组织专业人士编写了《江苏省恶性肿瘤报告（2020）》。

《江苏省恶性肿瘤报告（2020）》共分为六个部分：

第一部分为概述；第二部分介绍了数据的收集方法、质量控制流程和常用统计分析指标；第三部分详细介绍了江苏省 2017 年肿瘤登记资料的上报情况、质量评审结果及数据收录情况；第四部分描述了江苏省肿瘤登记地区合计及分城乡、分性别恶性肿瘤发病和死亡情况；第五部分对主要类型的恶性肿瘤发病、死亡情况和在各肿瘤登记地区的流行现状进行简要描述，并就其中部分癌种的亚部位和病理分型进行了细节描述；最后一部分为附录，包含了所收录的 43 个登记处各种肿瘤分性别、年龄组发病和死亡情况的详细统计结果，上报 2017 年全人群肿瘤登记资料的 47 个登记处的信息以及致谢。

《江苏省恶性肿瘤报告（2020）》全面、系统地描述了江苏省肿瘤登记地区人群全部恶性肿瘤及 22 种常见恶性肿瘤的发病与死亡等流行情况，是一本能全面反映江苏省恶性肿瘤流行现状，癌情信息丰富的专业书籍。

《江苏省恶性肿瘤报告（2020）》的顺利出版，得到了国家癌症中心 / 全国肿瘤登记中心、江苏省卫生健康委员会疾控处的大力支持，凝结了江苏省各肿瘤登记处、各级医疗机构肿瘤登记工作人员和本书编写人员的辛勤劳动和汗水。江苏省肿瘤登记人员在实践中探索，在创造中发现，在开拓中前进，使江苏省肿瘤登记工作步入良性的发展轨道，在此谨表示衷心的感谢！

江苏省疾控中心在登记资料收集、质量控制、登记处选择、数据清理、统计分析、图表呈现和文字描述等方面力求严谨，反复核实，力求客观、真实、准确地展示江苏省肿瘤流行数据。鉴于编者知识和水平的限制，本书难免存在谬误和不足，恳请同行和读者批评指正。

编者

2021 年 6 月

目 录
Contents

第一章 概述

　　肿瘤登记是按一定组织系统经常性地搜集、储存、整理、统计分析和评价肿瘤发病、死亡和生存资料的统计工作，是目前国际上公认的肿瘤流行病学信息收集与数据统计方法。开展以人群为基础的肿瘤登记工作，获取的不同时期、不同地区和不同人群中恶性肿瘤的发病、死亡和生存状况资料，是掌握人群恶性肿瘤流行现状和变化趋势，度量全社会恶性肿瘤疾病负担的唯一有效资源，可为肿瘤病因学研究提供线索，为肿瘤防治策略和措施的制定、评估和调整提供科学依据。

　　江苏省是全国较早开展肿瘤登记报告工作的省份之一，启东县（现启东市）于 1972 年在江苏省率先建立肿瘤登记报告制度，随后从 20 世纪 80 年代开始，现无锡、南通、淮安、泰州、常州等 11 个设区市所在地区陆续开展肿瘤登记报告工作。2008 年，原卫生部在全国范围内启动"中央财政转移支付肿瘤随访登记项目"，对部分登记地区给予专项经费支持。江苏省金坛市（现常州市金坛区）、启东市、海门市（现南通市海门区）、连云港市区、赣榆县（现连云港市赣榆区）、东海县、灌云县、淮安市楚州区（现淮安市淮安区）、建湖县、大丰市（现盐城市大丰区）、扬中市、泰兴市等 12 个登记处被国家确定为首批中央财政转移支付肿瘤随访登记项目点。2009—2013 年，随着国家项目点的扩增，苏州市区、无锡市区、徐州市区、常州市区、南通市区、盐城市区、丹阳市、海安县（现海安市）等 8 个登记地区也先后被纳入。截至 2020 年底，江苏省共有国家级肿瘤登记点 20 个。

　　为建立和完善全国肿瘤登记制度，动态掌握我国恶性肿瘤流行情况和发展趋势，原国家卫生和计划生育委员会、国家中医药管理局于 2015 年 1 月 27 日制定并下发了《关于印发肿瘤登记管理办法的通知》（国卫疾控发〔2015〕6 号），原江苏省卫计委和中医药管理局根据江苏省具体情况，在转发国家管理办法的同时，对江苏省肿瘤登记工作做出了具体要求：明确了江苏省各级卫生计生行政部门在全省各级肿瘤登记工作中的组织、管理、协调和保障职能，指定江苏省疾控中心作为省级肿瘤登记中心，负责全省肿瘤登记工作的方案制定、技术指导、人员培训、质量控制和考核评价等工作；要求各设区市、县（市、区）设立肿瘤登记处，负责开展责任区域内的肿瘤随访登记工作；要求全省各级各类医疗卫生机构认真履行肿瘤登记报告责任，建立内部管理制度，明确责任报告人，健全院内登记报告流程，规范开展肿瘤登记报告工作。《肿瘤登记管理办法》的出台为江苏省肿瘤随访登记体系的进一步完善打下了坚实基础。

2019 年，国家卫健委等 10 部门联合制定和下发了《健康中国行动——癌症防治实施方案（2019—2022 年）》，其中提出了"健全肿瘤登记报告制度"和"提升肿瘤登记数据质量"的明确要求。同年江苏省卫健委等 10 部门也联合制定了《江苏省推进癌症防治工作实施方案（2019—2022 年）》，进一步明确了江苏省"要建立覆盖全省的肿瘤随访登记体系，60%以上县（市、区）随访登记数据达到国家肿瘤登记年报数据质量标准。搭建省级癌症大数据平台，定期发布肿瘤流行特征报告"的目标，这为江苏省肿瘤随访登记工作确立了发展方向。

40 多年来，在江苏省各级卫生行政部门的支持下，在各级疾控中心（肿瘤防治研究所）和各级肿瘤登记报告单位的共同努力下，全省肿瘤登记覆盖人群不断扩大，登记工作日益规范，覆盖全省的肿瘤随访登记体系逐步建立。到 2016 年底，江苏省 96 个县（市、区）均开始实施肿瘤登记报告制度，覆盖全省 100% 户籍人口。2020 年，江苏省向国家癌症中心提交了 47 个登记处的 2017 年肿瘤登记资料，其中 46 个登记处的资料通过国家质量评审并入选 2020 年中国肿瘤登记年报，入选数量较上一年度增加 4 个。

为表彰全国各级肿瘤登记处多年来在健全我国肿瘤监测体系，不断提高肿瘤登记覆盖范围和数据质量方面所做的努力，2020 年 12 月国家癌症中心根据综合评分排名，发文授予江苏省疾控中心等 19 个省级登记处"2019 年度肿瘤登记工作省级杰出贡献奖"，并向连续 10 年、5 年和 3 年入选中国肿瘤登记年报的设区市、县（市、区）级肿瘤登记处分别授予"2019 年度肿瘤登记工作杰出贡献奖""2019 年度肿瘤登记工作优秀奖"和"2019 年度肿瘤登记工作进步奖"，全国获此殊荣的肿瘤登记处分别有 34 个、128 个和 131 个，江苏省分别有 10 个、19 个和 5 个登记处获奖，获奖数量居全国前列。为此，江苏省卫生健康委员会疾控处也发文对以上省内获奖单位通报表彰。

为充分挖掘和利用江苏省肿瘤登记资料，定期发布全省最新的恶性肿瘤发病、死亡监测数据，为肿瘤防治研究和相关防控政策的出台提供科学依据，在江苏省卫生健康委员会（原江苏省卫计委）的大力支持下，江苏省疾控中心从 2016 年开始，每年组织专家分析数据和撰写江苏省恶性肿瘤报告。2020 年下半年开始，江苏省疾控中心在对全省 47 个登记处提交的 2017 年肿瘤登记资料进行再次整理、质控和分析的基础上，确定了纳入全省汇总分析的登记处，并召集省内肿瘤登记专家共同编撰了《江苏省恶性肿瘤报告（2020）》。

第二章　肿瘤登记资料的收集、质量控制和统计分析

　　江苏省肿瘤登记管理办法规定，《国际疾病分类》第 10 版（International Statistical Classification of Diseases and Related Health Problems 10th Revision，ICD-10）所定义的全部恶性肿瘤（ICD-10：C00—C97）、中枢神经系统良性肿瘤（D32—D33）和其他动态未定或动态未知的肿瘤（D42—D43），以及骨髓造血系统特质的恶性肿瘤（D45—D47）的发病、死亡和生存随访资料，以及登记地区覆盖人群的人口学资料，均是江苏省肿瘤登记资料收集的主要内容。

一、肿瘤登记资料的收集

（一）新发病例资料

1. 医疗机构报告

　　各级各类具有肿瘤诊治能力的医疗机构是江苏省内肿瘤新发病例资料的主要来源。江苏省要求各责任报告医疗机构建立院内肿瘤登记报告制度，院内肿瘤诊治相关科室（门诊、住院、病案、病理、放射、超声、检验等科室）均应及时登记经诊治的肿瘤病例信息，定期送交院内肿瘤登记负责部门，由其对院内肿瘤病例信息进行汇总、审核、补充、剔重和登记后，及时通过肿瘤登记网报系统上报或填写纸质报告卡上交辖区肿瘤登记处。各级各类医疗机构还应定期导出或摘录院内门诊、住院和／或病案中所有肿瘤病例复诊信息（无论是否因肿瘤而就诊），并提交辖区肿瘤登记处，这是肿瘤病例被动随访信息的重要来源。有区域卫生信息平台的地区，可根据当地实际情况，采用对接或自动抓取等信息化技术手段，开展院内肿

瘤新发病、复诊、治疗、死亡等信息的收集、整理和报告工作，提高肿瘤随访登记工作效率，减轻报告单位的工作压力。

各级各类医疗机构在报告规定 ICD-10 编码范围的肿瘤病例信息时，还应同时上报部分以字母"Z"打头的"其他肿瘤相关"分类和编码的病例信息（表2-1）。由于在目前医疗机构的病案编码实践中，对于以复诊或外地诊疗后回本地进行后续治疗为目的的肿瘤病例，往往是将其主要诊断编码至 Z 编码，而非 C 编码或 D 编码，因此在医院信息收集、漏报调查及质控过程中应格外注意，这是外地就医肿瘤病例发病信息和肿瘤现患病例被动随访信息的重要来源。

表 2-1 字母"Z"打头的"其他肿瘤相关"的分类名称和编码

编码	分类名称
Z08	恶性肿瘤治疗后的随诊检查
Z12	肿瘤的特殊筛查
Z40.0	与恶性肿瘤有关的危险因素的预防性手术
Z51.0	放疗疗程
Z51.1	肿瘤化疗疗程
Z51.5	姑息治疗
Z80	恶性肿瘤的家族史
Z85	恶性肿瘤的个人史
Z86.0	其他肿瘤的个人史
Z92.3	放疗个人史
Z92.6	肿瘤化疗个人史

2. 肿瘤登记处审核和报告卡流转

肿瘤登记处收到辖区内各级各类医疗机构报送的肿瘤新发病例信息后，应及时审核其完整性和有效性，对发现存在变量信息不完整、逻辑错误、编码错误等问题的报告卡，立即退回报告单位进行核实和修订。对审核通过的肿瘤新发病例信息，肿瘤登记处将根据其现住址或户籍地址所属乡镇／街道分片下发至对应乡镇医院／社区卫生服务中心，由基层肿瘤登记人员对肿瘤病例信息进行随访和核实，并将核实结果及时反馈至所属登记处。已有肿瘤登记信息平台的地区，可通过信息平台完成以上医疗机构肿瘤新发病卡上报前的自动审核，上报后按现住址或户籍地址所属的乡镇／街道自动下发，基层肿瘤登记人员对下发的肿瘤新发病卡进行随访核实后的线上反馈等流程。

3. 乡镇医院／社区卫生服务中心上报

乡镇医院／社区卫生服务中心在协助登记处对肿瘤新发病例信息进行初次随访、核实和反馈的同时，还应在日常工作中主动发现和收集辖区内肿瘤新发病例和死亡病例信息，并按要求填写肿瘤登记报告卡和肿瘤登记簿，每月报送肿瘤登记处或及时在网报系统中登报。此外，乡镇医院／社区卫生服务中心每年还需对辖区内的肿瘤现患病例进行定期的随访和管理。

4. 死亡补发病

为确保肿瘤登记资料的完整性，肿瘤登记处必须定期开展死亡补发病工作，即每月或每季度将全人群死因监测资料中的肿瘤死亡病例信息和肿瘤登记中的发病信息进行核对，及时发现可能存在的发病漏报情况。对可疑的肿瘤发病漏报，登记处及时与开具死亡医学证明书的医疗机构，或者死亡病例所属基层医疗卫生机构、死者家属或知情人联系，核实其根本死因是否为恶性肿瘤。对确认为发病漏报的肿瘤病例，需继续回顾追溯和补充完善其生前的恶性肿瘤诊断相关信息（以诊断肿瘤的纸质或电子文书为准），并补报肿瘤发病信息至最早诊断相应年份的发病库中。

5. 医疗保险机构相关信息的利用

恶性肿瘤病例诊治相关的医疗保险记录，是获取肿瘤登记新发病例信息的重要来源之一。各地肿瘤登记处在上级卫生行政部门的协调下，定期（每月／每季度）前往医保部门获取所辖户籍居民因肿瘤就医报销的资料，重点收集病例个人基本信息、肿瘤诊断（诊断日期、诊断依据、诊断部位、病理形态学）和治疗（治疗时间、治疗方式）相关信息，除与登记处已有肿瘤发病信息核对，发现漏报及时补报外，还更新或补充已有肿瘤病例发病信息，如更新为更早的诊断日期、更为详细的病理组织形态学诊断、更高级别的诊断依据和诊断医院等。此外，肿瘤现患病例医疗保险信息是完成肿瘤病例被动随访的重要信息来源之一。

（二）死亡病例资料

全人群死因监测资料是肿瘤死亡信息的主要来源，登记处应定期核对肿瘤发病与全人群死因监测数据库，以确认肿瘤病例的生存状态。除根本死因为恶性肿瘤的死亡病例外，非肿瘤原因导致肿瘤病例死亡的信息也需详细核实和登记，包括死亡日期、死亡地点、根本死因及其 ICD-10 编码等。此外，在各级医疗机构院内发生的恶性肿瘤病例死亡，或基层医疗卫生机构发现的辖区内恶性肿瘤病例死亡，也应及时登记和报告，这也是江苏省肿瘤死亡病例信息的重要来源。肿瘤死亡资料是肿瘤病例被动随访信息的主要来源。

（三）人口资料

肿瘤登记处应定期通过公安、统计等部门获取覆盖行政区域内的年度户籍人口资料，包括辖区内户籍人口总数及其分性别、年龄组构成（0 岁、1—4 岁、5—9 岁、10—14 岁……80—84 岁、85 岁及以上）。如果从公安、统计等部门获取的人口资料的年份或年龄分组与肿瘤登记要求不一致，可利用两个相隔若干年、来源较明确、可信的人口构成数据，通过"内插法"或"外推法"对相应年份的人口构成进行推算。

二、肿瘤登记资料的质量控制

（一）登记资料质量控制指标

质量控制应贯穿肿瘤登记工作的整个过程，可以从完整性、有效性、可比性和时效性等四个方面对肿瘤登记的质量进行评价。在对肿瘤登记资料质量进行评价时，应坚持以数据的真实性、稳定性和均衡性为根本，并根据登记地区的特点，从以下常用质控指标入手，综合评估该肿瘤登记处数据质量：

1. 病理组织学诊断比例（proportion of morphologic verification, MV%）

病理组织学诊断比例（MV%）是评价肿瘤登记数据完整性和有效性的重要指标。在肿瘤的各类诊断依据中，病理组织学诊断（包括细胞学和血片，如外周血、骨髓液涂片及脱落细胞学检查）的可靠性最高，提示部分可疑的恶性肿瘤病例已通过病理确诊或排除；其次是其他实验室辅助诊断和单纯的临床诊断（表2-2）。在评价该指标时，除了考虑全部恶性肿瘤MV%的平均水平外，还需对常见恶性肿瘤的MV%分别进行评价。食管癌、胃癌、结直肠癌、乳腺癌、淋巴瘤、白血病等容易获取病理的恶性肿瘤的MV%不应太低；而位于脑、肺、肝、胰腺等不易取病理的部位，且随着医学的进步，可通过一些实验室辅助诊断技术基本能确诊的恶性肿瘤，其MV%不应太高。此外，各地癌谱构成情况和社会经济发展现状也影响着MV%，在评价该指标时也应纳入考虑范畴。

表 2-2 诊断依据分类及其编码

编码	诊断依据分类名称	分类定义及解释
0	只有死亡医学证明书（DCO）	仅有死亡医学证明书而无任何其他诊治资料的病例
无显微镜检查		
1	临床诊断	仅根据症状、体征及疾病发展规律等在患者死前做出的诊断，不包括以下"2—8"诊断依据代码涉及内容
2	临床辅助检查	包括X线、内窥镜、影像学、超声等大多数临床诊断技术
3	探查性手术和尸检（无病理）	探查性手术（如剖腹探查）和尸检，但未作病理组织学检查
4	特殊肿瘤标志物	特殊的生化和免疫学检查
显微镜镜下检查		
5	细胞学或血片	外周血、骨髓液涂片及脱落细胞学检查
6	病理（继发）	转移部位的病理组织学检查，包括转移部位的尸检标本检查
7	病理（原发）	包括所有原发部位的病理切片和骨髓组织活检
8	尸检（有病理）	原发部位的尸检标本的病理组织学检查
9	不详	

2. 只有死亡医学证明书比例（percentage of cancer cases identified with death certification only, DCO%）

在肿瘤登记工作中，通过定期核对肿瘤登记的发病信息与全人群死因监测信息，发现并补报的肿瘤发病漏报病例，就称为死亡补发病（death certificate notification, DCN）病例。在追溯和补充 DCN 病例的生前发病信息时，少数无法获取其生前任何恶性肿瘤发病确认信息，如发病日期、诊断医院、诊断依据等，此时将这部分病例称为"只有死亡医学证明书"（death certification only, DCO）病例。由于 DCO 病例缺乏生前发病诊断信息，无法确定其发病日期和诊断依据，更不可能有病理组织学确诊的信息，故将其死亡日期定为其发病日期，其诊断依据编码为"0"（表 2-2）。DCO 病例在所有肿瘤登记新发病例中所占的比例即为只有死亡医学证明书比例（DCO%），是间接评价通过死亡医学证明书发现肿瘤新发病例所占比例（DCN%，发病漏报程度）的指标，更是评价肿瘤登记资料完整性和有效性的重要指标。肿瘤登记处建立初期 DCO% 可能较高，随着登记工作的不断完善和规范开展，DCO% 将逐年降低并维持在一个较低水平，不会太高（＜5%），但通常也不能为 0。

3. 死亡发病比（mortality to incidence ratio, M/I）

死亡发病比（M/I）是同一人群中同期登记的肿瘤死亡病例数与新发病例数的比值，是反映肿瘤登记资料完整性与有效性的重要指标之一。一般情况下全部恶性肿瘤的 M/I 平均值应在 0.6—0.8 之间，M/I 大于 0.8 提示可能存在肿瘤发病漏报、死亡重报或死亡补发病不完整，M/I 小于 0.6 提示可能发病未查重或存在死亡漏报。但在评价登记资料 M/I 时，还需结合各地癌种的构成特征考量，如乳腺癌、甲状腺癌和结直肠癌等预后较好的癌种占比较高时，该地全部恶性肿瘤的 M/I 平均值可能低于 0.6，甚至低于 0.5；而肺癌、食管癌、胃癌、肝癌等预后较差的癌种占比较高时，则全部恶性肿瘤的 M/I 平均值有可能超过 0.85。此外，除对全部恶性肿瘤的 M/I 平均值进行评价外，还需对常见癌种的 M/I 分别进行评估，如肝癌、肺癌等死亡率高、生存期短的恶性肿瘤 M/I 可接近 1，乳腺癌、甲状腺癌等生存期长、预后好的恶性肿瘤 M/I 常低于 0.6。无论何种情况，登记处全部恶性肿瘤的 M/I 平均值和常见癌种的 M/I 均不应大于 1。

4. 恶性肿瘤逐年发病、死亡水平的稳定性

在登记处覆盖范围和人口无明显变动，登记报告肿瘤种类及登记规程、标准和定义等没有改变的情况下，该地区恶性肿瘤的逐年发病率和死亡率应该保持相对稳定，不应出现骤升或骤降现象。除对全部恶性肿瘤的逐年发病率、死亡率的稳定性进行评价外，还需对常见恶性肿瘤的发病率、死亡率的逐年波动情况进行分析，因为一个地区的恶性肿瘤构成在正常情况下不应突然改变，其发病率、死亡率也不应有明显波动。此外，还需对连续年份恶性肿瘤的标化率波动情况进行分析，从侧面评价人口和癌谱的构成变动情况。

5. 人口资料评价指标

以人群为基础的肿瘤登记，在评价肿瘤登记人口资料时，要注意其可比性和合理性。肿瘤登记处目前都是以一定行政区划为工作范围的，登记的是该区域内户籍人口的肿瘤发病和死亡信息，因此对应的人口资料也应是该行政区划的户籍人口信息，确保分子分母的可比性。

此外，要考虑人口资料的科学性。在登记范围内无行政区划调整或明显人口迁移的情况下，连续年份的人口总数应该在一定的范围内上下波动，相邻年份人口总数差别不大，且其男女性别比的波动也应相对稳定，不能出现反转。除了人口总数和性别比外，还可对分性别、年龄组人口构成变化的合理性进行评价，在人口数、全死因死亡率和出生率相对稳定的情况下，相邻年份人口构成不应骤变。除通过人口构成金字塔图的变动情况进行直观观察外，还可通过肿瘤标化发病率或标化死亡率的波动情况对人口构成资料的合理性进行评估，以发现分性别、年龄组人口构成存在的问题，并及时予以核实和纠正。

（二）登记资料的质量控制流程及纳入标准

参考国家癌症中心对肿瘤登记资料质量审核的相关指标及流程，江苏省疾控中心在收到各登记处提交的肿瘤登记资料后，首先检查资料的完整性，包括是否上报了要求的所有数据库，如肿瘤发病库、肿瘤死亡库、人口数据库、登记地区基本信息表和登记处信息表等，以及各数据库是否都包含了所有的关键变量。在确认了资料的完整性后，使用国际癌症研究中心（International Agency for Research on Cancer，IARC）/国际癌症登记协会（International Association of Cancer Registries，IACR）的IARCcrgTools软件对数据库变量的完整性和有效性，以及各变量间的内部一致性进行逐一检查并记录存在问题。之后采用Excel、SAS等数据库软件分析登记资料并生成统一的分析结果表格。汇总分析发现的问题和数据分析结果，生成数据库评估报告并反馈给各登记处。各登记处根据省疾控中心的评估报告对登记资料存在的问题进行核实、修改和补充，并将完善后的数据库再次提交省疾控中心进行重新审核。经过这一反复的数据审核、修订和完善流程，形成各登记处最终的年度肿瘤登记资料。

江苏省疾控中心参照国家癌症中心在2017年制定的肿瘤登记年报数据纳入原则和标准，结合江苏省实际情况，从肿瘤登记数据的真实性、稳定性和均衡性等方面，综合评估各登记处数据质量。除将MV%、DCO%、M/I、发病和死亡水平是否在参考范围值内，及其在连续年份的变动情况等作为衡量数据质量的重要依据外，还综合考虑登记处各个指标在本地区的合理范围，并新增标化发病率和标化死亡率的波动情况作为考核指标之一。登记处资料MV%、DCO%、M/I、发病和死亡水平远超参考值范围且无法解释原因，连续年份的发病率、死亡率、标化发病率或标化死亡率波动明显异常，均被认为质量较差，不能纳入该年度江苏省恶性肿瘤报告数据源。

三、肿瘤登记资料的统计分析

（一）肿瘤统计分类

为了便于肿瘤发病、死亡资料的统计分析，采用《国际疾病分类》第 10 版（ICD-10）将报告范围内的各种肿瘤归类，分为 58 个细分类或 25 个大分类，其中"脑、神经系统"包括脑和中枢神经系统的良性及良恶未定肿瘤（表 2-3，表 2-4）。

表 2-3　常见肿瘤 ICD-10 统计分类表（细分类）

部位	ICD-10 编码范围	部位	ICD-10 编码范围
唇	C00	舌	C01—C02
口	C03—C06	唾液腺	C07—C08
扁桃体	C09	其他口咽	C10
鼻咽	C11	下咽	C12—C13
咽，部位不明	C14	食管	C15
胃	C16	小肠	C17
结肠	C18	直肠	C19—C20
肛门	C21	肝脏	C22
胆囊及其他	C23—C24	胰腺	C25
鼻、鼻窦及其他	C30—C31	喉	C32
气管、支气管、肺	C33—C34	其他胸腔器官	C37—C38
骨	C40—C41	皮肤黑色素瘤	C43
皮肤其他	C44	间皮瘤	C45
卡波西肉瘤	C46	周围神经、其他结缔组织、软组织	C47, C49
乳房	C50	外阴	C51
阴道	C52	子宫颈	C53
子宫体	C54	子宫，部位不明	C55
卵巢	C56	其他女性生殖器	C57
胎盘	C58	阴茎	C60
前列腺	C61	睾丸	C62
其他男性生殖器	C63	肾	C64
肾盂	C65	输尿管	C66
膀胱	C67	其他泌尿器官	C68
眼	C69	脑、神经系统	C70—C72, D32—D33, D42—D43
甲状腺	C73	肾上腺	C74
其他内分泌腺	C75	霍奇金淋巴瘤	C81
非霍奇金淋巴瘤	C82—C86, C96	免疫增生性疾病	C88
多发性骨髓瘤	C90	淋巴样白血病	C91
髓样白血病	C92—C94, D45—D47	白血病，未特指	C95
其他或未指明部位	O&U	所有部位，除外 C44	ALL exc. C44
		所有部位合计	ALL

表 2-4　常用肿瘤 ICD-10 统计分类表（大分类）

部位	部位缩写	ICD-10 编码范围
口腔和咽喉（除外鼻咽）	口腔	C00—C10, C12—C14
鼻咽	鼻咽	C11
食管	食管	C15
胃	胃	C16
结直肠肛门	结直肠	C18—C21
肝脏	肝	C22
胆囊及其他	胆囊	C23—C24
胰腺	胰腺	C25
喉	喉	C32
气管、支气管、肺	肺	C33—C34
其他胸腔器官	其他胸腔器官	C37—C38
骨	骨	C40—C41
皮肤黑色素瘤	皮肤黑色素瘤	C43
乳房	乳房	C50
子宫颈	子宫颈	C53
子宫体及子宫部位不明	子宫体	C54—C55
卵巢	卵巢	C56
前列腺	前列腺	C61
睾丸	睾丸	C62
肾及泌尿系统不明	肾	C64—C66, C68
膀胱	膀胱	C67
脑、神经系统	脑	C70—C72, D32—D33, D42—D43
甲状腺	甲状腺	C73
淋巴瘤	淋巴瘤	C81—C86, C88, C90, C96
白血病	白血病	C91—C95, D45—D47
不明及其他	其他	O&U
所有部位合计	合计	ALL

（二）地区分类

根据国家标准《中华人民共和国行政区划代码》（GB/T 2260—2007/XG1—2016），将江苏省各登记地区进行城乡分类：地级以上城市（区）归为城市地区，县及县级市归于农村地区；但为保证全省肿瘤登记数据的连续性和可比性，将已经县改区但开展肿瘤登记早且资料完善的登记处仍按农村地区归类。

（三）常用统计分析指标

1. 年平均人口数

年平均人口数是计算发病（死亡）率等恶性肿瘤的年度发病（死亡）频率（强度）指标的分母，准确来说，是指登记处覆盖区域内某年度可能发生恶性肿瘤的人口数，已发生了恶性肿瘤的个体，通常不应包括在分母中。但在实际工作中，人群中有发生恶性肿瘤可能的精确人口数往往很难获取，因此一般用年平均人口数，即该年年初（或上年末）、年末人口数之和除以 2，或 7 月 1 日零时的人口数（年中人口数）作为分母。

$$年平均人口数（人）= \frac{年初（上年末）人口数 + 年末人口数}{2}$$

2. 发病（死亡）率

发病（死亡）率即粗发病（死亡）率，指某年该地登记的每 10 万人口中恶性肿瘤新发（死亡）病例数，是反映人口发病（死亡）情况最基本的指标。

$$发病（死亡）率（1/10 万）= \frac{某年该地恶性肿瘤新发（死亡）病例数}{某年该地年平均人口数} \times 100\,000$$

3. 分类构成比

恶性肿瘤发病（死亡）构成比可以反映各类恶性肿瘤对居民健康的危害情况。恶性肿瘤发病（死亡）构成比计算公式如下：

$$某恶性肿瘤发病（死亡）构成比（\%）= \frac{某恶性肿瘤发病（死亡）人数}{全部恶性肿瘤发病（死亡）人数} \times 100$$

4. 年龄组发病（死亡）率［年龄别发病（死亡）率］

年龄组发病（死亡）率是反映人口发病（死亡）随年龄增长变动过程的重要指标，同时也是计算寿命表、标化率等指标所必需的数据。在对年龄进行分组时，除 0 岁（不满 1 岁）、1—4 岁和 85 岁及以上年龄组外，其他均以间隔 5 岁为 1 个年龄组，即 0 岁、1—4 岁、5—9 岁、10—14 岁……80—84 岁和 85 岁及以上 19 个年龄组。其计算公式为：

$$某年龄组发病（死亡）率（1/10 万）= \frac{某年龄组发病（死亡）人数}{同年龄组人口数} \times 100\,000$$

5. 年龄调整发病（死亡）率［标化发病（死亡）率］

人口年龄构成是影响恶性肿瘤发病（死亡）率的重要因素，在比较不同地区或同一地区不同时期恶性肿瘤的发病（死亡）率时，为了消除人口年龄构成的影响，要计算年龄调整发病（死亡）率，即采用某一标准人口年龄构成计算的发病（死亡）率。本报告分别采用 2000 年中国普查人口构成（简称"中标率"）和 Segi's 世界标准人口构成（简称"世标率"）进行年龄调整发病（死亡）率的计算（表 2-5）。

标化发病（死亡）率的计算（直接法）：

①计算年龄组发病（死亡）率；

②以各年龄组发病（死亡）率乘以相应年龄组的标准人口数，得到各年龄组相应的理论发病（死亡）数；

③各年龄组理论发病（死亡）数之和除以各年龄组标准人口数之和，即为年龄标化发病（死亡）率。

$$标化发病（死亡）率（1/10 万）= \frac{\sum\left[\text{各年龄组发病（死亡）率} \times \text{相应年龄组标准人口数}\right]}{\sum\text{各年龄组标准人口数}} \times 100\,000$$

6. 累积发病（死亡）率

累积发病（死亡）率是指某病在某一年龄阶段内按年龄（岁）的发病（死亡）率进行累积的总指标。由于其消除了年龄构成不同的影响，可用于不同地区的直接比较。对于恶性肿瘤，一般计算 0—64 岁或者 0—74 岁的累积发病（死亡）率。

$$累积发病（死亡）率（\%）= \sum\left[\text{年龄组发病（死亡）率} \times \text{年龄组距}\right] \times 100$$

7. 截缩发病（死亡）率

不同年龄组人群恶性肿瘤的发病（死亡）水平存在差异，35 岁前相对较低，之后随年龄增长逐步升高，但 65 岁后其他疾病多发，对恶性肿瘤的发病（死亡）水平存在干扰。为客观描述恶性肿瘤发病（死亡）情况，常计算 35—64 岁这一高发年龄段人群的标化发病（死亡）率，即截缩发病（死亡）率，来确切反映整个人群的发病（死亡）强度，也便于不同人群的直接比较。标准人口采用 Segi's 世界标准人口。

$$截缩发病（死亡）率（1/10 万）= \frac{\sum\left[\text{截缩段各年龄组发病（死亡）率} \times \text{截缩段各年龄组标准人口数}\right]}{\sum\text{截缩段各年龄组标准人口数}} \times 100\,000$$

表 2-5　2000 年中国普查人口构成和 Segi's 世界标准人口构成

年龄组 / 岁	2000 年中国普查人口构成		Segi's 世界标准人口构成	
	人口数 / 人	构成比 /%	人口数 / 人	构成比 /%
0	13 793 799	1.11	2 400	2.40
1—4	55 184 575	4.44	9 600	9.60
5—9	90 152 587	7.26	10 000	10.00
10—14	125 396 633	10.09	9 000	9.00
15—19	103 031 165	8.29	9 000	9.00
20—24	94 573 174	7.61	8 000	8.00
25—29	117 602 265	9.46	8 000	8.00
30—34	127 314 298	10.25	6 000	6.00
35—39	109 147 295	8.78	6 000	6.00
40—44	81 242 945	6.54	6 000	6.00
45—49	85 521 045	6.88	6 000	6.00
50—54	63 304 200	5.09	5 000	5.00
55—59	46 370 375	3.73	4 000	4.00
60—64	41 703 848	3.36	4 000	4.00
65—69	34 780 460	2.80	3 000	3.00
70—74	25 574 149	2.06	2 000	2.00
75—79	15 928 330	1.28	1 000	1.00
80—84	7 989 158	0.64	500	0.50
≥ 85	4 001 925	0.32	500	0.50
合计	1 242 612 226	100.00	100 000	100.00

第三章　肿瘤登记资料质量评价

一、资料来源

截至 2020 年 8 月 30 日，江苏省 47 个登记处向江苏省疾控中心提交了 2017 年肿瘤登记资料。2020 年底，江苏省疾控中心对该数据库重新进行了清洗、整理和质控，并对部分登记处人口构成资料进行了核对、反馈和修订，以确定《江苏省恶性肿瘤报告（2020）》数据来源。

二、资料基本情况

各登记处提交的肿瘤登记资料为当地户籍人口 2017 年 1 月 1 日—12 月 31 日期间的肿瘤发病、死亡及人口资料。其中肿瘤包括《国际疾病分类》第 10 版（ICD-10）所规定的全部恶性肿瘤（ICD-10：C00—C97）、中枢神经系统良性肿瘤（D32—D33）和其他动态未定或动态未知的肿瘤（D42—D43），以及骨髓造血系统特指的恶性肿瘤（D45—D47）。人口资料是各地按男女性别和年龄组（0 岁、1—4 岁、5—9 岁、10—14 岁……80—84 岁和 85 岁及以上）分组的户籍人口数据，为各登记处从当地统计或公安部门获取的 2017 年的年中户籍人口数据或年平均户籍人口数据，或根据"内插法"或"外推法"推算的 2017 年人口构成资料。

江苏省 2017 年 47 个登记处覆盖户籍人口 57 546 682 人，约占江苏省同期户籍人口总数（77 903 296 人）的 73.87%；其中城市地区 13 个，农村地区 34 个，覆盖人口分别为 18 901 146 人和 38 645 536 人，分别占肿瘤登记人口的 32.84% 和 67.16%（表 3-1）。

三、资料质量评价及汇总分析数据源选取

根据江苏省肿瘤登记资料的质量评价流程及纳入标准，江苏省疾控中心坚持真实、稳定和均衡的数据审核原则，从完整性、有效性和可靠性等方面对登记资料的质量进行综合评价，发现提交 2017 年资料的 47 个登记处中，3 个登记处系首次上报资料且发病、死亡水平明显低于周边相似地区，1 个登记处 2015—2017 年度数据上报不连续且本次上报资料较 2015 年发病、死亡水平明显升高，均提示可能存在完整性问题外，其他 43 个登记处资料的主要质控指标 M/I、MV% 和 DCO% 均在可接受范围内，且连续年份的恶性肿瘤发病率、死亡率及其标化率的变化趋势均较合理，可收录至《江苏省恶性肿瘤报告（2020）》，作为全省肿瘤登记的样本数据，用于分析江苏省恶性肿瘤的发病和死亡情况（表 3-2）。

四、2017 年江苏省肿瘤登记数据综合质量评价

2017 年江苏省 43 个样本肿瘤登记处全部恶性肿瘤合计的死亡发病比（M/I）为 0.64，病理组织学诊断比例（MV%）为 70.04%，只有死亡医学证明书比例（DCO%）为 1.07%；其中城市地区 M/I、MV% 和 DCO% 分别为 0.59、72.22% 和 1.86%，农村地区分别为 0.68、68.66% 和 0.58%（表 3-3）。

表 3-1　2017 年江苏省肿瘤登记资料提交地区基本情况

登记处	区划代码	登记处所在单位	城乡（城市点 =1，农村点 =2）	登记处建立年	2017 年覆盖人口 / 人
无锡市区	320201	无锡市疾病预防控制中心	1	1986	2 563 044
江阴市	320281	江阴市疾病预防控制中心	2	2013	1 251 788
宜兴市	320282	宜兴市疾病预防控制中心	2	2016	1 081 818
徐州市区	320301	徐州市疾病预防控制中心	1	2010	2 062 454
徐州辖县	320302	徐州市疾病预防控制中心	2	2011	8 349 630
常州市区	320401	常州市疾病预防控制中心	1	2010	2 461 967
溧阳市	320481	溧阳市疾病预防控制中心	2	2011	791 174
常州市金坛区 *	320482	常州市金坛疾病预防控制中心	2	1998	549 958
苏州市区	320501	苏州市疾病预防控制中心	1	2004	3 521 559
常熟市	320581	常熟市疾病预防控制中心	2	2005	1 068 873
张家港市	320582	张家港市疾病预防控制中心	2	2005	927 805
昆山市	320583	昆山市疾病预防控制中心	2	2005	843 128
太仓市	320585	太仓市疾病预防控制中心	2	2005	484 882
南通市区	320601	南通市疾病预防控制中心	1	2011	1 949 572
海安市	320621	海安县疾病预防控制中心	2	1999	932 019
如东县	320623	如东县疾病预防控制中心	2	2012	1 027 265
启东市	320681	启东肝癌防治研究所	2	1972	1 117 674
如皋市	320682	如皋市疾病预防控制中心	2	2011	1 424 867
南通市海门区 *	320684	南通市海门区疾病预防控制中心	2	1999	998 425
连云港市区	320701	连云港市疾病预防控制中心	1	2004	1 035 611
连云港市赣榆区 *	320721	连云港市赣榆区疾病预防控制中心	2	2000	1 195 775
东海县	320722	东海县疾病预防控制中心	2	2004	1 239 118
灌云县	320723	灌云县疾病预防控制中心	2	2004	1 040 972
灌南县	320724	灌南县疾病预防控制中心	2	2006	819 099
淮安市淮安区	320803	淮安市淮安区疾病预防控制中心	1	1988	1 168 558
淮安市淮阴区	320804	淮安市淮阴区疾病预防控制中心	1	2006	925 442
淮安市清江浦区	320811	淮安市清江浦区疾病预防控制中心	1	2008	568 208
涟水县	320826	涟水县疾病预防控制中心	2	2007	1 144 516
淮安市洪泽区 *	320829	淮安市洪泽区疾病预防控制中心	2	2010	381 793
盱眙县	320830	盱眙县疾病预防控制中心	2	2005	799 257
金湖县	320831	金湖县疾病预防控制中心	2	2005	351 330
盐城市亭湖区	320902	盐城市亭湖区疾病预防控制中心	1	2010	699 700
盐城市盐都区	320903	盐城市盐都区疾病预防控制中心	1	2010	706 535
响水县	320921	响水县疾病预防控制中心	2	2009	623 993
滨海县	320922	滨海县疾病预防控制中心	2	2009	1 229 953
阜宁县	320923	阜宁县疾病预防控制中心	2	2009	1 127 246
射阳县	320924	射阳县疾病预防控制中心	2	2008	958 932
建湖县	320925	建湖县疾病预防控制中心	2	1998	787 678
东台市	320981	东台市疾病预防控制中心	2	2009	1 117 921
盐城市大丰区 *	320982	盐城市大丰区疾病预防控制中心	2	1999	714 462
宝应县	321023	宝应县疾病预防控制中心	2	2011	912 480
丹阳市	321181	丹阳市疾病预防控制中心	2	2012	808 297
扬中市	321182	扬中市肿瘤防治研究所	2	1985	281 972
泰兴市	321283	泰兴市疾病预防控制中心	2	1998	1 193 122
宿迁市宿城区	321302	宿迁市宿城区疾病预防控制中心	1	2016	737 101
宿迁市宿豫区	321311	宿迁市宿豫区疾病预防控制中心	1	2016	501 395
泗阳县	321323	泗阳县疾病预防控制中心	2	2016	1 068 314
全省合计					57 546 682

*：为保证全省肿瘤登记数据的连续性和可比性，已由县（县级市）改区但开展肿瘤登记早且资料完善的登记处仍按农村地区归类。

表 3-2　2017 年江苏省各肿瘤登记处覆盖人口、发病数、死亡数、主要质控指标及收录情况

登记处	人口数	发病数	死亡数	M/I	MV%	DCO%	中标发病率变化 / %	收录
无锡市区	2 563 044	9 856	5 746	0.58	73.36	0.48	6.32	是
江阴市	1 251 788	4 749	2 850	0.60	76.21	0.04	0.19	是
宜兴市	1 081 818	3 503	2 800	0.80	69.00	0.77	8.71	是
徐州市区	2 062 454	6 519	3 270	0.50	68.03	6.26	1.98	是
徐州辖县	8 349 630	19 872	11 749	0.59	67.02	2.50		
常州市区	2 461 967	10 056	5 641	0.56	76.42	0.18	7.45	是
溧阳市	791 174	2 561	1 550	0.61	73.96	0.08	1.47	是
常州市金坛区*	549 958	2 279	1 445	0.63	67.75	0.18	1.88	是
苏州市区	3 521 559	13 778	7 321	0.53	78.87	3.59	8.80	是
常熟市	1 068 873	3 750	2 553	0.68	58.40	2.24	-4.50	是
张家港市	927 805	4 362	2 256	0.52	67.81	0.00	6.86	是
昆山市	843 128	3 479	1 728	0.50	78.47	0.43	6.90	是
太仓市	484 882	1 915	1 158	0.60	69.61	0.00	-4.52	是
南通市区	1 949 572	7 963	5 382	0.68	63.43	0.88	-1.66	是
海安市	932 019	3 926	2 729	0.70	68.36	0.33	8.92	是
如东县	1 027 265	3 929	2 854	0.73	63.27	0.08	-7.25	是
启东市	1 117 674	5 714	3 491	0.61	63.18	0.04	6.29	是
如皋市	1 424 867	5 522	3 921	0.71	72.00	0.09	0.05	是
南通市海门区*	998 425	4 301	2 862	0.67	65.57	0.14	-9.51	是
连云港市区	1 035 611	2 475	1 536	0.62	69.29	1.82	1.97	是
连云港市赣榆区*	1 195 775	2 814	1 752	0.62	56.22	0.82	6.17	是
东海县	1 239 118	2 653	1 980	0.75	66.42	1.28	3.50	是
灌云县	1 040 972	2 194	1 676	0.76	61.62	0.77	-0.28	是
灌南县	819 099	1 590	1 135	0.71	52.58	0.31	-2.80	是
淮安市淮安区	1 168 558	3 721	2 624	0.71	67.40	0.16	-0.75	是
淮安市淮阴区	925 442	2 445	1 721	0.70	70.31	1.39	1.37	是
淮安市清江浦区	568 208	1 263	833	0.66	67.30	3.72	10.16	是
涟水县	1 144 516	2 670	2 122	0.79	77.68	0.71	-10.87	是
淮安市洪泽区*	381 793	1 072	786	0.73	70.62	1.21	-10.06	是
盱眙县	799 257	2 043	1 467	0.72	69.60	0.39	4.05	是
金湖县	351 330	1 124	736	0.65	78.20	0.98	0.67	是
盐城市亭湖区	699 700	2 254	1 396	0.62	62.95	0.18	2.81	是
盐城市盐都区	706 535	2 798	1 907	0.68	75.38	0.00	5.51	是
响水县	623 993	1 632	1 119	0.69	60.54	0.92		
滨海县	1 229 953	2 991	1 934	0.65	66.97	0.00	1.89	是
阜宁县	1 127 246	3 193	2 217	0.69	66.11	0.03	4.93	是
射阳县	958 932	3 206	2 327	0.73	62.69	0.06	-2.50	是
建湖县	787 678	2 592	1 786	0.69	75.96	0.12	-0.93	是
东台市	1 117 921	4 031	2 989	0.74	74.80	0.07	-2.93	是
盐城市大丰区*	714 462	3 074	2 034	0.66	68.51	0.10	-0.94	是
宝应县	912 480	2 379	1 911	0.80	63.56	3.66	9.86	是
丹阳市	808 297	3 719	2 608	0.70	63.70	0.05	6.24	是
扬中市	281 972	1 065	877	0.82	74.08	0.00	1.41	是
泰兴市	1 193 122	4 299	2 683	0.62	84.55	1.84	6.65	是
宿迁市宿城区	737 101	1 526	841	0.55	76.67	0.98		
宿迁市宿豫区	501 395	925	484	0.52	52.54	4.32		
泗阳县	1 068 314	2874	2 211	0.77	66.84	3.58		是

*：为保证全省肿瘤登记数据的连续性和可比性，已由县（县级市）改区但开展肿瘤登记早且资料完善的登记处仍按农村地区归类。

表 3-3　2017 年江苏省肿瘤登记数据合并质量评价

部位缩写	ICD-10	全省			城市			农村		
		M/I	MV%	DCO%	M/I	MV%	DCO%	M/I	MV%	DCO%
口腔	C00—C10, C12—C14	0.52	80.07	0.71	0.47	78.42	1.34	0.56	81.17	0.30
鼻咽	C11	0.55	74.46	0.97	0.50	71.62	1.69	0.59	76.32	0.49
食管	C15	0.84	81.20	0.91	0.82	79.93	1.40	0.85	81.70	0.72
胃	C16	0.74	81.58	0.85	0.70	80.95	1.61	0.76	81.95	0.40
结直肠	C18—C21	0.47	84.19	0.76	0.46	83.57	1.36	0.48	84.67	0.30
肝	C22	0.93	36.33	1.76	0.93	37.51	3.41	0.92	35.72	0.91
胆囊	C23—C24	0.80	48.90	1.59	0.75	51.62	2.95	0.83	46.96	0.63
胰腺	C25	0.99	36.42	1.83	0.98	41.39	3.16	0.99	33.32	1.00
喉	C32	0.47	75.90	0.86	0.43	73.97	2.05	0.49	77.28	0.00
肺	C33—C34	0.80	54.53	1.59	0.76	60.54	2.79	0.82	50.85	0.85
其他胸腔器官	C37—C38	0.56	58.00	1.11	0.57	58.62	1.97	0.56	57.49	0.40
骨	C40—C41	0.97	39.47	1.65	0.97	40.67	2.00	0.96	38.88	1.48
皮肤黑色素瘤	C43	0.62	90.65	0.93	0.57	86.61	0.79	0.65	93.30	1.03
乳房	C50	0.22	88.03	0.49	0.20	89.98	0.77	0.24	86.48	0.27
子宫颈	C53	0.29	88.40	0.30	0.25	87.59	0.58	0.32	88.85	0.14
子宫体	C54—C55	0.25	86.97	0.47	0.21	89.88	0.72	0.27	85.11	0.31
卵巢	C56	0.53	75.20	0.69	0.50	75.31	1.25	0.55	75.12	0.29
前列腺	C61	0.43	73.41	0.75	0.38	78.58	1.20	0.47	68.74	0.33
睾丸	C62	0.37	77.45	0.98	0.32	73.33	1.67	0.45	83.33	0.00
肾	C64—C66, C68	0.35	72.44	0.72	0.30	77.32	1.11	0.41	67.43	0.33
膀胱	C67	0.41	79.71	0.64	0.38	80.64	1.21	0.44	79.08	0.26
脑	C70—C72, D32—D33, D42—D43	0.66	46.77	1.47	0.57	54.73	2.28	0.71	41.58	0.95
甲状腺	C73	0.04	90.83	0.15	0.04	92.66	0.22	0.04	88.98	0.07
淋巴瘤	C81—C86, C88, C90, C96	0.63	92.19	0.90	0.55	88.87	1.87	0.68	94.30	0.30
白血病	C91—C95, D45—D47	0.68	91.50	1.16	0.65	86.02	2.21	0.70	95.26	0.44
其他	O&U	0.52	66.54	1.22	0.53	64.98	2.07	0.50	67.70	0.58
合计	ALL	0.64	70.04	1.07	0.59	72.22	1.86	0.68	68.66	0.58

第四章　江苏省肿瘤登记地区恶性肿瘤发病和死亡情况

一、2017 年江苏省肿瘤登记地区覆盖人口

2017 年江苏 43 个肿瘤登记地区中，城市登记地区 11 个，农村地区 32 个，分布在 12 个设区市，覆盖人口 47 334 563 人，约占同期江苏省户籍人口总数（77 903 296）的 60.76%。登记地区覆盖人口中男性 23 850 662 人，女性 23 483 901 人，性别比为 1.016。城市地区覆盖人口 17 662 650 人（男性 8 811 589 人，女性 8 851 061 人），约占全部覆盖人口的 37.31%；农村地区覆盖人口 29 671 913 人（男性 15 039 073 人，女性 14 632 840 人），约占全部覆盖人口的 62.69%（表 4-1，图 4-1 至图 4-3）。

二、2017 年江苏省肿瘤登记地区全部恶性肿瘤发病和死亡情况

（一）全部恶性肿瘤发病情况

2017 年江苏省肿瘤登记地区新发恶性肿瘤病例 162 701 例（男性 92 106 例，女性 70 595 例），其中城市地区 63 128 例，占全部新发病例数的 38.80%，农村地区 99 573 例，占全部新发病例数的 61.20%。全省恶性肿瘤发病率为 343.73/10 万（男性 386.18/10 万，女性 300.61/10 万），中标发病率为 184.85/10 万，世标发病率为 180.29/10 万，累积发病率（0—74 岁）为 20.94%。城市地区恶性肿瘤发病率为 357.41/10 万（男性 395.57/10 万，女性 319.42/10 万），中标发病率为 199.33/10 万，世标发病率为 193.83/10 万，累积发病率（0—

表 4-1 2017 年江苏省肿瘤登记地区覆盖人口

单位：人

年龄组/岁	全省			城市			农村		
	合计	男性	女性	合计	男性	女性	合计	男性	女性
0	396 980	206 779	190 201	171 057	89 267	81 790	225 923	117 512	108 411
1—4	1 831 015	961 595	869 420	736 606	389 206	347 400	1 094 409	572 389	522 020
5—9	2 267 063	1 198 926	1 068 137	868 421	462 391	406 030	1 398 642	736 535	662 107
10—14	2 083 182	1 111 841	971 341	728 570	387 142	341 428	1 354 612	724 699	629 913
15—19	2 019 282	1 071 174	948 108	701 782	370 489	331 293	1 317 500	700 685	616 815
20—24	2 615 511	1 360 264	1 255 247	949 733	491 823	457 910	1 665 778	868 441	797 337
25—29	3 620 932	1 830 126	1 790 806	1 367 844	676 046	691 798	2 253 088	1 154 080	1 099 008
30—34	3 226 088	1 591 138	1 634 950	1 317 642	633 899	683 743	1 908 446	957 239	951 207
35—39	3 336 691	1 669 780	1 666 911	1 355 176	665 713	689 463	1 981 515	1 004 067	977 448
40—44	3 449 563	1 717 701	1 731 862	1 304 084	637 395	666 689	2 145 479	1 080 306	1 065 173
45—49	4 397 919	2 197 116	2 200 803	1 591 264	783 692	807 572	2 806 655	1 413 424	1 393 231
50—54	4 317 713	2 172 830	2 144 883	1 549 354	774 500	774 854	2 768 359	1 398 330	1 370 029
55—59	3 002 993	1 528 711	1 474 282	1 093 725	555 216	538 509	1 909 268	973 495	935 773
60—64	3 368 809	1 708 593	1 660 216	1 251 941	629 798	622 143	2 116 868	1 078 795	1 038 073
65—69	2 605 695	1 304 106	1 301 589	950 993	474 686	476 307	1 654 702	829 420	825 282
70—74	1 838 439	910 626	927 813	648 562	320 083	328 479	1 189 877	590 543	599 334
75—79	1 360 622	651 132	709 490	484 883	229 769	255 114	875 739	421 363	454 376
80—84	915 313	404 256	511 057	334 416	145 136	189 280	580 897	259 120	321 777
≥85	680 753	253 968	426 785	256 597	95 338	161 259	424 156	158 630	265 526
合计	47 334 563	23 850 662	23 483 901	17 662 650	8 811 589	8 851 061	29 671 913	15 039 073	14 632 840

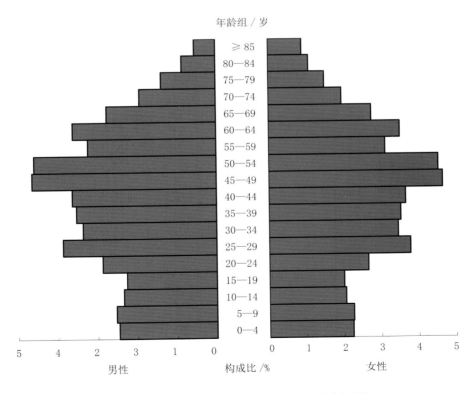

图 4-1 2017 年江苏省肿瘤登记地区人口构成金字塔

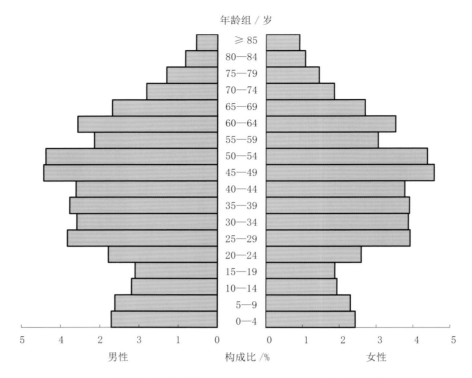

图 4-2　2017 年江苏省城市肿瘤登记地区人口构成金字塔

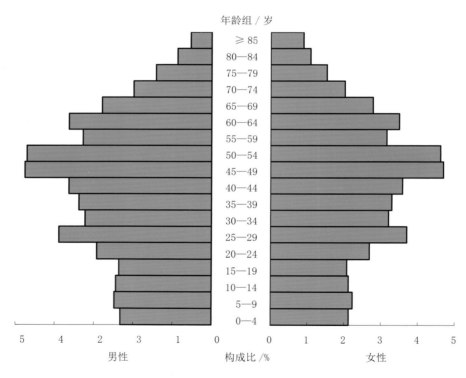

图 4-3　2017 年江苏省农村肿瘤登记地区人口构成金字塔

74 岁）为 22.49%。农村地区恶性肿瘤发病率为 335.58/10 万（男性 380.68/10 万，女性 289.23/10 万），中标率发病为 176.26/10 万，世标发病率为 172.31/10 万，累积发病率（0—74 岁）为 20.05%。无论男女，恶性肿瘤的发病率、中标发病率、世标发病率和累积发病率（0—74 岁）均为城市高于农村（表 4-2）。

表 4-2　2017 年江苏省登记地区恶性肿瘤发病主要指标

地区	性别	发病数 / 例	发病率 / (1/10 万)	中标率 / (1/10 万)	世标率 / (1/10 万)	累积率 (0—74 岁) / %
全省	合计	162 701	343.73	184.85	180.29	20.94
	男性	92 106	386.18	204.38	202.26	24.13
	女性	70 595	300.61	167.08	160.14	17.76
城市	合计	63 128	357.41	199.33	193.83	22.49
	男性	34 856	395.57	215.92	213.27	25.48
	女性	28 272	319.42	184.47	176.26	19.50
农村	合计	99 573	335.58	176.26	172.31	20.05
	男性	57 250	380.68	197.71	195.91	23.36
	女性	42 323	289.23	156.51	150.44	16.73

（二）全部恶性肿瘤年龄别发病率

2017 年江苏省登记地区恶性肿瘤年龄别发病率在 0—39 岁年龄段相对较低，40 岁开始随年龄增长快速上升，城乡、不同性别均于 80—84 岁年龄组达发病高峰，之后有所降低。全省40 岁及以上人群中，不同性别的年龄组发病率相比较，除 40—54 岁各年龄组发病率为女性高于男性外，55 岁及以上各年龄组均为男性高于女性。城乡 40 岁及以上各年龄组发病率比较，均为城市男性高于农村男性、城市女性高于农村女性（表 4-3，图 4-4a 至图 4-4d）。

表 4-3　2017 年江苏省登记地区恶性肿瘤年龄别发病率

单位：1/10 万

年龄组 / 岁	全省			城市			农村		
	合计	男性	女性	合计	男性	女性	合计	男性	女性
0	8.82	8.22	9.46	11.11	11.20	11.00	7.08	5.96	8.30
1—4	9.01	9.88	8.05	10.18	11.56	8.64	8.22	8.74	7.66
5—9	5.73	7.26	4.03	6.22	7.79	4.43	5.43	6.92	3.78
10—14	6.82	7.11	6.49	9.20	10.07	8.20	5.54	5.52	5.56
15—19	8.96	9.90	7.91	10.12	11.34	8.75	8.35	9.13	7.46
20—24	15.03	11.47	18.88	16.95	12.61	21.62	13.93	10.82	17.31
25—29	31.46	22.51	40.60	40.14	29.58	50.45	26.19	18.37	34.39
30—34	49.75	35.45	63.67	59.42	42.44	75.17	43.07	30.82	55.40
35—39	82.42	54.08	110.80	99.47	65.19	132.57	70.75	46.71	95.45
40—44	133.90	92.57	174.90	153.52	100.72	203.99	121.98	87.75	156.69
45—49	223.63	171.54	275.63	242.76	175.32	308.21	212.78	169.45	256.74
50—54	340.99	309.23	373.17	375.51	333.51	417.50	321.67	295.78	348.09
55—59	448.05	485.64	409.08	483.30	512.59	453.10	427.86	470.26	383.75
60—64	685.85	833.55	533.85	724.16	869.80	576.72	663.20	812.39	508.15
65—69	942.32	1 195.30	688.85	985.39	1 218.49	753.09	917.57	1 182.03	651.78
70—74	1 204.77	1 580.23	836.27	1 280.53	1 694.25	877.38	1 163.48	1 518.43	813.74
75—79	1 497.77	1 974.25	1 060.48	1 539.34	2 024.21	1 102.64	1 474.75	1 947.01	1 036.81
80—84	1 610.71	2 137.75	1 193.80	1 640.77	2 204.83	1 208.26	1 593.40	2 100.19	1 185.29
≥85	1 263.16	1 759.28	967.93	1 301.26	1 822.99	992.81	1 240.11	1 720.99	952.83

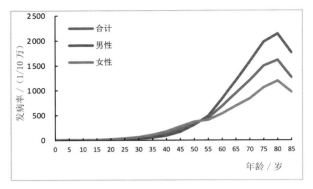

图 4-4a 2017 年江苏省肿瘤登记地区恶性肿瘤年龄别发病率

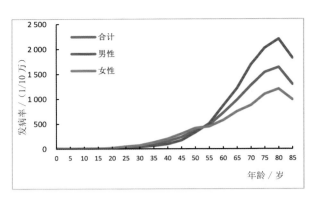

图 4-4b 2017 年江苏省城市肿瘤登记地区恶性肿瘤年龄别发病率

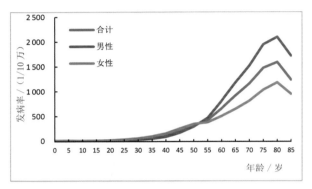

图 4-4c 2017 年江苏省农村肿瘤登记地区恶性肿瘤年龄别发病率

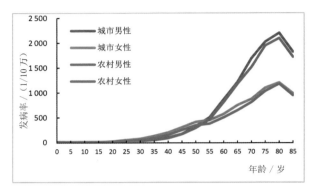

图 4-4d 2017 年江苏省城乡肿瘤登记地区恶性肿瘤年龄别发病率

（三）全部恶性肿瘤死亡情况

2017 年江苏省肿瘤登记地区报告恶性肿瘤死亡病例 104 805 例（男性 66 824 例，女性 37 981 例），其中城市地区死亡 37 377 例，占全省恶性肿瘤死亡病例数的 35.66%；农村地区死亡 67 428 例，占全省恶性肿瘤死亡病例数的 64.34%。全省恶性肿瘤死亡率为 221.41/10 万（男性 280.18/10 万，女性 161.73/10 万），中标死亡率为 105.90/10 万，世标死亡率为 104.51/10 万，累积死亡率（0—74 岁）为 11.69%。城市地区恶性肿瘤死亡率为 211.62/10 万（男性 270.86/10 万，女性 152.64/10 万），中标死亡率为 103.56/10 万，世标死亡率为 102.20/10 万，累积死亡率（0—74 岁）为 11.49%。农村地区恶性肿瘤死亡率为 227.25/10 万（男性 285.64/10 万，女性 167.23/10 万），中标死亡率为 107.28/10 万，世标死亡率为 105.87/10 万，累积死亡率（0—74 岁）为 11.81%。无论男女，恶性肿瘤死亡率、中标死亡率、世标死亡率和累积死亡率（0—74 岁）均为农村高于城市（表 4-4）。

表 4-4　2017 年江苏省肿瘤登记地区恶性肿瘤死亡主要指标

地区	性别	死亡数 / 例	死亡率 / (1/10 万)	中标率 / (1/10 万)	世标率 / (1/10 万)	累积率 0—74 岁 / %
全省	合计	104 805	221.41	105.90	104.51	11.69
	男性	66 824	280.18	139.83	138.55	15.57
	女性	37 981	161.73	73.91	72.54	7.81
城市	合计	37 377	211.62	103.56	102.20	11.49
	男性	23 867	270.86	137.95	136.72	15.45
	女性	13 510	152.64	71.62	70.24	7.55
农村	合计	67 428	227.25	107.28	105.87	11.81
	男性	42 957	285.64	140.93	139.62	15.64
	女性	24 471	167.23	75.26	73.88	7.96

（四）全部恶性肿瘤年龄别死亡率

2017 年江苏省肿瘤登记地区的恶性肿瘤年龄别死亡率在 0—44 岁年龄段均相对较低，45 岁开始随年龄增长快速上升，城乡、不同性别均于 80—84 岁年龄组达死亡高峰，之后有所降低。全省 45 岁及以上人群中，男性各年龄组恶性肿瘤死亡率均高于女性。城乡 45 岁及以上人群恶性肿瘤死亡率比较，除 50—54 岁、70—74 岁和 80 岁及以上年龄组死亡率为城市男性较高外，其他各年龄组死亡率均为农村男性高于城市男性；除 65—69 岁年龄段城市女性死亡率较高外，其他各年龄组死亡率均为农村女性高于城市女性（表 4-5，图 4-5a 至图 4-5d）。

表 4-5　2017 年江苏省肿瘤登记地区恶性肿瘤年龄别死亡率

位单：1/10 万

年龄组 / 岁	全省			城市			农村		
	合计	男性	女性	合计	男性	女性	合计	男性	女性
0	5.29	4.84	5.78	4.68	3.36	6.11	5.75	5.96	5.53
1—4	3.22	3.95	2.42	2.85	3.34	2.30	3.47	4.37	2.49
5—9	3.22	4.09	2.25	3.22	4.54	1.72	3.22	3.80	2.57
10—14	2.64	3.06	2.16	3.29	3.62	2.93	2.29	2.76	1.75
15—19	3.91	4.67	3.06	3.70	3.24	4.23	4.02	5.42	2.43
20—24	3.94	4.48	3.35	3.37	4.27	2.40	4.26	4.61	3.89
25—29	7.62	7.38	7.87	6.87	5.92	7.81	8.08	8.23	7.92
30—34	11.53	11.88	11.19	10.93	11.04	10.82	11.95	12.43	11.46
35—39	19.63	19.94	19.32	18.37	18.93	17.84	20.49	20.62	20.36
40—44	37.71	43.78	31.70	36.35	40.48	32.40	38.55	45.73	31.26
45—49	78.95	92.35	65.57	74.41	84.60	64.51	81.52	96.64	66.18
50—54	135.58	164.81	105.97	133.99	164.88	103.12	136.47	164.77	107.59
55—59	216.25	280.63	149.50	213.95	280.61	145.22	217.57	280.64	151.96
60—64	375.24	507.61	239.01	353.69	489.68	216.03	387.98	518.08	252.78
65—69	578.69	786.13	370.85	574.24	775.88	373.29	581.25	792.00	369.45
70—74	859.81	1 178.86	546.66	857.44	1 199.38	524.23	861.10	1 167.74	558.95
75—79	1 262.44	1 717.16	845.11	1 217.20	1 671.68	807.87	1 287.48	1 741.97	866.02
80—84	1 639.44	2 228.54	1 173.45	1 639.28	2 273.04	1 153.32	1 639.53	2 203.61	1 185.29
≥85	1 510.24	2 135.31	1 138.28	1 497.68	2 145.00	1 114.98	1 517.84	2 129.48	1 152.43

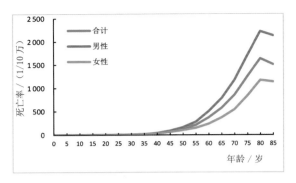

图 4-5a 2017 年江苏省肿瘤登记地区恶性肿瘤年龄别死亡率

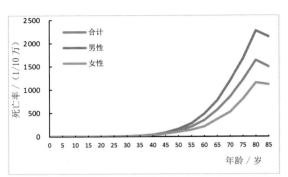

图 4-5b 2017 年江苏省城市肿瘤登记地区恶性肿瘤年龄别死亡率

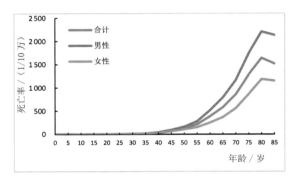

图 4-5c 2017 年江苏省农村肿瘤登记地区恶性肿瘤年龄别死亡率

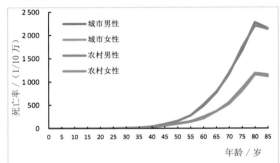

图 4-5d 2017 年江苏省城乡肿瘤登记地区恶性肿瘤年龄别死亡率

三、2017 年江苏省肿瘤登记地区前 10 位恶性肿瘤发病和死亡情况

（一）江苏省肿瘤登记地区前 10 位恶性肿瘤发病情况

按新发病例数排序，2017 年江苏省肿瘤登记地区发病第 1 位的恶性肿瘤是肺癌，发病率为 67.23/10 万，其后依次为胃癌、女性乳腺癌、食管癌和结直肠癌，发病前 10 位恶性肿瘤新发病例数约占全部恶性肿瘤新发病例数的 79.11%。全省男性发病第 1 位的恶性肿瘤是肺癌，发病率为 87.78/10 万，其后依次为胃癌、食管癌、肝癌和结直肠癌，男性发病前 10 位恶性肿瘤新发病例数约占全部恶性肿瘤新发病例数的 86.68%；女性发病第 1 位的恶性肿瘤是肺癌，发病率为 46.36/10 万，其后依次为乳腺癌、胃癌、结直肠癌和食管癌，女性发病前 10 位恶性肿瘤新发病例数约占全部恶性肿瘤新发病例数的 79.92%（表 4-6，图 4-6a 至图 4-6f）。

表 4-6　2017 年江苏省登记地区前 10 位恶性肿瘤发病情况

单位：1/10 万

顺位 *	合计				男性				女性			
	部位缩写	发病率	中标率	世标率	部位缩写	发病率	中标率	世标率	部位缩写	发病率	中标率	世标率
1	肺	67.23	33.25	33.02	肺	87.78	44.10	43.96	肺	46.36	22.92	22.60
2	胃	45.42	22.39	22.13	胃	62.77	31.74	31.56	乳房	44.12	28.62	26.73
3	乳房	44.12	28.62	26.73	食管	47.34	23.19	23.46	胃	27.80	13.38	13.04
4	食管	34.86	16.26	16.32	肝	40.51	22.95	22.52	结直肠	27.47	13.73	13.41
5	结直肠	32.67	16.86	16.58	结直肠	37.79	20.08	19.82	食管	22.19	9.52	9.40
6	肝	28.61	15.41	15.16	前列腺	16.84	7.79	7.62	子宫颈	18.46	12.15	11.22
7	子宫颈	18.46	12.15	11.22	胰腺	13.09	6.60	6.57	甲状腺	18.05	14.74	12.76
8	前列腺	16.84	7.79	7.62	膀胱	11.10	5.60	5.56	肝	16.53	7.92	7.83
9	胰腺	11.65	5.59	5.54	淋巴瘤	9.35	5.35	5.26	胰腺	10.19	4.59	4.53
10	甲状腺	11.62	9.66	8.29	白血病	8.15	5.69	5.85	子宫体	9.05	5.37	5.20

* 新发病例数在全部恶性肿瘤新发病例数中的位次。

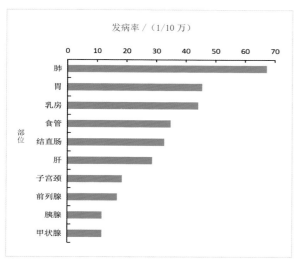

图 4-6a　2017 年江苏省肿瘤登记地区前 10 位恶性肿瘤发病率

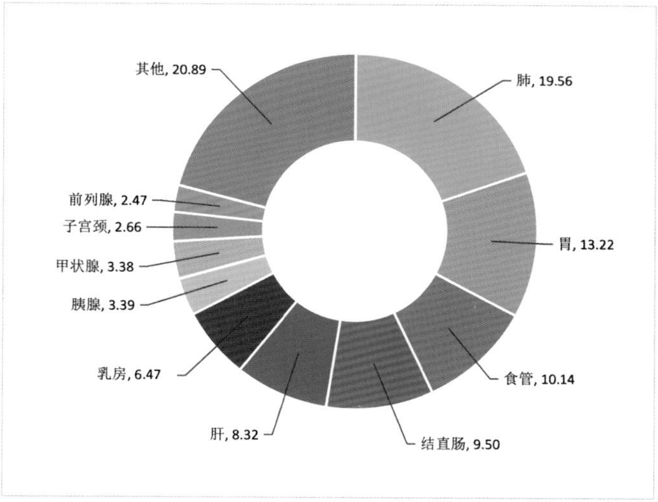

图 4-6b　2017 年江苏省肿瘤登记地区发病前 10 位恶性肿瘤构成（%）

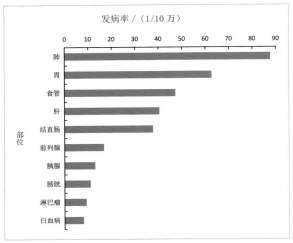

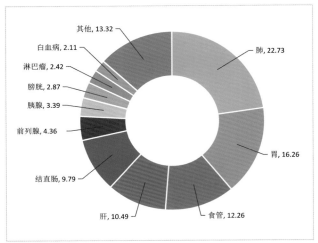

图 4-6c　2017 年江苏省肿瘤登记地区男性前 10 位恶性肿瘤发病率

图 4-6d　2017 年江苏省肿瘤登记地区男性发病前 10 位恶性肿瘤构成（％）

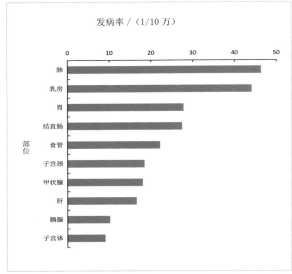

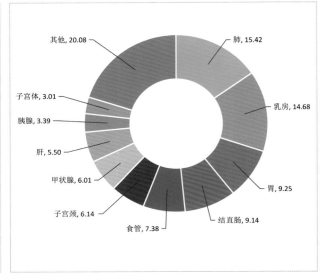

图 4-6e　2017 年江苏省肿瘤登记地区女性前 10 位恶性肿瘤发病率

图 4-6f　2017 年江苏省肿瘤登记地区女性发病前 10 位恶性肿瘤构成（％）

（二）江苏省肿瘤登记地区前 10 位恶性肿瘤死亡情况

按死亡病例数排序，2017 年江苏省肿瘤登记地区死亡第 1 位的恶性肿瘤是肺癌，死亡率为 53.54/10 万，其后依次为胃癌、食管癌、肝癌和结直肠癌，死亡前 10 位恶性肿瘤死亡病例数占全部恶性肿瘤死亡病例数的 84.05%。全省男性死亡第 1 位的恶性肿瘤是肺癌，死亡率为 75.32/10 万，其后依次为胃癌、食管癌、肝癌和结直肠癌，男性死亡前 10 位恶性肿瘤死亡病例数占全部恶性肿瘤死亡病例数的 90.45%；女性死亡第 1 位的恶性肿瘤是肺癌，死亡率为 31.41/10 万，其后依次为胃癌、食管癌、肝癌和结直肠癌，女性死亡前 10 位恶性肿瘤死亡病例数占全部恶性肿瘤死亡病例数的 82.78%（表 4-7，图 4-7a 至图 4-7f）。

表 4-7　2017 年江苏省肿瘤登记地区前 10 位恶性肿瘤死亡情况

单位：1/10 万

顺位 *	合计			男性			女性		
	部位缩写	死亡率	中标率	世标率	部位缩写	死亡率	中标率	世标率	部位缩写	死亡率	中标率	世标率
1	肺	53.54	24.88	24.63	肺	75.32	36.58	36.28	肺	31.41	13.85	13.67
2	胃	33.39	15.34	14.94	胃	46.56	22.44	21.97	胃	20.01	8.71	8.39
3	食管	29.45	13.07	12.96	食管	39.69	18.87	18.86	食管	19.05	7.53	7.35
4	肝	26.49	13.89	13.67	肝	37.12	20.57	20.23	肝	15.69	7.28	7.17
5	结直肠	15.33	7.03	6.93	结直肠	17.70	8.66	8.56	结直肠	12.93	5.51	5.42
6	胰腺	11.51	5.37	5.32	胰腺	12.71	6.31	6.27	胰腺	10.30	4.45	4.39
7	乳房	9.78	5.35	5.19	前列腺	7.17	3.02	3.05	乳房	9.78	5.35	5.19
8	前列腺	7.17	3.02	3.05	淋巴瘤	6.02	3.15	3.12	子宫颈	5.36	2.89	2.77
9	子宫颈	5.36	2.89	2.77	脑	5.59	3.46	3.43	胆囊	4.78	2.03	2.01
10	淋巴瘤	5.16	2.59	2.55	白血病	5.53	3.35	3.35	脑	4.59	2.56	2.53

* 死亡病例数在全部恶性肿瘤死亡病例数中的位次。

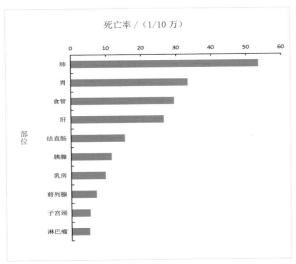

图 4-7a　2017 年江苏省肿瘤登记地区前 10 位恶性肿瘤死亡率

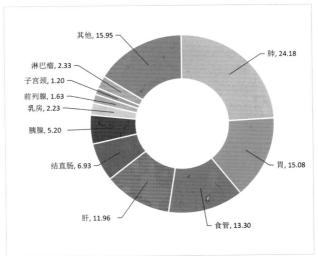

图 4-7b　2017 年江苏省肿瘤登记地区死亡前 10 位恶性肿瘤构成（％）

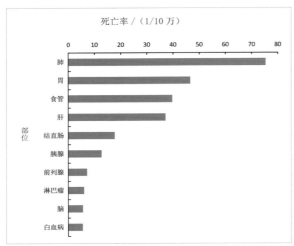

图4-7c 2017年江苏省肿瘤登记地区男性前10位恶性肿瘤死亡率

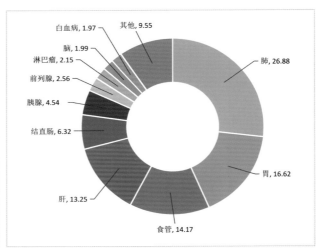

图4-7d 2017年江苏省肿瘤登记地区男性死亡前10位恶性肿瘤构成（%）

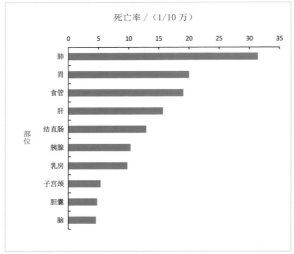

图4-7e 2017年江苏省肿瘤登记地区女性前10位恶性肿瘤死亡率

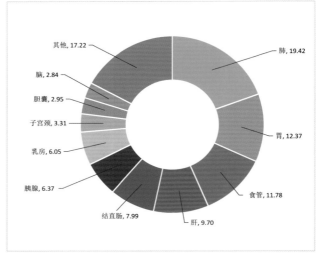

图4-7f 2017年江苏省肿瘤登记地区女性死亡前10位恶性肿瘤构成（%）

（三）江苏省城市肿瘤登记地区前10位恶性肿瘤发病情况

按新发病例数排序，2017年江苏省城市肿瘤登记地区发病第1位的恶性肿瘤是肺癌，发病率为68.50/10万，其后依次为女性乳腺癌、胃癌、结直肠癌和食管癌，发病前10位恶性肿瘤新发病例数占全部恶性肿瘤新发病例数的77.81%。城市男性发病第1位的恶性肿瘤是肺癌，发病率为87.98/10万，其后依次为胃癌、结直肠癌、肝癌和食管癌，男性发病前10位恶性肿瘤新发病例数占全部恶性肿瘤新发病例数的84.78%；城市女性发病第1位的恶性肿瘤是乳腺癌，发病率为51.89/10万，其后依次为肺癌、结直肠癌、胃癌和甲状腺癌，女性发病前10位恶性肿瘤新发病例数占全部恶性肿瘤新发病例数的79.28%（表4-8，图4-8a至图4-8f）。

表 4-8　2017 年江苏省城市肿瘤登记地区前 10 位恶性肿瘤发病情况

单位：1/10 万

顺位 *	合计				男性				女性			
	部位缩写	发病率	中标率	世标率	部位缩写	发病率	中标率	世标率	部位缩写	发病率	中标率	世标率
1	肺	68.50	35.10	34.90	肺	87.98	45.40	45.34	乳房	51.89	34.02	31.70
2	乳房	51.89	34.02	31.70	胃	62.62	32.68	32.50	肺	49.11	25.45	25.12
3	胃	45.42	23.11	22.87	结直肠	44.40	24.04	23.73	结直肠	31.51	16.16	15.78
4	结直肠	37.94	20.01	19.68	肝	37.55	21.48	21.15	胃	28.30	14.00	13.68
5	食管	26.34	12.73	12.79	食管	36.13	18.24	18.46	甲状腺	23.42	19.38	16.69
6	肝	26.23	14.26	14.09	前列腺	21.66	10.32	10.10	子宫颈	17.57	11.99	11.01
7	前列腺	21.66	10.32	10.10	胰腺	13.50	6.94	6.94	食管	16.60	7.43	7.33
8	子宫颈	17.57	11.99	11.01	膀胱	12.25	6.36	6.31	肝	14.96	7.21	7.16
9	甲状腺	15.66	13.27	11.33	淋巴瘤	9.95	5.84	5.75	胰腺	10.50	4.80	4.74
10	胰腺	12.00	5.86	5.82	肾	9.33	5.35	5.27	子宫体	9.38	5.67	5.50

* 新发病例数在全部恶性肿瘤新发病例数中的位次。

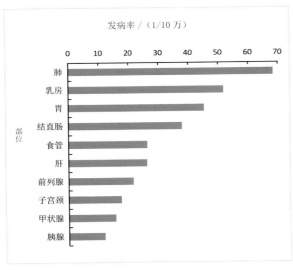

图 4-8a　2017 年江苏省城市肿瘤登记地区前 10 位恶性肿瘤发病率

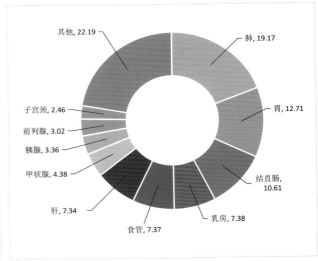

图 4-8b　2017 年江苏省城市肿瘤登记地区发病前 10 位恶性肿瘤构成（%）

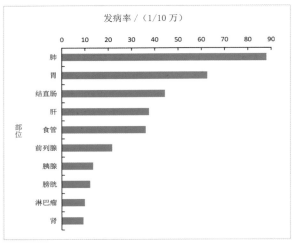

图 4-8c　2017 年江苏省城市肿瘤登记地区男性前 10 位恶性肿瘤发病率

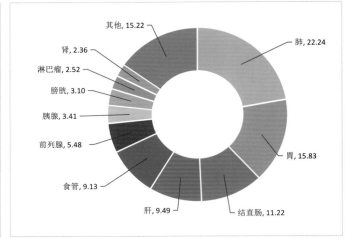

图 4-8d　2017 年江苏省城市肿瘤登记地区男性发病前 10 位恶性肿瘤构成（%）

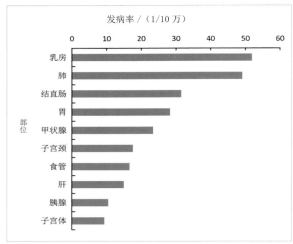

图 4-8e　2017 年江苏省城市肿瘤登记地区女性前 10 位恶性肿瘤发病率

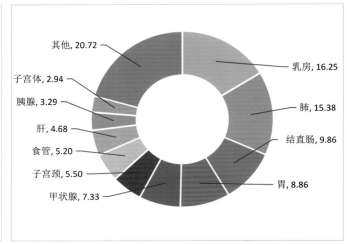

图 4-8f　2017 年江苏省城市肿瘤登记地区女性发病前 10 位恶性肿瘤构成（%）

（四）江苏省城市肿瘤登记地区前 10 位恶性肿瘤死亡情况

按死亡病例数排序，2017 年江苏省城市肿瘤登记地区死亡第 1 位的恶性肿瘤是肺癌，死亡率为 51.93/10 万，其后依次为胃癌、肝癌、食管癌和结直肠癌，死亡前 10 位恶性肿瘤死亡病例数占全部恶性肿瘤死亡病例数的 84.11%。城市男性死亡第 1 位的恶性肿瘤是肺癌，死亡率为 74.44/10 万，其后依次为胃癌、肝癌、食管癌和结直肠癌，男性死亡前 10 位恶性肿瘤死亡病例数占全部恶性肿瘤死亡病例数的 89.23%；城市女性死亡第 1 位的恶性肿瘤是肺癌，死亡率为 29.53/10 万，其后依次为胃癌、结直肠癌、肝癌和食管癌，女性死亡前 10 位恶性肿瘤死亡病例数占全部恶性肿瘤死亡病例数的 81.77%（表 4-9，图 4-9a 至图 4-9f）。

表 4-9 2017 年江苏省城市肿瘤登记地区前 10 位恶性肿瘤死亡情况

单位: 1/10 万

顺位 *	合计			男性			女性		
	部位缩写	死亡率	中标率	世标率	部位缩写	死亡率	中标率	世标率	部位缩写	死亡率	中标率	世标率
1	肺	51.93	24.74	24.50	肺	74.44	37.00	36.68	肺	29.53	13.35	13.19
2	胃	31.57	14.94	14.53	胃	44.60	22.10	21.58	胃	18.60	8.36	8.07
3	肝	24.52	12.95	12.78	肝	34.76	19.39	19.13	结直肠	14.39	6.23	6.14
4	食管	21.71	10.01	9.90	食管	29.89	14.74	14.68	肝	14.33	6.67	6.59
5	结直肠	17.26	8.04	7.95	结直肠	20.14	9.98	9.91	食管	13.57	5.51	5.33
6	胰腺	11.79	5.59	5.56	胰腺	13.36	6.79	6.76	胰腺	10.22	4.43	4.39
7	乳房	10.19	5.63	5.46	前列腺	8.25	3.56	3.60	乳房	10.19	5.63	5.46
8	前列腺	8.25	3.56	3.60	白血病	5.71	3.40	3.40	胆囊	5.04	2.18	2.17
9	白血病	5.17	3.06	3.04	淋巴瘤	5.47	2.91	2.89	白血病	4.63	2.76	2.71
10	淋巴瘤	4.70	2.43	2.39	脑	5.07	3.26	3.23	子宫颈	4.30	2.48	2.36

* 死亡病例数在全部恶性肿瘤死亡病例数中的位次。

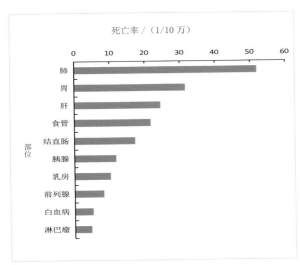

图 4-9a 2017 年江苏省城市肿瘤登记地区前 10 位恶性肿瘤死亡率

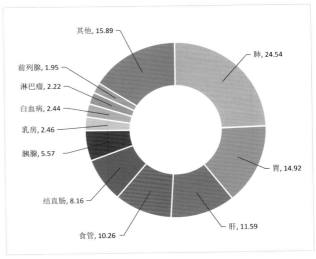

图 4-9b 2017 年江苏省城市肿瘤登记地区死亡前 10 位恶性肿瘤构成（%）

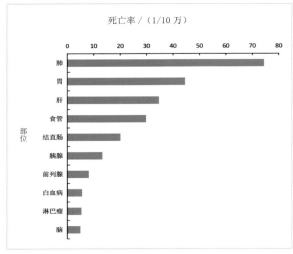

图 4-9c 2017 年江苏省城市肿瘤登记地区男性前 10 位恶性肿瘤死亡率

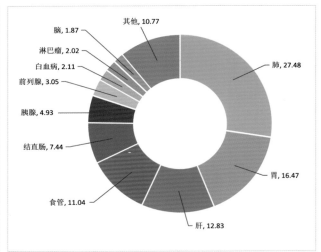

图 4-9d 2017 年江苏省城市肿瘤登记地区男性死亡前 10 位恶性肿瘤构成（%）

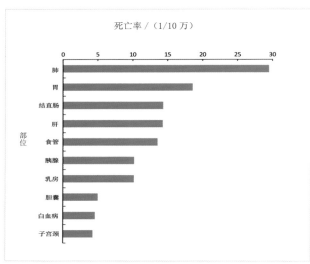

图 4-9e 2017 年江苏省城市肿瘤登记地区女性前 10 位恶性肿瘤死亡率

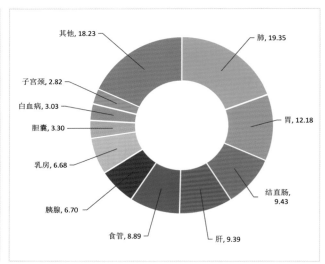

图 4-9f 2017 年江苏省城市肿瘤登记地区女性死亡前 10 位恶性肿瘤构成（%）

（五）江苏省农村肿瘤登记地区前 10 位恶性肿瘤发病情况

按新发病例数排序，2017 年江苏省农村肿瘤登记地区发病第 1 位的恶性肿瘤是肺癌，发病率为 66.48/10 万，其后依次为胃癌、食管癌、女性乳腺癌和肝癌，发病前 10 位恶性肿瘤新发病例数占全部恶性肿瘤新发病例数的 79.94%。农村男性发病第 1 位的恶性肿瘤是肺癌，发病率为

87.67/10 万，其后依次为胃癌、食管癌、肝癌和结直肠癌，男性发病前 10 位恶性肿瘤新发病例数占全部恶性肿瘤新发病例数的 87.93%；农村女性发病第 1 位的恶性肿瘤是肺癌，发病率为 44.69/10 万，其后依次为乳腺癌、胃癌、食管癌和结直肠癌，女性发病前 10 位恶性肿瘤新发病例数占全部恶性肿瘤新发病例数的 80.34%（表 4-10，图 4-10a 至图 4-10f）。

表 4-10　2017 年江苏省农村肿瘤登记地区前 10 位恶性肿瘤发病情况

单位：1/10 万

顺位 *	合计				男性				女性			
	部位缩写	发病率	中标率	世标率	部位缩写	发病率	中标率	世标率	部位缩写	发病率	中标率	世标率
1	肺	66.48	32.17	31.92	肺	87.67	43.36	43.17	肺	44.69	21.43	21.12
2	胃	45.42	21.98	21.71	胃	62.86	31.21	31.03	乳房	39.43	25.33	23.74
3	食管	39.93	18.26	18.34	食管	53.90	25.98	26.29	胃	27.50	13.03	12.67
4	乳房	39.43	25.33	23.74	肝	42.24	23.78	23.30	食管	25.57	10.71	10.58
5	肝	30.03	16.09	15.78	结直肠	33.92	17.84	17.60	结直肠	25.02	12.32	12.03
6	结直肠	29.53	15.06	14.80	前列腺	14.02	6.38	6.23	子宫颈	19.00	12.23	11.33
7	子宫颈	19.00	12.23	11.33	胰腺	12.85	6.41	6.36	肝	17.49	8.34	8.22
8	前列腺	14.02	6.38	6.23	膀胱	10.43	5.16	5.14	甲状腺	14.81	11.80	10.31
9	胰腺	11.45	5.43	5.37	淋巴瘤	9.00	5.09	4.99	胰腺	10.01	4.47	4.40
10	甲状腺	9.21	7.42	6.43	白血病	7.85	5.44	5.61	子宫体	8.86	5.19	5.04

* 新发病例数在全部恶性肿瘤新发病例数中的位次。

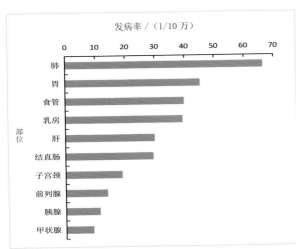

图 4-10a　2017 年江苏省农村肿瘤登记地区前 10 位恶性肿瘤发病率

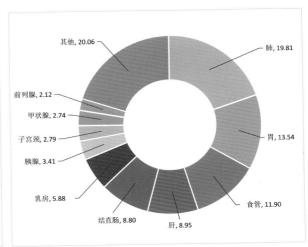

图 4-10b　2017 年江苏省农村肿瘤登记地区发病前 10 位恶性肿瘤构成（%）

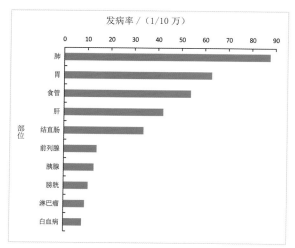

图 4-10c　2017 年江苏省农村肿瘤登记地区男性前 10 位恶性肿瘤发病率

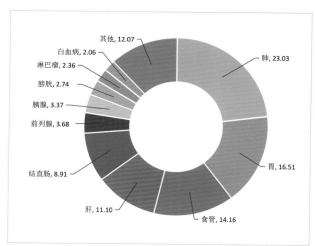

图 4-10d　2017 年江苏省农村肿瘤登记地区男性发病前 10 位恶性肿瘤构成（%）

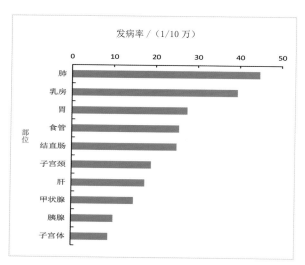

图 4-10e　2017 年江苏省农村肿瘤登记地区女性前 10 位恶性肿瘤发病率

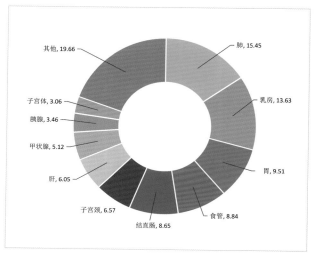

图 4-10f　2017 年江苏省农村肿瘤登记地区女性发病前 10 位恶性肿瘤构成（%）

（六）江苏省农村肿瘤登记地区前 10 位恶性肿瘤死亡情况

按死亡病例数排序，2017 年江苏省农村肿瘤登记地区死亡第 1 位的恶性肿瘤是肺癌，死亡率为 54.49/10 万，其后依次为胃癌、食管癌、肝癌和结直肠癌，死亡前 10 位恶性肿瘤死亡病例数占全部恶性肿瘤死亡病例数的 84.80%。农村男性死亡第 1 位的恶性肿瘤是肺癌，死亡率为 75.84/10 万，其后依次为胃癌、食管癌、肝癌和结直肠癌，男性死亡前 10 位恶性肿瘤死亡病例数占全部恶性肿瘤死亡病例数的 91.13%；农村女性死亡第 1 位的恶性肿瘤是肺癌，死亡率为 32.54/10 万，其后依次为食管癌、胃癌、肝癌和结直肠癌，女性死亡前 10 位恶性肿瘤死亡病例数占全部恶性肿瘤死亡病例数的 83.47%（表 4-11，图 4-11a 至图 4-11f）。

表 4-11　2017 年江苏省农村肿瘤登记地区前 10 位恶性肿瘤死亡情况

单位：1/10 万

顺位 *	合计				男性				女性			
	部位缩写	死亡率	中标率	世标率	部位缩写	死亡率	中标率	世标率	部位缩写	死亡率	中标率	世标率
1	肺	54.49	24.95	24.70	肺	75.84	36.34	36.05	肺	32.54	14.14	13.95
2	胃	34.47	15.57	15.18	胃	47.72	22.63	22.19	食管	22.37	8.68	8.50
3	食管	34.06	14.81	14.72	食管	45.43	21.20	21.22	胃	20.86	8.91	8.59
4	肝	27.66	14.45	14.19	肝	38.51	21.26	20.86	肝	16.51	7.63	7.51
5	结直肠	14.19	6.46	6.35	结直肠	16.27	7.91	7.80	结直肠	12.04	5.09	5.00
6	胰腺	11.35	5.24	5.18	胰腺	12.33	6.04	5.99	胰腺	10.35	4.46	4.38
7	乳房	9.53	5.19	5.03	前列腺	6.54	2.71	2.73	乳房	9.53	5.19	5.03
8	前列腺	6.54	2.71	2.73	淋巴瘤	6.34	3.29	3.26	子宫颈	5.99	3.13	3.01
9	子宫颈	5.99	3.13	3.01	脑	5.89	3.57	3.54	脑	4.79	2.64	2.60
10	淋巴瘤	5.43	2.69	2.65	白血病	5.43	3.34	3.33	胆囊	4.62	1.94	1.91

* 死亡病例数在全部恶性肿瘤死亡病例数中的位次。

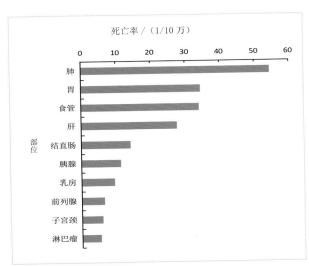

图 4-11a　2017 年江苏省农村肿瘤登记地区前 10 位恶性肿瘤死亡率

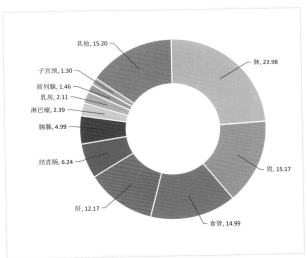

图 4-11b　2017 年江苏省农村肿瘤登记地区死亡前 10 位恶性肿瘤构成（%）

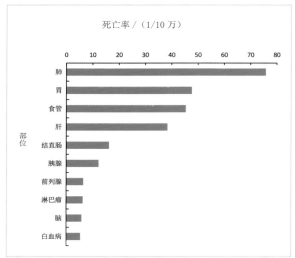

图 4-11c　2017 年江苏省农村肿瘤登记地区男性前 10 位恶性肿瘤死亡率

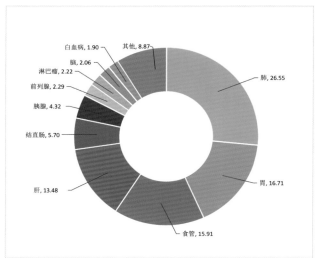

图 4-11d　2017 年江苏省农村肿瘤登记地区男性死亡前 10 位恶性肿瘤构成（%）

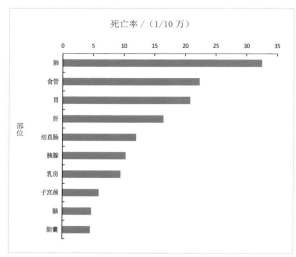

图 4-11e　2017 年江苏省农村肿瘤登记地区女性前 10 位恶性肿瘤死亡率

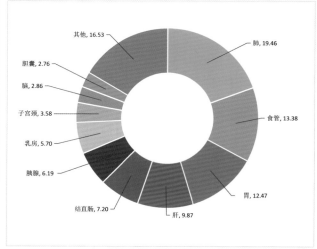

图 4-11f　2017 年江苏省农村肿瘤登记地区女性死亡前 10 位恶性肿瘤构成（%）

第五章　江苏省肿瘤登记地区各身体部位恶性肿瘤发病和死亡情况

一、口腔和咽喉（除外鼻咽）（C00—C10，C12—C14）

2017 年江苏省肿瘤登记地区口腔和咽喉（除外鼻咽）恶性肿瘤（以下简称口腔癌和咽癌）新发病例数为 1 681 例，占全部癌症新发病例数的 1.03%，位居癌症发病谱第 19 位；其中男性 1 069 例，女性 612 例，城市地区 672 例，农村地区 1 009 例。全省肿瘤登记地区口腔癌和咽癌发病率为 3.55/10 万，中标发病率为 1.92/10 万，世标发病率为 1.90/10 万，0—74 岁累积发病率为 0.23%。全省男性口腔癌和咽癌中标发病率为女性的 1.77 倍，城市中标发病率为农村的 1.19 倍（表 5-1）。

同期全省肿瘤登记地区报告口腔癌和咽癌死亡病例 879 例，占全部癌症死亡病例数的 0.84%，位居癌症死亡谱第 17 位；其中男性 601 例，女性 278 例，城市地区 319 例，农村地区 560 例。全省肿瘤登记地区口腔癌和咽癌死亡率为 1.86/10 万，中标死亡率为 0.88/10 万，世标死亡率为 0.88/10 万，0—74 岁累积死亡率为 0.10%。全省男性口腔癌和咽癌中标死亡率为女性的 2.40 倍，城市中标死亡率为农村的 1.03 倍（表 5-1）。

2017 年江苏省肿瘤登记地区口腔癌和咽癌年龄别发病率在 50 岁前较低，50 岁开始随年龄增长快速升高，全省和农村地区在 80—84 岁年龄组、城市地区在 75—79 岁年龄组达发病高峰。50 岁后，无论城乡，男性口腔癌和咽癌年龄别发病率均高于女性。同期全省肿瘤登记地区的口腔癌和咽癌年龄别死亡率在 55 岁前处于相对较低水平，之后随年龄增长迅速升高，全省和农村地区在 85 岁及以上年龄组、城市地区在 80—84 岁年龄组达死亡高峰。55 岁后，无论城乡，口腔癌和咽癌的年龄别死亡率均为男性高于女性（图 5-1a 至图 5-1f）。

表 5-1　2017 年江苏省肿瘤登记地区口腔癌和咽癌发病和死亡情况

指标	地区	性别	例数	粗率 / (1/10 万)	构成比 / %	中标率 / (1/10 万)	世标率 / (1/10 万)	累积率 0—74 岁 /%	顺位
发病	全省	合计	1 681	3.55	1.03	1.92	1.90	0.23	19
		男性	1 069	4.48	1.16	2.46	2.44	0.30	14
		女性	612	2.61	0.87	1.39	1.37	0.15	18
	城市	合计	672	3.80	1.06	2.14	2.11	0.25	19
		男性	431	4.89	1.24	2.79	2.74	0.34	15
		女性	241	2.72	0.85	1.52	1.51	0.17	18
	农村	合计	1 009	3.40	1.01	1.80	1.78	0.21	19
		男性	638	4.24	1.11	2.28	2.28	0.28	13
		女性	371	2.54	0.88	1.32	1.29	0.14	18
死亡	全省	合计	879	1.86	0.84	0.88	0.88	0.10	17
		男性	601	2.52	0.90	1.25	1.25	0.15	13
		女性	278	1.18	0.73	0.52	0.51	0.05	17
	城市	合计	319	1.81	0.85	0.90	0.90	0.10	18
		男性	223	2.53	0.93	1.31	1.30	0.16	14
		女性	96	1.08	0.71	0.51	0.51	0.05	17
	农村	合计	560	1.89	0.83	0.87	0.87	0.10	18
		男性	378	2.51	0.88	1.22	1.23	0.14	13
		女性	182	1.24	0.74	0.52	0.52	0.05	17

2017 年江苏省 11 个城市肿瘤登记地区中,男性口腔癌和咽癌中标发病率最高的是常州市区,发病率为 4.07/10 万,其后依次为徐州市区和南通市区;女性口腔癌和咽癌中标发病率最高的是徐州市区,发病率为 2.44/10 万,其后依次为淮安市淮安区和常州市区。城市男性口腔癌和咽癌中标死亡率最高的是无锡市区,死亡率为 1.90/10 万,其后依次为常州市区和南通市区;城市女性口腔癌和咽癌中标死亡率最高的是盐城市亭湖区,死亡率为 1.31/10 万,其后依次为南通市区和常州市区(图 5-1g)。

同期江苏省 32 个农村肿瘤登记地区中,男性口腔癌和咽癌中标发病率最高的是启东市,发病率为 4.73/10 万,其后依次为江阴市和常州市金坛区;女性口腔癌和咽癌中标发病率最高的是淮安市洪泽区,发病率为 2.83/10 万,其后依次为盐城市大丰区和东台市。农村男性口腔癌和咽癌中标死亡率最高的是常州市金坛区,死亡率为 3.02/10 万,其后依次为盐城市大丰区和淮安市洪泽区;农村女性口腔癌和咽癌中标死亡率最高的是丹阳市,死亡率为 1.30/10 万,其后依次为常州市金坛区和涟水县(图 5-1g)。

2017 年江苏省口腔癌和咽癌新发病例中,有明确亚部位的占 94.88%,其中口腔是最常见的发病部位,占 31.47%;其次是舌、唾液腺、下咽、唇和扁桃体,于这些亚部位发病的病例数分别占全部口腔癌新发病例数的 19.33%、18.32%、10.65%、6.48% 和 4.28%(图 5-1h)。

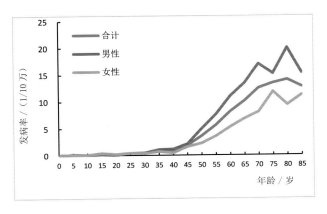

图 5-1a　全省肿瘤登记地区口腔癌和咽癌年龄别发病率

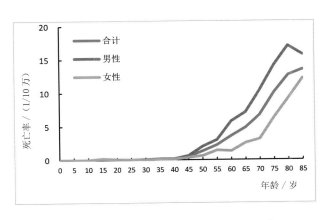

图 5-1b　全省肿瘤登记地区口腔癌和咽癌年龄别死亡率

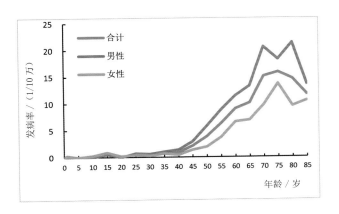

图 5-1c　城市肿瘤登记地区口腔癌和咽癌年龄别发病率

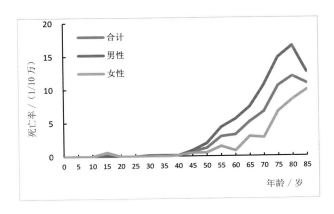

图 5-1d　城市肿瘤登记地区口腔癌和咽癌年龄别死亡率

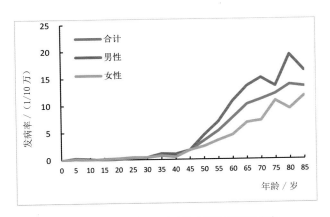

图 5-1e　农村肿瘤登记地区口腔癌和咽癌年龄别发病率

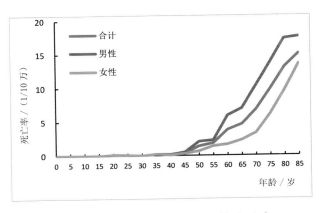

图 5-1f　农村肿瘤登记地区口腔癌和咽癌年龄别死亡率

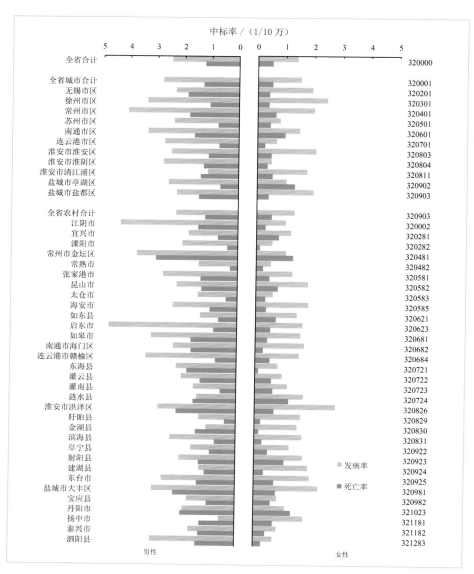

中标率 / (1/10 万)

全省合计	320000
全省城市合计	320001
无锡市区	320201
徐州市区	320301
常州市区	320401
苏州市区	320501
南通市区	320601
连云港市区	320701
淮安市淮安区	320803
淮安市淮阴区	320804
淮安市清江浦区	320811
盐城市亭湖区	320902
盐城市盐都区	320903
全省农村合计	320903
江阴市	320002
宜兴市	320281
溧阳市	320282
常州市金坛区	320481
常熟市	320482
张家港市	320581
昆山市	320582
太仓市	320583
海安市	320585
如东县	320621
启东市	320623
如皋市	320681
南通市海门区	320682
连云港市赣榆区	320684
东海县	320721
灌云县	320722
灌南县	320723
涟水县	320724
淮安市洪泽区	320826
盱眙县	320829
金湖县	320830
滨海县	320831
阜宁县	320922
射阳县	320923
建湖县	320924
东台市	320925
盐城市大丰区	320981
宝应县	320982
丹阳市	321023
扬中市	321181
泰兴市	321182
泗阳县	321283

■ 发病率
■ 死亡率

男性　　　　女性

图 5-1g　2017 年江苏省肿瘤登记地区口腔癌和咽癌发病率和死亡率

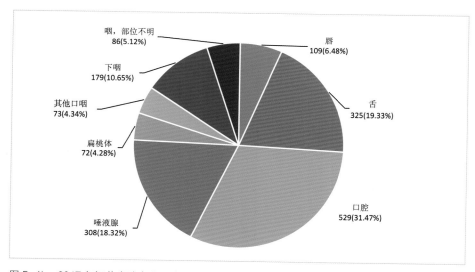

图 5-1h　2017 年江苏省肿瘤登记地区口腔癌和咽癌亚部位分布情况

二、鼻咽（C11）

2017 年江苏省肿瘤登记地区新发鼻咽癌病例 1 347 例，占全部癌症新发病例数的 0.83%，位居癌症发病谱第 20 位；其中男性 954 例，女性 393 例，城市地区 532 例，农村地区 815 例。全省肿瘤登记地区鼻咽癌发病率为 2.85/10 万，中标发病率为 1.76/10 万，世标发病率为 1.68/10 万，0—74 岁累积发病率为 0.19%。全省男性鼻咽癌中标发病率为女性的 2.39 倍，城市中标发病率为农村的 1.14 倍（表 5-2）。

同期全省肿瘤登记地区报告鼻咽癌死亡病例 745 例，占全部癌症死亡病例数的 0.71%，位居癌症死亡谱第 20 位；其中男性 550 例，女性 195 例，城市地区 265 例，农村地区 480 例。全省肿瘤登记地区鼻咽癌死亡率为 1.57/10 万，中标死亡率为 0.84/10 万，世标死亡率为 0.82/10 万，0—74 岁累积死亡率为 0.10%。全省男性鼻咽癌中标死亡率为女性的 2.93 倍，农村中标死亡率为城市的 1.05 倍（表 5-2）。

表 5-2　2017 年江苏省肿瘤登记地区鼻咽癌发病和死亡情况

指标	地区	性别	例数	粗率 / (1/10 万)	构成比 / %	中标率 / (1/10 万)	世标率 / (1/10 万)	累积率 0—74 岁 /%	顺位
发病	全省	合计	1 347	2.85	0.83	1.76	1.68	0.19	20
		男性	954	4.00	1.04	2.49	2.38	0.27	16
		女性	393	1.67	0.56	1.04	0.99	0.11	19
	城市	合计	532	3.01	0.84	1.91	1.82	0.21	20
		男性	376	4.27	1.08	2.71	2.59	0.29	16
		女性	156	1.76	0.55	1.12	1.06	0.12	19
	农村	合计	815	2.75	0.82	1.67	1.60	0.18	20
		男性	578	3.84	1.01	2.36	2.26	0.26	15
		女性	237	1.62	0.56	0.98	0.94	0.10	20
死亡	全省	合计	745	1.57	0.71	0.84	0.82	0.10	20
		男性	550	2.31	0.82	1.26	1.23	0.15	15
		女性	195	0.83	0.51	0.43	0.42	0.05	19
	城市	合计	265	1.50	0.71	0.82	0.81	0.10	20
		男性	205	2.33	0.86	1.30	1.28	0.15	15
		女性	60	0.68	0.44	0.34	0.34	0.04	19
	农村	合计	480	1.62	0.71	0.86	0.84	0.10	20
		男性	345	2.29	0.80	1.24	1.21	0.15	14
		女性	135	0.92	0.55	0.48	0.47	0.06	19

2017年江苏省肿瘤登记地区鼻咽癌年龄别发病率在35岁前较低，35岁开始随年龄增长快速升高，于65—69岁年龄组达发病高峰。城乡、不同性别的鼻咽癌年龄别发病率变化趋势与全省基本一致，仅发病高峰出现年龄或有所差异。35岁后，除城市地区85岁及以上年龄组鼻咽癌发病率女性较高外，其他各年龄组发病率均为男性高于女性。同期全省肿瘤登记地区的鼻咽癌年龄别死亡率在40岁前处于较低水平，之后随年龄增长迅速升高，并于75—79岁年龄组达死亡高峰。城乡、不同性别的鼻咽癌年龄别死亡率变化趋势与全省基本一致，仅死亡率高峰出现年龄组有所差别（图5-2a 至图5-2f）。

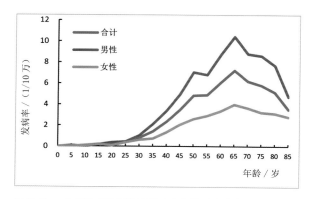

图 5-2a　全省肿瘤登记地区鼻咽癌年龄别发病率

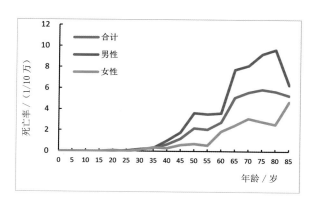

图 5-2b　全省肿瘤登记地区鼻咽癌年龄别死亡率

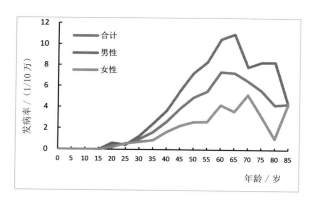

图 5-2c　城市肿瘤登记地区鼻咽癌年龄别发病率

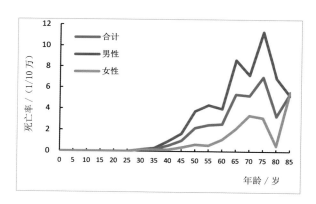

图 5-2d　城市肿瘤登记地区鼻咽癌年龄别死亡率

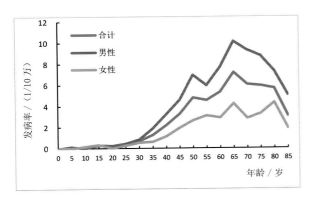
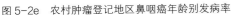

图 5-2e 农村肿瘤登记地区鼻咽癌年龄别发病率

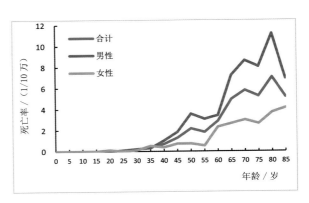

图 5-2f 农村肿瘤登记地区鼻咽癌年龄别死亡率

　　2017 年江苏省 11 个城市肿瘤登记地区中，男性鼻咽癌中标发病率最高的是盐城市盐都区，发病率为 4.37/10 万，其后依次为淮安市清江浦区和无锡市区；女性鼻咽癌中标发病率最高的是无锡市区，发病率为 1.68/10 万，其后依次为盐城市盐都区和盐城市亭湖区。城市男性鼻咽癌中标死亡率最高的是盐城市盐都区，死亡率为 2.47/10 万，其后依次为苏州市区和淮安市清江浦区；城市女性鼻咽癌中标死亡率最高的是无锡市区，死亡率为 0.61/10 万，其后依次为淮安市淮安区和徐州市区（图 5-2g）。

　　同期江苏省 32 个农村肿瘤登记地区中，男性鼻咽癌中标发病率最高的是张家港市，发病率为 4.13/10 万，其后依次为启东市和昆山市；女性鼻咽癌中标发病率最高的是昆山市，发病率为 3.39/10 万，其后依次为太仓市和金湖县。农村男性鼻咽癌中标死亡率最高的是昆山市，死亡率为 2.39/10 万，其后依次为常熟市和常州市金坛区；农村女性鼻咽癌中标死亡率最高的是启东市，死亡率为 1.23/10 万，其后依次为常州市金坛区和宝应县（图 5-2g）。

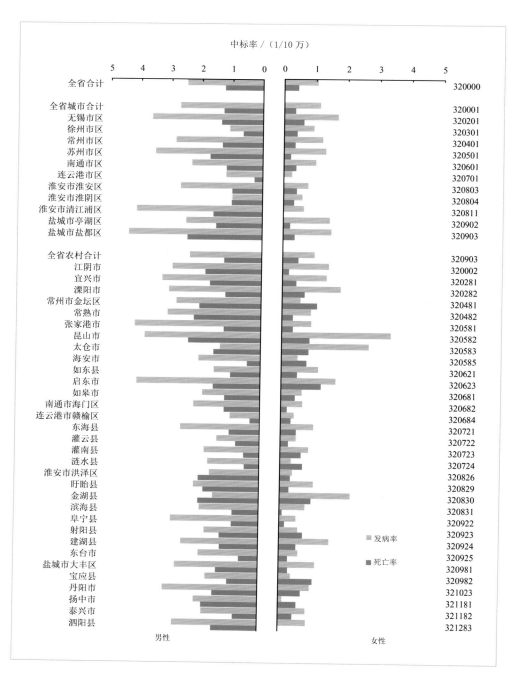

图 5-2g 2017 年江苏省肿瘤登记地区鼻咽癌发病率和死亡率

三、食管（C15）

2017 年江苏省肿瘤登记地区新发食管癌病例 16 501 例，占全部癌症新发病例数的 10.14%，位居癌症发病谱第 4 位；其中男性 11 290 例，女性 5 211 例，城市地区 4 653 例，农村地区 11 848 例。全省肿瘤登记地区食管癌发病率为 34.86/10 万，中标发病率为 16.26/10 万，世标发病率为 16.32/10 万，0—74 岁累积发病率为 2.07%。全省男性食管癌中标发病率为女性的 2.44 倍，农村中标发病率为城市的 1.43 倍（表 5-3）。

同期全省肿瘤登记地区报告食管癌死亡病例 13 941 例，占全部癌症死亡病例数的 13.30%，位居癌症死亡谱第 3 位；其中男性 9 467 例，女性 4 474 例，城市地区 3 835 例，农村地区 10 106 例。全省肿瘤登记地区食管癌死亡率为 29.45/10 万，中标死亡率为 13.07/10 万，世标死亡率为 12.96/10 万，0—74 岁累积死亡率为 1.50%。全省男性食管癌中标死亡率为女性的 2.51 倍，农村中标死亡率为城市的 1.48 倍（表 5-3）。

表 5-3　2017 年江苏省肿瘤登记地区食管癌发病和死亡情况

指标	地区	性别	例数	粗率 / (1/10 万)	构成比 / %	中标率 / (1/10 万)	世标率 / (1/10 万)	累积率 0—74 岁 /%	顺位
发病	全省	合计	16 501	34.86	10.14	16.26	16.32	2.07	4
		男性	11 290	47.34	12.26	23.19	23.46	2.99	3
		女性	5 211	22.19	7.38	9.52	9.40	1.14	5
	城市	合计	4 653	26.34	7.37	12.73	12.79	1.65	5
		男性	3 184	36.13	9.13	18.24	18.46	2.40	5
		女性	1 469	16.60	5.20	7.43	7.33	0.90	7
	农村	合计	11 848	39.93	11.90	18.26	18.34	2.31	3
		男性	8 106	53.90	14.16	25.98	26.29	3.33	3
		女性	3 742	25.57	8.84	10.71	10.58	1.28	4
死亡	全省	合计	13 941	29.45	13.30	13.07	12.96	1.50	3
		男性	9 467	39.69	14.17	18.87	18.86	2.22	3
		女性	4 474	19.05	11.78	7.53	7.35	0.78	3
	城市	合计	3 835	21.71	10.26	10.01	9.90	1.18	4
		男性	2 634	29.89	11.04	14.74	14.68	1.80	4
		女性	1 201	13.57	8.89	5.51	5.33	0.55	5
	农村	合计	10 106	34.06	14.99	14.81	14.72	1.69	3
		男性	6 833	45.43	15.91	21.20	21.22	2.46	3
		女性	3 273	22.37	13.38	8.68	8.50	0.90	2

2017 年江苏省肿瘤登记地区食管癌年龄别发病率在 45 岁前较低，45 岁开始随年龄增长快速升高，无论城乡地区、不同性别均于 80—84 岁年龄组达发病高峰。45 岁后，无论城乡，男性食管癌年龄别发病率均高于女性。同期全省肿瘤登记地区的食管癌年龄别死亡率在 50 岁前处于较低水平，之后随年龄增长迅速升高，并于 80—84 岁年龄组达死亡高峰。城乡、不同性别的食管癌年龄别死亡率变化趋势与全省一致，仅农村男性死亡率高峰延后至 85 岁及以上年龄组。50 岁后，无论城乡，男性食管癌年龄别死亡率均高于女性（图 5-3a 至图 5-3f）。

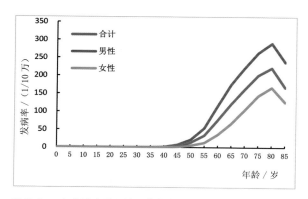

图 5-3a　全省肿瘤登记地区食管癌年龄别发病率

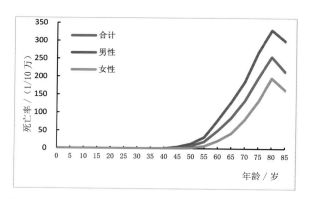

图 5-3b　全省肿瘤登记地区食管癌年龄别死亡率

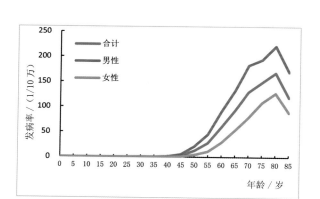

图 5-3c　城市肿瘤登记地区食管癌年龄别发病率

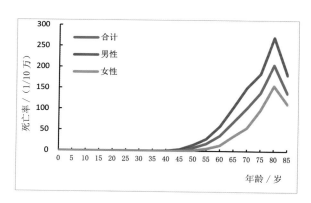

图 5-3d　城市肿瘤登记地区食管癌年龄别死亡率

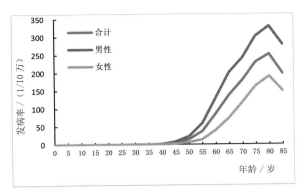

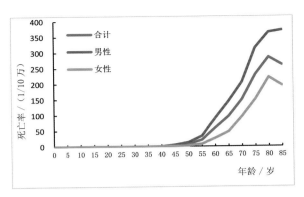

图 5-3e　农村肿瘤登记地区食管癌年龄别发病率　　　　　图 5-3f　农村肿瘤登记地区食管癌年龄别死亡率

2017 年江苏省 11 个城市肿瘤登记地区中，男性和女性食管癌中标发病率最高的均为淮安市淮安区，发病率分别为 51.92/10 万和 34.63/10 万，其后依次为盐城市盐都区和淮安市淮阴区。城市地区男性和女性食管癌中标死亡率最高的均为淮安市淮安区，死亡率分别为 42.64/10 万和 23.69/10 万，其后依次为盐城市盐都区和淮安市淮阴区（图 5-3g）。

同期江苏省 32 个农村肿瘤登记地区中，男性食管癌中标发病率最高的是淮安市洪泽区，发病率为 52.53/10 万，其后依次为泗阳县和泰兴市；女性食管癌中标发病率最高的是淮安市洪泽区，发病率为 24.21/10 万，其后依次为涟水县和阜宁县。农村登记地区男性食管癌中标死亡率最高的是淮安市洪泽区，死亡率为 49.49/10 万，其后依次为涟水县和泗阳县；农村女性食管癌中标死亡率最高的是淮安市洪泽区，死亡率为 21.68/10 万，其后依次为涟水县和扬中市（图 5-3g）。

2017 年食管癌新发病例中，有明确亚部位信息的占 26.65%。其中 50.85% 的病例发生在食管中段（中三分之一）；其次是食管下段（下三分之一），占 21.02%；之后依次为食管上段（上三分之一）和交搭跨越，分别占 17.69% 和 10.44%（图 5-3h）。

2017 年江苏省全部食管癌新发病例中，有明确组织学类型的病例占 71.48%。其中鳞状细胞癌是最常见的组织学类型，占 85.60%；其次是腺癌，占 11.19%；腺鳞癌占 0.79%（图 5-3i）。

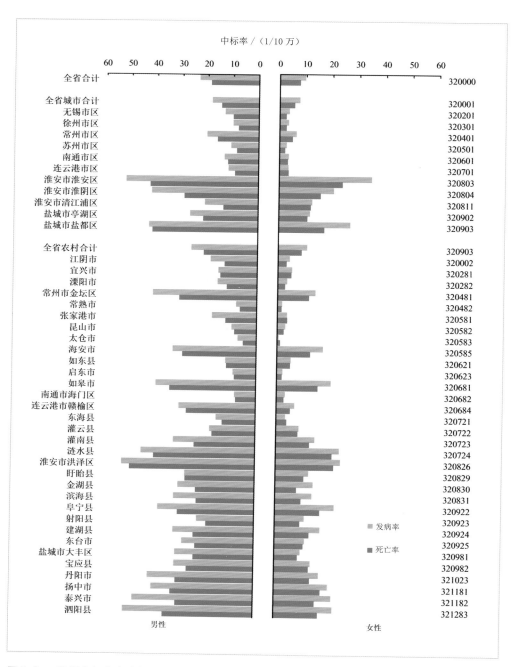

图 5-3g　2017 年江苏省肿瘤登记地区食管癌发病率和死亡率

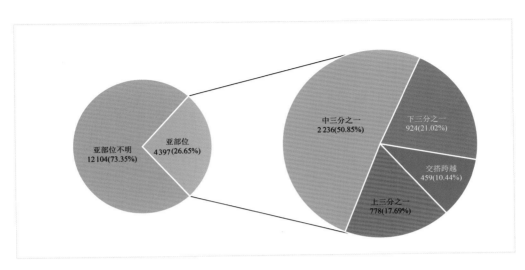

图 5-3h　2017 年江苏省肿瘤登记地区食管癌亚部位分布情况

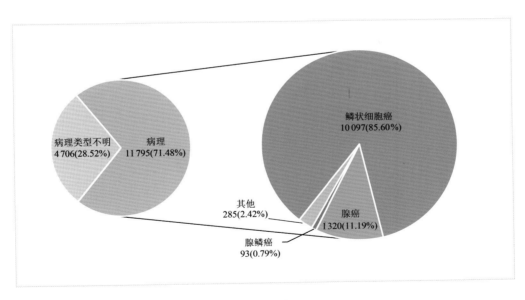

图 5-3i　2017 年江苏省肿瘤登记地区食管癌病理分型情况

四、胃（C16）

2017 年江苏省肿瘤登记地区新发胃癌病例 21 501 例，占全部癌症新发病例数的 13.22%，位居癌症发病谱第 2 位；其中男性 14 972 例，女性 6 529 例，城市地区 8 023 例，农村地区 13 478 例。全省肿瘤登记地区胃癌发病率为 45.42/10 万，中标发病率为 22.39/10 万，世标发病率为 22.13/10 万，0—74 岁累积发病率为 2.73%。全省男性胃癌中标发病率为女性的 2.37 倍，城市中标发病率为农村的 1.05 倍（表 5-4）。

2017 年江苏省肿瘤登记地区报告胃癌死亡病例 15 804 例，占全部癌症死亡病例数的 15.08%，位居癌症死亡谱第 2 位，其中男性 11 106 例，女性 4 698 例，城市地区 5 576 例，农村地区 10 228 例。全省肿瘤登记地区胃癌死亡率为 33.39/10 万，中标死亡率为 15.34/10 万，世标死亡率为 14.94/10 万，0—74 岁累积死亡率为 1.66%。全省男性胃癌中标死亡率为女性的 2.58 倍，农村中标死亡率为城市的 1.04 倍（表 5-4）。

表 5-4　2017 年江苏省肿瘤登记地区胃癌发病和死亡情况

指标	地区	性别	例数	粗率 / (1/10 万)	构成比 / %	中标率 / (1/10 万)	世标率 / (1/10 万)	累积率 0—74 岁 /%	顺位
发病	全省	合计	21 501	45.42	13.22	22.39	22.13	2.73	2
		男性	14 972	62.77	16.26	31.74	31.56	3.91	2
		女性	6 529	27.80	9.25	13.38	13.04	1.54	3
	城市	合计	8 023	45.42	12.71	23.11	22.87	2.86	3
		男性	5 518	62.62	15.83	32.68	32.50	4.12	2
		女性	2 505	28.30	8.86	14.00	13.68	1.61	4
	农村	合计	13 478	45.42	13.54	21.98	21.71	2.66	2
		男性	9 454	62.86	16.51	31.21	31.03	3.80	2
		女性	4 024	27.50	9.51	13.03	12.67	1.50	3
死亡	全省	合计	15 804	33.39	15.08	15.34	14.94	1.66	2
		男性	11 106	46.56	16.62	22.44	21.97	2.44	2
		女性	4 698	20.01	12.37	8.71	8.39	0.88	2
	城市	合计	5 576	31.57	14.92	14.94	14.53	1.63	2
		男性	3 930	44.60	16.47	22.10	21.58	2.42	2
		女性	1 646	18.60	12.18	8.36	8.07	0.84	2
	农村	合计	10 228	34.47	15.17	15.57	15.18	1.68	2
		男性	7 176	47.72	16.71	22.63	22.19	2.46	2
		女性	3 052	20.86	12.47	8.91	8.59	0.90	3

2017 年江苏省肿瘤登记地区胃癌年龄别发病率在 39 岁前处于较低水平，40 岁开始随年龄增长快速升高，至 80—84 岁年龄组达高峰。城乡、不同性别的胃癌年龄别发病率变化趋势与全省一致，仅农村合计的年龄别发病高峰提前至 75—79 岁年龄组。40 岁后，无论城乡，男性的胃癌年龄别发病率均高于女性。同期全省胃癌年龄别死亡率在 44 岁前处于较低水平，45 岁开始随年龄增长迅速上升，城乡、不同性别均于 80—84 岁年龄组达死亡高峰。45 岁后，无论城乡，男性的胃癌年龄别死亡率均高于女性（图 5-4a 至图 5-4f）。

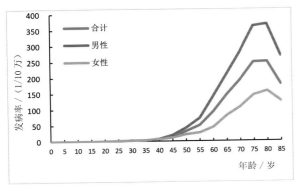

图 5-4a　全省肿瘤登记地区胃癌年龄别发病率

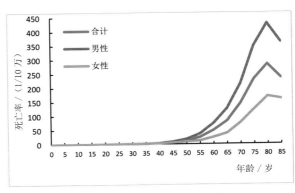

图 5-4b　全省肿瘤登记地区胃癌年龄别死亡率

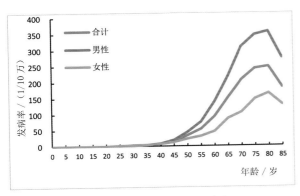

图 5-4c　城市肿瘤登记地区胃癌年龄别发病率

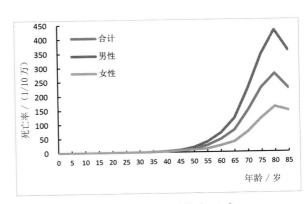

图 5-4d　城市肿瘤登记地区胃癌年龄别死亡率

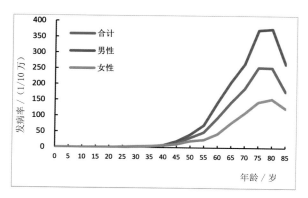

图 5-4e　农村肿瘤登记地区胃癌年龄别发病率

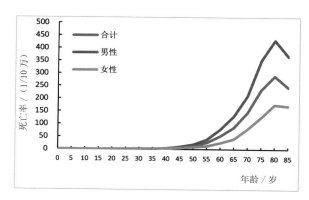

图 5-4f　农村肿瘤登记地区胃癌年龄别死亡率

2017 年江苏省 11 个城市肿瘤登记地区中，男性和女性胃癌中标发病率最高的均是盐城市盐都区，发病率分别为 64.81/10 万和 26.10/10 万，其后男性依次为常州市区和无锡市区，女性依次为常州市区和盐城市亭湖区。城市地区男性和女性胃癌中标死亡率最高的均是盐城市盐都区，死亡率分别为 55.96/10 万和 18.37/10 万，其后男性依次为常州市区和淮安市淮安区，女性依次为盐城市亭湖区和常州市区（图 5-4g）。

2017 年江苏省 32 个农村肿瘤登记地区中，男性和女性胃癌中标发病率最高的均是丹阳市，发病率分别为 73.13/10 万和 28.26/10 万，其后依次为常州市金坛区和扬中市。农村地区男性胃癌中标死亡率最高的是丹阳市，死亡率为 51.63/10 万，其后依次为常州市金坛区和扬中市；女性胃癌中标死亡率最高的是扬中市，死亡率为 21.57/10 万，其后依次为丹阳市和常州市金坛区（图 5-4g）。

2017 年江苏省胃癌新发病例中，有明确亚部位信息的占 42.14%。其中 55.32% 的病例发生在贲门；其次是幽门窦，占 13.41%；之后依次为胃体、胃小弯和胃底，分占 12.76%、8.54% 和 4.80%（图 5-4h）。

2017 年江苏省全部胃癌新发病例中，有明确组织学类型的病例占 71.69%。其中腺癌是最常见的组织学类型，占 90.09%；鳞状细胞癌占 3.36%；类癌占 0.35%；腺鳞癌占 0.16%（图 5-4i）。

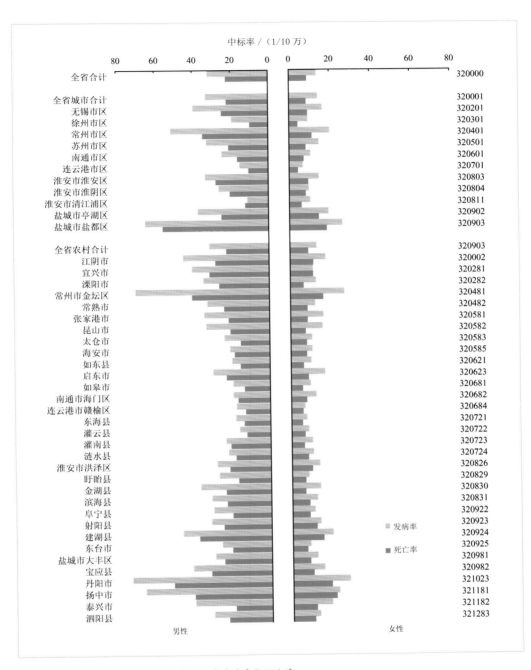

图 5-4g　2017 年江苏省肿瘤登记地区胃癌发病率和死亡率

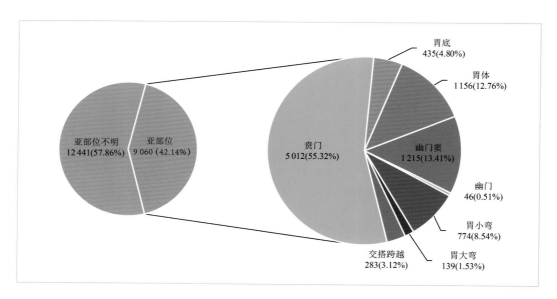

图 5-4h　2017 年江苏省肿瘤登记地区胃癌亚部位分布情况

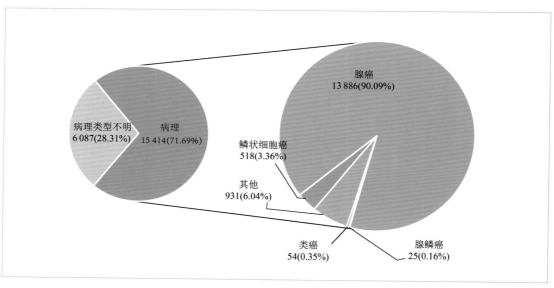

图 5-4i　2017 年江苏省肿瘤登记地区胃癌病理分型情况

五、结直肠肛门（C18—C21）

2017 年江苏省肿瘤登记地区新发结直肠肛门恶性肿瘤（以下简称结直肠癌）病例 15 463 例，占全部癌症新发病例数的 9.50%，位居癌症发病谱第 5 位；其中男性 9 013 例，女性 6 450 例，城市地区 6 701 例，农村地区 8 762 例。全省肿瘤登记地区结直肠癌发病率为 32.76/10 万，中标发病率为 16.86/10 万，世标发病率为 16.58/10 万，0—74 岁累积发病率为 1.98%。全省男性结直肠癌中标发病率为女性的 1.46 倍，城市中标发病率为农村的 1.33 倍（表 5-5）。

同期全省肿瘤登记地区报告结直肠癌死亡病例 7 258 例，占全部癌症死亡病例数的 6.93%，位居癌症死亡谱第 5 位；其中男性 4 222 例，女性 3 036 例，城市地区 3 049 例，农村地区 4 209 例。全省肿瘤登记地区结直肠癌死亡率为 15.33/10 万，中标死亡率为 7.03/10 万，世标死亡率为 6.93/10 万，0—74 岁累积死亡率为 0.71%。全省男性结直肠癌中标死亡率为女性的 1.57 倍，城市中标死亡率为农村的 1.24 倍（表 5-5）。

表 5-5　2017 年江苏省肿瘤登记地区结直肠癌发病和死亡情况

指标	地区	性别	例数	粗率 / (1/10 万)	构成比 / %	中标率 / (1/10 万)	世标率 / (1/10 万)	累积率 0—74 岁 /%	顺位
发病	全省	合计	15 463	32.67	9.50	16.86	16.58	1.98	5
		男性	9 013	37.79	9.79	20.08	19.82	2.41	5
		女性	6 450	27.47	9.14	13.73	13.41	1.55	4
	城市	合计	6 701	37.94	10.61	20.01	19.68	2.39	4
		男性	3 912	44.40	11.22	24.04	23.73	2.92	3
		女性	2 789	31.51	9.86	16.16	15.78	1.86	3
	农村	合计	8 762	29.53	8.80	15.06	14.80	1.75	6
		男性	5 101	33.92	8.91	17.84	17.60	2.13	5
		女性	3 661	25.02	8.65	12.32	12.03	1.37	5
死亡	全省	合计	7 258	15.33	6.93	7.03	6.93	0.71	5
		男性	4 222	17.70	6.32	8.66	8.56	0.89	5
		女性	3 036	12.93	7.99	5.51	5.42	0.53	5
	城市	合计	3 049	17.26	8.16	8.04	7.95	0.82	5
		男性	1 775	20.14	7.44	9.98	9.91	1.04	5
		女性	1 274	14.39	9.43	6.23	6.14	0.60	3
	农村	合计	4 209	14.19	6.24	6.46	6.35	0.65	5
		男性	2 447	16.27	5.70	7.91	7.80	0.81	5
		女性	1 762	12.04	7.20	5.09	5.00	0.49	5

2017 年江苏省肿瘤登记地区结直肠癌年龄别发病率在 40 岁前较低，40 岁开始随年龄增长快速升高，城乡、不同性别均于 80—84 岁年龄组达发病高峰。40 岁后，无论城乡，男性结直肠癌年龄别发病率均高于女性。同期全省肿瘤登记地区的结直肠癌年龄别死亡率在 50 岁前处于较低水平，之后随年龄增长迅速升高，城乡、不同性别均于 85 岁及以上年龄组达死亡高峰。50 岁后，无论城乡，男性结直肠癌年龄别死亡率均高于女性（图 5-5a 至图 5-5f）。

2017 年江苏省 11 个城市肿瘤登记地区中，男性结直肠癌中标发病率最高的是常州市区，发病率为 32.24/10 万，其后依次为无锡市区和苏州市区；女性结直肠癌中标发病率最高的是无锡市区，发病率为 20.05/10 万，其后依次为常州市区和苏州市区。城市地区男性结直肠癌中标死亡率最高的是盐城市盐都区，死亡率为 15.98/10 万，其后依次为常州市区和无锡市区；城市女性结直肠癌中标死亡率最高的是常州市区，死亡率为 8.67/10 万，其后依次为盐城市盐都区和无锡市区（图 5-5g）。

同期江苏省 32 个农村肿瘤登记地区中，男性结直肠癌中标发病率最高的是江阴市，发病率为 30.14/10 万，其后依次为启东市和扬中市；女性结直肠癌中标发病率最高的是昆山市，发病率为 21.32/10 万，其后依次为启东市和常州市金坛区。农村登记地区男性和女性结直肠癌中标死亡率最高的均是启东市，死亡率分别为 15.33/10 万和 9.57/10 万，其后男性依次为江阴市和南通市海门区，女性依次为常州市金坛区和江阴市（图 5-5g）。

2017 年江苏省结直肠癌新发病例中，有明确亚部位信息的占 52.75%。其中 45.17% 的病例发生在乙状结肠；其次是升结肠，占 23.56%；之后依次为降结肠、横结肠、盲肠和结肠肝曲，分占 8.41%、7.94%、6.32% 和 4.56%（图 5-5h）。

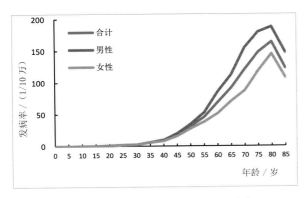

图 5-5a　全省肿瘤登记地区结直肠癌年龄别发病率

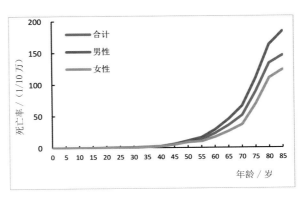

图 5-5b　全省肿瘤登记地区结直肠癌年龄别死亡率

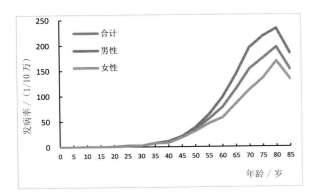

图 5-5c　城市肿瘤登记地区结直肠癌年龄别发病率

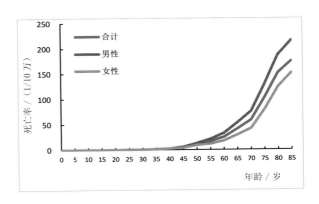

图 5-5d　城市肿瘤登记地区结直肠癌年龄别死亡率

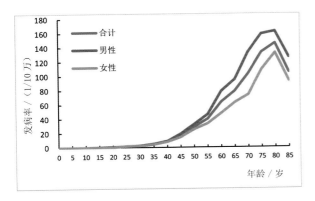

图 5-5e　农村肿瘤登记地区结直肠癌年龄别发病率

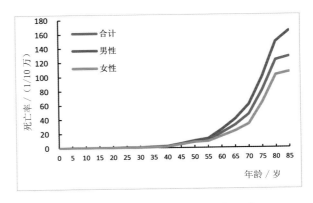

图 5-5f　农村肿瘤登记地区结直肠癌年龄别死亡率

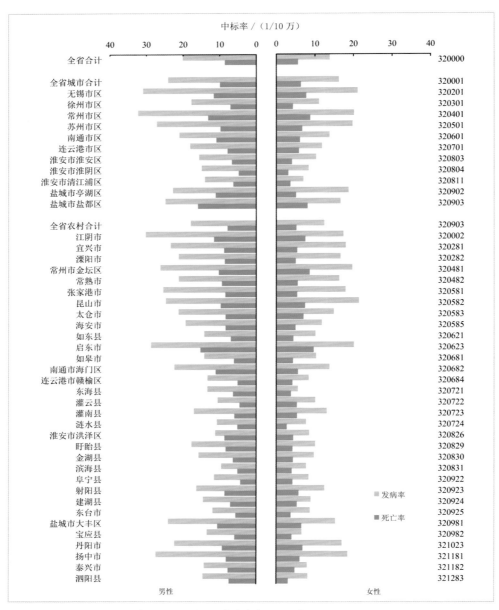

图 5-5g　2017 年江苏省肿瘤登记地区结直肠癌发病率和死亡率

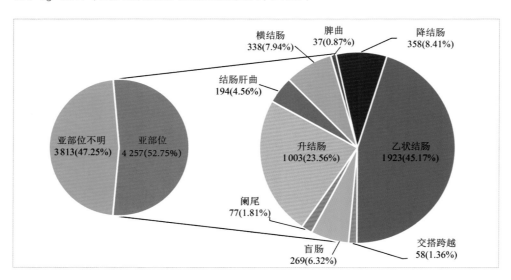

图 5-5h　2017 年江苏省肿瘤登记地区结直肠癌亚部位分布情况

六、肝脏（C22）

2017 年江苏省肿瘤登记地区新发肝癌病例 13 544 例，占全部癌症新发病例数的 8.32%，位居癌症发病谱第 6 位；其中男性 9 661 例，女性 3 883 例，城市地区 4 633 例，农村地区 8 911 例。全省肿瘤登记地区肝癌发病率为 28.61/10 万，中标发病率为 15.41/10 万，世标发病率为 15.16/10 万，0—74 岁累积发病率为 1.74%。全省男性肝癌中标发病率为女性的 2.90 倍，农村中标发病率为城市的 1.13 倍（表 5-6）。

同期全省肿瘤登记地区报告肝癌死亡病例 12 538 例，占全部癌症死亡病例数的 11.96%，位居癌症死亡谱第 4 位；其中男性 8 854 例，女性 3 684 例，城市地区 4 331 例，农村地区 8 207 例。全省肿瘤登记地区肝癌死亡率为 26.49/10 万，中标死亡率为 13.89/10 万，世标死亡率为 13.67/10 万，0—74 岁累积死亡率为 1.56%。全省男性肝癌中标死亡率为女性的 2.83 倍，农村中标死亡率为城市的 1.12 倍（表 5-6）。

表 5-6　2017 年江苏省肿瘤登记地区肝癌发病和死亡情况

指标	地区	性别	例数	粗率 /（1/10 万）	构成比 /%	中标率 /（1/10 万）	世标率 /（1/10 万）	累积率 0—74 岁 /%	顺位
发病	全省	合计	13 544	28.61	8.32	15.41	15.16	1.74	6
		男性	9 661	40.51	10.49	22.95	22.52	2.59	4
		女性	3 883	16.53	5.50	7.92	7.83	0.89	8
	城市	合计	4 633	26.23	7.34	14.26	14.09	1.64	6
		男性	3 309	37.55	9.49	21.48	21.15	2.47	4
		女性	1 324	14.96	4.68	7.21	7.16	0.81	8
	农村	合计	8 911	30.03	8.95	16.09	15.78	1.81	5
		男性	6 352	42.24	11.10	23.78	23.30	2.66	4
		女性	2 559	17.49	6.05	8.34	8.22	0.93	7
死亡	全省	合计	12 538	26.49	11.96	13.89	13.67	1.56	4
		男性	8 854	37.12	13.25	20.57	20.23	2.31	4
		女性	3 684	15.69	9.70	7.28	7.17	0.80	4
	城市	合计	4 331	24.52	11.59	12.95	12.78	1.49	3
		男性	3 063	34.76	12.83	19.39	19.13	2.24	3
		女性	1 268	14.33	9.39	6.67	6.59	0.74	4
	农村	合计	8 207	27.66	12.17	14.45	14.19	1.60	4
		男性	5 791	38.51	13.48	21.26	20.86	2.36	4
		女性	2 416	16.51	9.87	7.63	7.51	0.83	4

2017年江苏省肿瘤登记地区肝癌年龄别发病率在35岁前较低，35岁开始随年龄增长快速升高，于80—84岁年龄组达发病高峰。城乡、不同性别的肝癌年龄别发病率变化趋势与全省基本一致，仅城市女性和农村男性的发病高峰延后至85岁及以上年龄组。35岁后，无论城乡，各年龄组男性的肝癌发病率均高于女性。同期全省肿瘤登记地区的肝癌年龄别死亡率在40岁前处于较低水平，之后随年龄增长迅速升高，并于80—84岁年龄组达死亡高峰。城乡、不同性别的肝癌年龄别死亡率变化趋势与全省一致。40岁后，无论城乡，各年龄组男性的肝癌死亡率均高于女性（图5-6a至图5-6f）。

2017年江苏省11个城市肿瘤登记地区中，男性肝癌中标发病率最高的是南通市区，发病率为31.19/10万，其后依次为盐城市盐都区和徐州市区；女性肝癌中标发病率最高的是盐城市盐都区，发病率为13.07/10万，其后依次为盐城市亭湖区和南通市区。城市地区男性和女性肝癌中标死亡率最高的均是盐城市盐都区，死亡率分别为28.02/10万和11.56/10万，其后男性依次为淮安市淮阴区和南通市区，女性依次为盐城市亭湖区和淮安市淮阴区（图5-6g）。

同期江苏省32个农村肿瘤登记地区中，男性肝癌中标发病率最高的是泰兴市，发病率为49.98/10万，其后依次为启东市和泗阳县；女性肝癌中标发病率最高的是启东市，发病率为20.23/10万，其后依次为泰兴市和灌云县。农村地区男性和女性肝癌中标死亡率最高的均是启东市，死亡率分别为38.05/10万和12.74/10万，其后男性依次为泗阳县和泰兴市，女性依次为灌云县和泗阳县（图5-6g）。

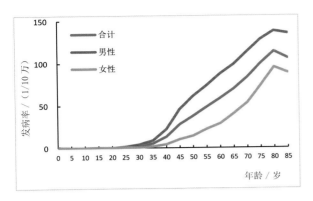

图 5-6a　全省肿瘤登记地区肝癌年龄别发病率

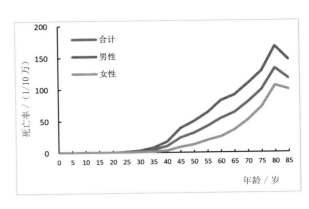

图 5-6b　全省肿瘤登记地区肝癌年龄别死亡率

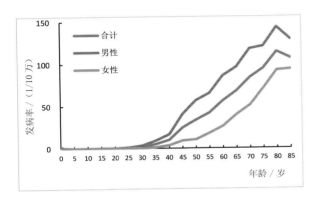

图 5-6c　城市肿瘤登记地区肝癌年龄别发病率

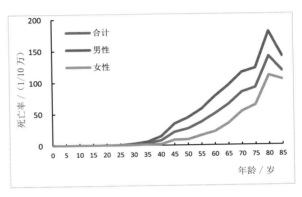

图 5-6d　城市肿瘤登记地区肝癌年龄别死亡率

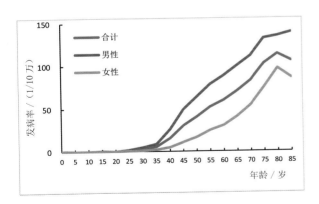

图 5-6e　农村肿瘤登记地区肝癌年龄别发病率

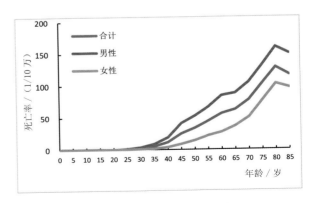

图 5-6f　农村肿瘤登记地区肝癌年龄别死亡率

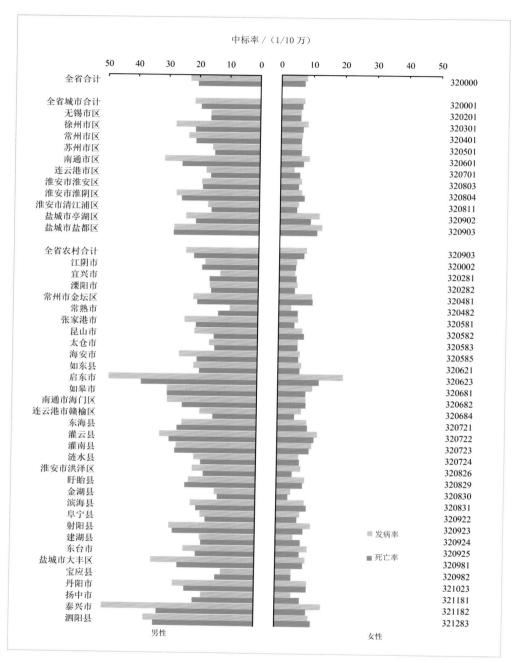

图 5-6g　2017 年江苏省肿瘤登记地区肝癌发病率和死亡率

七、胆囊及其他（C23—C24）

2017 年江苏省肿瘤登记地区新发胆囊癌病例 2 446 例，占全部癌症新发病例数的 1.50%，位居癌症发病谱第 18 位；其中男性 1 060 例，女性 1 386 例，城市地区 1 017 例，农村地区 1 429 例。全省肿瘤登记地区胆囊癌发病率为 5.17/10 万，中标发病率为 2.45/10 万，世标发病率为 2.43/10 万，0—74 岁累积发病率为 0.28%。全省女性胆囊癌中标发病率为男性的 1.19 倍，城市中标发病率为农村的 1.26 倍（表 5-7）。

同期全省肿瘤登记地区报告胆囊癌死亡病例 1 952 例，占全部癌症死亡病例数的 1.86%，位居癌症死亡谱第 13 位；其中男性 830 例，女性 1 122 例，城市地区 765 例，农村地区 1 187 例。全省肿瘤登记地区胆囊癌死亡率为 4.12/10 万，中标死亡率为 1.88/10 万，世标死亡率为 1.87/10 万，0—74 岁累积死亡率为 0.20%。全省女性胆囊癌中标死亡率为男性的 1.19 倍，城市中标死亡率为农村的 1.10 倍（表 5-7）。

表 5-7　2017 年江苏省肿瘤登记地区胆囊癌发病和死亡情况

指标	地区	性别	例数	粗率 / （1/10 万）	构成比 / %	中标率 / （1/10 万）	世标率 / （1/10 万）	累积率 0—74 岁 /%	顺位
发病	全省	合计	2 446	5.17	1.50	2.45	2.43	0.28	18
		男性	1 060	4.44	1.15	2.23	2.22	0.27	15
		女性	1 386	5.90	1.96	2.65	2.62	0.30	15
	城市	合计	1 017	5.76	1.61	2.82	2.81	0.33	18
		男性	449	5.10	1.29	2.63	2.62	0.31	14
		女性	568	6.42	2.01	3.00	2.98	0.34	15
	农村	合计	1 429	4.82	1.44	2.24	2.22	0.26	17
		男性	611	4.06	1.07	2.00	1.99	0.24	14
		女性	818	5.59	1.93	2.45	2.41	0.27	15
死亡	全省	合计	1 952	4.12	1.86	1.88	1.87	0.20	13
		男性	830	3.48	1.24	1.70	1.70	0.19	12
		女性	1 122	4.78	2.95	2.03	2.01	0.21	9
	城市	合计	765	4.33	2.05	1.99	1.99	0.22	12
		男性	319	3.62	1.34	1.77	1.79	0.20	12
		女性	446	5.04	3.30	2.18	2.17	0.23	8
	农村	合计	1 187	4.00	1.76	1.81	1.79	0.19	13
		男性	511	3.40	1.19	1.66	1.65	0.19	12
		女性	676	4.62	2.76	1.94	1.91	0.20	10

2017 年江苏省肿瘤登记地区胆囊癌年龄别发病率在 50 岁前较低，50 岁开始随年龄增长快速升高，男性和女性分别于 85 岁及以上和 80—84 岁年龄组达发病高峰。城乡胆囊癌年龄别发病率变化趋势与全省基本一致，发病率均从 50 岁开始快速升高，分别于 85 岁及以上和 80—84 岁年龄组达发病高峰。50 岁后，除全省和农村地区 55—59 岁年龄组的胆囊癌年龄别发病率为男性较高外，其他各年龄组发病率均为女性高于男性。同期全省肿瘤登记地区的胆囊癌年龄别死亡率在 50 岁前处于较低水平，之后随年龄增长迅速升高，男性和女性分别于 85 岁及以上和 80—84 岁年龄组达死亡高峰。城乡胆囊癌年龄别死亡率变化趋势与全省基本一致，死亡率均从 50 岁开始快速升高，分别于 85 岁及以上和 80—84 岁年龄组达死亡高峰。50 岁后，除全省 50—54 岁、城市 70—74 岁和农村 55—64 岁年龄组的胆囊癌年龄别死亡率为男性较高外，其他各年龄组的死亡率均为女性高于男性（图 5-7a 至图 5-7f）。

2017 年江苏省 11 个城市肿瘤登记地区中，男性胆囊癌中标发病率最高的是徐州市区，发病率为 3.26/10 万，其后依次为淮安市淮安区和苏州市区；女性胆囊癌中标发病率最高的是苏州市区，发病率为 4.30/10 万，其后依次为盐城市盐都区和常州市区。城市地区男性和女性胆囊癌中标死亡率最高的均是盐城市盐都区，死亡率分别为 2.93/10 万和 3.83/10 万，其后男性依次为徐州市区和淮安市淮阴区，女性依次为盐城市亭湖区和苏州市区（图 5-7g）。

同期江苏省 32 个农村肿瘤登记地区中，男性胆囊癌中标发病率最高的是昆山市，发病率为 4.87/10 万，其后依次为灌南县和张家港市；女性胆囊癌中标发病率最高的是昆山市，发病率为 4.89/10 万，其后依次为常州市金坛区和张家港市。农村男性胆囊癌中标死亡率最高的是灌南县，死亡率为 3.49/10 万，其后依次为东海县和昆山市；农村女性胆囊癌中标死亡率最高的是南通市海门区，死亡率为 3.17/10 万，其后依次为灌南县和昆山市（图 5-7g）。

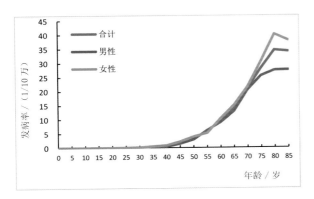

图 5-7a　全省肿瘤登记地区胆囊癌年龄别发病率

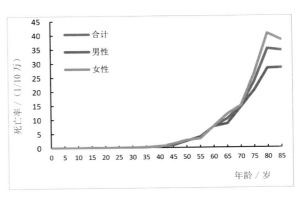

图 5-7b　全省肿瘤登记地区胆囊癌年龄别死亡率

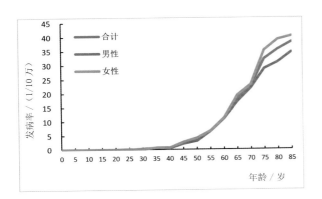

图 5-7c　城市肿瘤登记地区胆囊癌年龄别发病率

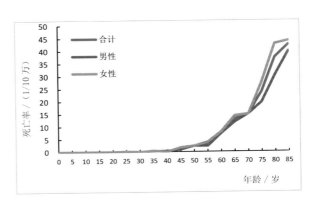

图 5-7d　城市肿瘤登记地区胆囊癌年龄别死亡率

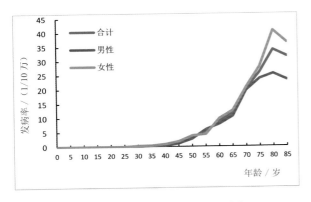

图 5-7e　农村肿瘤登记地区胆囊癌年龄别发病率

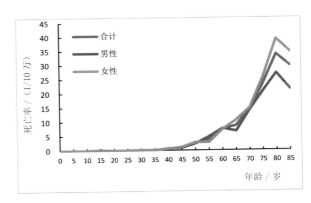

图 5-7f　农村肿瘤登记地区胆囊癌年龄别死亡率

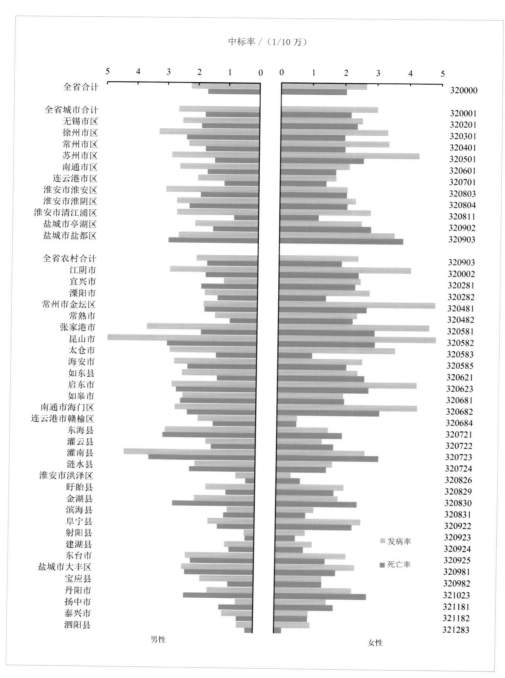

图 5-7g　2017 年江苏省肿瘤登记地区胆囊癌发病率和死亡率

八、胰腺（C25）

2017 年江苏省肿瘤登记地区新发胰腺癌病例 5 516 例，占全部癌症新发病例数的 3.39%，位居癌症发病谱第 9 位；其中男性 3 122 例，女性 2 394 例，城市地区 2 119 例，农村地区 3 397 例。全省肿瘤登记地区胰腺癌发病率为 11.65/10 万，中标发病率为 5.59/10 万，世标发病率为 5.54/10 万，0—74 岁累积发病率为 0.65%。全省男性胰腺癌中标发病率为女性的 1.44 倍，城市中标发病率为农村的 1.08 倍（表 5-8）。

同期全省肿瘤登记地区报告胰腺癌死亡病例 5 450 例，占全部癌症死亡病例数的 5.20%，位居癌症死亡谱第 6 位；其中男性 3 031 例，女性 2 419 例，城市地区 2 082 例，农村地区 3 368 例。全省肿瘤登记地区胰腺癌死亡率为 11.51/10 万，中标死亡率为 5.37/10 万，世标死亡率为 5.32/10 万，0—74 岁累积死亡率为 0.61%。全省男性胰腺癌中标死亡率为女性的 1.42 倍，城市中标死亡率为农村的 1.07 倍（表 5-8）。

表 5-8　2017 年江苏省肿瘤登记地区胰腺癌发病和死亡情况

指标	地区	性别	例数	粗率 /（1/10 万）	构成比 /%	中标率 /（1/10 万）	世标率 /（1/10 万）	累积率 0—74 岁 /%	顺位
发病	全省	合计	5 516	11.65	3.39	5.59	5.54	0.65	9
		男性	3 122	13.09	3.39	6.60	6.57	0.77	7
		女性	2 394	10.19	3.39	4.59	4.53	0.52	9
	城市	合计	2 119	12.00	3.36	5.86	5.82	0.68	10
		男性	1 190	13.50	3.41	6.94	6.94	0.81	7
		女性	929	10.50	3.29	4.80	4.74	0.54	9
	农村	合计	3 397	11.45	3.41	5.43	5.37	0.63	9
		男性	1 932	12.85	3.37	6.41	6.36	0.75	7
		女性	1 465	10.01	3.46	4.47	4.40	0.51	9
死亡	全省	合计	5 450	11.51	5.20	5.37	5.32	0.61	6
		男性	3 031	12.71	4.54	6.31	6.27	0.73	6
		女性	2 419	10.30	6.37	4.45	4.39	0.50	6
	城市	合计	2 082	11.79	5.57	5.59	5.56	0.64	6
		男性	1 177	13.36	4.93	6.79	6.76	0.79	6
		女性	905	10.22	6.70	4.43	4.39	0.49	6
	农村	合计	3 368	11.35	4.99	5.24	5.18	0.60	6
		男性	1 854	12.33	4.32	6.04	5.99	0.70	6
		女性	1 514	10.35	6.19	4.46	4.38	0.50	6

2017 年江苏省肿瘤登记地区胰腺癌年龄别发病率在 45 岁前较低，45 岁开始随年龄增长快速升高，城乡、不同性别均于 80—84 岁年龄组达发病高峰。45 岁后，无论城乡，各年龄组男性的胰腺癌发病率均高于女性。同期全省肿瘤登记地区的胰腺癌年龄别死亡率在 45 岁前处于较低水平，之后随年龄增长迅速升高，并于 80—84 岁年龄组达死亡高峰。城乡、不同性别的胰腺癌年龄别死亡率变化趋势与全省基本一致，仅城市女性死亡率高峰延后至 85 岁及以上年龄组。45 岁后，无论城乡，胰腺癌的年龄别死亡率均为男性高于女性（图 5-8a 至图 5-8f）。

2017 年江苏省 11 个城市肿瘤登记地区中，男性胰腺癌中标发病率最高的是常州市区，发病率为 8.93/10 万，其后依次为苏州市区和盐城市亭湖区；女性胰腺癌中标发病率最高的是盐城市亭湖区，发病率为 6.95/10 万，其后依次为盐城市盐都区和常州市区。城市男性胰腺癌中标死亡率最高的是连云港市区，死亡率为 8.37/10 万，其后依次为南通市区和常州市区；城市女性胰腺癌中标死亡率最高的是盐城市亭湖区，死亡率为 6.35/10 万，其后依次为南通市区和苏州市区（图 5-8g）。

同期江苏省 32 个农村肿瘤登记地区中，男性和女性胰腺癌中标发病率最高的均是启东市，发病率分别为 11.45/10 万和 7.64/10 万，其后依次为昆山市和张家港市。农村男性胰腺癌中标死亡率最高的是启东市，死亡率为 11.19/10 万，其后依次为太仓市和常州市金坛区；农村女性胰腺癌中标死亡率最高的是张家港市，死亡率为 6.24/10 万，其后依次为启东市和丹阳市（图 5-8g）。

2017 年江苏省胰腺癌新发病例中，有明确亚部位信息的占 25.45%。其中 51.99% 的病例发生在胰头；其次是胰岛（朗格汉斯岛），占 28.21%；之后依次为胰体、胰尾、交搭跨越和胰管，分别占 8.62%、7.12%、2.28% 和 1.07%（图 5-8h）。

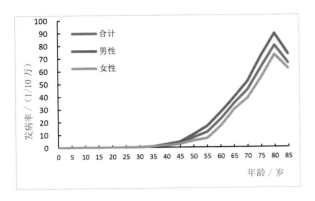

图 5-8a　全省肿瘤登记地区胰腺癌年龄别发病率

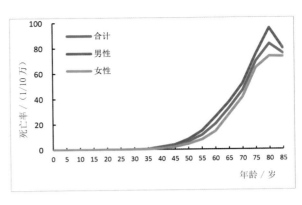

图 5-8b　全省肿瘤登记地区胰腺癌年龄别死亡率

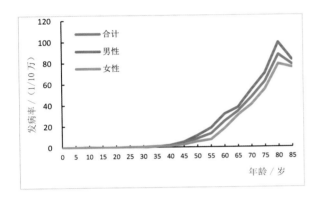

图 5-8c　城市肿瘤登记地区胰腺癌年龄别发病率

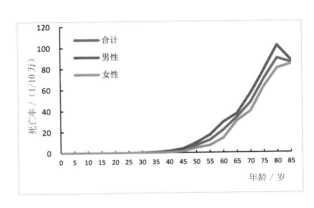

图 5-8d　城市肿瘤登记地区胰腺癌年龄别死亡率

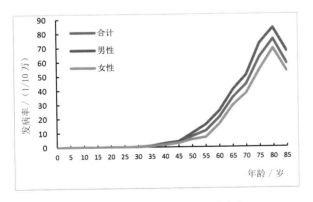

图 5-8e　农村肿瘤登记地区胰腺癌年龄别发病率

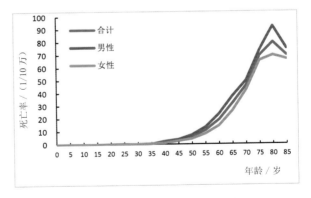

图 5-8f　农村肿瘤登记地区胰腺癌年龄别死亡率

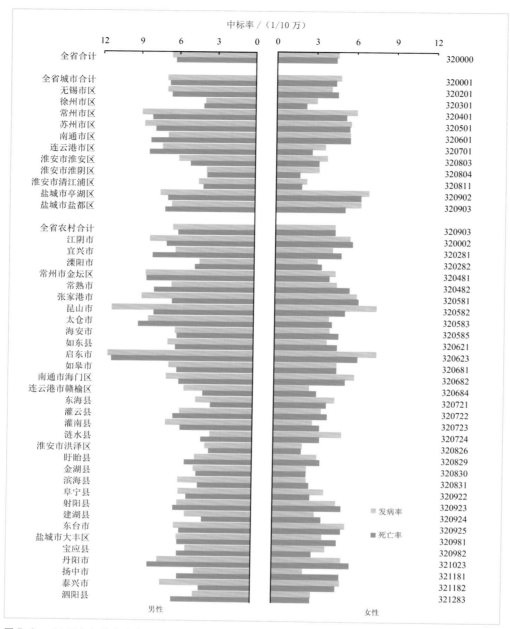

中标率 /（1/10 万）

| | 男性 | | 女性 | |
| 12 9 6 3 0 | 0 3 6 9 12 | | |

全省合计 320000

全省城市合计 320001
无锡市区 320201
徐州市区 320301
常州市区 320401
苏州市区 320501
南通市区 320601
连云港市区 320701
淮安市淮安区 320803
淮安市淮阴区 320804
淮安市清江浦区 320811
盐城市亭湖区 320902
盐城市盐都区 320903

全省农村合计 320903
江阴市 320002
宜兴市 320281
溧阳市 320282
常州市金坛区 320481
常熟市 320482
张家港市 320581
昆山市 320582
太仓市 320583
海安市 320585
如东县 320621
启东市 320623
如皋市 320681
南通市海门区 320682
连云港市赣榆区 320684
东海县 320721
灌云县 320722
灌南县 320723
涟水县 320724
淮安市洪泽区 320826
盱眙县 320829
金湖县 320830
滨海县 320831
阜宁县 320922
射阳县 320923
建湖县 320924
东台市 320925
盐城市大丰区 320981
宝应县 320982
丹阳市 321023
扬中市 321181
泰兴市 321182
泗阳县 321283

■ 发病率
■ 死亡率

图 5-8g　2017 年江苏省肿瘤登记地区胰腺癌发病率和死亡率

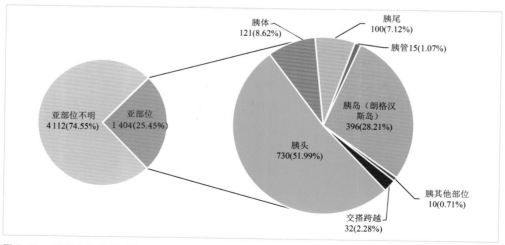

图 5-8h　2017 年江苏省肿瘤登记地区结胰腺癌亚部位分布情况

九、喉（C32）

2017 年江苏省肿瘤登记地区新发喉癌病例 697 例，占全部癌症新发病例数的 0.43%，位居癌症发病谱第 22 位；其中男性 641 例，女性 56 例，城市地区 292 例，农村地区 405 例。全省肿瘤登记地区喉癌发病率为 1.47/10 万，中标发病率为 0.75/10 万，世标发病率为 0.75/10 万，0—74 岁累积发病率为 0.10%。全省男性喉癌中标发病率为女性的 11.50 倍，城市中标发病率为农村的 1.30 倍（表 5-9）。

同期全省肿瘤登记地区报告喉癌死亡病例 325 例，占全部癌症死亡病例数的 0.31%，位居癌症死亡谱第 21 位；其中男性 291 例，女性 34 例，城市地区 127 例，农村地区 198 例。全省肿瘤登记地区喉癌死亡率为 0.69/10 万，中标死亡率为 0.31/10 万，世标死亡率为 0.31/10 万，0—74 岁累积死亡率为 0.04%。全省男性喉癌中标死亡率为女性的 9.67 倍，城市中标死亡率为农村的 1.13 倍（表 5-9）。

表 5-9　2017 年江苏省肿瘤登记地区喉癌发病和死亡情况

指标	地区	性别	例数	粗率 /（1/10 万）	构成比 /%	中标率 /（1/10 万）	世标率 /（1/10 万）	累积率 0—74 岁 /%	顺位
发病	全省	合计	697	1.47	0.43	0.75	0.75	0.10	22
		男性	641	2.69	0.70	1.38	1.40	0.19	17
		女性	56	0.24	0.08	0.12	0.12	0.01	23
	城市	合计	292	1.65	0.46	0.87	0.88	0.12	22
		男性	267	3.03	0.77	1.62	1.63	0.21	17
		女性	25	0.28	0.09	0.14	0.15	0.02	23
	农村	合计	405	1.36	0.41	0.67	0.68	0.09	22
		男性	374	2.49	0.65	1.26	1.27	0.17	17
		女性	31	0.21	0.07	0.10	0.10	0.01	23
死亡	全省	合计	325	0.69	0.31	0.31	0.31	0.04	21
		男性	291	1.22	0.44	0.58	0.58	0.07	17
		女性	34	0.14	0.09	0.06	0.06	0.01	23
	城市	合计	127	0.72	0.34	0.34	0.33	0.04	21
		男性	115	1.31	0.48	0.64	0.64	0.08	17
		女性	12	0.14	0.09	0.05	0.05	0.01	23
	农村	合计	198	0.67	0.29	0.30	0.30	0.04	21
		男性	176	1.17	0.41	0.55	0.55	0.06	17
		女性	22	0.15	0.09	0.06	0.06	0.01	23

2017 年江苏省肿瘤登记地区喉癌年龄别发病率在 50 岁前较低，50 岁开始随年龄增长快速升高，于 70—74 岁年龄组达发病高峰。城乡、不同性别喉癌年龄别发病率变化趋势与全省基本一致，仅发病高峰出现年龄组有所差别。50 岁后，无论城乡，男性喉癌年龄别发病率均高于女性。同期全省肿瘤登记地区的喉癌年龄别死亡率在 55 岁前处于较低水平，之后随年龄增长迅速升高，无论城乡，男性和女性分别于 80—84 岁和 85 岁及以上年龄组达死亡高峰。55 岁后，无论城乡，男性喉癌的年龄别死亡率均高于女性（图 5-9a 至图 5-9f）。

2017 年江苏省 11 个城市肿瘤登记地区中，男性喉癌中标发病率最高的是徐州市区，发病率为 2.40/10 万，其后依次为淮安市清江浦区和淮安市淮阴区；女性喉癌中标发病率最高的是淮安市清江浦区，发病率为 0.46/10 万，其后依次为盐城市盐都区和淮安市淮安区。城市男性喉癌中标死亡率最高的是连云港市区，死亡率为 1.15/10 万，其后依次为徐州市区和常州市区；城市女性喉癌中标死亡率最高的是淮安市清江浦区，死亡率为 0.20/10 万，其后依次为连云港市区和盐城市亭湖区（图 5-9g）。

同期江苏省 32 个农村肿瘤登记地区中，男性喉癌中标发病率最高的是启东市，发病率为 2.70/10 万，其后依次为江阴市和东海县；女性喉癌中标发病率最高的是滨海县，发病率为 0.51/10 万，其后依次为射阳县和泰兴市。农村男性喉癌中标死亡率最高的是昆山市，死亡率为 1.39/10 万，其后依次为东海县和丹阳市；农村女性喉癌中标死亡率最高的是金湖县，死亡率为 0.45/10 万，其后依次为射阳县和建湖县（图 5-9g）。

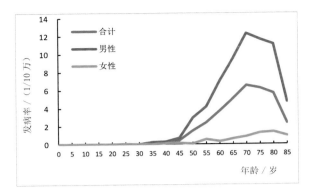

图 5-9a　全省肿瘤登记地区喉癌年龄别发病率

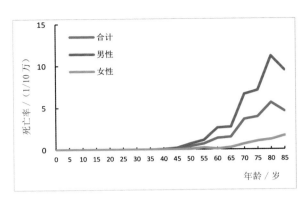

图 5-9b　全省肿瘤登记地区喉癌年龄别死亡率

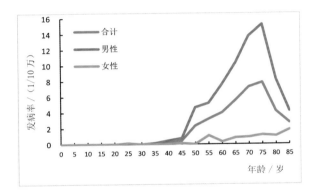

图 5-9c　城市肿瘤登记地区喉癌年龄别发病率

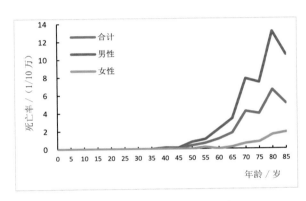

图 5-9d　城市肿瘤登记地区喉癌年龄别死亡率

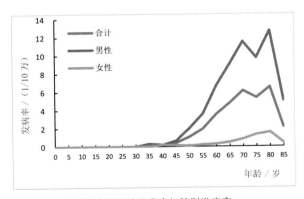

图 5-9e　农村肿瘤登记地区喉癌年龄别发病率

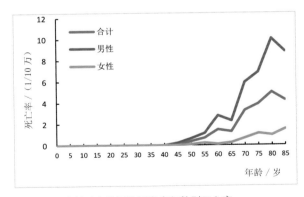

图 5-9f　农村肿瘤登记地区喉癌年龄别死亡率

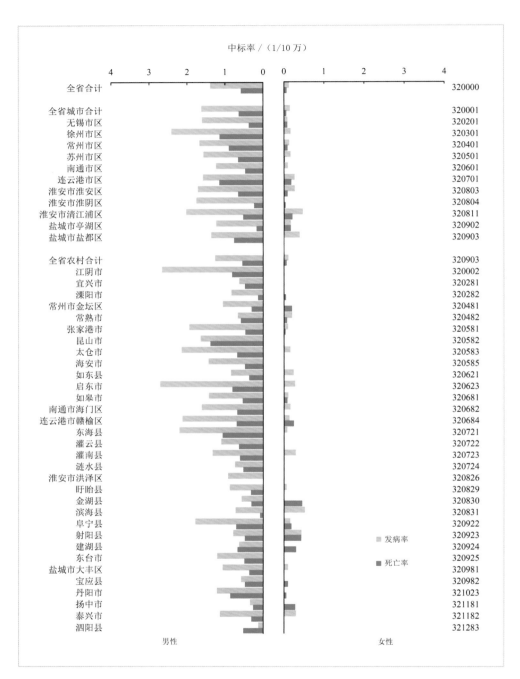

中标率 /（1/10 万）

4	3	2	1	0	0	1	2	3	4		

全省合计 320000
全省城市合计 320001
无锡市区 320201
徐州市区 320301
常州市区 320401
苏州市区 320501
南通市区 320601
连云港市区 320701
淮安市淮安区 320803
淮安市淮阴区 320804
淮安市清江浦区 320811
盐城市亭湖区 320902
盐城市盐都区 320903

全省农村合计 320903
江阴市 320002
宜兴市 320281
溧阳市 320282
常州市金坛区 320481
常熟市 320482
张家港市 320581
昆山市 320582
太仓市 320583
海安市 320585
如东县 320621
启东市 320623
如皋市 320681
南通市海门区 320682
连云港市赣榆区 320684
东海县 320721
灌云县 320722
灌南县 320723
涟水县 320724
淮安市洪泽区 320826
盱眙县 320829
金湖县 320830
滨海县 320831
阜宁县 320922
射阳县 320923
建湖县 320924
东台市 320925
盐城市大丰区 320981
宝应县 320982
丹阳市 321023
扬中市 321181
泰兴市 321182
泗阳县 321283

发病率
死亡率

男性　　　　　　　　　　　女性

图 5-9g　2017 年江苏省肿瘤登记地区喉癌发病率和死亡率

十、气管、支气管、肺（C33—C34）

    2017 年江苏省肿瘤登记地区新发肺癌病例 31 824 例，占全部癌症新发病例数的 19.56%，位居癌症发病谱第 1 位；其中男性 20 937 例，女性 10 887 例，城市地区 12 099 例，农村地区 19 725 例。全省肿瘤登记地区肺癌发病率为 67.23/10 万，中标发病率为 33.25/10 万，世标发病率为 33.02/10 万，0—74 岁累积发病率为 4.09%。全省男性肺癌中标发病率为女性的 1.92 倍，城市中标发病率为农村的 1.09 倍（表 5-10）。

    同期全省肿瘤登记地区报告肺癌死亡病例 25 341 例，占全部癌症死亡病例数的 24.18%，位居癌症死亡谱第 1 位；其中男性 17 965 例，女性 7 376 例，城市地区 9 173 例，农村地区 16 168 例。全省肿瘤登记地区肺癌死亡率为 53.54/10 万，中标死亡率为 24.88/10 万，世标死亡率为 24.63/10 万，0—74 岁累积死亡率为 2.92%。全省男性肺癌中标死亡率为女性的 2.64 倍，城市和农村中标死亡率相当（表 5-10）。

表 5-10　2017 年江苏省肿瘤登记地区肺癌发病和死亡情况

指标	地区	性别	例数	粗率 / (1/10 万)	构成比 / %	中标率 / (1/10 万)	世标率 / (1/10 万)	累积率 0—74 岁 /%	顺位
发病	全省	合计	31 824	67.23	19.56	33.25	33.02	4.09	1
		男性	20 937	87.78	22.73	44.10	43.96	5.51	1
		女性	10 887	46.36	15.42	22.92	22.60	2.67	1
	城市	合计	12 099	68.50	19.17	35.10	34.90	4.32	1
		男性	7 752	87.98	22.24	45.40	45.34	5.68	1
		女性	4 347	49.11	15.38	25.45	25.12	2.97	2
	农村	合计	19 725	66.48	19.81	32.17	31.92	3.96	1
		男性	13 185	87.67	23.03	43.36	43.17	5.42	1
		女性	6 540	44.69	15.45	21.43	21.12	2.50	1
死亡	全省	合计	25 341	53.54	24.18	24.88	24.63	2.92	1
		男性	17 965	75.32	26.88	36.58	36.28	4.31	1
		女性	7 376	31.41	19.42	13.85	13.67	1.53	1
	城市	合计	9 173	51.93	24.54	24.74	24.50	2.90	1
		男性	6 559	74.44	27.48	37.00	36.68	4.36	1
		女性	2 614	29.53	19.35	13.35	13.19	1.46	1
	农村	合计	16 168	54.49	23.98	24.95	24.70	2.93	1
		男性	11 406	75.84	26.55	36.34	36.05	4.29	1
		女性	4 762	32.54	19.46	14.14	13.95	1.57	1

2017 年江苏省肿瘤登记地区肺癌年龄别发病率在 40 岁前较低，40 岁开始随年龄增长快速升高，无论城乡，男性和女性均于 80—84 岁年龄组达发病高峰。40 岁后，无论城乡，除全省和城市地区 40—49 岁、农村地区 40—44 岁年龄组的肺癌发病率为女性较高外，其他各年龄组发病率均为男性高于女性。同期全省肿瘤登记地区的肺癌年龄别死亡率在 45 岁前处于较低水平，之后随年龄增长迅速升高，城乡、不同性别均于 80—84 岁年龄组达死亡高峰。45 岁后，无论城乡，肺癌的年龄别死亡率均为男性高于女性（图 5-10a 至图 5-10f）。

2017 年江苏省 11 个城市肿瘤登记地区中，男性肺癌中标发病率最高的是盐城市盐都区，发病率为 62.29/10 万，其后依次为徐州市区和常州市区；女性肺癌中标发病率最高的是苏州市区，发病率为 31.40/10 万，其后依次为盐城市亭湖区和南通市区。城市男性肺癌中标死亡率最高的是盐城市盐都区，死亡率为 53.48/10 万，其后依次为常州市区和盐城市亭湖区；城市女性肺癌中标死亡率最高的是盐城市亭湖区，死亡率为 21.90/10 万，后依次为盐城盐都区和淮安市淮安区（图 5-10g）。

同期江苏省 32 个农村肿瘤登记地区中，男性肺癌中标发病率最高的是启东市，发病率为 68.89/10 万，其后依次为张家港市和昆山市；女性肺癌中标发病率最高的是张家港市，发病率为 36.73/10 万，其后依次为昆山市和启东市。农村男性肺癌中标死亡率最高的是启东市，死亡率为 58.44/10 万，其后依次为泗阳县和灌南县；农村女性肺癌中标死亡率最高的是东海县，死亡率为 24.79/10 万，其后依次为射阳县和灌云县（图 5-10g）。

2017 年江苏省肺癌新发病例中，有明确亚部位信息的占 20.95%。其中 46.62% 的病例发生在肺上叶；其次是肺下叶，占 40.01%；之后依次为肺中叶、主支气管和交搭跨越，分别占 9.00%、2.49% 和 1.56%（图 5-10h）。

2017 年江苏省全部肺癌新发病例中，有明确组织学类型的病例占 48.60%。其中腺癌是最常见的组织学类型，占 63.20%；其次是鳞状细胞癌和小细胞癌，分占 20.77% 和 7.21%（图 5-10i）。

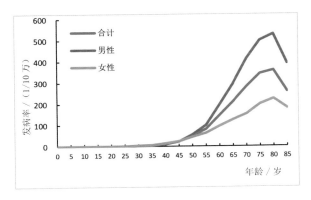

图 5-10a　全省肿瘤登记地区肺癌年龄别发病率

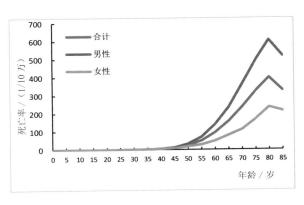

图 5-10b　全省肿瘤登记地区肺癌年龄别死亡率

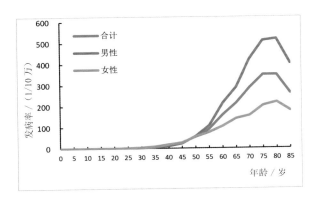

图 5-10c　城市肿瘤登记地区肺癌年龄别发病率

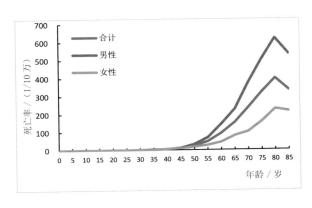

图 5-10d　城市肿瘤登记地区肺癌年龄别死亡率

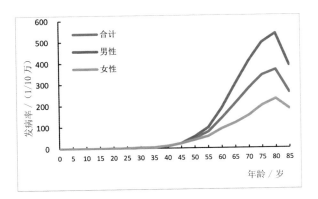

图 5-10e　农村肿瘤登记地区肺癌年龄别发病率

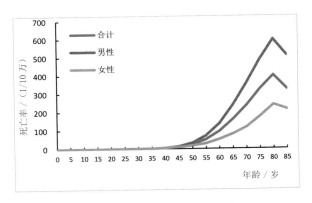

图 5-10f　农村肿瘤登记地区肺癌年龄别死亡率

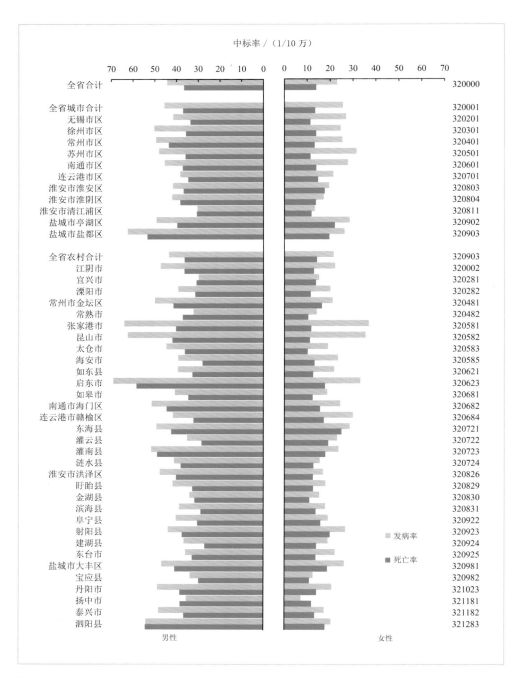

图 5-10g 2017 年江苏省肿瘤登记地区肺癌发病率和死亡率

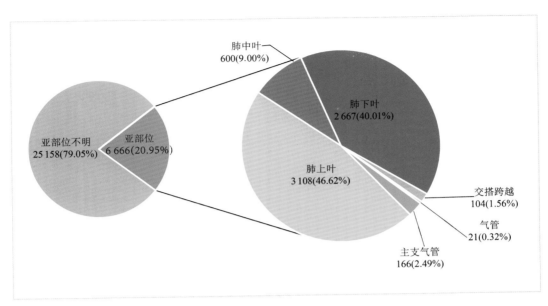

图 5-10h　2017 年江苏省肿瘤登记地区肺癌亚部位分布情况

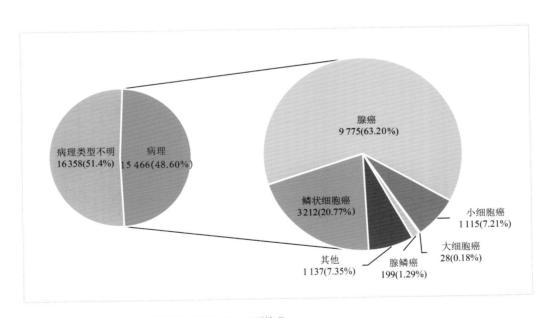

图 5-10i　2017 年江苏省肿瘤登记地区肺癌病理分型情况

十一、骨（C40—C41）

2017 年江苏省肿瘤登记地区新发骨和关节软骨恶性肿瘤（以下简称骨癌）病例 907 例，占全部癌症新发病例数的 0.56%，位居癌症发病谱第 21 位；其中男性 531 例，女性 376 例，城市地区 300 例，农村地区 607 例。全省肿瘤登记地区骨癌发病率为 1.92/10 万，中标发病率为 1.17/10 万，世标发病率为 1.13/10 万，0—74 岁累积发病率为 0.12%。全省男性骨癌中标发病率为女性的 1.46 倍，农村中标发病率为城市的 1.17 倍（表 5-11）。

同期全省肿瘤登记地区报告骨癌死亡病例 877 例，占全部癌症死亡病例数的 0.84%，位居癌症死亡谱第 18 位；其中男性 504 例，女性 373 例，城市地区 292 例，农村地区 585 例。全省肿瘤登记地区骨癌死亡率为 1.85/10 万，中标死亡率为 1.00/10 万，世标死亡率为 0.99/10 万，0—74 岁累积死亡率为 0.10%。全省男性骨癌中标死亡率为女性的 1.43 倍，农村中标死亡率为城市的 1.20 倍（表 5-11）。

表 5-11　2017 年江苏省肿瘤登记地区骨癌发病和死亡情况

指标	地区	性别	例数	粗率 / (1/10 万)	构成比 / %	中标率 / (1/10 万)	世标率 / (1/10 万)	累积率 0—74 岁 /%	顺位
发病	全省	合计	907	1.92	0.56	1.17	1.13	0.12	21
		男性	531	2.23	0.58	1.39	1.36	0.14	18
		女性	376	1.60	0.53	0.95	0.91	0.10	20
	城市	合计	300	1.70	0.48	1.06	1.02	0.11	21
		男性	175	1.99	0.50	1.30	1.27	0.13	18
		女性	125	1.41	0.44	0.82	0.78	0.09	20
	农村	合计	607	2.05	0.61	1.24	1.20	0.13	21
		男性	356	2.37	0.62	1.44	1.41	0.15	18
		女性	251	1.72	0.59	1.04	0.99	0.10	19
死亡	全省	合计	877	1.85	0.84	1.00	0.99	0.10	18
		男性	504	2.11	0.75	1.19	1.17	0.13	16
		女性	373	1.59	0.98	0.83	0.81	0.08	15
	城市	合计	292	1.65	0.78	0.89	0.86	0.09	19
		男性	174	1.97	0.73	1.10	1.08	0.12	16
		女性	118	1.33	0.87	0.69	0.65	0.06	16
	农村	合计	585	1.97	0.87	1.07	1.06	0.11	17
		男性	330	2.19	0.77	1.24	1.22	0.13	15
		女性	255	1.74	1.04	0.90	0.90	0.09	15

2017 年江苏省肿瘤登记地区骨癌年龄别发病率呈现"双峰"分布特征，10—19 岁年龄组先出现一个小高峰，之后降低并处于相对较低水平，45 岁开始快速升高，至 80—84 岁年龄组达发病高峰。城乡、不同性别的骨癌年龄别发病率变化趋势与全省基本一致，仅农村地区男性年龄别发病高峰提前至 75—79 岁年龄组。无论城乡，45 岁后各年龄组骨癌发病率均为男性高于女性。全省骨癌年龄别死亡率呈现"双峰"分布特征，10—19 岁年龄组先出现一个小高峰，之后降低并处于相对较低水平，50 岁开始快速升高，至 80—84 岁年龄组达发病高峰。城乡、不同性别的骨癌年龄别死亡率变化趋势与全省基本一致，仅城市女性年龄别死亡率高峰提前出现在 75—79 岁年龄组。除农村地区 50—54 岁年龄组的骨癌死亡率为女性高于男性外，城乡 50 岁及以上各年龄组的骨癌死亡率均为男性高于女性（图 5-11a 至图 5-11f）。

　　2017 年江苏省 11 个城市肿瘤登记地区中，男性和女性骨癌中标发病率最高的均是盐城市盐都区，发病率分别为 4.01/10 万和 2.10/10 万，其后男性依次为盐城市亭湖区和淮安市淮安区，女性依次为盐城市亭湖区和徐州市区。城市地区男性和女性骨癌中标死亡率最高的均是盐城市盐都区，死亡率分别为 4.00/10 万和 1.50/10 万，其后男性依次为盐城市亭湖区和淮安市淮阴区，女性依次为淮安市淮阴区和南通市区（图 5-11g）。

　　同期江苏省 32 个农村肿瘤登记地区中，男性骨癌中标发病率最高的是东台市，发病率为 2.45/10 万，其后依次为泰兴市和盐城市大丰区；女性骨癌中标发病率最高的是盐城市大丰区，发病率为 2.81/10 万，其后依次为南通市海门区和灌南县。农村男性骨癌中标死亡率最高的是扬中市，死亡率为 3.28/10 万，其后依次为东海县和连云港市赣榆区；农村女性骨癌中标死亡率最高的是盱眙县，死亡率为 1.66/10 万，其后依次为灌南县和如东县（图 5-11g）。

　　2017 年江苏省骨癌新发病例中，发生在四肢的骨和关节软骨的占 34.40%，发生在其他和未特指部位的骨和关节软骨的占 65.60%（图 5-11h）。

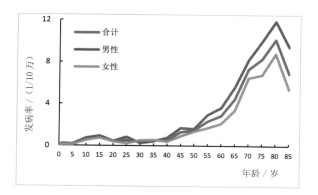

图 5-11a　全省肿瘤登记地区骨癌年龄别发病率

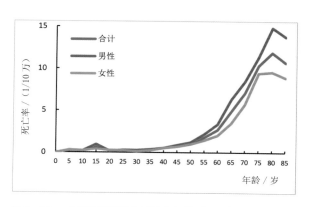

图 5-11b　全省肿瘤登记地区骨癌年龄别死亡率

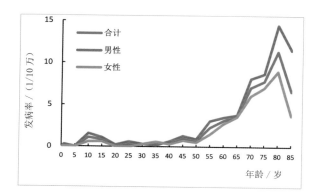

图 5-11c　城市肿瘤登记地区骨癌年龄别发病率

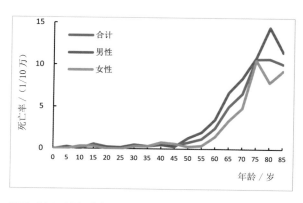

图 5-11d　城市肿瘤登记地区骨癌年龄别死亡率

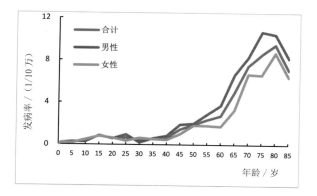

图 5-11e　农村肿瘤登记地区骨癌年龄别发病率

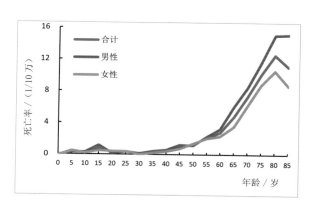

图 5-11f　农村肿瘤登记地区骨癌年龄别死亡率

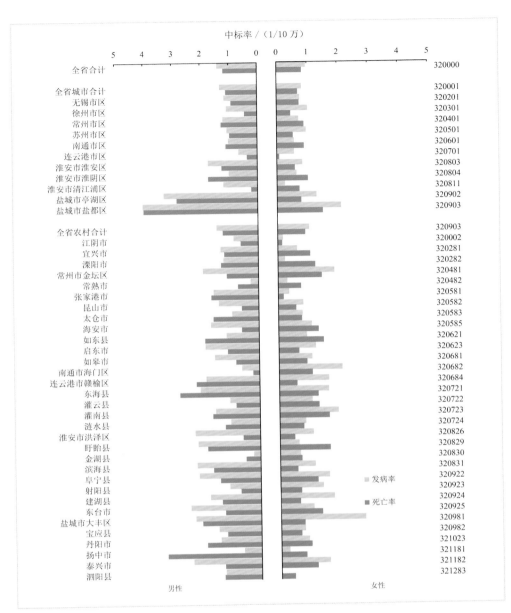

图 5-11g　2017 年江苏省肿瘤登记地区骨癌发病率和死亡率

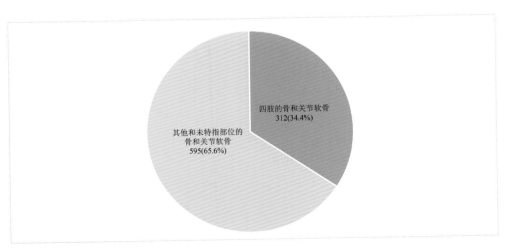

图 5-11h　2017 年江苏省肿瘤登记地区骨癌亚部位分布情况

十二、乳房（C50）

2017 年江苏省肿瘤登记地区新发女性乳腺癌病例 10 362 例，占女性全部癌症新发病例数的 14.68%，位居女性癌症发病谱第 2 位；其中城市地区 4 593 例，农村地区 5 769 例。全省肿瘤登记地区女性乳腺癌发病率为 44.12/10 万，中标发病率为 28.62/10 万，世标发病率为 26.73/10 万，0—74 岁累积发病率为 2.87%。城市女性乳腺癌中标发病率为农村的 1.34 倍（表 5-12）。

同期全省肿瘤登记地区报告女性乳腺癌死亡病例 2 296 例，占女性全部癌症死亡病例数的 6.05%，位居女性癌症死亡谱第 7 位；其中城市地区 902 例，农村地区 1 394 例。全省肿瘤登记地区女性乳腺癌死亡率为 9.78/10 万，中标死亡率为 5.35/10 万，世标死亡率为 5.19/10 万，0—74 岁累积死亡率为 0.57%。城市女性乳腺癌中标死亡率为农村的 1.08 倍（表 5-12）。

表 5-12　2017 年江苏省肿瘤登记地区女性乳腺癌发病和死亡情况

指标	地区	例数	粗率 /（1/10 万）	女性癌症构成比 /%	中标率 /（1/10 万）	世标率 /（1/10 万）	累积率 0—74 岁 /%	女性癌症顺位
发病	全省	10 362	44.12	14.68	28.62	26.73	2.87	2
	城市	4 593	51.89	16.25	34.02	31.70	3.39	1
	农村	5 769	39.43	13.63	25.33	23.74	2.57	2
死亡	全省	2 296	9.78	6.05	5.35	5.19	0.57	7
	城市	902	10.19	6.68	5.63	5.46	0.61	7
	农村	1 394	9.53	5.70	5.19	5.03	0.55	7

2017 年江苏省肿瘤登记地区女性乳腺癌年龄别发病率在 25 岁前较低，25 岁开始随年龄增长快速升高，于 50—54 岁和 60—64 岁年龄组出现两个发病高峰，随后逐渐下降。城市地区女性乳腺癌年龄别发病率变化趋势与全省一致，而农村地区仅在 50—54 岁年龄组出现一个发病高峰。25 岁后，各年龄组的女性乳腺癌发病率均为城市高于农村。同期全省肿瘤登记地区的女性乳腺癌年龄别死亡率在 30 岁前处于较低水平，之后随年龄增长迅速升高，无论城乡，均于 85 岁及以上年龄组达死亡高峰。30 岁后，除 30—34 岁和 45—54 岁年龄组的女性乳腺癌死亡率为农村较高外，其他年龄组均为城市高于农村（图 5-12a，图 5-12b）。

2017 年江苏省 11 个城市肿瘤登记地区中，女性乳腺癌中标发病率最高的是常州市区，发病率为 43.85/10 万，其后依次为苏州市区和连云港市区；城市女性乳腺癌中标死亡率最高的是淮安市清江浦区，死亡率为 7.00/10 万，其后依次为淮安市淮安区和常州市区（图 5-12c）。

同期江苏省 32 个农村肿瘤登记地区中，女性乳腺癌中标发病率最高的是张家港市，发病率为 37.36/10 万，其后依次为昆山市和启东市；农村女性乳腺癌中标死亡率最高的是启东市，死亡率为 7.98/10 万，其后依次为灌云县和东海县（图 5-12c）。

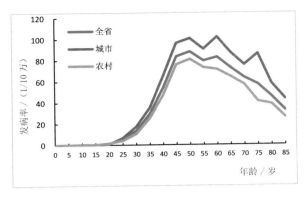

图 5-12a 全省肿瘤登记地区女性乳腺癌年龄别发病率

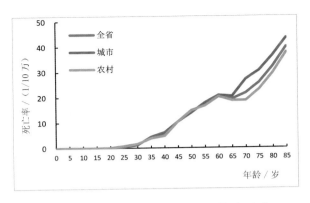

图 5-12b 全省肿瘤登记地区女性乳腺癌年龄别死亡率

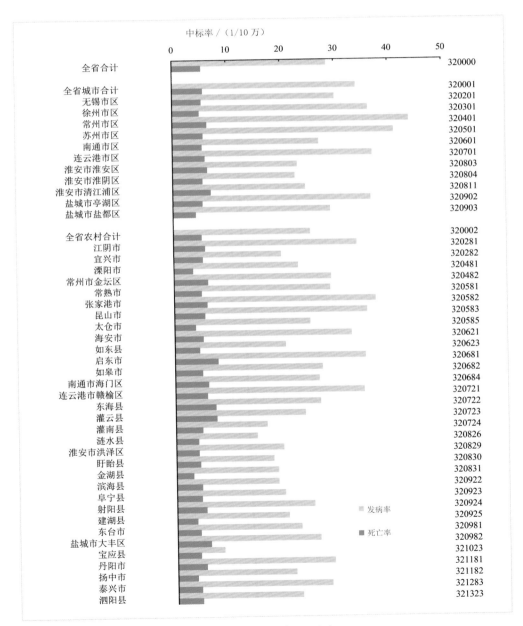

图 5-12c 2017 年江苏省肿瘤登记地区女性乳腺癌发病率和死亡率

2017 年女性乳腺癌新发病例中，有明确亚部位信息的占 12.75%，其中上外象限是最主要的亚部位，占 44.44%；其次是上内象限，占 18.70%；下外象限占 10.37%；中央部占 8.86%；下内象限占 6.21%；交搭跨越占 5.60%；乳头和乳晕占 5.15%；腋尾部占 0.68%（图 5-12d）。

全部女性乳腺癌新发病例中，有明确组织学类型的病例占 77.90%；其中导管癌是最常见的组织学类型，占 75.41%；其次是小叶性癌，占 3.77%；佩吉特病占 2.12%；髓样癌占 0.07%（图 5-12e）。

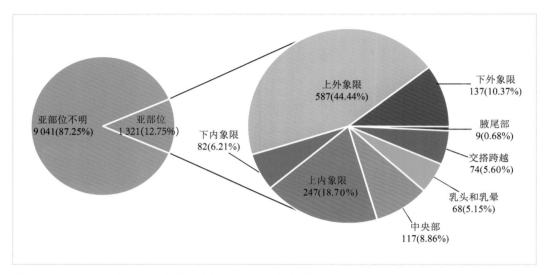

图 5-12d　2017 年江苏省肿瘤登记地区女性乳腺癌亚部位分布情况

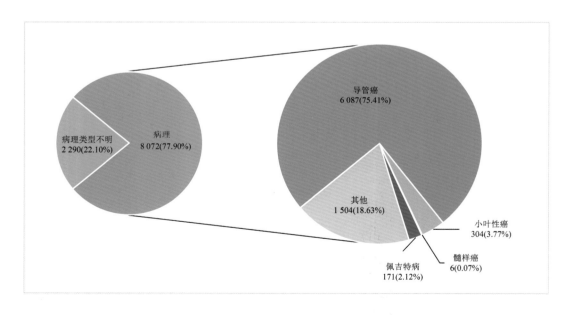

图 5-12e　2017 年江苏省肿瘤登记地区女性乳腺癌病理分型情况

十三、子宫颈（C53）

2017 年江苏省肿瘤登记地区新发子宫颈癌病例 4 335 例，占女性全部癌症新发病例数的 6.14%，位居女性癌症发病谱第 6 位；其中城市地区 1 555 例，农村地区 2 780 例。全省肿瘤登记地区子宫颈癌发病率为 18.46/10 万，中标发病率为 12.15/10 万，世标发病率为 11.22/10 万，0—74 岁累积发病率为 1.17%，农村中标发病率为城市的 1.02 倍（表 5-13）。

同期全省肿瘤登记地区报告子宫颈癌死亡病例 1 258 例，占女性全部癌症死亡病例数的 3.31%，位居女性癌症死亡谱第 8 位；其中城市地区 381 例，农村地区 877 例。全省肿瘤登记地区子宫颈癌死亡率为 5.36/10 万，中标死亡率为 2.89/10 万，世标死亡率为 2.77/10 万，0—74 岁累积死亡率为 0.30%，农村中标死亡率为城市的 1.26 倍（表 5-13）。

表 5-13　2017 年江苏省肿瘤登记地区子宫颈癌发病和死亡情况

指标	地区	例数	粗率 /（1/10 万）	女性癌症构成比 /%	中标率 /（1/10 万）	世标率 /（1/10 万）	累积率 0—74 岁 /%	女性癌症顺位
发病	全省	4 335	18.46	6.14	12.15	11.22	1.17	6
	城市	1 555	17.57	5.50	11.99	11.01	1.13	6
	农村	2 780	19.00	6.57	12.23	11.33	1.20	6
死亡	全省	1 258	5.36	3.31	2.89	2.77	0.30	8
	城市	381	4.30	2.82	2.48	2.36	0.26	10
	农村	877	5.99	3.58	3.13	3.01	0.33	8

2017 年江苏省肿瘤登记地区子宫颈癌年龄别发病率在 25 岁前较低，25 岁开始随年龄增长快速升高，至 50—54 岁年龄组达高峰，之后逐步下降。城乡子宫颈癌年龄别发病率变化趋势与全省一致。25 岁后，除 35—59 岁年龄组外，子宫颈癌年龄别发病率均为农村高于城市。同期，全省肿瘤登记地区子宫颈癌年龄别死亡率在 0—29 岁处于较低水平，30 岁开始随年龄增长快速上升，至 85 岁及以上年龄组达到高峰。城乡子宫颈癌年龄别死亡率变化趋势与全省基本一致，仅农村死亡率高峰提前至 80—84 岁年龄组。30 岁及以上各年龄组中，除 30—34 岁和 55—59 岁年龄组外，其他各年龄组子宫颈癌年龄别死亡率均为农村高于城市（图 5-13a，图 5-13b）。

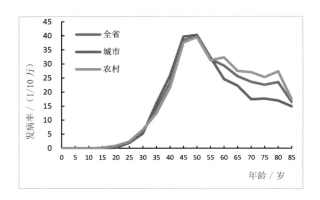

图 5-13a　全省肿瘤登记地区子宫颈癌年龄别发病率

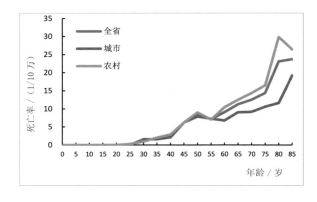

图 5-13b　全省肿瘤登记地区子宫颈癌年龄别死亡率

　　2017 年江苏省 11 个城市肿瘤登记地区中，盐城市盐都区子宫颈癌的中标发病率最高，发病率为 36.22/10 万，其后依次为盐城市亭湖区和无锡市区；城市子宫颈癌中标死亡率最高的是盐城市盐都区，死亡率为 5.02/10 万，其后依次为盐城市亭湖区和常州市区（图 5-13c）。

　　同期江苏省 32 个农村肿瘤登记地区中，金湖县子宫颈癌的中标发病率最高，发病率为 23.22/10 万，其后依次为盐城市大丰区和建湖县；农村子宫颈癌中标死亡率最高的是滨海县，死亡率为 5.14/10 万，其后依次为盐城市大丰区和海安市（图 5-13c）。

　　2017 年江苏省子宫颈癌新发病例中，有明确亚部位信息的占 6.62%，其中 59.93% 的病例发生在外宫颈；其次是宫颈内膜，占 36.24%；之后为交搭跨越，占 3.83%（图 5-13d）。

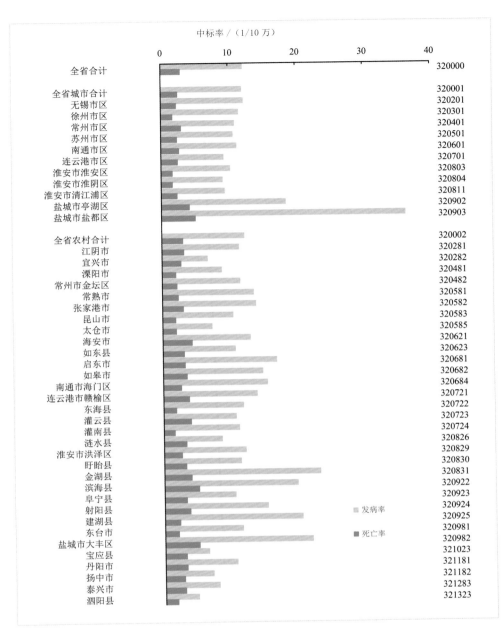

图 5-13c 2017 年江苏省肿瘤登记地区子宫颈癌发病率和死亡率

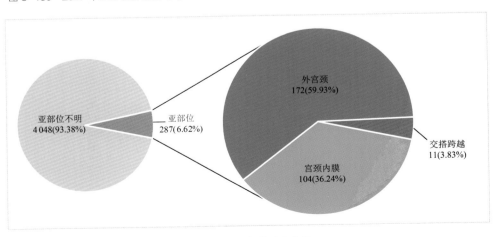

图 5-13d 2017 年江苏省肿瘤登记地区子宫颈癌亚部位分布情况

十四、子宫体及子宫部位不明（C54—C55）

2017 年江苏省肿瘤登记地区新发子宫体癌病例 2 126 例，占女性全部癌症新发病例数的 3.01%，位居女性癌症发病谱第 10 位；其中城市地区 830 例，农村地区 1 296 例。全省肿瘤登记地区子宫体癌发病率为 9.05/10 万，中标发病率为 5.37/10 万，世标发病率为 5.20/10 万，0—74 岁累积发病率为 0.59%。城市子宫体癌中标发病率为农村的 1.09 倍（表 5-14）。

同期全省肿瘤登记地区报告子宫体癌死亡病例 528 例，占女性全部癌症死亡病例数的 1.39%，位居女性癌症死亡谱第 14 位；其中城市地区 174 例，农村地区 354 例。全省肿瘤登记地区子宫体癌死亡率为 2.25/10 万，中标死亡率为 1.14/10 万，世标死亡率为 1.13/10 万，0—74 岁累积死亡率为 0.13%。农村子宫体癌中标死亡率为城市的 1.11 倍（表 5-14）。

表 5-14　2017 年江苏省肿瘤登记地区子宫体癌发病和死亡情况

指标	地区	例数	粗率 / （1/10 万）	女性癌症 构成比 /%	中标率 / （1/10 万）	世标率 / （1/10 万）	累积率 0—74 岁 /%	女性癌症 顺位
发病	全省	2 126	9.05	3.01	5.37	5.20	0.59	10
	城市	830	9.38	2.94	5.67	5.50	0.63	10
	农村	1 296	8.86	3.06	5.19	5.04	0.57	10
死亡	全省	528	2.25	1.39	1.14	1.13	0.13	14
	城市	174	1.97	1.29	1.07	1.04	0.13	14
	农村	354	2.42	1.45	1.19	1.18	0.13	14

2017 年江苏省肿瘤登记地区子宫体癌年龄别发病率在 30 岁前较低，之后开始随年龄增长快速升高，城乡均于 50—54 岁年龄组达发病高峰，之后逐渐下降。30 岁及以上各年龄组中，除 35—39 岁、45—49 岁和 85 岁及以上年龄组的子宫体癌年龄别发病率为农村较高外，其他年龄组发病率均为城市高于农村。同期全省肿瘤登记地区的子宫体癌年龄别死亡率在 45 岁前处于较低水平，之后随年龄增长迅速升高，城乡分别于 80—84 岁和 85 岁及以上年龄组达死亡高峰。45 岁及以上各年龄组中，除 45—59 岁各年龄组的子宫体癌年龄别死亡率为城市较高外，其他各年龄组死亡率均为农村高于城市（图 5-14a，图 5-14b）。

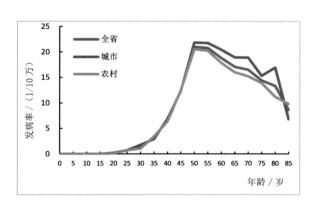

图 5-14a　全省肿瘤登记地区子宫体癌年龄别发病率

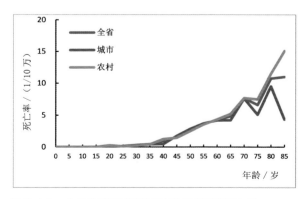

图 5-14b　全省肿瘤登记地区子宫体癌年龄别死亡率

2017 年江苏省 11 个城市肿瘤登记地区中，子宫体癌中标发病率最高的是盐城市盐都区，发病率为 9.50/10 万，其后依次为无锡市区和常州市区；城市子宫体癌中标死亡率最高的是盐城市盐都区，死亡率为 2.86/10 万，其后依次为淮安市淮阴区和盐城市亭湖区（图 5-14c）。

同期江苏省 32 个农村肿瘤登记地区中，子宫体癌中标发病率最高的是盐城市大丰区，发病率为 8.21/10 万，其后依次为张家港市和淮安市洪泽区；农村子宫体癌中标死亡率最高的是东海县，死亡率为 2.94/10 万，其后依次为灌云县和灌南县（图 5-14c）。

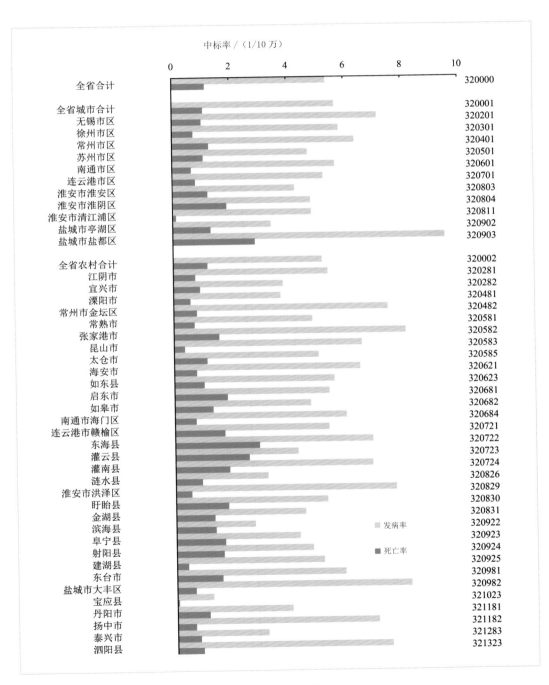

图 5-14c　2017 年江苏省肿瘤登记地区子宫体癌发病率和死亡率

十五、卵巢（C56）

2017 年江苏省肿瘤登记地区新发卵巢癌病例 1 742 例，占女性全部癌症新发病例数的 2.47%，位居女性癌症发病谱第 12 位；新发病例中城市地区 721 例，农村地区 1 021 例。全省肿瘤登记地区卵巢癌发病率为 7.42/10 万，中标发病率为 4.70/10 万，世标发病率为 4.45/10 万，0—74 岁累积发病率为 0.49%；城市中标发病率为农村的 1.19 倍（表 5-15）。

同期全省肿瘤登记地区报告卵巢癌死亡病例 919 例，占女性全部癌症死亡病例数的 2.42%，位居女性癌症死亡谱第 13 位；死亡病例中城市地区 362 例，农村地区 557 例。全省肿瘤登记地区卵巢癌死亡率为 3.91/10 万，中标死亡率为 2.10/10 万，世标死亡率为 2.08/10 万，0—74 岁累积死亡率为 0.25%；城市中标死亡率为农村的 1.11 倍（表 5-15）。

表 5-15　2017 年江苏省肿瘤登记地区卵巢癌发病和死亡情况

指标	地区	例数	粗率 /（1/10 万）	女性癌症构成比 /%	中标率 /（1/10 万）	世标率 /（1/10 万）	累积率 0—74 岁 /%	女性癌症顺位
发病	全省	1 742	7.42	2.47	4.70	4.45	0.49	12
	城市	721	8.15	2.55	5.23	4.98	0.54	12
	农村	1 021	6.98	2.41	4.39	4.14	0.45	12
死亡	全省	919	3.91	2.42	2.10	2.08	0.25	13
	城市	362	4.09	2.68	2.25	2.22	0.26	12
	农村	557	3.81	2.28	2.02	2.01	0.24	13

2017 年江苏省肿瘤登记地区卵巢癌年龄别发病率在 35 岁前处于较低水平，35 岁后随年龄增长快速升高，至 50—54 岁和 60—64 岁年龄组分别出现发病小高峰，之后稍有下降，并于 70—74 岁年龄组达发病最高峰。城乡卵巢癌年龄别发病率变化趋势与全省基本一致。35 岁及以上各年龄组中，除 45—49 岁年龄组卵巢癌年龄别发病率为农村较高外，其他年龄组均为城市高于农村。全省卵巢癌年龄别死亡率在 40 岁前处于较低水平，40 岁开始随年龄增长快速上升，于 80—84 岁年龄组达死亡高峰。城乡卵巢癌年龄别死亡率变化趋势与全省基本一致，仅农村死亡率高峰提前至 75—79 岁年龄组。40 岁及以上各年龄组中，除 60—64 岁和 70—79 岁年龄组卵巢癌年龄别死亡率为农村较高外，其他年龄组均为城市高于农村（图 5-15a，图 5-15b）。

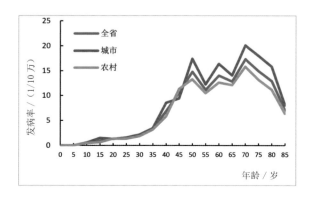

图 5-15a　全省肿瘤登记地区卵巢癌年龄别发病率

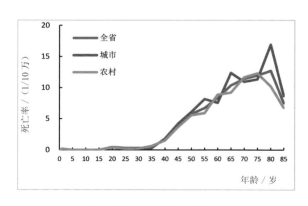

图 5-15b　全省肿瘤登记地区卵巢癌年龄别死亡率

2017 年江苏省 11 个城市肿瘤登记地区中，徐州市区卵巢癌中标发病率最高，发病率为 6.33/10 万，其后依次为南通市区和盐城市亭湖区；城市卵巢癌中标死亡率最高的是无锡市区，死亡率为 2.90/10 万，其后依次为淮安市清江浦区和徐州市区（图 5-15c）。

同期江苏省 32 个农村肿瘤登记地区中，海安市卵巢癌中标发病率最高，发病率为 6.81/10 万，其后依次为启东市和如皋市；农村卵巢癌中标死亡率最高的是盱眙县，死亡率为 2.92/10 万，其后依次为丹阳市和昆山市（图 5-15c）。

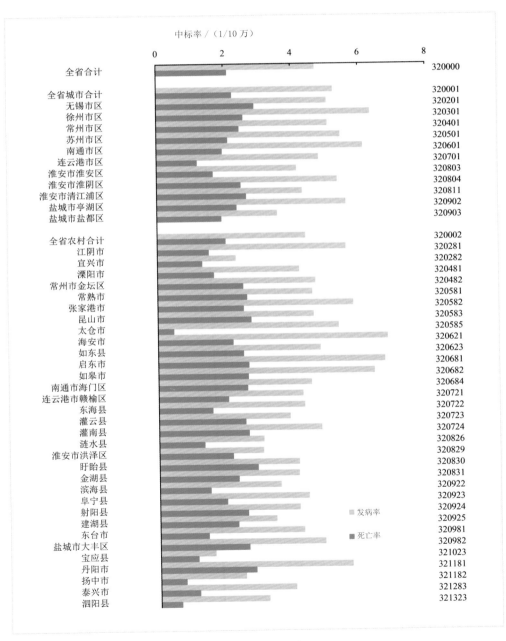

图 5-15c　2017 年江苏省肿瘤登记地区卵巢癌发病率和死亡率

十六、前列腺（C61）

2017年江苏省肿瘤登记地区新发前列腺癌病例4 017例，占男性全部癌症新发病例数的4.36%，位居男性癌症发病谱第6位。新发病例中城市地区1 909例，农村地区2 108例。全省肿瘤登记地区前列腺癌发病率为16.84/10万，中标发病率为7.79/10万，世标发病率为7.62/10万，0—74岁累积发病率为0.83%。城市中标发病率为农村的1.62倍（表5-16）。

同期全省肿瘤登记地区报告前列腺癌死亡病例1 710例，占男性全部癌症死亡病例数的2.56%，位居男性癌症死亡谱第7位。死亡病例中城市地区727例，农村地区983例。全省肿瘤登记地区前列腺癌死亡率为7.17/10万，中标死亡率为3.02/10万，世标死亡率为3.05/10万，0—74岁累积死亡率为0.20%。城市中标死亡率为农村的1.31倍（表5-16）。

表5-16　2017年江苏省肿瘤登记地区前列腺癌发病和死亡情况

指标	地区	例数	粗率/（1/10万）	男性癌症构成比/%	中标率/（1/10万）	世标率/（1/10万）	累积率0—74岁/%	男性癌症顺位
发病	全省	4 017	16.84	4.36	7.79	7.62	0.83	6
	城市	1 909	21.66	5.48	10.32	10.10	1.11	6
	农村	2 108	14.02	3.68	6.38	6.23	0.67	6
死亡	全省	1 710	7.17	2.56	3.02	3.05	0.20	7
	城市	727	8.25	3.05	3.56	3.60	0.24	7
	农村	983	6.54	2.29	2.71	2.73	0.18	7

2017年江苏省肿瘤登记地区前列腺癌发病在55岁前少见，55岁后年龄别发病率开始随年龄增长快速上升，并于80—84岁年龄组达发病高峰。城乡前列腺癌年龄别发病率变化趋势和全省一致。55岁及以上人群中，城市地区各年龄组前列腺癌发病率均高于农村地区。全省肿瘤登记地区前列腺癌年龄别死亡率在60岁前处于较低水平，60岁开始随年龄增长快速升高，于85岁及以上年龄组达到高峰。城乡前列腺癌年龄别死亡率变化趋势与全省一致。60岁及以上人群中，城市地区各年龄组前列腺癌死亡率均高于农村地区（图5-16a，图5-16b）。

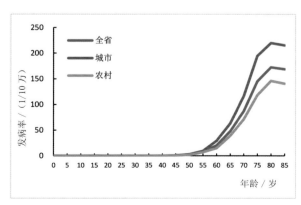

图5-16a　全省肿瘤登记地区前列腺癌年龄别发病率

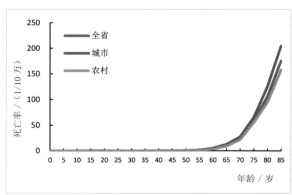

图5-16b　全省肿瘤登记地区前列腺癌年龄别死亡率

2017 年江苏省 11 个城市肿瘤登记地区中，前列腺癌中标发病率最高的是常州市区，发病率为 17.32/10 万，其后依次为苏州市区和无锡市区；前列腺癌中标死亡率最高的是南通市区，死亡率为 5.03/10 万，其后依次为常州市区和苏州市区（图 5-16c）。

同期江苏省 32 个农村肿瘤登记地区中，前列腺癌中标发病率最高的是启东市，发病率为 18.10/10 万，其后依次为昆山市和张家港市；前列腺癌中标死亡率最高的是启东市，死亡率为 7.26/10 万，其后依次为太仓市和昆山市（图 5-16c）。

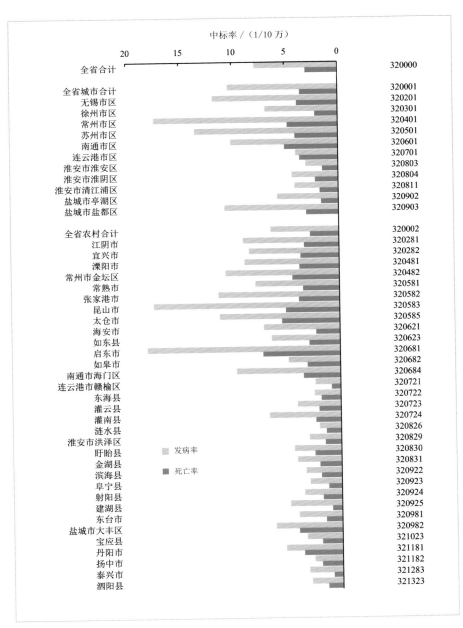

图 5-16c　2017 年江苏省肿瘤登记地区前列腺癌发病率和死亡率

十七、肾及泌尿系统不明（C64—C66，C68）

2017 年江苏省肿瘤登记地区新发肾及泌尿系统不明恶性肿瘤（以下简称肾癌）病例 2 489 例，占全部癌症新发病例数的 1.53%，位居癌症发病谱第 17 位；其中男性 1 612 例，女性 877 例，城市地区 1 261 例，农村地区 1 228 例。全省肿瘤登记地区肾癌发病率为 5.26/10 万，中标发病率为 2.89/10 万，世标发病率为 2.87/10 万，0—74 岁累积发病率为 0.34%。全省男性肾癌中标发病率为女性的 1.87 倍，城市中标发病率为农村的 1.78 倍（表 5-17）。

同期全省肿瘤登记地区报告肾癌死亡病例 877 例，占全部癌症死亡病例数的 0.84%，位居癌症死亡谱第 19 位；其中男性 569 例，女性 308 例，城市地区 377 例，农村地区 500 例。全省肿瘤登记地区肾癌死亡率为 1.85/10 万，中标死亡率为 0.90/10 万，世标死亡率为 0.90/10 万，0—74 岁累积死亡率为 0.10%。全省男性肾癌中标死亡率为女性的 2.10 倍，城市中标死亡率为农村的 1.37 倍（表 5-17）。

表 5-17　2017 年江苏省肿瘤登记地区肾癌发病和死亡情况

指标	地区	性别	病例数	粗率 /（1/10 万）	构成比 /%	中标率 /（1/10 万）	世标率 /（1/10 万）	累积率 0—74 岁 /%	顺位
发病	全省	合计	2 489	5.26	1.53	2.89	2.87	0.34	17
		男性	1 612	6.76	1.75	3.78	3.74	0.45	12
		女性	877	3.73	1.24	2.02	2.00	0.23	16
	城市	合计	1 261	7.14	2.00	4.00	3.94	0.48	17
		男性	822	9.33	2.36	5.35	5.27	0.63	10
		女性	439	4.96	1.55	2.69	2.64	0.32	16
	农村	合计	1 228	4.14	1.23	2.25	2.25	0.26	18
		男性	790	5.25	1.38	2.88	2.87	0.35	12
		女性	438	2.99	1.03	1.63	1.63	0.18	16
死亡	全省	合计	877	1.85	0.84	0.90	0.90	0.10	19
		男性	569	2.39	0.85	1.22	1.23	0.14	14
		女性	308	1.31	0.81	0.58	0.58	0.06	16
	城市	合计	377	2.13	1.01	1.08	1.08	0.12	16
		男性	252	2.86	1.06	1.52	1.54	0.18	13
		女性	125	1.41	0.93	0.66	0.65	0.06	15
	农村	合计	500	1.69	0.74	0.79	0.79	0.09	19
		男性	317	2.11	0.74	1.05	1.05	0.11	16
		女性	183	1.25	0.75	0.54	0.54	0.06	16

2017 年江苏省肿瘤登记地区肾癌年龄别发病率在 35 岁前较低，35 岁开始随年龄增长快速升高，男性和女性均于 80—84 岁年龄组达发病高峰。城乡肾癌年龄别发病率变化趋势与全省基本一致，仅农村地区发病高峰提前至 75—79 岁年龄组。35 岁及以上人群中，无论城乡，男性肾癌的年龄别发病率均高于女性。同期全省肿瘤登记地区的肾癌年龄别死亡率在 50 岁前处于较低水平，之后随年龄增长迅速升高，于 85 岁及以上年龄组达死亡高峰。城乡、不同性别的肾癌年龄别死亡率变化趋势与全省基本一致，仅城市合计和城市女性死亡高峰提前至 75—79 岁年龄组。50 岁及以上人群中，无论城乡，男性肾癌的年龄别死亡率均高于女性（图 5-17a 至图 5-17f）。

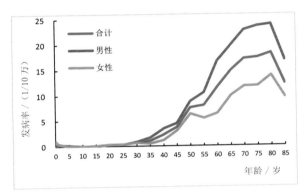

图 5-17a　全省肿瘤登记地区肾癌年龄别发病率

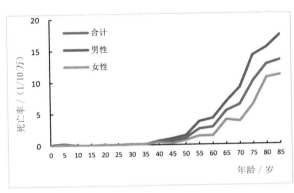

图 5-17b　全省肿瘤登记地区肾癌年龄别死亡率

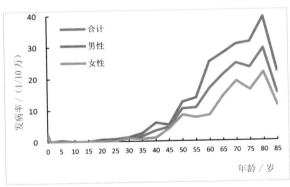

图 5-17c　城市肿瘤登记地区肾癌年龄别发病率

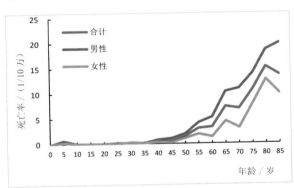

图 5-17d　城市肿瘤登记地区肾癌年龄别死亡率

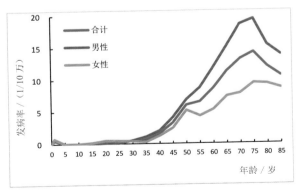

图 5-17e　农村肿瘤登记地区肾癌年龄别发病率

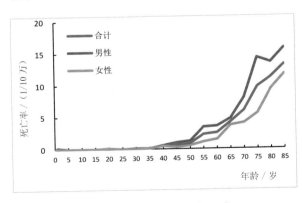

图 5-17f　农村肿瘤登记地区肾癌年龄别死亡率

2017 年江苏省 11 个城市肿瘤登记地区中，男性肾癌中标发病率最高的是徐州市区，发病率为 7.55/10 万，其后依次为无锡市区和常州市区；女性肾癌中标发病率最高的是常州市区，死亡率为 3.64/10 万，其后依次为无锡市区和盐城市盐都区。城市男性肾癌中标死亡率最高的是盐城市盐都区，发病率为 2.38/10 万，其后依次为常州市区和徐州市区；城市女性肾癌中标死亡率最高的是盐城市亭湖区，死亡率为 0.92/10 万，其后依次为淮安市清江浦区和无锡市区（图 5-17g）。

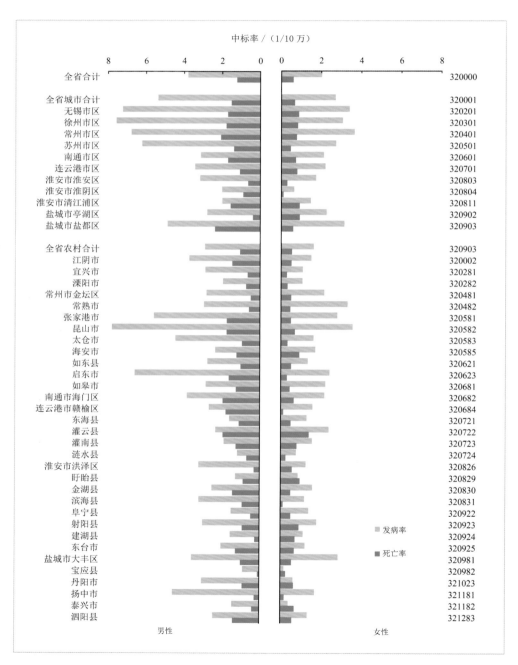

图 5-17g　2017 年江苏省肿瘤登记地区肾癌发病率和死亡率

同期江苏省 32 个农村肿瘤登记地区中，男性和女性肾癌中标发病率最高的均是昆山市，发病率分别为 7.76/10 万和 3.56/10 万，其后男性依次为启东市和张家港市，女性依次为常熟市和盐城市大丰区。农村男性肾癌中标死亡率最高的是南通市海门区，死亡率为 1.95/10 万，其后依次为灌云县和连云港市赣榆区；农村女性肾癌中标死亡率最高的是灌云县，死亡率为 1.40/10 万，其后依次为盱眙县和射阳县（图 5-17g）。

2017 年江苏省肾癌新发病例中，肾（除外肾盂）是最常见的发病亚部位，于此部位发病的病例占全部病例的 80.27%；其次为输尿管，占 9.24%；肾盂占 8.68%；其他泌尿器官占 1.81%（图 5-17h）。

2017 年江苏省全部肾癌新发病例中，有明确组织学类型的病例占 62.23%。其中透明细胞腺癌是最常见的组织学类型，占 50.81%；其次是乳头状腺癌，占 8.72%；嫌色细胞癌占 3.42%；集合管癌占 0.26%；其他类型癌占 36.80%（图 5-17i）。

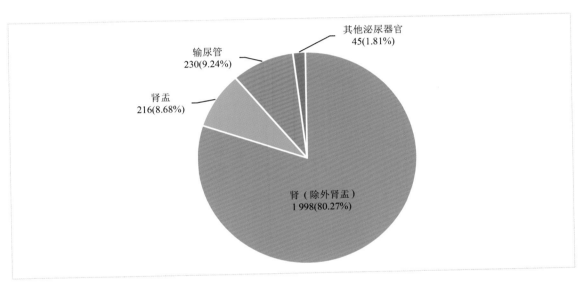

图 5-17h　2017 年江苏省肿瘤登记地区肾癌亚部位分布情况

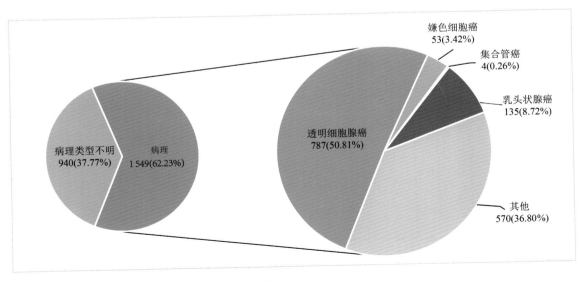

图 5-17i　2017 年江苏省肿瘤登记地区肾癌病理分型情况

十八、膀胱（C67）

2017 年江苏省肿瘤登记地区新发膀胱癌病例 3 277 例，占全部癌症新发病例数的 2.01%，位居癌症发病谱第 16 位；其中男性 2 648 例，女性 629 例，城市地区 1 322 例，农村地区 1 955 例。全省肿瘤登记地区膀胱癌发病率为 6.92/10 万，中标发病率为 3.36/10 万，世标发病率为 3.33/10 万，0—74 岁累积发病率为 0.39%。男性膀胱癌中标发病率为女性的 4.52 倍，城市中标发病率为农村的 1.19 倍（表 5-18）。

同期全省肿瘤登记地区报告膀胱癌死亡病例 1 353 例，占全部癌症死亡病例数的 1.29%，位居癌症死亡谱第 15 位；其中男性 1 090 例，女性 263 例，城市地区 500 例，农村地区 853 例。全省肿瘤登记地区膀胱癌死亡率为 2.86/10 万，中标死亡率为 1.12/10 万，世标死亡率为 1.13/10 万，0—74 岁累积死亡率为 0.09%。男性膀胱癌中标死亡率为女性的 5.21 倍，城市和农村中标死亡率相当（表 5-18）。

表 5-18　2017 年江苏省肿瘤登记地区膀胱癌发病和死亡情况

指标	地区	性别	病例数	粗率 / (1/10 万)	构成比 / %	中标率 / (1/10 万)	世标率 / (1/10 万)	累积率 0—74 岁 /%	顺位
发病	全省	合计	3 277	6.92	2.01	3.36	3.33	0.39	16
		男性	2 648	11.10	2.87	5.60	5.56	0.63	8
		女性	629	2.68	0.89	1.24	1.22	0.14	17
	城市	合计	1 322	7.48	2.09	3.75	3.73	0.44	16
		男性	1 079	12.25	3.10	6.36	6.31	0.74	8
		女性	243	2.75	0.86	1.30	1.31	0.15	17
	农村	合计	1 955	6.59	1.96	3.14	3.10	0.35	16
		男性	1 569	10.43	2.74	5.16	5.14	0.57	8
		女性	386	2.64	0.91	1.20	1.17	0.13	17
死亡	全省	合计	1 353	2.86	1.29	1.12	1.13	0.09	15
		男性	1 090	4.57	1.63	1.98	2.01	0.16	11
		女性	263	1.12	0.69	0.38	0.39	0.03	18
	城市	合计	500	2.83	1.34	1.12	1.14	0.09	15
		男性	415	4.71	1.74	2.07	2.13	0.16	11
		女性	85	0.96	0.63	0.30	0.32	0.02	18
	农村	合计	853	2.87	1.27	1.13	1.13	0.09	15
		男性	675	4.49	1.57	1.93	1.94	0.15	11
		女性	178	1.22	0.73	0.42	0.43	0.03	18

2017 年江苏省肿瘤登记地区膀胱癌发病率在 0—44 岁年龄段较低，45 岁开始随年龄增长快速升高，城乡、不同性别均于 80—84 岁或 85 岁及以上年龄组达发病高峰。45 岁及以上人群中，无论城乡，男性膀胱癌年龄别发病率均高于女性。同期全省肿瘤登记地区膀胱癌死亡率在 60 岁前较低，60 岁开始随年龄增长迅速升高，城乡、不同性别均于 85 岁及以上年龄组达死亡高峰。60 岁及以上人群中，无论城乡，男性膀胱癌年龄别死亡率均高于女性（图 5-18a 至图 5-18f）。

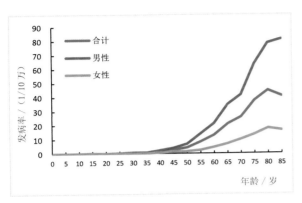

图 5-18a　全省肿瘤登记地区膀胱癌年龄别发病率

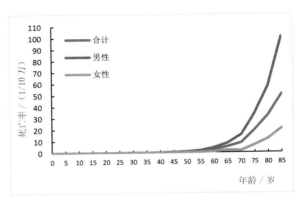

图 5-18b　全省肿瘤登记地区膀胱癌年龄别死亡率

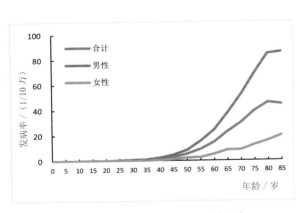

图 5-18c　城市肿瘤登记地区膀胱癌年龄别发病率

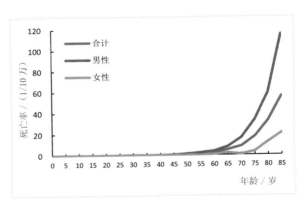

图 5-18d　城市肿瘤登记地区膀胱癌年龄别死亡率

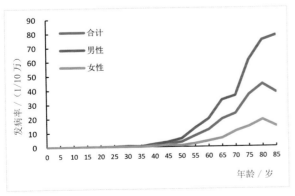

图 5-18e　农村肿瘤登记地区膀胱癌年龄别发病率

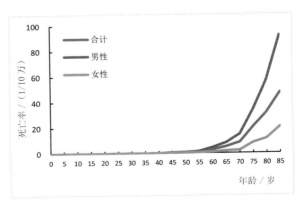

图 5-18f　农村肿瘤登记地区膀胱癌年龄别死亡率

2017 年江苏省 11 个城市肿瘤登记地区中，男性和女性膀胱癌中标发病率最高的均是盐城市盐都区，发病率分别为 7.46/10 万和 2.12/10 万，其后男性依次为常州市区和徐州市区，女性依次为常州市区和淮安市清江浦区。城市男性膀胱癌中标死亡率最高的是南通市区，死亡率为 3.16/10 万，其后依次为盐城市盐都区和常州市区；城市女性膀胱癌中标死亡率最高的是盐城市盐都区，死亡率为 0.77/10 万，其后依次为连云港市区和南通市区（图 5-18g）。

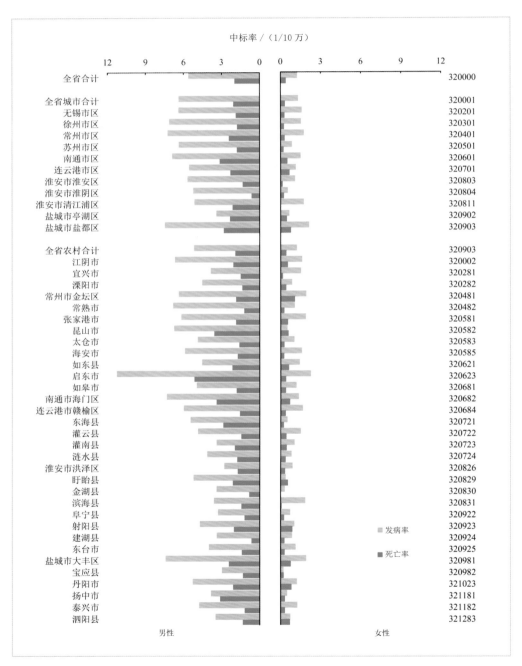

图 5-18g　2017 年江苏省肿瘤登记地区膀胱癌发病率和死亡率

同期江苏省 32 个农村肿瘤登记地区中，男性和女性膀胱癌中标发病率最高的均是启东市，发病率分别为 11.24/10 万和 2.25/10 万，其后男性依次为盐城市大丰区和南通市海门区，女性依次为常州市金坛区和盐城市大丰区。农村男性膀胱癌中标死亡率最高的是启东市，死亡率为 5.16/10 万，其后依次为昆山市和南通市海门区；农村女性膀胱癌中标死亡率最高的是常州市金坛区，死亡率为 1.06/10 万，其后依次为射阳县和丹阳市（图 5-18g）。

2017 年江苏省膀胱癌新发病例中，有明确亚部位信息的占 10.38%。其中 44.71 的病例发生在膀胱侧壁；其次是膀胱三角区，占 17.06%；之后依次为膀胱后壁、输尿管口、膀胱前壁、膀胱颈、膀胱顶、交搭跨越和脐尿管，分占 8.53%、7.06%、6.47%、6.18%、5.59%、2.94% 和 1.47%（图 5-18h）。

2017 年江苏省全部膀胱癌新发病例中，有明确组织学类型的病例占 68.90%，其中移行细胞癌是最常见的组织学类型，占 80.56%；其后依次是鳞状细胞癌占 7.40%，腺癌占 6.73%（图 5-18i）。

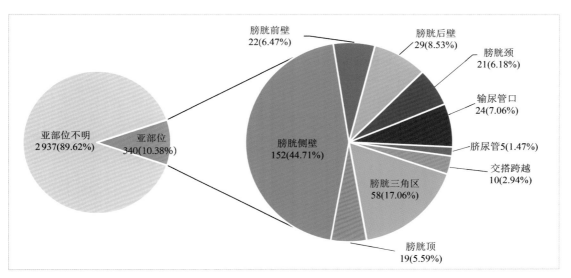

图 5-18h　2017 年江苏省肿瘤登记地区膀胱癌亚部位分布情况

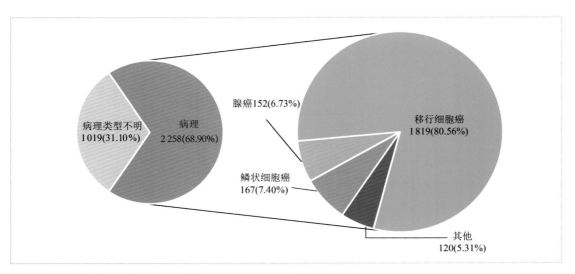

图 5-18i　2017 年江苏省肿瘤登记地区膀胱癌病理分型情况

十九、脑、神经系统（C70—C72，D32—D33，D42—D43）

2017 年江苏省肿瘤登记地区新发脑、神经系统恶性肿瘤（以下简称脑瘤）病例 3 671 例，占全部癌症新发病例数的 2.26%，位居癌症发病谱第 13 位；其中男性 1 688 例，女性 1 983 例，城市地区 1 449 例，农村地区 2 222 例。全省肿瘤登记地区脑瘤发病率为 7.76/10 万，中标发病率为 4.94/10 万，世标发病率为 4.84/10 万，0—74 岁累积发病率为 0.51%。女性脑瘤中标发病率为男性的 1.13 倍，城市中标发病率为农村的 1.17 倍（表 5-19）。

同期江苏省肿瘤登记地区报告脑瘤死亡病例 2 411 例，占全部癌症死亡病例数的 2.30%，位居癌症死亡谱第 11 位；其中男性 1 333 例，女性 1 078 例，城市地区 824 例，农村地区 1 587 例。全省肿瘤登记地区脑瘤死亡率为 5.09/10 万，中标死亡率为 3.01/10 万，世标死亡率为 2.98/10 万，0—74 岁累积死亡率为 0.31%。男性脑瘤中标死亡率为女性的 1.35 倍，农村中标死亡率为城市的 1.09 倍（表 5-19）。

表 5-19　2017 年江苏省肿瘤登记地区脑瘤发病和死亡情况

指标	地区	性别	病例数	粗率/（1/10 万）	构成比/%	中标率/（1/10 万）	世标率/（1/10 万）	累积率 0—74 岁/%	顺位
发病	全省	合计	3 671	7.76	2.26	4.94	4.84	0.51	13
		男性	1 688	7.08	1.83	4.65	4.53	0.47	11
		女性	1 983	8.44	2.81	5.24	5.15	0.55	11
	城市	合计	1 449	8.20	2.30	5.43	5.26	0.56	13
		男性	645	7.32	1.85	4.99	4.86	0.50	13
		女性	804	9.08	2.84	5.86	5.67	0.62	11
	农村	合计	2 222	7.49	2.23	4.65	4.58	0.48	13
		男性	1 043	6.94	1.82	4.44	4.33	0.46	11
		女性	1 179	8.06	2.79	4.87	4.85	0.51	11
死亡	全省	合计	2 411	5.09	2.30	3.01	2.98	0.31	11
		男性	1 333	5.59	1.99	3.46	3.43	0.36	9
		女性	1 078	4.59	2.84	2.56	2.53	0.26	10
	城市	合计	824	4.67	2.20	2.85	2.83	0.30	11
		男性	447	5.07	1.87	3.26	3.23	0.33	10
		女性	377	4.26	2.79	2.44	2.42	0.26	11
	农村	合计	1 587	5.35	2.35	3.11	3.08	0.32	11
		男性	886	5.89	2.06	3.57	3.54	0.37	9
		女性	701	4.79	2.86	2.64	2.60	0.26	9

2017 年江苏省肿瘤登记地区脑瘤年龄别发病率在 30 岁前相对较低，30 岁后随年龄增长迅速升高，男性和女性分别在 80—84 岁和 75—79 岁年龄组达发病高峰。城乡脑瘤年龄别发病率变化趋势与全省基本一致，城市男性和女性发病高峰分别出现在 85 岁及以上和 70—74 岁年龄组，农村不同性别发病高峰均出现在 80—84 岁年龄组。总体上 80 岁前女性年龄别发病率高于男性，80 岁后男性超过女性。江苏省城乡脑瘤年龄别死亡率在 40 岁前较低，之后随年龄增长快速升高，男性和女性均于 80—84 岁年龄组达死亡高峰。40 岁及以上人群中，除城市地区 60—64 岁年龄组的脑瘤死亡率为女性较高外，城乡脑瘤年龄别死亡率均为男性高于女性（图 5-19a 至图 5-19f）。

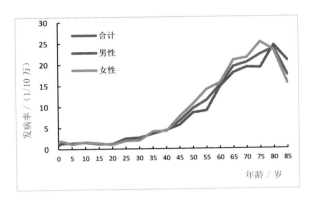

图 5-19a　全省肿瘤登记地区脑瘤年龄别发病率

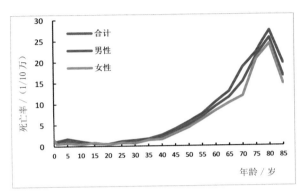

图 5-19b　全省肿瘤登记地区脑瘤年龄别死亡率

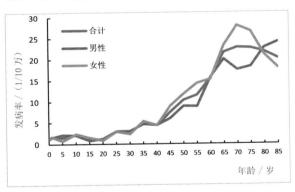

图 5-19c　城市肿瘤登记地区脑瘤年龄别发病率

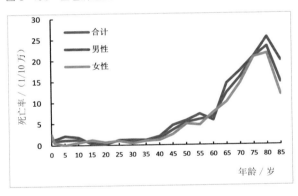

图 5-19d　城市肿瘤登记地区脑瘤年龄别死亡率

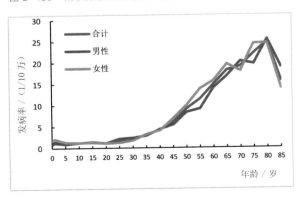

图 5-19e　农村肿瘤登记地区脑瘤年龄别发病率

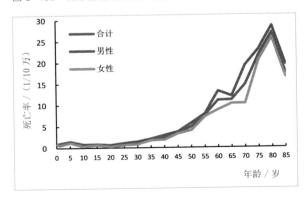

图 5-19f　农村肿瘤登记地区脑瘤年龄别死亡率

2017 年江苏省 11 个城市肿瘤登记地区中，男性脑瘤中标发病率最高的是盐城市盐都区，发病率为 6.02/10 万，其后依次为南通市区和徐州市区；女性脑瘤中标发病率最高的是徐州市区，发病率为 8.78/10 万，其后依次为盐城市盐都区和苏州市区。城市男性脑瘤中标死亡率最高的是南通市区，死亡率为 4.54/10 万，其后依为盐城市亭湖区和盐城市盐都区；城市女性脑瘤中标死亡率最高的是盐城市亭湖区，死亡率为 4.32/10 万，其后依次为南通市区和盐城市盐都区（图 5-19g）。

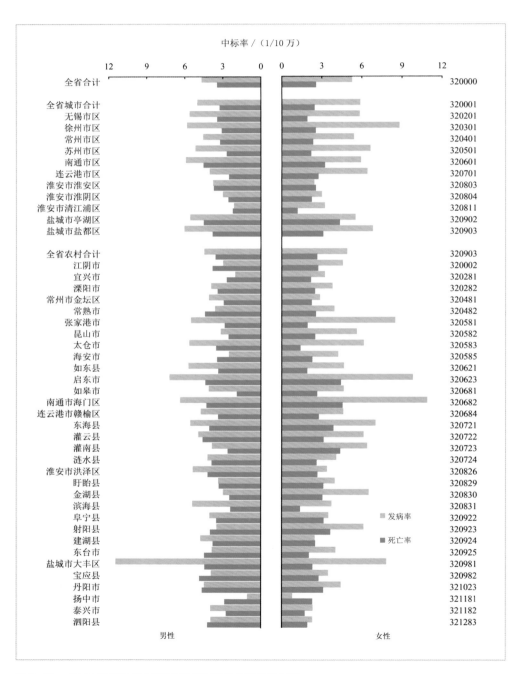

图 5-19g 2017 年江苏省肿瘤登记地区脑瘤发病率和死亡率

2017年江苏省32个农村肿瘤登记地区中，男性脑瘤中标发病率最高的是盐城市大丰区，发病率为11.44/10万，其后依次为启东市和南通市海门区；女性脑瘤中标发病率最高的是南通市海门区，发病率为10.87/10万，其后依次为启东市和张家港市。农村男性脑瘤中标死亡率最高的是宝应县，死亡率为4.85/10万，其后依次为丹阳市和灌云县；农村女性脑瘤中标死亡率最高的是南通市海门区，死亡率为4.52/10万，其后依次为启东市和灌南县（图5-19g）。

脑瘤按照ICD-10编码可分为脑（脊）膜肿瘤（C70）、脑肿瘤（C71，不包括球后组织和颅神经和脊髓）、颅神经和其他部位的中枢神经系统肿瘤（C72）三类。2017年江苏省脑肿瘤（C71）新发病例中，有明确亚部位的占24.96%。其中大脑（除外脑叶和脑室）是最常见的发病部位，于此部位发病的病例数占24.65%；其后依次为额叶、小脑、颞叶、脑室和脑干，分别占19.01%、14.44%、13.91%、9.86%和7.39%（图5-19h）。

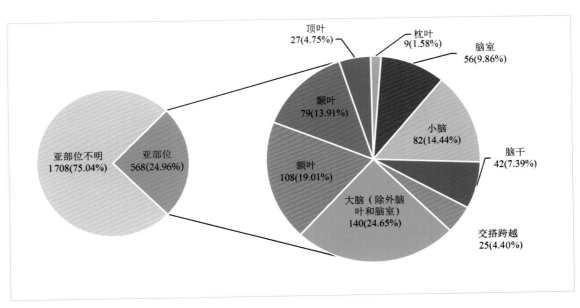

图5-19h　2017年江苏省肿瘤登记地区脑肿瘤（C71）亚部位分布情况

二十、甲状腺（C73）

2017年江苏省肿瘤登记地区新发甲状腺癌病例5 498例，占全部癌症新发病例数的3.38%，位居癌症发病谱第10位；其中男性1 258例，女性4 240例，城市地区2 766例，农村地区2 732例。全省肿瘤登记地区甲状腺癌发病率为11.62/10万，中标发病率为9.66/10万，世标发病率为8.29/10万，0—74岁累积发病率为0.78%。女性甲状腺癌中标发病率为男性的3.20倍，城市地区中标发病率为农村地区的1.79倍（表5-20）。

2017年江苏省肿瘤登记地区报告甲状腺癌死亡病例233例，占全部癌症死亡病例数的0.22%，位居癌症死亡谱第23位；其中男性92例，女性141例，城市地区117例，农村地区116例。全省肿瘤登记地区甲状腺癌死亡率为0.49/10万，中标死亡率和世标死亡率均为0.22/10万，0—74岁累积死亡率为0.02%。女性甲状腺癌中标死亡率为男性的1.44倍，城市地区中标死亡率为农村地区的1.61倍（表5-20）。

表5-20　2017年江苏省肿瘤登记地区甲状腺癌发病和死亡情况

指标	地区	性别	病例数	粗率 /（1/10万）	构成比 /%	中标率 /（1/10万）	世标率 /（1/10万）	累积率 0—74岁 /%	顺位
发病	全省	合计	5 498	11.62	3.38	9.66	8.29	0.78	10
		男性	1 258	5.27	1.37	4.61	3.86	0.36	13
		女性	4 240	18.05	6.01	14.74	12.76	1.20	7
	城市	合计	2 766	15.66	4.38	13.27	11.33	1.05	9
		男性	693	7.86	1.99	7.03	5.88	0.53	12
		女性	2 073	23.42	7.33	19.38	16.69	1.56	5
	农村	合计	2 732	9.21	2.74	7.42	6.43	0.62	10
		男性	565	3.76	0.99	3.15	2.66	0.26	16
		女性	2 167	14.81	5.12	11.80	10.31	0.98	8
死亡	全省	合计	233	0.49	0.22	0.22	0.22	0.02	23
		男性	92	0.39	0.14	0.18	0.17	0.02	20
		女性	141	0.60	0.37	0.26	0.26	0.03	20
	城市	合计	117	0.66	0.31	0.29	0.28	0.03	22
		男性	57	0.65	0.24	0.30	0.29	0.03	19
		女性	60	0.68	0.44	0.28	0.28	0.03	20
	农村	合计	116	0.39	0.17	0.18	0.18	0.02	24
		男性	35	0.23	0.08	0.12	0.11	0.01	20
		女性	81	0.55	0.33	0.25	0.25	0.03	20

无论城乡，江苏省肿瘤登记地区的甲状腺癌年龄别发病率变化趋势呈明显的性别差异：女性自20岁开始发病率快速上升，至50—54岁年龄组达最高峰；而男性从20岁开始呈缓慢上升趋势，发病峰值在35—39岁年龄组。20岁后，城乡地区女性各年龄组的甲状腺癌发病率均高于男性。无论城乡，江苏省肿瘤登记地区少见45岁前甲状腺癌死亡病例，年龄别死亡率均从45岁开始缓慢上升，于80—84岁或85岁及以上年龄组达死亡高峰（图5-20a至图5-20f）。

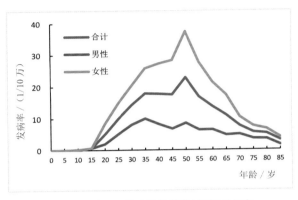

图 5-20a　全省肿瘤登记地区甲状腺癌年龄别发病率

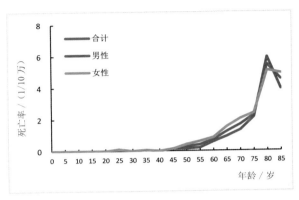

图 5-20b　全省肿瘤登记地区甲状腺癌年龄别死亡率

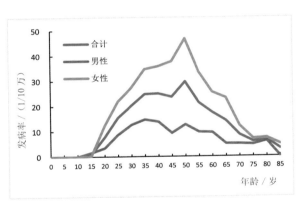

图 5-20c　城市肿瘤登记地区甲状腺癌年龄别发病率

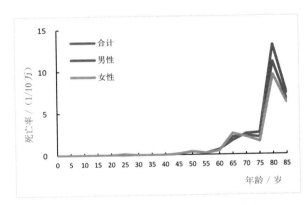

图 5-20d　城市肿瘤登记地区甲状腺癌年龄别死亡率

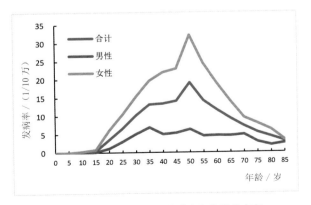

图 5-20e　农村肿瘤登记地区甲状腺癌年龄别发病率

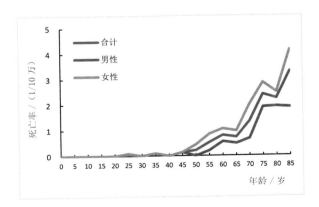

图 5-20f　农村肿瘤登记地区甲状腺癌年龄别死亡率

2017 年江苏省 11 个城市肿瘤登记地区中，男性甲状腺癌中标发病率最高的是徐州市区，发病率为 13.42/10 万，其后依次为常州市区和苏州市区；女性甲状腺癌中标发病率最高的是常州市区，发病率为 30.14/10 万，其后依次为苏州市区和徐州市区。城市地区男性和女性甲状腺癌中标死亡率最高的均是淮安市清江浦区，死亡率分别为 3.39/10 万和 1.11/10 万，其后男性依次为连云港市区和淮安市淮安区，女性依次为淮安市淮安区和徐州市区（图 5-20g）。

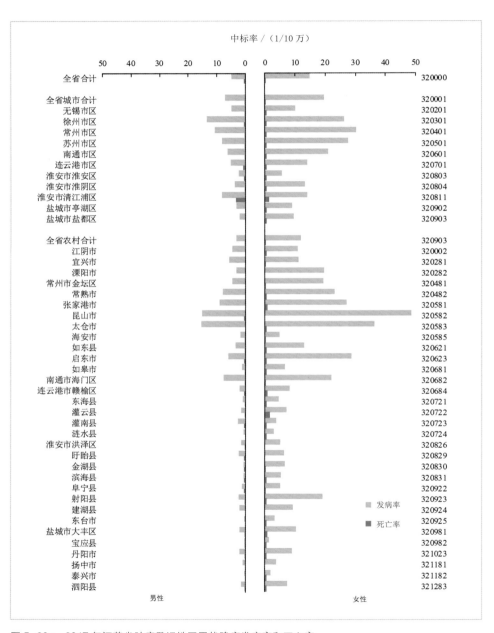

图 5-20g　2017 年江苏省肿瘤登记地区甲状腺癌发病率和死亡率

2017 年江苏省 32 个农村肿瘤登记地区中，男性甲状腺癌中标发病率最高的是太仓市，发病率为 15.30/10 万，其后依次为昆山市和张家港市；女性甲状腺癌中标发病率最高的是昆山市，发病率为 48.35/10 万，其后依次为太仓市和启东市。农村男性甲状腺癌中标死亡率最高的是昆山市，死亡率为 0.60/10 万，其后依次为淮安市洪泽区和如东县；农村女性甲状腺癌中标死亡率最高的是灌云县，死亡率为 1.46/10 万，其后依次为连云港市赣榆区和张家港市（图 5-20g）。

2017 年江苏省全部甲状腺癌新发病例中，有明确组织学类型的占 82.32%。其中乳头状腺癌是最主要的病理类型，占 83.19%；其后依次是滤泡性腺癌占 1.19%，髓样癌占 0.27%（图 5-20h）。

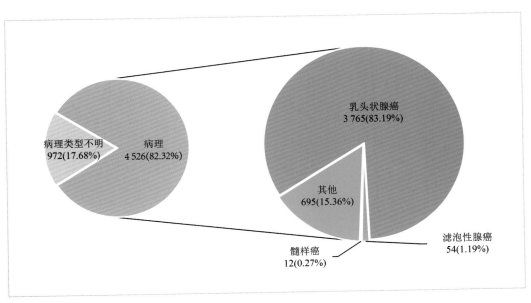

图 5-20h 2017 年江苏省肿瘤登记地区甲状腺癌病理分型情况

二十一、淋巴瘤（C81—C86，C88，C90，C96）

2017 年江苏省肿瘤登记地区新发淋巴瘤病例 3 868 例，占全部癌症新发病例数的 2.38%，位居癌症发病谱第 12 位；其中男性 2 230 例，女性 1 638 例，城市地区 1 501 例，农村地区 2 367 例。全省肿瘤登记地区淋巴瘤发病率为 8.17/10 万，中标发病率为 4.61/10 万，世标发病率为 4.51/10 万，0—74 岁累积发病率为 0.51%。全省男性淋巴瘤中标发病率为女性的 1.38 倍，城市中标发病率为农村的 1.11 倍（表 5-21）。

同期全省肿瘤登记地区报告淋巴瘤死亡病例 2 442 例，占全部癌症死亡病例数的 2.33%，位居癌症死亡谱第 10 位；其中男性 1 436 例，女性 1 006 例，城市地区 831 例，农村地区 1 611 例。全省肿瘤登记地区淋巴瘤死亡率为 5.16/10 万，中标死亡率为 2.59/10 万，世标死亡率为 2.55/10 万，0—74 岁累积死亡率为 0.29%。全省男性淋巴瘤中标死亡率为女性的 1.53 倍，农村中标死亡率为城市的 1.11 倍（表 5-21）。

表 5-21　2017 年江苏省肿瘤登记地区淋巴瘤发病和死亡情况

指标	地区	性别	病例数	粗率 /（1/10 万）	构成比 /%	中标率 /（1/10 万）	世标率 /（1/10 万）	累积率 0—74 岁 /%	顺位
发病	全省	合计	3 868	8.17	2.38	4.61	4.51	0.51	12
		男性	2 230	9.35	2.42	5.35	5.26	0.60	9
		女性	1 638	6.97	2.32	3.89	3.79	0.43	13
	城市	合计	1 501	8.50	2.38	4.91	4.79	0.54	12
		男性	877	9.95	2.52	5.84	5.75	0.64	9
		女性	624	7.05	2.21	4.02	3.87	0.44	14
	农村	合计	2 367	7.98	2.38	4.44	4.35	0.50	12
		男性	1 353	9.00	2.36	5.09	4.99	0.57	9
		女性	1014	6.93	2.40	3.82	3.75	0.43	13
死亡	全省	合计	2 442	5.16	2.33	2.59	2.55	0.29	10
		男性	1 436	6.02	2.15	3.15	3.12	0.37	8
		女性	1 006	4.28	2.65	2.06	2.00	0.22	12
	城市	合计	831	4.70	2.22	2.43	2.39	0.28	10
		男性	482	5.47	2.02	2.91	2.89	0.33	9
		女性	349	3.94	2.58	1.97	1.92	0.22	13
	农村	合计	1 611	5.43	2.39	2.69	2.65	0.31	10
		男性	954	6.34	2.22	3.29	3.26	0.39	8
		女性	657	4.49	2.68	2.11	2.05	0.22	11

2017 年江苏省肿瘤登记地区淋巴瘤年龄别发病率在 40 岁之前处于较低水平，40 岁开始随年龄增长快速上升，于 75—79 岁年龄组达发病高峰，之后缓慢下降。城乡、不同性别的淋巴瘤年龄别发病率变化趋势与全省基本相同，仅城市男性的发病高峰延后至 80—84 岁年龄组。40 岁及以上人群中，不论城乡，男性淋巴瘤年龄别发病率均高于女性。同期全省肿瘤登记地区的淋巴瘤年龄别死亡率在 0—44 岁年龄段处于较低水平，45 岁开始随年龄增长快速升高，于 80—84 岁年龄组达死亡高峰。城乡、不同性别的淋巴瘤年龄别死亡率变化趋势与全省基本一致，仅死亡率高峰出现年龄组或有所差别。45 岁及以上人群中，无论城乡，男性淋巴瘤年龄别死亡率均高于女性（图 5-21a 至图 5-21f）。

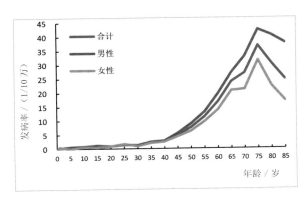

图 5-21a　全省肿瘤登记地区淋巴瘤年龄别发病率

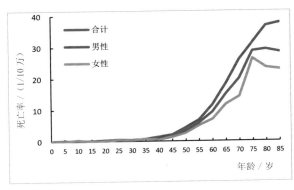

图 5-21b　全省肿瘤登记地区淋巴瘤年龄别死亡率

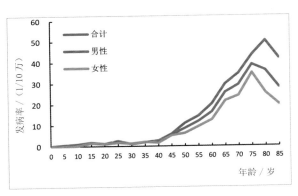

图 5-21c　城市肿瘤登记地区淋巴瘤年龄别发病率

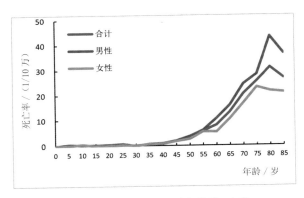

图 5-21d　城市肿瘤登记地区淋巴瘤年龄别死亡率

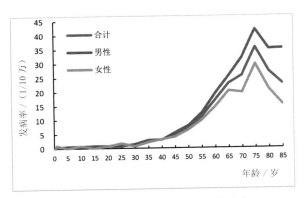

图 5-21e　农村肿瘤登记地区淋巴瘤年龄别发病率

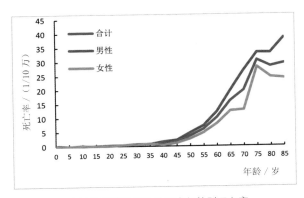

图 5-21f　农村肿瘤登记地区淋巴瘤年龄别死亡率

2017 年江苏省 11 个城市肿瘤登记地区中，男性和女性淋巴瘤中标发病率最高的均是苏州市区，发病率分别为 8.24/10 万和 5.19/10 万，其后男性依次为常州市区和连云港市区，女性依次为常州市区和无锡市区。城市男性淋巴瘤中标死亡率最高的是南通市区，死亡率为4.16/10 万，其后依次为常州市区和盐城市盐都区；城市女性淋巴瘤中标死亡率最高的是无锡市区，死亡率为 2.69/10 万，其后依次为连云港市区和苏州市区（图 5-21g）。

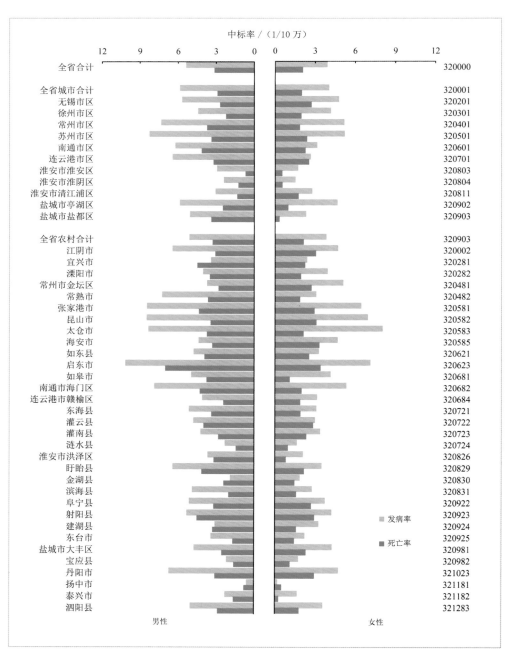

图 5-21g　2017 年江苏省肿瘤登记地区淋巴瘤发病率和死亡率

同期江苏省 32 个农村肿瘤登记地区中，男性淋巴瘤中标发病率最高的是启东市，发病率为 10.13/10 万，其后依次为昆山市和张家港市；女性淋巴瘤中标发病率最高的是太仓市，发病率为 8.02/10 万，其后依次为启东市和昆山市。农村地区男性和女性淋巴瘤中标死亡率最高的均是启东市，死亡率分别为 7.02/10 万和 3.39/10 万，其后男性依次为射阳县和宜兴市，女性依次为海安市和昆山市（图 5-21g）。

2017 年江苏省全部淋巴瘤新发病例中，有明确病理分型的占 98.24%。其中非霍奇金淋巴瘤的其他和未特指类型是最常见的病理类型，占 47.10%；其后依次是多发性骨髓瘤和恶性浆细胞肿瘤，非滤泡性淋巴瘤 / 弥漫性非霍奇金淋巴瘤，成熟 T/NK 细胞淋巴瘤、周围和皮肤的 T 细胞淋巴瘤，霍奇金淋巴瘤，滤泡性非霍奇金淋巴瘤，恶性免疫增生性疾病和 T/NK 细胞淋巴瘤的其他类型，分占 24.35%、14.87%、4.37%、3.44%、2.02%、1.55% 和 0.54%（图 5-21h）。

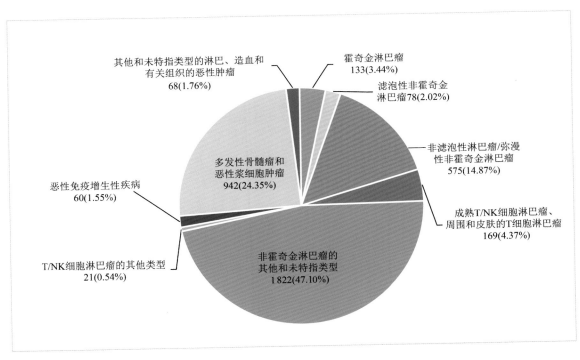

图 5-21h　2017 年江苏省肿瘤登记地区淋巴瘤病理分型情况

二十二、白血病（C91—C95）

2017 年江苏省肿瘤登记地区新发白血病病例 3 447 例，占全部癌症新发病例数的 2.12%；位居癌症发病谱第 15 位；其中男性 1 944 例，女性 1 503 例，城市地区 1 402 例，农村地区 2 045 例。全省肿瘤登记地区白血病发病率为 7.28/10 万，中标发病率为 4.97/10 万，世标发病率为 5.09/10 万，0—74 岁累积发病率为 0.47%。男性白血病中标发病率为女性的 1.34 倍，城市中标发病率为农村的 1.18 倍（表 5-22）。

同期全省肿瘤登记地区报告白血病死亡病例 2 341 例，占全部癌症死亡病例数的 2.23%，位居癌症死亡谱第 12 位；其中男性 1 319 例，女性 1 022 例，城市地区 913 例，农村地区 1 428 例。全省肿瘤登记地区白血病死亡率为 4.95/10 万，中标死亡率为 2.94/10 万，世标死亡率 2.94/10 万，0—74 岁累积死亡率为 0.29%。男性白血病中标死亡率为女性的 1.31 倍，城市中标死亡率为农村的 1.06 倍（表 5-22）。

表 5-22　2017 年江苏省肿瘤登记地区白血病发病和死亡情况

指标	地区	性别	病例数	粗率 /（1/10 万）	构成比 /%	中标率 /（1/10 万）	世标率 /（1/10 万）	累积率 0—74 岁 /%	顺位
发病	全省	合计	3 447	7.28	2.12	4.97	5.09	0.47	15
		男性	1 944	8.15	2.11	5.69	5.85	0.53	10
		女性	1 503	6.40	2.13	4.25	4.31	0.41	14
	城市	合计	1 402	7.94	2.22	5.49	5.62	0.53	15
		男性	764	8.67	2.19	6.10	6.27	0.58	11
		女性	638	7.21	2.26	4.89	4.97	0.48	13
	农村	合计	2 045	6.89	2.05	4.66	4.77	0.44	15
		男性	1 180	7.85	2.06	5.44	5.61	0.51	10
		女性	865	5.91	2.04	3.87	3.92	0.36	14
死亡	全省	合计	2 341	4.95	2.23	2.94	2.94	0.29	12
		男性	1 319	5.53	1.97	3.35	3.35	0.33	10
		女性	1 022	4.35	2.69	2.55	2.56	0.26	11
	城市	合计	913	5.17	2.44	3.06	3.04	0.31	9
		男性	503	5.71	2.11	3.40	3.40	0.34	8
		女性	410	4.63	3.03	2.76	2.71	0.28	9
	农村	合计	1 428	4.81	2.12	2.88	2.90	0.29	12
		男性	816	5.43	1.90	3.34	3.33	0.33	10
		女性	612	4.18	2.50	2.43	2.48	0.24	12

2017 年江苏省城乡、不同性别的白血病年龄别发病率在 0—4 岁呈现一个小高峰，5 岁后趋于平缓；40 岁开始随年龄增长快速升高，于 75—79 岁或 80—84 岁年龄组达发病高峰。40 岁及以上人群中，除城市地区 45—49 岁年龄组外，城乡地区男性白血病年龄别发病率均高于女性。同期全省城乡、不同性别的白血病年龄别死亡率在 0—4 岁年龄组较高，之后逐渐降低趋于平缓，并从 45 岁开始随年龄增长迅速升高，于 75—79 岁或 80—84 岁年龄组达死亡高峰。45 岁及以上人群中，除农村地区 45—49 岁年龄组外，城乡地区男性白血病的年龄别死亡率均高于女性（图 5-22a 至图 5-22f）。

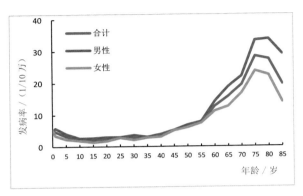

图 5-22a 全省肿瘤登记地区白血病年龄别发病率

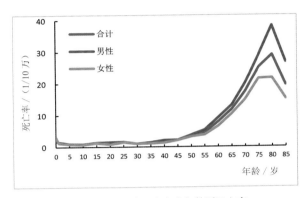

图 5-22b 全省肿瘤登记地区白血病年龄别死亡率

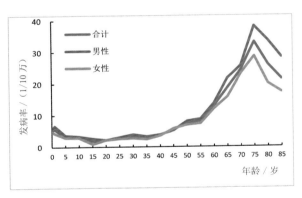

图 5-22c 城市肿瘤登记地区白血病年龄别发病率

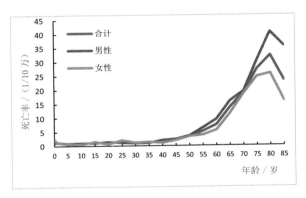

图 5-22d 城市肿瘤登记地区白血病年龄别死亡率

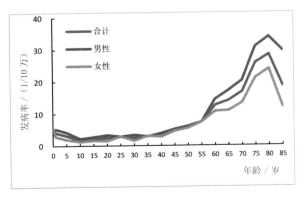

图 5-22e 农村肿瘤登记地区白血病年龄别发病率

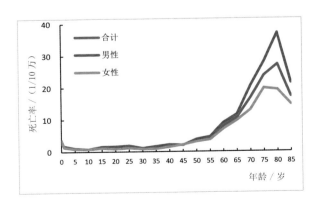

图 5-22f 农村肿瘤登记地区白血病年龄别死亡率

2017 年江苏省 11 个城市肿瘤登记地区中，男性和女性白血病中标发病率最高的均是苏州市区，发病率分别为 8.53/10 万和 6.97/10 万，其后男性依次为徐州市区和盐城市亭湖区，女性依次为淮安市清江浦区和南通市区。城市男性白血病中标死亡率最高的是淮安市淮阴区，死亡率为 4.39/10 万，其后依次为南通市区和徐州市区；城市女性白血病中标死亡率最高的是南通市区，死亡率为 3.19/10 万，其后依次为常州市区和淮安市淮阴区（图 5-22g）。

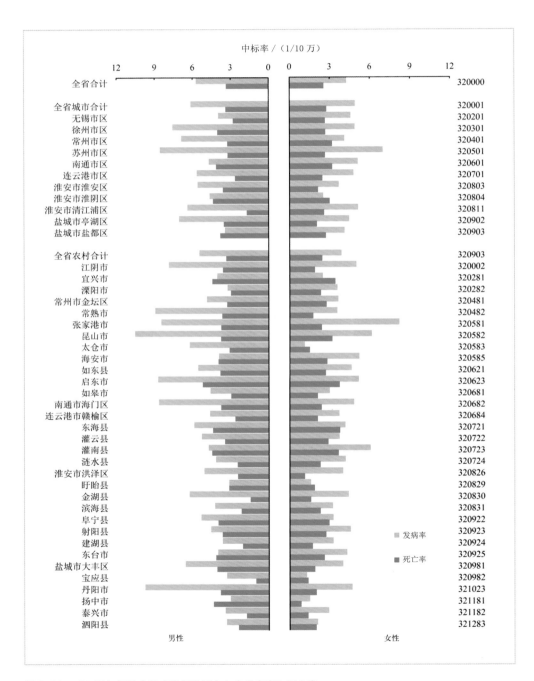

图 5-22g 2017 年江苏省肿瘤登记地区白血病发病率和死亡率

同期江苏省 32 个农村肿瘤登记地区中，男性白血病中标发病率最高的是昆山市，发病率为 10.52/10 万，其后依次为丹阳市和常熟市；女性白血病中标发病率最高的是张家港市，发病率为 8.19/10 万，其后依次为昆山市和灌南县。农村男性白血病中标死亡率最高的是启东市，死亡率为 5.21/10 万，其后依次为灌南县和宜兴市；农村女性白血病中标死亡率最高的是东海县，死亡率为 3.74/10 万，其后依次为启东市和灌南县（图 5-22g）。

2017 年江苏省全部白血病新发病例中，髓样白血病是最常见的组织学类型，占 29.62%；其后依次是未特指细胞类型的白血病，占 27.33%；淋巴样白血病占 22.63%；特指细胞类型的其他白血病占 17.87%；单核细胞白血病占 2.55%（图 5-22h）。

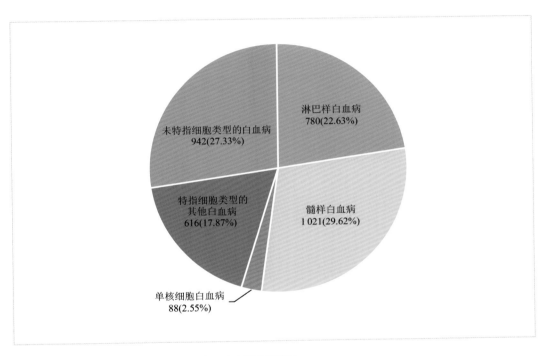

图 5-22h　2017 年江苏省肿瘤登记地区白血病病理分型情况

附录

附录一 江苏省肿瘤登记地区 2017 年恶性肿瘤发病情况

附表 1-1 江苏省肿瘤登记地区 2017 年男女合计恶性肿瘤发病主要指标

部位	病例数	构成比/%	年龄组发病率/（1/10万）											
			0岁	1—4岁	5—9岁	10—14岁	15—19岁	20—24岁	25—29岁	30—34岁	35—39岁	40—44岁	45—49岁	50—54岁
唇	109	0.07	0.00	0.00	0.00	0.00	0.00	0.00	0.00	0.03	0.03	0.00	0.05	0.07
舌	325	0.20	0.00	0.00	0.00	0.00	0.00	0.00	0.08	0.09	0.24	0.03	0.41	0.79
口	529	0.33	0.00	0.00	0.04	0.00	0.00	0.00	0.08	0.03	0.06	0.17	0.25	1.00
唾液腺	308	0.19	0.00	0.00	0.04	0.10	0.20	0.11	0.25	0.25	0.45	0.32	0.61	0.76
扁桃体	72	0.04	0.00	0.00	0.00	0.00	0.00	0.04	0.00	0.00	0.03	0.09	0.20	0.09
其他口咽	73	0.04	0.00	0.00	0.00	0.05	0.00	0.00	0.03	0.03	0.06	0.09	0.09	0.16
鼻咽	1 347	0.83	0.00	0.00	0.04	0.05	0.20	0.23	0.41	0.81	1.41	2.35	3.48	4.84
喉咽	179	0.11	0.00	0.00	0.00	0.00	0.00	0.00	0.00	0.00	0.00	0.06	0.14	0.58
咽，部位不明	86	0.05	0.00	0.05	0.04	0.00	0.05	0.00	0.00	0.00	0.03	0.06	0.11	0.16
食管	16 501	10.14	0.00	0.00	0.00	0.00	0.00	0.00	0.04	0.06	0.22	0.93	4.57	13.83
胃	21 501	13.22	0.00	0.00	0.05	0.00	0.15	0.34	1.44	2.63	3.63	7.36	15.35	31.92
小肠	689	0.42	0.00	0.00	0.00	0.00	0.00	0.00	0.14	0.09	0.15	0.64	1.07	1.34
结肠	8 070	4.96	0.00	0.00	0.00	0.14	0.05	0.38	1.27	1.52	3.33	4.96	8.78	15.52
直肠	7 217	4.44	0.00	0.00	0.00	0.00	0.10	0.31	0.75	0.96	2.43	4.03	9.05	15.22
肛门	176	0.11	0.00	0.00	0.00	0.00	0.00	0.00	0.00	0.03	0.18	0.06	0.16	0.32
肝脏	13 544	8.32	0.76	0.27	0.00	0.00	0.30	0.27	1.19	2.45	5.30	13.34	28.06	37.89
胆囊及其他	2 446	1.50	0.00	0.00	0.00	0.00	0.00	0.00	0.03	0.19	0.48	0.61	1.77	3.38
胰腺	5 516	3.39	0.00	0.00	0.04	0.14	0.00	0.15	0.17	0.31	1.05	2.06	3.64	7.90
鼻、鼻窦及其他	205	0.13	0.00	0.00	0.00	0.05	0.00	0.11	0.03	0.12	0.18	0.14	0.25	0.60
喉	697	0.43	0.00	0.00	0.00	0.00	0.00	0.00	0.03	0.00	0.12	0.20	0.41	1.51
气管、支气管、肺	31 824	19.56	0.00	0.00	0.00	0.00	0.25	0.34	1.16	3.63	5.30	12.55	23.58	49.70
其他胸腔器官	450	0.28	0.00	0.05	0.04	0.05	0.15	0.08	0.17	0.22	0.54	0.46	0.91	1.18
骨	907	0.56	0.00	0.16	0.13	0.62	0.84	0.42	0.52	0.37	0.48	0.58	1.30	1.48
皮肤黑色素瘤	321	0.20	0.00	0.00	0.00	0.09	0.05	0.05	0.08	0.08	0.12	0.24	0.45	0.74
皮肤其他	1 378	0.85	0.00	0.00	0.00	0.04	0.10	0.11	0.14	0.37	0.39	0.78	0.68	1.92
间皮瘤	46	0.03	0.00	0.00	0.00	0.00	0.00	0.00	0.06	0.03	0.06	0.12	0.07	0.14
卡波西肉瘤	17	0.01	0.00	0.00	0.00	0.00	0.05	0.00	0.00	0.03	0.00	0.00	0.00	0.07
周围神经、其他结缔组织、软组织	359	0.22	0.25	0.05	0.09	0.10	0.15	0.15	0.19	0.22	0.42	0.72	0.66	0.74
乳房	10 519	6.47	0.00	0.00	0.00	0.14	0.10	0.61	2.54	6.94	14.89	27.42	42.20	44.28
外阴	118	0.07	0.00	0.00	0.00	0.00	0.00	0.00	0.00	0.12	0.09	0.12	0.18	0.21
阴道	75	0.05	0.00	0.00	0.00	0.00	0.00	0.00	0.00	0.06	0.06	0.14	0.14	0.19
子宫颈	4 335	2.66	0.00	0.00	0.00	0.00	0.05	0.31	1.08	3.07	6.95	11.68	19.17	19.76
子宫体	1 715	1.05	0.00	0.00	0.00	0.00	0.00	0.04	0.28	0.59	1.23	2.70	4.80	9.06
子宫，部位不明	411	0.25	0.00	0.00	0.00	0.00	0.00	0.04	0.08	0.09	0.36	0.61	1.39	1.37
卵巢	1 742	1.07	0.00	0.00	0.00	0.24	0.45	0.65	0.72	1.02	1.65	3.45	5.32	7.34
其他女性生殖器	159	0.10	0.00	0.00	0.00	0.00	0.00	0.05	0.04	0.06	0.18	0.20	0.36	0.74
胎盘	12	0.01	0.00	0.00	0.00	0.00	0.00	0.04	0.08	0.00	0.03	0.03	0.05	0.02
阴茎	241	0.15	0.00	0.00	0.00	0.00	0.00	0.00	0.03	0.06	0.06	0.06	0.32	0.56
前列腺	4 017	2.47	0.00	0.00	0.00	0.00	0.05	0.00	0.00	0.03	0.00	0.09	0.36	1.11
睾丸	102	0.06	0.00	0.05	0.00	0.00	0.15	0.11	0.28	0.25	0.18	0.49	0.27	0.14
其他男性生殖器	48	0.03	0.00	0.00	0.00	0.05	0.10	0.00	0.06	0.06	0.00	0.03	0.02	0.07
肾	1 998	1.23	0.50	0.38	0.09	0.00	0.05	0.31	0.33	0.74	1.08	2.12	3.43	7.02
肾盂	216	0.13	0.00	0.00	0.00	0.00	0.00	0.00	0.00	0.00	0.00	0.09	0.23	0.42
输尿管	230	0.14	0.00	0.00	0.00	0.00	0.00	0.00	0.00	0.00	0.00	0.09	0.05	0.09
膀胱	3 277	2.01	0.00	0.00	0.00	0.00	0.15	0.00	0.30	0.40	0.45	1.51	2.57	4.10
其他泌尿器官	45	0.03	0.00	0.00	0.00	0.00	0.00	0.00	0.00	0.00	0.00	0.00	0.02	0.05
眼	65	0.04	0.50	0.44	0.00	0.00	0.00	0.00	0.03	0.00	0.03	0.03	0.05	0.07
脑、神经系统	3 671	2.26	1.26	1.64	1.28	1.58	1.29	1.11	2.18	2.32	3.87	4.32	6.66	9.59
甲状腺	5 498	3.38	0.00	0.00	0.00	0.10	0.64	5.05	9.97	14.32	17.92	17.83	17.60	22.95
肾上腺	126	0.08	0.00	0.22	0.00	0.00	0.00	0.04	0.06	0.09	0.18	0.17	0.20	0.28
其他内分泌腺	105	0.06	0.00	0.05	0.09	0.14	0.05	0.04	0.11	0.15	0.24	0.23	0.23	0.25
霍奇金淋巴瘤	133	0.08	0.00	0.00	0.00	0.05	0.15	0.31	0.25	0.03	0.21	0.06	0.18	0.28
非霍奇金淋巴瘤	2 733	1.68	0.00	0.44	0.31	0.58	0.69	0.57	1.19	1.02	1.83	2.20	4.05	5.51
免疫增生性疾病	60	0.04	0.00	0.00	0.00	0.00	0.00	0.00	0.03	0.00	0.03	0.03	0.02	0.05
多发性骨髓瘤	942	0.58	0.00	0.00	0.04	0.10	0.05	0.00	0.11	0.09	0.24	0.41	0.75	1.85
淋巴样白血病	780	0.48	2.02	2.89	1.68	1.01	0.59	0.69	0.80	0.90	0.66	0.49	0.80	1.51
髓样白血病	1 725	1.06	1.01	0.87	0.75	0.82	1.19	0.99	1.44	1.36	1.53	2.09	3.05	3.57
白血病，未特指	942	0.58	2.02	0.93	0.79	0.43	0.30	0.69	0.64	0.56	0.75	0.93	1.27	1.34
其他或未指明部位	1 769	1.09	0.50	0.44	0.09	0.19	0.20	0.15	0.50	0.56	0.78	1.36	1.80	3.38
所有部位合计	162 701	100.00	8.82	9.01	5.73	6.82	8.96	15.03	31.46	49.75	82.42	133.90	223.63	340.99
所有部位除外 C44	161 323	99.15	8.82	9.01	5.69	6.72	8.86	14.91	31.26	49.38	82.03	133.12	222.95	339.07

年龄组发病率 / (1/10万)							粗率/ (1/10万)	中标率/ (1/10万)	世标率/ (1/10万)	累积率 /%		截缩率 35—64岁/ (1/10万)	ICD-10
55—59岁	60—64岁	65—69岁	70—74岁	75—79岁	80—84岁	≥85岁				0—64岁	0—74岁		
0.34	0.12	0.46	0.86	1.83	1.37	1.64	0.22	0.09	0.09	0.00	0.01	0.08	C00
1.09	1.45	1.31	2.69	2.82	1.37	1.64	0.62	0.32	0.32	0.02	0.04	0.55	C01—C02
0.88	2.05	3.15	2.69	4.51	5.09	5.15	0.92	0.43	0.43	0.02	0.05	0.54	C03—C06
0.95	0.90	1.15	1.40	1.83	0.59	0.94	0.57	0.39	0.37	0.03	0.04	0.61	C07—C08
0.27	0.12	0.23	0.22	0.14	0.20	0.47	0.06	0.03	0.03	0.00	0.00	0.12	C09
0.00	0.12	0.23	0.11	0.14	0.20	0.47	0.06	0.03	0.03	0.00	0.00	0.04	C10
2.92	3.37	4.00	3.66	3.24	3.13	2.81	1.67	1.04	0.99	0.07	0.11	2.02	C11
0.07	0.18	0.00	0.11	0.28	0.20	0.00	0.05	0.02	0.02	0.00	0.00	0.06	C12—C13
0.00	0.36	0.31	0.00	0.28	0.39	0.94	0.09	0.04	0.05	0.00	0.00	0.05	C14
12.96	35.84	66.84	104.33	143.77	166.91	126.29	22.19	9.52	9.40	0.29	1.14	7.67	C15
27.06	44.15	81.05	107.78	145.03	157.52	126.06	27.80	13.38	13.04	0.60	1.54	16.86	C16
1.70	2.65	2.92	4.20	4.93	5.67	4.92	1.23	0.61	0.61	0.04	0.07	1.03	C17
20.48	28.37	40.34	48.72	61.73	79.25	60.45	15.06	7.56	7.38	0.41	0.86	11.86	C18
17.09	22.59	30.12	37.83	54.12	65.16	44.99	12.08	6.00	5.87	0.33	0.67	9.65	C19—C20
0.47	0.48	0.46	0.86	2.40	0.98	2.58	0.33	0.16	0.16	0.01	0.02	0.26	C21
22.32	28.79	40.49	53.24	73.57	95.29	88.80	16.53	7.92	7.83	0.42	0.89	12.05	C22
5.16	10.36	15.06	21.56	30.59	40.11	37.96	5.90	2.65	2.62	0.12	0.30	3.31	C23—C24
7.12	16.87	29.73	38.80	54.69	72.79	61.86	10.19	4.59	4.53	0.18	0.52	5.01	C25
0.47	0.42	0.85	0.97	1.41	0.39	0.94	0.33	0.19	0.18	0.01	0.02	0.31	C30—C31
0.54	0.30	0.61	0.86	1.27	1.37	0.94	0.24	0.12	0.12	0.01	0.02	0.17	C32
62.81	96.37	126.31	153.59	200.71	225.42	181.59	46.36	22.92	22.60	1.27	2.67	36.44	C33—C34
1.29	1.08	2.00	2.05	1.97	2.35	2.58	0.74	0.42	0.40	0.03	0.05	0.75	C37—C38
1.70	2.11	3.38	6.47	6.77	8.81	5.39	1.60	0.95	0.91	0.05	0.10	1.07	C40—C41
0.95	1.33	1.31	1.62	2.96	2.35	3.51	0.66	0.36	0.34	0.02	0.04	0.59	C43
1.90	3.19	5.76	9.70	14.24	24.85	37.49	3.07	1.30	1.28	0.05	0.13	1.35	C44
0.14	0.42	0.00	0.43	0.00	0.59	0.00	0.10	0.06	0.06	0.00	0.01	0.12	C45
0.00	0.12	0.08	0.00	0.00	0.20	0.47	0.03	0.02	0.01	0.00	0.00	0.02	C46
1.09	1.63	0.92	1.94	1.97	1.37	0.94	0.71	0.47	0.44	0.03	0.05	0.85	C47, C49
79.63	82.94	72.99	63.81	57.37	45.79	32.57	44.12	28.62	26.73	2.19	2.87	67.52	C50
0.81	0.78	1.61	1.29	1.55	2.74	1.64	0.50	0.27	0.26	0.02	0.03	0.42	C51
0.54	0.48	0.61	1.19	1.13	1.37	0.47	0.32	0.18	0.17	0.01	0.02	0.32	C52
31.68	29.39	25.58	23.60	22.55	23.48	16.40	18.46	12.15	11.22	0.93	1.17	28.91	C53
17.43	15.18	14.21	13.15	10.15	8.61	3.98	7.30	4.36	4.24	0.35	0.49	10.52	C54
3.32	3.61	2.84	3.34	4.23	4.70	4.69	1.75	1.01	0.97	0.07	0.11	2.25	C55
11.12	14.03	12.83	17.35	14.94	12.91	7.03	7.42	4.70	4.45	0.34	0.49	9.66	C56
1.02	1.63	1.38	1.40	1.69	0.98	0.23	0.68	0.42	0.40	0.03	0.04	0.87	C57
0.07	0.00	0.00	0.00	0.00	0.00	0.00	0.05	0.05	0.04	0.00	0.00	0.06	C58
—	—	—	—	—	—	—	—	—	—	—	—	—	C60
—	—	—	—	—	—	—	—	—	—	—	—	—	C61
—	—	—	—	—	—	—	—	—	—	—	—	—	C62
—	—	—	—	—	—	—	—	—	—	—	—	—	C63
4.68	5.78	8.14	8.30	6.91	9.00	6.09	3.03	1.70	1.70	0.11	0.20	3.14	C64
0.34	0.30	0.85	1.62	1.69	1.76	1.17	0.31	0.14	0.14	0.01	0.02	0.16	C65
0.41	0.30	0.85	1.51	2.96	2.74	1.87	0.35	0.15	0.14	0.01	0.02	0.12	C66
2.37	4.46	6.91	10.02	13.53	17.81	16.40	2.68	1.24	1.22	0.05	0.14	1.53	C67
0.00	0.00	0.08	0.32	0.28	0.39	0.47	0.05	0.02	0.02	0.00	0.01	0.02	C68
0.07	0.30	0.38	0.22	0.42	1.57	0.00	0.10	0.07	0.13	0.01	0.01	0.09	C69
14.04	15.60	20.97	21.56	25.23	23.29	15.46	8.44	5.24	5.15	0.34	0.55	8.64	C70—C72, D32—D33, D42—D43
27.74	21.44	17.44	10.45	7.61	6.65	3.98	18.05	14.74	12.76	1.06	1.20	28.18	C73
0.14	0.12	0.85	0.15	0.22	0.42	0.59	0.00	0.22	0.16	0.15	0.01	0.01	0.30	C74
0.54	0.30	0.15	0.22	0.42	0.59	0.00	0.22	0.16	0.15	0.01	0.01	0.30	C75
0.20	0.24	0.54	0.22	1.27	0.59	1.41	0.25	0.17	0.16	0.01	0.01	0.18	C81
6.51	9.16	13.14	15.41	20.58	16.83	13.59	4.90	2.77	2.69	0.16	0.30	4.19	C82—C86, C96
0.27	0.18	0.00	0.00	0.85	0.20	0.00	0.07	0.04	0.04	0.00	0.00	0.09	C88
2.71	4.28	7.07	5.60	8.88	4.89	2.11	1.76	0.90	0.90	0.05	0.11	1.35	C90
1.70	2.53	2.30	3.45	4.23	3.91	3.75	1.42	0.90	2.14	2.07	0.07	0.10	1.11	C91
1.70	2.53	2.30	3.45	4.23	3.91	3.75	1.42	2.14	2.07	0.13	0.21	3.11	C92—C94, D45—D47
3.80	5.84	7.07	8.51	9.44	10.57	4.69	1.77	1.06	1.07	0.06	0.10	1.28	C95
1.90	2.83	4.30	4.85	10.15	4.89	8.02	1.77	1.06	1.07	0.06	0.10	1.28	O&U
1.90	2.83	4.30	4.85	10.15	4.89	8.02	3.69	1.89	1.88	0.10	0.20	2.86	O&U
409.08	533.85	688.85	836.27	1 060.48	1 193.80	967.93	300.61	167.08	160.14	10.14	17.76	290.50	ALL
407.18	530.65	683.09	826.57	1 046.24	1 168.95	930.45	297.54	165.78	158.86	10.09	17.64	289.15	ALL exc. C44

附录二　江苏省城市肿瘤登记地区 2017 年恶性肿瘤发病情况

附表 2-1　江苏省城市肿瘤登记地区 2017 年男女合计恶性肿瘤发病主要指标

部位	病例数	构成比/%	年龄组发病率/（1/10万）											
			0岁	1—4岁	5—9岁	10—14岁	15—19岁	20—24岁	25—29岁	30—34岁	35—39岁	40—44岁	45—49岁	50—54岁
唇	40	0.06	0.00	0.00	0.00	0.00	0.00	0.00	0.00	0.08	0.07	0.00	0.06	0.00
舌	149	0.24	0.00	0.00	0.00	0.00	0.00	0.00	0.07	0.08	0.22	0.08	0.44	0.97
口	202	0.32	0.00	0.00	0.00	0.00	0.00	0.00	0.15	0.08	0.00	0.15	0.19	1.23
唾液腺	123	0.19	0.00	0.00	0.00	0.14	0.43	0.11	0.37	0.23	0.44	0.38	0.69	0.58
扁桃体	29	0.05	0.00	0.00	0.00	0.00	0.00	0.00	0.00	0.00	0.07	0.15	0.31	0.13
其他口咽	24	0.04	0.00	0.00	0.00	0.14	0.00	0.00	0.00	0.00	0.07	0.15	0.06	0.13
鼻咽	532	0.84	0.00	0.00	0.00	0.00	0.00	0.42	0.51	0.99	1.62	2.61	3.83	4.91
喉咽	75	0.12	0.00	0.00	0.00	0.00	0.00	0.00	0.00	0.00	0.00	0.00	0.13	0.84
咽，部位不明	30	0.05	0.00	0.14	0.00	0.14	0.00	0.00	0.00	0.00	0.00	0.00	0.25	0.00
食管	4 653	7.37	0.00	0.00	0.00	0.00	0.00	0.00	0.07	0.30	0.30	0.92	3.14	12.78
胃	8 023	12.71	0.00	0.00	0.00	0.00	0.00	0.21	1.75	2.58	3.91	8.13	16.21	33.95
小肠	295	0.47	0.00	0.00	0.00	0.00	0.00	0.00	0.22	0.15	0.22	0.84	1.19	2.32
结肠	3 819	6.05	0.00	0.00	0.00	0.41	0.00	0.42	1.46	1.37	4.65	6.29	10.49	18.39
直肠	2 793	4.42	0.00	0.00	0.00	0.00	0.00	0.21	0.80	1.14	2.73	3.60	9.30	15.94
肛门	89	0.14	0.00	0.00	0.00	0.00	0.00	0.00	0.08	0.30	0.08	0.00	0.25	0.52
肝脏	4 633	7.34	1.75	0.27	0.00	0.00	0.28	0.42	0.88	1.90	5.09	10.05	24.70	33.56
胆囊及其他	1 017	1.61	0.00	0.00	0.00	0.00	0.00	0.00	0.07	0.15	0.66	0.61	2.39	3.61
胰腺	2 119	3.36	0.00	0.00	0.00	0.27	0.00	0.00	0.22	0.38	1.18	1.69	3.96	8.39
鼻、鼻窦及其他	67	0.11	0.00	0.00	0.00	0.00	0.00	0.00	0.23	0.30	0.15	0.00	0.19	0.77
喉	292	0.46	0.00	0.00	0.00	0.00	0.00	0.00	0.07	0.00	0.07	0.23	0.44	2.32
气管、支气管、肺	12 099	19.17	0.00	0.00	0.00	0.00	0.43	0.42	1.32	3.64	6.94	15.11	25.26	56.15
其他胸腔器官	203	0.32	0.00	0.00	0.00	0.12	0.00	0.21	0.15	0.23	0.74	0.54	1.13	1.68
骨	300	0.48	0.00	0.14	0.00	1.10	0.85	0.11	0.29	0.30	0.37	0.46	1.01	0.71
皮肤黑色素瘤	127	0.20	0.00	0.00	0.23	0.14	0.00	0.11	0.07	0.08	0.30	0.46	0.44	0.71
皮肤其他	517	0.82	0.00	0.00	0.12	0.14	0.00	0.00	0.37	0.46	0.44	0.61	1.13	2.26
间皮瘤	20	0.03	0.00	0.00	0.00	0.00	0.00	0.00	0.07	0.00	0.00	0.23	0.06	0.26
卡波西肉瘤	13	0.02	0.00	0.00	0.00	0.14	0.00	0.00	0.00	0.00	0.00	0.00	0.00	0.19
周围神经、其他结缔组织、软组织	122	0.19	0.00	0.00	0.00	0.14	0.00	0.21	0.37	0.30	0.37	0.77	0.50	0.52
乳房	4 662	7.38	0.00	0.00	0.00	0.00	0.00	0.42	3.36	9.18	18.08	33.74	49.39	51.25
外阴	42	0.07	0.00	0.00	0.00	0.00	0.00	0.00	0.15	0.07	0.00	0.15	0.19	0.13
阴道	32	0.05	0.00	0.00	0.00	0.00	0.00	0.00	0.00	0.07	0.00	0.15	0.13	0.32
子宫颈	1 555	2.46	0.00	0.00	0.00	0.00	0.00	0.11	0.95	2.73	8.12	13.19	20.11	20.14
子宫体	707	1.12	0.00	0.00	0.00	0.00	0.00	0.11	0.22	0.83	1.33	3.14	4.96	10.13
子宫，部位不明	123	0.19	0.00	0.00	0.00	0.00	0.00	0.00	0.15	0.08	0.15	0.38	1.26	0.77
卵巢	721	1.14	0.00	0.00	0.00	0.27	0.71	0.63	0.80	1.14	1.77	4.37	4.78	8.71
其他女性生殖器	55	0.09	0.00	0.00	0.00	0.00	0.00	0.00	0.00	0.07	0.00	0.15	0.25	0.90
胎盘	4	0.01	0.00	0.00	0.00	0.00	0.00	0.00	0.00	0.07	0.00	0.00	0.06	0.06
阴茎	77	0.12	0.00	0.00	0.00	0.00	0.00	0.00	0.15	0.07	0.00	0.08	0.19	0.39
前列腺	1 909	3.02	0.00	0.00	0.00	0.14	0.00	0.00	0.00	0.00	0.00	0.00	0.50	1.42
睾丸	60	0.10	0.00	0.14	0.00	0.28	0.11	0.58	0.53	0.22	0.77	0.50	0.19	
其他男性生殖器	26	0.04	0.00	0.00	0.00	0.14	0.00	0.00	0.00	0.00	0.00	0.00	0.06	0.13
肾	1 015	1.61	1.17	0.00	0.23	0.00	0.00	0.32	0.44	1.14	1.62	3.07	4.15	9.42
肾盂	104	0.16	0.00	0.00	0.00	0.00	0.00	0.00	0.00	0.00	0.00	0.08	0.31	0.65
输尿管	111	0.18	0.00	0.00	0.00	0.00	0.00	0.00	0.00	0.00	0.00	0.23	0.06	0.19
膀胱	1 322	2.09	0.00	0.00	0.00	0.28	0.00	0.00	0.29	0.38	0.59	1.61	2.89	5.36
其他泌尿器官	31	0.05	0.00	0.00	0.00	0.00	0.00	0.00	0.00	0.00	0.00	0.00	0.06	0.06
眼	24	0.04	0.58	0.81	0.00	0.00	0.00	0.00	0.00	0.00	0.00	0.00	0.06	0.13
脑、神经系统	1 449	2.30	1.17	1.63	1.50	2.20	1.14	1.05	2.92	2.66	5.02	4.37	7.48	10.33
甲状腺	2 766	4.38	0.00	0.00	0.00	0.00	1.00	7.69	15.43	20.26	24.87	25.08	23.75	29.75
肾上腺	51	0.08	0.00	0.27	0.00	0.00	0.00	0.00	0.07	0.08	0.15	0.08	0.19	0.39
其他内分泌腺	35	0.06	0.00	0.00	0.12	0.00	0.00	0.00	0.00	0.08	0.30	0.31	0.25	0.13
霍奇金淋巴瘤	58	0.09	0.00	0.00	0.00	0.00	0.00	0.43	0.53	0.58	0.00	0.22	0.38	0.32
非霍奇金淋巴瘤	1 029	1.63	0.00	0.14	0.35	0.69	1.14	0.63	1.46	0.99	1.62	1.99	4.40	5.62
免疫增生性疾病	27	0.04	0.00	0.00	0.00	0.00	0.00	0.00	0.00	0.07	0.00	0.15	0.15	0.06
多发性骨髓瘤	387	0.61	0.00	0.00	0.00	0.00	0.14	0.00	0.07	0.23	0.15	0.15	0.63	2.52
淋巴样白血病	313	0.50	2.34	4.07	1.96	1.51	0.57	0.53	0.88	1.21	0.59	0.77	0.50	1.29
髓样白血病	762	1.21	1.75	0.54	0.81	1.37	1.14	0.95	1.17	1.82	1.48	2.45	3.71	4.71
白血病，未特指	327	0.52	1.17	0.95	0.58	0.27	0.14	0.74	0.80	0.30	0.81	0.54	1.32	1.55
其他或未指明部位	939	1.49	1.17	1.09	0.23	0.41	0.28	0.21	0.58	0.76	0.96	2.38	2.51	4.65
所有部位合计	63 128	100.00	11.11	10.18	6.22	9.20	10.12	16.95	40.14	59.42	99.47	153.52	242.76	375.51
所有部位除外 C44	62 611	99.18	11.11	10.18	6.10	9.06	10.12	16.85	39.77	58.97	99.03	152.90	241.63	373.25

年龄组发病率 / (1/10 万)							粗率 / (1/10 万)	中标率 / (1/10 万)	世标率 / (1/10 万)	累积率 /%		截缩率 35—64 岁 / (1/10 万)	ICD-10
55—59 岁	60—64 岁	65—69 岁	70—74 岁	75—79 岁	80—84 岁	≥ 85 岁				0—64 岁	0—74 岁		
0.37	0.16	0.21	1.70	1.86	1.20	1.95	0.23	0.12	0.11	0.00	0.01	0.09	C00
2.10	2.40	2.10	3.70	1.65	2.99	2.34	0.84	0.46	0.46	0.03	0.06	0.88	C01—C02
1.37	2.80	3.68	4.47	5.77	5.68	5.46	1.14	0.58	0.58	0.03	0.07	0.80	C03—C06
0.82	1.44	2.00	2.47	2.27	1.20	0.78	0.70	0.48	0.45	0.03	0.05	0.68	C07—C08
0.55	0.32	0.21	0.62	0.41	0.30	0.00	0.16	0.10	0.10	0.01	0.01	0.24	C09
0.09	0.40	0.53	0.31	0.62	0.00	0.39	0.14	0.09	0.09	0.01	0.01	0.14	C10
5.49	7.35	7.26	6.48	5.57	4.19	4.29	3.01	1.91	1.82	0.14	0.21	4.01	C12—C13
0.91	1.12	0.84	1.70	2.47	1.50	0.00	0.42	0.22	0.22	0.01	0.03	0.42	C14
0.09	0.40	0.53	0.15	0.82	1.79	0.78	0.17	0.09	0.10	0.00	0.01	0.11	C15
28.34	60.15	93.17	130.29	149.11	168.05	118.86	26.34	12.73	12.79	0.53	1.65	14.32	C16
54.22	93.06	151.95	206.61	242.12	248.49	183.95	45.42	23.11	22.87	1.07	2.86	29.95	C17
1.65	3.43	4.73	4.93	7.63	8.07	7.40	1.67	0.90	0.88	0.05	0.10	1.47	C18
31.54	44.01	67.40	84.80	97.14	117.22	88.47	21.62	11.40	11.22	0.60	1.36	16.86	C19—C20
22.58	32.51	44.80	66.76	73.63	77.45	61.19	15.81	8.34	8.20	0.44	1.00	12.71	C21
0.82	0.96	1.47	1.54	3.30	1.50	1.95	0.50	0.28	0.26	0.01	0.03	0.43	C22
41.97	56.31	68.03	84.03	94.66	114.53	106.78	26.23	14.26	14.09	0.88	1.64	25.80	C23—C24
6.58	11.10	18.19	22.51	32.17	35.58	38.19	5.76	2.82	2.81	0.13	0.33	3.57	C25
12.98	24.68	34.17	47.34	62.08	87.62	78.33	12.00	5.86	5.82	0.27	0.68	7.53	C30—C31
0.64	0.96	0.95	1.08	1.24	0.30	0.39	0.38	0.24	0.22	0.02	0.03	0.45	C32
3.20	3.99	5.57	7.25	7.84	4.19	2.73	1.65	0.87	0.88	0.05	0.12	1.45	C33—C34
92.25	159.83	215.56	287.56	349.78	349.56	262.28	68.50	35.10	34.90	1.81	4.32	50.74	C37—C38
2.10	1.76	2.42	3.08	3.71	5.38	3.90	1.15	0.69	0.65	0.04	0.07	1.23	C40—C41
2.29	3.12	3.68	7.09	7.84	11.36	6.63	1.70	1.06	1.02	0.05	0.11	1.17	C43
0.64	1.20	1.79	2.00	3.51	3.29	5.07	0.72	0.41	0.41	0.02	0.04	0.58	C44
2.56	4.15	6.62	11.56	15.67	20.33	28.84	2.93	1.47	1.43	0.06	0.15	1.65	C45
0.09	0.40	0.00	0.46	0.00	0.30	0.39	0.11	0.07	0.07	0.01	0.01	0.16	C46
0.00	0.08	0.21	0.31	0.41	0.30	0.39	0.07	0.05	0.05	0.00	0.00	0.04	C47, C49
1.46	1.52	0.63	1.70	2.68	2.69	1.95	0.69	0.45	0.42	0.03	0.04	0.78	C50
45.35	51.36	44.37	39.16	46.61	33.79	28.06	26.39	17.46	16.25	1.31	1.73	40.33	C51
0.27	0.48	0.74	0.46	0.82	2.39	0.39	0.24	0.14	0.12	0.01	0.01	0.20	C52
0.37	0.32	0.53	0.31	0.62	0.60	0.78	0.24	0.18	0.18	0.01	0.01	0.21	C52
15.91	12.22	11.15	8.79	9.28	9.57	9.35	8.80	6.07	5.56	0.47	0.57	14.89	C53
9.14	8.31	8.52	8.33	6.19	6.58	2.34	4.00	2.45	2.38	0.19	0.28	5.71	C54
1.55	1.84	0.95	1.23	1.86	2.99	1.95	0.70	0.41	0.39	0.03	0.04	0.91	C55
6.03	8.15	7.05	10.18	9.49	8.97	5.07	4.08	2.64	2.51	0.19	0.27	5.35	C56
0.18	1.04	1.05	0.62	1.03	0.00	0.00	0.31	0.18	0.18	0.01	0.02	0.40	C57
0.00	0.00	0.00	0.00	0.00	0.00	0.00	0.02	0.02	0.02	0.00	0.00	0.04	C58
1.01	0.72	1.37	1.39	1.86	3.59	0.39	0.44	0.24	0.23	0.01	0.03	0.35	C60
4.75	14.70	31.44	57.36	92.19	95.39	79.89	10.81	4.90	4.78	0.11	0.55	2.84	C61
0.27	0.24	0.32	0.62	0.62	0.00	0.39	0.34	0.31	0.28	0.02	0.02	0.39	C62
0.00	0.08	0.53	0.77	1.03	1.20	0.39	0.14	0.09	0.09	0.01	0.01	0.04	C63
9.42	14.78	16.93	17.73	14.64	17.04	8.18	5.75	3.33	3.28	0.22	0.40	6.35	C64
0.27	0.88	2.10	3.55	2.68	3.59	2.34	0.59	0.30	0.29	0.01	0.04	0.33	C65
0.73	0.88	1.58	2.31	5.16	6.58	3.12	0.63	0.30	0.29	0.01	0.03	0.30	C66
9.14	14.70	22.92	29.91	39.18	45.75	44.43	7.48	3.75	3.73	0.18	0.44	4.93	C67
0.18	0.16	0.42	1.08	0.82	2.09	1.56	0.18	0.08	0.08	0.00	0.01	0.05	C68
0.00	0.32	0.21	0.46	0.21	0.90	0.39	0.14	0.09	0.14	0.01	0.01		C69
11.52	15.50	21.66	22.82	22.69	21.83	20.27	8.20	5.43	5.26	0.34	0.56	8.42	C70—C72, D32—D33, 9D42—D43
21.49	17.49	14.20	8.63	5.98	6.88	3.12	15.66	13.27	11.33	0.93	1.05	24.09	C73
0.55	0.72	0.63	0.77	1.24	0.90	0.00	0.29	0.18	0.18	0.01	0.02	0.31	C74
0.37	0.16	0.42	0.62	0.62	0.30	0.00	0.33	0.26	0.25	0.01	0.01	0.25	C75
0.18	0.08	0.84	0.31	1.03	1.50	1.95	0.33	0.26	0.25	0.01	0.02	0.20	C81
8.59	10.62	16.82	20.20	23.92	23.62	21.43	5.83	3.44	3.34	0.19	0.38	4.94	C82—C86, C96
0.18	0.56	0.32	1.08	0.82	0.60	0.39	0.15	0.08	0.08	0.00	0.01	0.11	C88
2.93	5.11	7.68	7.71	13.20	10.47	4.29	2.19	1.14	1.13	0.06	0.14	1.62	C90
2.29	1.92	3.15	4.32	6.39	4.78	5.46	1.77	1.46	1.66	0.09	0.13	1.11	C91
3.57	7.99	11.57	14.49	16.91	14.35	9.35	4.31	2.85	2.76	0.16	0.29	3.73	C92—C94, D45—D47
2.29	3.04	4.00	5.55	9.90	6.88	6.63	1.85	1.18	1.20	0.07	0.11	4.11	C95
2.29	3.04	4.00	5.55	9.90	6.88	6.63	5.32	2.90	2.90	0.16	0.31	4.11	O&U
7.04	10.22	13.25	17.27	26.40	32.59	25.72	357.41	199.33	193.83	11.16	22.49	312.32	ALL
483.30	724.16	985.39	1 280.53	1 539.34	1 640.77	1 301.26	354.48	197.86	192.40	11.09	22.33	310.67	ALL exc. C44
480.74	720.00	978.77	1 268.96	1 523.67	1 620.44	1 272.42							

附表 2-2　江苏省城市肿瘤登记地区 2017 年男性恶性肿瘤发病主要指标

部位	病例数	构成比 /%	年龄组发病率 /（1/10 万）											
			0 岁	1—4 岁	5—9 岁	10—14 岁	15—19 岁	20—24 岁	25—29 岁	30—34 岁	35—39 岁	40—44 岁	45—49 岁	50—54 岁
唇	20	0.06	0.00	0.00	0.00	0.00	0.00	0.00	0.00	0.16	0.15	0.00	0.13	0.00
舌	79	0.23	0.00	0.00	0.00	0.00	0.00	0.00	0.15	0.16	0.30	0.16	0.64	1.16
口	126	0.36	0.00	0.00	0.00	0.00	0.00	0.00	0.30	0.00	0.00	0.31	0.00	1.94
唾液腺	68	0.20	0.00	0.00	0.00	0.00	0.27	0.00	0.30	0.32	0.45	0.47	0.89	0.52
扁桃体	20	0.06	0.00	0.00	0.00	0.00	0.00	0.00	0.00	0.00	0.00	0.16	0.38	0.26
其他口咽	22	0.06	0.00	0.00	0.00	0.00	0.27	0.00	0.00	0.00	0.15	0.31	0.13	0.26
鼻咽	376	1.08	0.00	0.00	0.00	0.00	0.00	0.61	0.44	1.26	2.40	3.61	5.49	7.23
喉咽	73	0.21	0.00	0.00	0.00	0.00	0.00	0.00	0.00	0.00	0.00	0.00	0.26	1.68
咽，部位不明	23	0.07	0.00	0.00	0.00	0.00	0.00	0.00	0.00	0.00	0.00	0.00	0.51	0.00
食管	3 184	9.13	0.00	0.00	0.00	0.00	0.00	0.00	0.00	0.16	0.45	1.26	5.23	21.05
胃	5 518	15.83	0.00	0.00	0.00	0.00	0.00	0.20	1.48	3.31	4.21	8.94	19.52	44.54
小肠	173	0.50	0.00	0.00	0.00	0.00	0.00	0.00	0.30	0.16	0.30	1.26	1.15	2.84
结肠	2 129	6.11	0.00	0.00	0.00	0.52	0.00	0.61	1.48	1.26	4.06	6.43	10.21	18.59
直肠	1 732	4.97	0.00	0.00	0.00	0.00	0.00	0.41	1.18	1.42	3.45	4.71	10.85	19.37
肛门	51	0.15	0.00	0.00	0.00	0.00	0.00	0.00	0.00	0.00	0.30	0.16	0.26	0.52
肝脏	3 309	9.49	2.24	0.51	0.00	0.00	0.27	0.41	1.18	3.47	9.16	16.79	40.58	56.68
胆囊及其他	449	1.29	0.00	0.00	0.00	0.00	0.00	0.00	0.00	0.32	0.60	0.47	2.04	3.10
胰腺	1 190	3.41	0.00	0.00	0.00	0.26	0.00	0.00	0.00	0.16	1.05	2.20	5.23	11.36
鼻、鼻窦及其他	40	0.11	0.00	0.00	0.00	0.00	0.00	0.00	0.00	0.16	0.30	0.16	0.13	0.77
喉	267	0.77	0.00	0.00	0.00	0.00	0.00	0.00	0.00	0.00	0.15	0.47	0.77	4.65
气管、支气管、肺	7 752	22.24	0.00	0.00	0.00	0.00	0.27	0.41	1.18	3.00	4.96	11.77	23.10	57.59
其他胸腔器官	124	0.36	0.00	0.00	0.00	0.00	0.00	0.41	0.30	0.47	1.20	0.31	1.15	2.19
骨	175	0.50	0.00	0.26	0.00	1.55	1.08	0.20	0.59	0.32	0.15	0.63	1.28	0.90
皮肤黑色素瘤	58	0.17	0.00	0.00	0.22	0.26	0.00	0.00	0.00	0.00	0.30	0.63	0.51	0.39
皮肤其他	267	0.77	0.00	0.00	0.22	0.00	0.00	0.00	0.44	0.63	0.30	0.63	1.28	2.71
间皮瘤	8	0.02	0.00	0.00	0.00	0.00	0.00	0.00	0.00	0.00	0.00	0.16	0.13	0.39
卡波西肉瘤	9	0.03	0.00	0.00	0.00	0.00	0.27	0.00	0.00	0.00	0.00	0.00	0.00	0.39
周围神经、其他结缔组织、软组织	62	0.18	0.00	0.00	0.00	0.00	0.27	0.00	0.15	0.16	0.30	0.78	0.89	0.77
乳房	69	0.20	0.00	0.00	0.00	0.00	0.00	0.00	0.00	0.32	0.30	1.10	1.02	1.68
外阴	—	—	—	—	—	—	—	—	—	—	—	—	—	—
阴道	—	—	—	—	—	—	—	—	—	—	—	—	—	—
子宫颈	—	—	—	—	—	—	—	—	—	—	—	—	—	—
子宫体	—	—	—	—	—	—	—	—	—	—	—	—	—	—
子宫，部位不明	—	—	—	—	—	—	—	—	—	—	—	—	—	—
卵巢	—	—	—	—	—	—	—	—	—	—	—	—	—	—
其他女性生殖器	—	—	—	—	—	—	—	—	—	—	—	—	—	—
胎盘	—	—	—	—	—	—	—	—	—	—	—	—	—	—
阴茎	77	0.22	0.00	0.00	0.00	0.00	0.00	0.00	0.00	0.32	0.15	0.16	0.38	0.77
前列腺	1 909	5.48	0.00	0.00	0.00	0.00	0.27	0.00	0.00	0.00	0.00	0.00	1.02	2.84
睾丸	60	0.17	0.00	0.26	0.00	0.00	0.54	0.20	1.18	1.10	0.45	1.57	1.02	0.39
其他男性生殖器	26	0.07	0.00	0.00	0.26	0.00	0.27	0.00	0.00	0.00	0.00	0.00	0.13	0.26
肾	657	1.88	0.00	0.00	0.43	0.00	0.00	0.61	0.74	1.26	2.55	5.18	4.72	11.10
肾盂	72	0.21	0.00	0.00	0.00	0.00	0.00	0.00	0.00	0.00	0.00	0.16	0.38	1.03
输尿管	69	0.20	0.00	0.00	0.00	0.00	0.00	0.00	0.00	0.00	0.00	0.00	0.00	0.13
膀胱	1 079	3.10	0.00	0.00	0.00	0.00	0.27	0.00	0.44	0.79	1.05	2.51	4.72	8.39
其他泌尿器官	24	0.07	0.00	0.00	0.00	0.00	0.00	0.00	0.00	0.00	0.00	0.00	0.00	0.13
眼	10	0.03	1.12	0.77	0.00	0.00	0.00	0.00	0.00	0.00	0.00	0.00	0.00	0.00
脑、神经系统	645	1.85	1.12	1.54	2.16	2.07	0.81	1.22	2.96	3.00	4.66	4.39	6.00	8.91
甲状腺	693	1.99	0.00	0.00	0.00	0.00	1.62	3.46	8.73	12.62	14.72	13.81	9.31	12.65
肾上腺	30	0.09	0.00	0.51	0.00	0.00	0.00	0.00	0.00	0.16	0.30	0.00	0.26	0.26
其他内分泌腺	20	0.06	0.00	0.00	0.22	0.26	0.00	0.00	0.00	0.16	0.15	0.47	0.13	0.26
霍奇金淋巴瘤	33	0.09	0.00	0.00	0.00	0.00	0.54	0.20	0.74	0.00	0.15	0.00	0.38	0.39
非霍奇金淋巴瘤	596	1.71	0.00	0.26	0.65	1.03	1.08	1.63	0.79	1.65	2.35	4.72	7.36
免疫增生性疾病	21	0.06	0.00	0.00	0.00	0.00	0.00	0.00	0.00	0.00	0.00	0.00	0.00	0.13
多发性骨髓瘤	227	0.65	0.00	0.00	0.00	0.00	0.27	0.00	0.15	0.32	0.15	0.31	0.64	3.10
淋巴样白血病	162	0.46	1.12	5.40	1.95	2.58	0.81	0.61	0.74	0.95	0.60	0.78	0.51	1.68
髓样白血病	419	1.20	2.24	0.26	0.87	0.26	1.89	1.02	1.48	2.68	1.50	2.51	3.57	5.04
白血病，未特指	183	0.53	2.24	1.03	0.87	0.52	0.00	0.61	0.89	0.32	1.20	0.63	1.15	1.42
其他或未指明部位	471	1.35	1.12	0.77	0.22	0.52	0.27	0.00	0.44	0.79	0.90	1.57	2.55	3.74
所有部位合计	34 856	100.00	11.20	11.56	7.79	10.07	11.34	12.61	29.58	42.44	65.19	100.72	175.32	333.51
所有部位除外 C44	34 589	99.23	11.20	11.56	7.57	10.07	11.34	12.40	29.14	41.80	64.89	100.09	174.05	330.79

年龄组发病率 /（1/10万）							粗率/（1/10万）	中标率/（1/10万）	世标率/（1/10万）	累积率 /%		截缩率 35—64岁/（1/10万）	ICD-10
55—59岁	60—64岁	65—69岁	70—74岁	75—79岁	80—84岁	≥85岁				0—64岁	0—74岁		
0.54	0.16	0.21	2.19	0.44	1.38	2.10	0.23	0.14	0.13	0.01	0.02	0.14	C00
2.52	2.54	1.90	2.81	0.87	4.82	3.15	0.90	0.51	0.51	0.04	0.06	1.05	C01—C02
2.16	3.33	4.85	6.56	6.96	5.51	6.29	1.43	0.76	0.76	0.04	0.10	1.08	C03—C06
0.90	1.43	2.32	3.75	2.18	2.76	0.00	0.77	0.51	0.47	0.03	0.06	0.74	C07—C08
0.54	0.48	0.42	1.25	0.44	0.69	0.00	0.23	0.13	0.13	0.01	0.02	0.28	C09
0.18	0.79	0.84	0.31	1.31	0.00	1.05	0.25	0.16	0.16	0.01	0.02	0.28	C10
8.29	10.48	10.95	7.81	8.27	8.27	4.20	4.27	2.71	2.59	0.20	0.29	5.81	C11
1.80	2.06	1.69	3.44	4.79	3.45	1.05	0.26	0.14	0.13	0.01	0.01	0.20	C12—C13
0.18	0.64	1.05	0.31	1.31	2.76	2.10	0.26	0.14	0.13	0.01	0.01	0.20	C14
45.21	90.98	132.72	182.77	194.11	221.17	169.92	36.13	18.24	18.46	0.82	2.40	22.31	C15
76.37	139.25	217.20	309.92	346.87	357.60	275.86	62.62	32.68	32.50	1.49	4.12	41.33	C16
2.16	3.49	6.11	5.62	8.27	13.09	10.49	1.96	1.08	1.06	0.06	0.12	1.71	C17
35.48	53.51	79.63	106.53	118.38	133.67	99.65	24.16	13.03	12.89	0.66	1.59	18.49	C18
27.20	42.55	60.46	86.85	95.75	97.15	83.91	19.66	10.68	10.52	0.56	1.29	15.80	C19—C20
0.90	1.27	2.53	1.87	3.48	2.07	0.00	0.58	0.32	0.31	0.02	0.04	0.50	C21
65.20	86.06	96.27	117.78	120.99	143.31	129.01	37.55	21.48	21.15	1.40	2.47	41.54	C22
6.48	10.96	17.06	21.87	28.72	31.01	34.61	5.10	2.63	2.62	0.12	0.31	3.35	C23—C24
18.37	31.44	37.92	54.36	70.07	99.22	82.86	13.50	6.94	6.94	0.35	0.81	9.90	C25
0.90	1.43	1.26	1.25	1.74	2.76	0.00	0.45	0.27	0.26	0.02	0.03	0.54	C30—C31
5.22	7.62	10.32	13.75	15.23	8.27	4.20	3.03	1.62	1.63	0.09	0.21	2.68	C32
107.89	213.72	289.67	422.70	511.82	519.51	402.78	87.98	45.40	45.34	2.12	5.68	58.49	C33—C34
2.34	2.22	2.95	5.00	5.22	5.51	4.20	1.41	0.89	0.83	0.05	0.09	1.46	C37—C38
3.06	3.49	3.79	8.12	8.70	14.47	11.54	1.99	1.30	1.27	0.07	0.13	1.39	C40—C41
0.36	0.48	1.90	2.50	4.79	2.76	5.24	0.66	0.41	0.40	0.02	0.04	1.91	C43
3.06	5.08	7.58	12.50	19.15	18.60	26.22	3.03	1.63	1.60	0.07	0.13	0.45	C44
0.00	0.16	0.00	0.31	0.00	0.00	1.05	0.09	0.05	0.05	0.00	0.01	0.14	C45
0.00	0.00	0.21	0.62	0.00	0.87	0.00	0.10	0.07	0.07	0.00	0.01	0.06	C46
1.44	1.11	0.84	1.56	3.05	3.45	3.15	0.70	0.45	0.43	0.03	0.04	0.84	C47, C49
1.44	1.11	1.26	1.56	2.61	2.07	2.10	0.78	0.50	0.47	0.03	0.05	1.07	C50
—	—	—	—	—	—	—	—	—	—	—	—	—	C51
—	—	—	—	—	—	—	—	—	—	—	—	—	C52
—	—	—	—	—	—	—	—	—	—	—	—	—	C53
—	—	—	—	—	—	—	—	—	—	—	—	—	C54
—	—	—	—	—	—	—	—	—	—	—	—	—	C55
—	—	—	—	—	—	—	—	—	—	—	—	—	C56
—	—	—	—	—	—	—	—	—	—	—	—	—	C57
—	—	—	—	—	—	—	—	—	—	—	—	—	C58
1.98	1.43	2.74	2.81	3.92	8.27	1.05	0.87	0.48	0.46	0.03	0.05	0.70	C60
9.37	29.22	62.99	116.22	194.54	219.79	215.02	21.66	10.32	10.10	0.21	1.11	5.63	C61
0.54	0.48	0.63	1.25	1.31	0.00	1.05	0.68	0.63	0.56	0.04	0.05	0.78	C62
0.00	0.16	1.05	1.56	2.18	2.76	1.05	0.30	0.19	0.18	0.01	0.02	0.09	C63
11.89	21.75	21.91	21.56	20.89	22.74	9.44	7.46	4.41	4.33	0.30	0.52	8.54	C64
0.54	1.59	2.95	4.69	3.48	4.13	4.20	0.78	0.43	0.43	0.01	0.04	0.41	C65
0.90	1.43	2.32	2.50	5.66	8.96	6.29	0.78	0.39	0.38	0.02	0.04	0.41	C66
15.49	24.13	37.50	51.86	68.76	84.75	86.01	12.25	6.36	6.31	0.29	0.74	8.07	C67
0.36	0.32	0.63	1.87	1.31	3.45	2.10	0.27	0.13	0.13	0.00	0.02	0.11	C68
0.00	0.32	0.21	0.62	0.44	0.00	0.00	0.11	0.08	0.14	0.01	0.01	0.04	C69
8.83	15.72	20.01	17.50	18.28	22.74	24.12	7.32	4.99	4.86	0.31	0.50	7.52	C70—C72, D32—D33, D42—D43
9.73	9.53	5.06	5.00	4.79	6.20	0.00	7.86	7.03	5.88	0.48	0.53	11.85	C73
0.72	1.11	0.63	1.25	1.31	0.00	0.00	0.34	0.22	0.24	0.01	0.03	0.39	C74
0.18	0.32	0.63	0.94	0.44	0.00	0.00	0.23	0.17	0.17	0.01	0.02	0.25	C75
0.18	0.16	1.05	0.62	1.31	2.76	2.10	0.37	0.23	0.22	0.01	0.04	0.21	C81
10.81	13.66	19.80	21.56	27.85	29.63	28.32	6.76	4.06	4.00	0.23	0.44	6.03	C82—C86, C96
0.18	0.79	0.63	2.19	0.44	1.38	1.05	0.24	0.12	0.12	0.01	0.02	0.15	C88
3.24	5.66	8.22	10.31	13.93	16.54	10.49	2.58	1.37	1.36	0.07	0.16	1.85	C90
1.98	1.75	2.74	4.37	6.09	5.51	7.34	1.84	1.60	1.85	0.10	0.13	1.12	C91
3.96	8.42	14.33	15.00	22.63	16.54	12.59	4.76	3.15	3.02	0.17	0.32	3.88	C92—C94, D45—D47
2.88	3.65	4.63	6.25	9.57	11.71	8.39	2.08	1.36	1.40	0.08	0.13	1.65	C95
8.65	10.48	13.90	18.43	28.72	34.45	36.71	5.35	2.96	2.96	0.15	0.32	4.04	O&U
512.59	869.80	1 218.49	1 694.25	2 024.21	2 204.83	1 822.99	395.57	215.92	213.27	10.91	25.48	298.21	ALL
509.53	864.72	1 210.91	1 681.75	2 005.06	2 186.23	1 796.77	392.54	214.29	211.67	10.84	25.30	296.30	ALL exc. C44

附表 2-3　江苏省城市肿瘤登记地区 2017 年女性恶性肿瘤发病主要指标

部位	病例数	构成比/%	年龄组发病率/（1/10 万）											
			0 岁	1—4 岁	5—9 岁	10—14 岁	15—19 岁	20—24 岁	25—29 岁	30—34 岁	35—39 岁	40—44 岁	45—49 岁	50—54 岁
唇	20	0.07	0.00	0.00	0.00	0.00	0.00	0.00	0.00	0.00	0.00	0.00	0.00	0.00
舌	70	0.25	0.00	0.00	0.00	0.00	0.00	0.00	0.00	0.00	0.15	0.00	0.25	0.77
口	76	0.27	0.00	0.00	0.00	0.00	0.00	0.00	0.15	0.00	0.00	0.00	0.37	0.52
唾液腺	55	0.19	0.00	0.00	0.00	0.29	0.60	0.22	0.43	0.15	0.44	0.30	0.50	0.65
扁桃体	9	0.03	0.00	0.00	0.00	0.00	0.00	0.00	0.00	0.00	0.15	0.15	0.25	0.00
其他口咽	2	0.01	0.00	0.00	0.00	0.00	0.00	0.00	0.00	0.00	0.00	0.00	0.00	0.00
鼻咽	156	0.55	0.00	0.00	0.00	0.00	0.00	0.22	0.58	0.73	0.87	1.65	2.23	2.58
喉咽	2	0.01	0.00	0.00	0.00	0.00	0.00	0.00	0.00	0.00	0.00	0.00	0.00	0.00
咽，部位不明	7	0.02	0.00	0.29	0.00	0.00	0.30	0.00	0.00	0.00	0.00	0.00	0.00	0.00
食管	1 469	5.20	0.00	0.00	0.00	0.00	0.00	0.00	0.14	0.44	0.15	0.60	1.11	4.52
胃	2 505	8.86	0.00	0.00	0.00	0.00	0.00	0.22	2.02	1.90	3.63	7.35	13.00	23.36
小肠	122	0.43	0.00	0.00	0.00	0.00	0.00	0.00	0.14	0.15	0.15	0.45	0.45	1.81
结肠	1 690	5.98	0.00	0.00	0.00	0.29	0.00	0.22	1.45	1.46	5.22	6.15	10.77	18.20
直肠	1 061	3.75	0.00	0.00	0.00	0.00	0.00	0.43	0.88	2.03	2.55	7.80	12.52	
肛门	38	0.13	0.00	0.00	0.00	0.00	0.00	0.00	0.15	0.29	0.00	0.25	0.52	
肝脏	1 324	4.68	1.22	0.00	0.00	0.00	0.30	0.44	0.58	0.44	1.16	3.60	9.29	10.45
胆囊及其他	568	2.01	0.00	0.00	0.00	0.00	0.00	0.14	0.00	0.73	0.75	2.72	4.13	
胰腺	929	3.29	0.00	0.00	0.00	0.29	0.00	0.00	0.43	0.59	1.31	1.20	2.72	5.42
鼻、鼻窦及其他	27	0.10	0.00	0.00	0.00	0.00	0.00	0.00	0.00	0.29	0.29	0.15	0.25	0.77
喉	25	0.09	0.00	0.00	0.00	0.00	0.00	0.14	0.00	0.00	0.00	0.00	0.12	0.00
气管、支气管、肺	4 347	15.38	0.00	0.00	0.00	0.00	0.60	0.44	1.45	4.24	8.85	18.30	27.37	54.72
其他胸腔器官	79	0.28	0.00	0.00	0.25	0.00	0.00	0.00	0.00	0.00	0.29	0.75	1.11	1.16
骨	125	0.44	0.00	0.00	0.00	0.59	0.00	0.00	0.00	0.29	0.58	0.30	0.74	0.52
皮肤黑色素瘤	69	0.24	0.00	0.00	0.25	0.00	0.00	0.14	0.00	0.15	0.29	0.30	0.37	1.03
皮肤其他	250	0.88	0.00	0.00	0.00	0.29	0.00	0.00	0.29	0.29	0.58	0.60	0.99	1.81
间皮瘤	12	0.04	0.00	0.00	0.00	0.00	0.00	0.14	0.00	0.00	0.00	0.30	0.00	0.13
卡波西肉瘤	4	0.01	0.00	0.00	0.00	0.00	0.00	0.00	0.00	0.00	0.00	0.00	0.00	0.00
周围神经、其他结缔组织、软组织	60	0.21	0.00	0.00	0.00	0.00	0.00	0.44	0.58	0.44	0.44	0.75	0.12	0.26
乳房	4 593	16.25	0.00	0.00	0.00	0.00	0.00	0.87	6.65	17.40	35.24	64.95	96.34	100.79
外阴	42	0.15	0.00	0.00	0.00	0.00	0.00	0.00	0.00	0.29	0.15	0.30	0.37	0.26
阴道	32	0.11	0.00	0.00	0.00	0.00	0.00	0.00	0.00	0.00	0.15	0.30	0.25	0.65
子宫颈	1 555	5.50	0.00	0.00	0.00	0.00	0.00	0.22	1.88	5.27	15.95	25.80	39.62	40.27
子宫体	707	2.50	0.00	0.00	0.00	0.00	0.00	0.22	0.43	1.61	2.61	6.15	9.78	20.26
子宫，部位不明	123	0.44	0.00	0.00	0.00	0.00	0.00	0.00	0.29	0.15	0.29	0.75	2.48	1.55
卵巢	721	2.55	0.00	0.00	0.00	0.59	1.51	1.31	1.59	2.19	3.48	8.55	9.41	17.42
其他女性生殖器	55	0.19	0.00	0.00	0.00	0.00	0.00	0.00	0.00	0.00	0.15	0.30	0.50	1.81
胎盘	4	0.01	0.00	0.00	0.00	0.00	0.00	0.00	0.14	0.00	0.15	0.00	0.12	0.13
阴茎	—	—	—	—	—	—	—	—	—	—	—	—	—	—
前列腺	—	—	—	—	—	—	—	—	—	—	—	—	—	—
睾丸	—	—	—	—	—	—	—	—	—	—	—	—	—	—
其他男性生殖器	—	—	—	—	—	—	—	—	—	—	—	—	—	—
肾	358	1.27	2.45	0.00	0.00	0.00	0.00	0.00	0.14	1.02	0.73	1.05	3.59	7.74
肾盂	32	0.11	0.00	0.00	0.00	0.00	0.00	0.00	0.00	0.00	0.00	0.00	0.25	0.26
输尿管	42	0.15	0.00	0.00	0.00	0.00	0.00	0.00	0.00	0.00	0.00	0.00	0.12	0.26
膀胱	243	0.86	0.00	0.00	0.00	0.00	0.30	0.00	0.14	0.00	0.15	0.75	1.11	2.32
其他泌尿器官	7	0.02	0.00	0.00	0.00	0.00	0.00	0.00	0.00	0.00	0.00	0.00	0.00	0.00
眼	14	0.05	0.00	0.00	0.86	0.00	0.00	0.00	0.00	0.00	0.00	0.00	0.00	0.00
脑、神经系统	804	2.84	1.22	1.73	0.74	2.34	1.51	0.87	2.89	2.34	5.37	4.35	8.92	11.74
甲状腺	2 073	7.33	0.00	0.00	0.00	0.00	0.30	12.23	21.97	27.35	34.66	35.85	37.77	46.85
肾上腺	21	0.07	0.00	0.00	0.00	0.00	0.00	0.00	0.14	0.00	0.00	0.15	0.12	0.52
其他内分泌腺	15	0.05	0.00	0.00	0.00	0.00	0.00	0.00	0.00	0.00	0.44	0.15	0.37	0.00
霍奇金淋巴瘤	25	0.09	0.00	0.00	0.00	0.00	0.30	0.87	0.43	0.00	0.29	0.00	0.37	0.26
非霍奇金淋巴瘤	433	1.53	0.00	0.00	0.00	0.29	1.21	0.22	1.30	1.17	1.60	1.65	4.09	3.87
免疫增生性疾病	6	0.02	0.00	0.00	0.00	0.00	0.00	0.00	0.00	0.00	0.00	0.00	0.00	0.00
多发性骨髓瘤	160	0.57	0.00	0.00	0.00	0.00	0.00	0.00	0.00	0.15	0.15	0.00	0.62	1.94
淋巴样白血病	151	0.53	3.67	2.59	1.97	0.29	0.30	0.44	1.01	1.46	0.58	0.75	0.50	0.00
髓样白血病	343	1.21	1.22	0.86	0.74	2.64	0.30	0.87	0.87	1.02	1.45	2.40	3.84	4.39
白血病，未特指	144	0.51	0.00	0.86	0.25	0.00	0.30	0.87	0.72	0.29	0.44	0.45	1.49	1.68
其他或未指明部位	468	1.66	1.22	1.44	0.25	0.29	0.30	0.44	0.72	0.73	1.02	3.15	2.48	5.55
所有部位合计	28 272	100.00	11.00	8.64	4.43	8.20	8.75	21.62	50.45	75.17	132.57	203.99	308.21	417.50
所有部位除外 C44	28 022	99.12	11.00	8.64	4.43	7.91	8.75	21.62	50.16	74.88	131.99	203.39	307.22	415.69

年龄组发病率 /（1/10万）							粗率/ (1/10万)	中标率/ (1/10万)	世标率/ (1/10万)	累积率 /%		截缩率 35—64岁/ (1/10万)	ICD-10
55—59岁	60—64岁	65—69岁	70—74岁	75—79岁	80—84岁	≥85岁				0—64岁	0—74岁		
0.19	0.16	0.21	1.22	3.14	1.06	1.86	0.23	0.10	0.09	0.00	0.01	0.04	C00
1.67	2.25	2.31	4.57	2.35	1.58	1.86	0.79	0.41	0.42	0.03	0.06	0.71	C01—C02
0.56	2.25	2.52	2.44	4.70	5.81	4.96	0.86	0.40	0.39	0.02	0.04	0.52	C03—C06
0.74	1.45	1.68	1.22	2.35	0.00	1.24	0.62	0.46	0.44	0.03	0.04	0.62	C07—C08
0.56	0.16	0.00	0.00	0.39	0.00	0.00	0.10	0.07	0.07	0.01	0.01	0.20	C09
0.00	0.00	0.21	0.30	0.00	0.00	0.00	0.02	0.01	0.01	0.00	0.00	0.00	C10
2.60	4.18	3.57	5.18	3.14	1.06	4.34	1.76	1.12	1.06	0.08	0.12	2.21	C11
0.00	0.16	0.00	0.00	0.39	0.00	0.00	0.02	0.01	0.01	0.00	0.00	0.02	C12—C13
0.00	0.16	0.00	0.00	0.39	1.06	0.62	0.08	0.06	0.07	0.00	0.00	0.02	C14
10.96	28.93	53.75	79.15	108.58	127.32	88.68	16.60	7.43	7.33	0.23	0.90	6.24	C15
31.38	46.29	86.92	105.94	147.78	164.84	129.61	28.30	14.00	13.68	0.65	1.61	18.43	C16
1.11	3.38	3.36	4.26	7.06	4.23	5.58	1.38	0.72	0.71	0.04	0.08	1.23	C17
27.48	34.40	55.22	63.63	78.00	104.61	81.86	19.09	9.83	9.60	0.53	1.12	15.21	C18
17.83	22.34	29.18	47.19	53.70	62.34	47.75	11.99	6.10	5.97	0.33	0.71	9.60	C19—C20
0.74	0.64	0.42	1.22	3.14	1.06	3.10	0.43	0.23	0.21	0.01	0.02	0.37	C21
18.01	26.20	39.89	51.14	70.95	92.46	93.64	14.96	7.21	7.16	0.35	0.81	10.11	C22
6.69	11.25	19.32	23.14	35.28	39.10	40.31	6.42	3.00	2.98	0.13	0.34	3.79	C23—C24
7.43	17.84	30.44	40.49	54.88	78.72	75.65	10.50	4.80	4.74	0.19	0.54	5.15	C25
0.37	0.48	0.63	0.91	0.78	0.53	0.00	0.31	0.20	0.18	0.01	0.02	0.37	C30—C31
1.11	0.32	0.84	0.91	1.18	1.06	1.86	0.28	0.14	0.15	0.01	0.02	0.21	C32
76.14	105.28	141.72	155.87	203.83	219.25	179.21	49.11	25.45	25.12	1.49	2.97	42.79	C33—C34
1.86	1.29	1.89	1.22	2.35	5.28	3.72	0.89	0.49	0.49	0.03	0.05	1.01	C37—C38
1.49	2.73	3.57	6.09	7.06	8.98	3.72	1.41	0.82	0.78	0.04	0.09	0.94	C40—C41
0.93	1.93	1.68	1.52	2.35	3.70	4.96	0.78	0.42	0.42	0.03	0.04	0.72	C43
2.04	3.21	5.67	10.66	12.54	21.66	30.39	2.82	1.30	1.27	0.05	0.13	1.39	C44
0.19	0.64	0.00	0.61	0.00	0.53	0.00	0.14	0.08	0.08	0.01	0.01	0.19	C45
0.00	0.16	0.21	0.00	0.00	0.53	0.62	0.05	0.02	0.02	0.00	0.00	0.02	C46
1.49	1.93	0.42	1.83	2.35	2.11	1.24	0.68	0.46	0.42	0.03	0.04	0.74	C47, C49
90.62	102.23	87.34	75.80	86.24	58.11	43.41	51.89	34.02	31.70	2.58	3.39	79.18	C50
0.56	0.96	1.47	0.91	1.57	4.23	0.62	0.47	0.26	0.24	0.01	0.03	0.40	C51
0.74	0.64	1.05	0.61	1.18	1.06	1.24	0.36	0.22	0.21	0.01	0.02	0.42	C52
32.31	24.59	22.25	17.35	17.64	16.91	14.88	17.57	11.99	11.01	0.93	1.13	29.59	C53
18.57	16.72	17.01	16.44	11.76	11.62	3.72	7.99	4.87	4.72	0.38	0.55	11.41	C54
3.16	3.70	1.89	2.44	3.53	5.28	3.10	1.39	0.80	0.78	0.06	0.08	1.81	C55
12.26	16.39	14.07	20.09	18.03	15.85	8.06	8.15	5.23	4.98	0.37	0.54	10.66	C56
0.37	2.09	2.10	1.22	1.96	0.00	0.00	0.62	0.35	0.35	0.03	0.04	0.79	C57
0.00	0.00	0.00	0.00	0.00	0.00	0.00	0.05	0.04	0.03	0.00	0.00	0.07	C58
—	—	—	—	—	—	—	—	—	—	—	—	—	C60
—	—	—	—	—	—	—	—	—	—	—	—	—	C61
—	—	—	—	—	—	—	—	—	—	—	—	—	C62
—	—	—	—	—	—	—	—	—	—	—	—	—	C63
6.87	7.72	11.97	14.00	9.02	12.68	7.44	4.04	2.28	2.25	0.15	0.28	4.17	C64
0.00	0.16	1.26	2.44	1.96	3.17	1.24	0.36	0.17	0.16	0.00	0.02	0.11	C65
0.56	0.32	0.84	2.13	4.70	4.75	1.24	0.47	0.22	0.20	0.01	0.02	0.18	C66
2.60	5.14	8.40	8.52	12.54	15.85	19.84	2.75	1.30	1.31	0.06	0.15	1.76	C67
0.00	0.00	0.21	0.30	0.39	1.06	1.24	0.08	0.03	0.03	0.00	0.00	0.00	C68
0.00	0.32	0.21	0.30	0.00	1.58	0.62	0.16	0.10	0.14	0.01	0.01	0.11	C69
14.30	15.27	23.30	28.01	26.65	21.13	17.98	9.08	5.86	5.67	0.36	0.62	9.32	C70—C72, D32—D33, D42—D43
33.61	25.56	23.30	12.18	7.06	7.40	4.96	23.42	19.38	16.69	1.38	1.56	36.15	C73
0.37	0.32	0.63	0.30	1.18	1.58	0.00	0.24	0.13	0.13	0.01	0.01	0.23	C74
0.56	0.00	0.21	0.30	0.78	0.53	0.00	0.17	0.12	0.10	0.01	0.01	0.26	C75
0.19	0.00	0.63	0.00	0.78	0.53	1.86	0.28	0.24	0.23	0.01	0.02	0.19	C81
6.31	7.55	13.86	18.87	20.38	19.02	17.36	4.89	2.82	2.69	0.15	0.31	3.83	C82—C86, C96
0.19	0.32	0.00	0.00	1.18	0.00	0.00	0.07	0.03	0.03	0.00	0.00	0.07	C88
2.60	4.66	7.14	5.18	12.54	5.81	0.62	1.81	0.93	0.92	0.05	0.11	1.40	C90
2.60	2.09	3.57	4.26	6.66	4.23	4.34	1.71	1.29	1.43	0.08	0.12	1.10	C91
3.16	7.55	8.82	14.00	11.76	12.68	7.44	3.88	2.58	2.52	0.15	0.26	3.58	C92—C94, D45—D47
1.67	2.41	3.36	4.87	10.19	3.17	5.58	1.63	1.01	1.01	0.06	0.10	1.26	C95
5.39	9.97	12.60	16.13	24.30	31.17	19.22	5.29	2.87	2.87	0.16	0.30	4.16	O&U
453.10	576.72	753.09	877.38	1 102.64	1 208.26	992.81	319.42	184.47	176.26	11.35	19.50	325.01	ALL
451.06	573.50	747.42	866.72	1 090.10	1 186.60	962.43	316.59	183.17	175.00	11.30	19.37	323.62	ALL exc. C44

附表 3-1　江苏省农村肿瘤登记地区 2017 年男女合计恶性肿瘤发病主要指标

部位	病例数	构成比/%	年龄组发病率/（1/10 万）											
			0 岁	1—4 岁	5—9 岁	10—14 岁	15—19 岁	20—24 岁	25—29 岁	30—34 岁	35—39 岁	40—44 岁	45—49 岁	50—54 岁
唇	69	0.07	0.00	0.00	0.00	0.00	0.00	0.00	0.00	0.00	0.00	0.00	0.04	0.11
舌	176	0.18	0.00	0.00	0.00	0.00	0.00	0.00	0.09	0.10	0.25	0.00	0.39	0.69
口	327	0.33	0.00	0.00	0.07	0.00	0.00	0.00	0.04	0.00	0.10	0.19	0.29	0.87
唾液腺	185	0.19	0.00	0.00	0.07	0.07	0.08	0.12	0.18	0.26	0.45	0.28	0.57	0.87
扁桃体	43	0.04	0.00	0.00	0.00	0.00	0.00	0.06	0.00	0.00	0.00	0.05	0.14	0.07
其他口咽	49	0.05	0.00	0.00	0.00	0.00	0.00	0.04	0.05	0.05	0.05	0.05	0.11	0.18
鼻咽	815	0.82	0.00	0.00	0.07	0.07	0.30	0.12	0.36	0.68	1.26	2.19	3.28	4.80
喉咽	104	0.10	0.00	0.00	0.00	0.00	0.00	0.00	0.00	0.05	0.09	0.14	0.43
咽，部位不明	56	0.06	0.00	0.00	0.00	0.07	0.00	0.00	0.00	0.05	0.09	0.04	0.25
食管	11 848	11.90	0.00	0.00	0.00	0.00	0.00	0.06	0.04	0.16	0.40	0.93	5.38	14.41
胃	13 478	13.54	0.00	0.09	0.00	0.00	0.23	0.42	1.24	2.67	3.43	6.90	14.86	30.78
小肠	394	0.40	0.00	0.00	0.00	0.00	0.00	0.09	0.05	0.10	0.51	1.00	0.79
结肠	4 251	4.27	0.00	0.00	0.00	0.00	0.08	0.36	1.15	1.62	2.42	4.15	7.80	13.91
直肠	4 424	4.44	0.00	0.00	0.00	0.00	0.15	0.36	0.71	0.84	2.22	4.29	8.91	14.81
肛门	87	0.09	0.00	0.00	0.00	0.00	0.00	0.00	0.00	0.00	0.10	0.05	0.11	0.22
肝脏	8 911	8.95	0.00	0.27	0.00	0.00	0.30	0.18	1.38	2.83	5.45	15.33	29.96	40.31
胆囊及其他	1 429	1.44	0.00	0.00	0.00	0.00	0.00	0.00	0.00	0.21	0.35	0.61	1.43	3.25
胰腺	3 397	3.41	0.00	0.00	0.07	0.07	0.00	0.24	0.13	0.26	0.96	2.28	3.46	7.62
鼻、鼻窦及其他	138	0.14	0.00	0.00	0.00	0.07	0.00	0.18	0.04	0.05	0.10	0.14	0.29	0.51
喉	405	0.41	0.00	0.00	0.00	0.00	0.00	0.00	0.00	0.15	0.19	0.39	1.05
气管、支气管、肺	19 725	19.81	0.00	0.00	0.00	0.00	0.15	0.30	1.07	3.62	4.19	11.00	22.62	46.09
其他胸腔器官	247	0.25	0.00	0.00	0.09	0.00	0.07	0.23	0.18	0.21	0.40	0.42	0.78	0.90
骨	607	0.61	0.00	0.00	0.18	0.21	0.37	0.83	0.60	0.67	0.42	0.56	0.65	1.46	1.91
皮肤黑色素瘤	194	0.19	0.00	0.00	0.00	0.00	0.08	0.06	0.09	0.16	0.20	0.09	0.46	0.76
皮肤其他	861	0.86	0.00	0.00	0.00	0.00	0.07	0.15	0.12	0.00	0.31	0.35	0.89	0.43	1.73
间皮瘤	26	0.03	0.00	0.00	0.00	0.00	0.00	0.04	0.00	0.05	0.10	0.05	0.07	0.07
卡波西肉瘤	4	0.00	0.00	0.00	0.00	0.00	0.00	0.00	0.00	0.00	0.00	0.00	0.00	0.00
周围神经、其他结缔组织、软组织	237	0.24	0.44	0.09	0.14	0.15	0.15	0.12	0.09	0.16	0.45	0.70	0.75	0.87
乳房	5 857	5.88	0.00	0.00	0.00	0.00	0.22	0.15	0.72	2.04	5.40	12.72	23.58	38.12	40.38
外阴	76	0.08	0.00	0.00	0.00	0.00	0.00	0.00	0.00	0.00	0.10	0.10	0.09	0.18	0.25
阴道	43	0.04	0.00	0.00	0.00	0.00	0.00	0.00	0.00	0.10	0.05	0.14	0.14	0.11
子宫颈	2 780	2.79	0.00	0.00	0.00	0.00	0.08	0.42	1.15	3.30	6.16	10.77	18.63	19.54
子宫体	1 008	1.01	0.00	0.00	0.00	0.00	0.00	0.00	0.31	0.42	1.16	2.42	4.70	8.45
子宫，部位不明	288	0.29	0.00	0.00	0.00	0.00	0.00	0.06	0.04	0.10	0.50	0.75	1.46	1.70
卵巢	1 021	1.03	0.00	0.00	0.00	0.00	0.22	0.30	0.66	0.67	0.94	1.56	2.89	5.63	6.57
其他女性生殖器	104	0.10	0.00	0.00	0.00	0.00	0.08	0.06	0.13	0.10	0.25	0.23	0.43	0.65
胎盘	8	0.01	0.00	0.00	0.00	0.00	0.00	0.06	0.09	0.10	0.00	0.05	0.04	0.00
阴茎	164	0.16	0.00	0.00	0.00	0.00	0.00	0.00	0.04	0.00	0.05	0.05	0.39	0.65
前列腺	2 108	2.12	0.00	0.00	0.00	0.00	0.00	0.00	0.00	0.05	0.00	0.14	0.29	0.94
睾丸	42	0.04	0.00	0.00	0.00	0.00	0.08	0.12	0.09	0.05	0.15	0.33	0.14	0.11
其他男性生殖器	22	0.02	0.00	0.00	0.00	0.00	0.00	0.09	0.10	0.00	0.05	0.00	0.04
肾	983	0.99	0.00	0.64	0.00	0.00	0.00	0.30	0.27	0.47	0.71	1.54	3.03	5.67
肾盂	112	0.11	0.00	0.00	0.00	0.00	0.00	0.00	0.00	0.00	0.09	0.18	0.29
输尿管	119	0.12	0.00	0.00	0.00	0.00	0.00	0.00	0.00	0.00	0.00	0.04	0.04
膀胱	1 955	1.96	0.00	0.00	0.00	0.00	0.08	0.00	0.31	0.42	0.35	1.44	2.39	3.40
其他泌尿器官	14	0.01	0.00	0.00	0.00	0.00	0.00	0.00	0.00	0.00	0.00	0.04	0.04
眼	41	0.04	0.44	0.18	0.00	0.00	0.00	0.04	0.00	0.05	0.05	0.04	0.04
脑、神经系统	2 222	2.23	1.33	1.64	1.14	1.25	1.37	1.14	1.73	2.10	3.08	4.29	6.20	9.18
甲状腺	2 732	2.74	0.00	0.00	0.00	0.15	0.46	3.54	6.66	10.22	13.17	13.42	14.11	19.14
肾上腺	75	0.08	0.00	0.18	0.00	0.00	0.00	0.06	0.04	0.10	0.20	0.23	0.21	0.22
其他内分泌腺	70	0.07	0.00	0.09	0.00	0.15	0.00	0.06	0.18	0.21	0.20	0.19	0.21	0.33
霍奇金淋巴瘤	75	0.08	0.00	0.00	0.00	0.07	0.00	0.18	0.04	0.05	0.20	0.09	0.07	0.25
非霍奇金淋巴瘤	1 704	1.71	0.00	0.00	0.64	0.29	0.52	0.46	0.44	1.02	1.05	1.97	2.33	3.85	5.45
免疫增生性疾病	33	0.03	0.00	0.00	0.00	0.00	0.00	0.00	0.00	0.00	0.05	0.05	0.04	0.04
多发性骨髓瘤	555	0.56	0.00	0.00	0.07	0.15	0.00	0.06	0.13	0.00	0.30	0.56	0.82	1.48
淋巴样白血病	467	0.47	1.77	2.10	1.50	0.74	0.61	0.78	0.75	0.68	0.71	0.33	0.96	1.63
髓样白血病	963	0.97	0.44	1.10	0.71	0.52	1.21	1.02	1.60	1.05	1.56	1.86	2.67	2.93
白血病，未特指	615	0.62	2.66	0.91	0.93	0.52	0.38	0.66	0.53	0.73	0.71	1.17	1.25	1.23
其他或未指明部位	830	0.83	0.00	0.00	0.00	0.07	0.15	0.12	0.44	0.42	0.66	0.75	1.39	2.67
所有部位合计	99 573	100.00	7.08	8.22	5.43	5.54	8.35	13.93	26.19	43.07	70.75	121.98	212.78	321.67
所有部位除外 C44	98 712	99.14	7.08	8.22	5.43	5.46	8.20	13.81	26.10	42.76	70.40	121.09	212.35	319.94

年龄组发病率 / (1/10 万)							粗率 / (1/10 万)	中标率 / (1/10 万)	世标率 / (1/10 万)	累积率 /%		截缩率 35—64 岁 / (1/10 万)	ICD-10
55—59 岁	60—64 岁	65—69 岁	70—74 岁	75—79 岁	80—84 岁	≥ 85 岁				0—64 岁	0—74 岁		
0.31	0.33	0.54	0.92	1.26	2.41	1.65	0.23	0.10	0.10	0.00	0.01	0.11	C00
1.10	1.32	1.63	1.76	2.51	1.55	2.12	0.59	0.32	0.31	0.02	0.04	0.55	C01—C02
1.31	2.55	3.75	4.03	4.57	5.51	6.13	1.10	0.53	0.54	0.03	0.07	0.75	C03—C06
1.10	1.09	1.69	1.34	1.94	1.38	0.71	0.62	0.40	0.38	0.03	0.04	0.67	C07—C08
0.31	0.28	0.54	0.42	0.34	0.69	0.47	0.14	0.08	0.08	0.00	0.01	0.13	C09
0.16	0.43	0.42	0.50	0.57	0.69	0.71	0.17	0.09	0.09	0.01	0.01	0.14	C10
4.56	5.34	7.19	6.05	5.94	5.68	3.06	2.75	1.67	1.60	0.12	0.18	3.35	C11
0.84	1.18	0.91	1.51	0.57	0.86	0.47	0.35	0.10	0.10	0.01	0.01	0.16	C12—C13
0.16	0.52	0.66	0.59	0.34		0.69	0.19	0.10	0.10	0.01	0.01	0.16	C14
37.13	85.93	137.85	179.60	230.09	252.37	197.57	39.93	18.26	18.34	0.72	2.31	19.50	C15
48.03	93.11	142.93	186.41	253.39	252.20	176.35	45.42	21.98	21.71	1.01	2.66	28.05	C16
2.25	2.74	4.29	4.54	5.48	6.54	3.77	1.33	0.68	0.67	0.04	0.08	1.08	C17
19.06	31.37	38.92	50.59	62.92	69.55	51.16	14.33	7.35	7.21	0.41	0.86	11.53	C18
20.64	31.65	39.40	51.94	67.83	75.57	52.10	14.91	7.56	7.44	0.42	0.88	12.12	C19—C20
0.37	0.61	0.73	0.84	2.28	0.69	2.12	0.29	0.14	0.14	0.01	0.01	0.21	C21
52.06	59.85	70.53	82.78	102.54	113.96	105.86	30.03	16.09	15.78	1.04	1.81	30.77	C22
5.13	8.83	11.60	20.17	25.92	33.91	31.59	4.82	2.24	2.22	0.10	0.26	2.79	C23—C24
11.47	20.93	34.75	44.21	63.38	75.74	58.70	11.45	5.43	5.37	0.24	0.63	6.71	C25
0.89	0.90	1.27	1.85	1.26	1.38	1.65	0.47	0.26	0.26	0.02	0.03	0.41	C30—C31
1.94	3.54	4.77	6.14	5.37	6.54	2.12	1.36	0.67	0.68	0.04	0.09	1.02	C32
76.15	139.83	208.44	278.85	341.20	366.16	259.10	66.48	32.17	31.92	1.53	3.96	42.62	C33—C34
0.79	1.89	2.78	2.94	1.94	1.55	1.89	0.83	0.50	0.49	0.03	0.06	0.80	C37—C38
2.36	2.74	4.96	7.48	8.56	9.47	7.07	2.05	1.24	1.20	0.06	0.13	1.48	C40—C41
0.89	1.32	1.45	1.76	3.08	2.93	3.06	0.65	0.35	0.34	0.02	0.04	0.55	C43
2.15	4.16	6.35	9.50	13.82	23.41	37.25	2.90	1.32	1.32	0.05	0.13	1.42	C44
0.16	0.24	0.18	0.00	0.00	0.52	0.00	0.09	0.06	0.05	0.00	0.01	0.10	C45
0.00	0.05	0.00	0.00	0.00	0.17	0.24	0.01	0.01	0.01	0.00	0.00	0.01	C46
0.84	1.94	1.75	1.85	2.40	2.93	1.65	0.80	0.50	0.49	0.03	0.05	0.87	C47, C49
36.51	35.57	33.00	29.50	22.38	22.21	17.21	19.74	12.75	11.95	0.98	1.29	30.22	C50
0.47	0.33	0.85	0.76	0.80	1.03	1.41	0.26	0.14	0.13	0.01	0.02	0.22	C51
0.21	0.19	0.18	0.76	0.57	0.86	0.00	0.14	0.09	0.08	0.00	0.01	0.13	C52
15.35	15.83	13.72	13.61	13.13	15.15	10.85	9.37	6.08	5.63	0.46	0.59	14.06	C53
8.22	6.99	6.29	5.71	4.80	3.79	2.59	3.40	2.02	1.96	0.16	0.22	4.93	C54
1.68	1.75	1.69	1.93	2.40	2.41	3.54	0.97	0.57	0.54	0.04	0.06	1.24	C55
5.13	6.19	6.04	7.98	6.85	6.20	4.01	3.44	2.18	2.06	0.15	0.22	4.47	C56
0.68	0.66	0.48	0.76	0.80	0.86	0.24	0.35	0.23	0.21	0.02	0.02	0.45	C57
0.05	0.00	0.00	0.00	0.00	0.00	0.00	0.03	0.03	0.03	0.00	0.00	0.02	C58
0.47	1.18	1.51	2.02	3.31	2.07	1.89	0.55	0.27	0.27	0.01	0.03	0.41	C60
3.51	7.61	19.52	35.30	56.87	65.07	52.57	7.10	3.06	2.97	0.06	0.34	1.67	C61
0.05	0.14	0.18	0.50	0.23	0.34	0.47	0.14	0.11	0.10	0.01	0.01	0.16	C63
0.05	0.05	0.42	0.25	0.11	0.17	0.24	0.07	0.05	0.05	0.00	0.01	0.03	C64
5.19	7.09	8.70	8.74	9.71	8.95	7.54	3.31	1.85	1.85	0.12	0.21	3.52	C65
0.84	0.85	1.03	1.85	1.48	0.86	1.41	0.40	0.19	0.19	0.01	0.03	0.32	C66
0.52	0.66	1.39	2.35	2.85	1.72	1.65	0.40	0.19	0.19	0.01	0.03	0.17	C67
7.80	12.00	19.46	23.28	36.54	43.90	38.19	6.59	3.14	3.10	0.14	0.35	3.91	C68
0.00	0.05	0.18	0.25	0.23	0.52	0.00	0.05	0.02	0.02	0.00	0.00	0.02	C69
0.16	0.24	0.54	0.08	0.80	1.03	0.47	0.14	0.08	0.09	0.00	0.01	0.08	C70—C72, D32—D33, D42—D43
11.47	14.93	18.25	19.16	22.15	24.96	15.80	7.49	4.65	4.58	0.30	0.48	7.51	C73
14.25	11.67	9.31	7.23	5.48	4.30	3.06	9.21	7.42	6.43	0.53	0.62	14.31	C74
0.31	0.19	0.79	0.76	0.80	0.86	0.94	0.25	0.16	0.16	0.01	0.02	0.27	C75
0.37	0.43	0.48	0.25	0.23	0.69	0.00	0.25	0.15	0.15	0.01	0.01	0.23	C81
0.31	0.61	0.48	0.50	1.14	1.03	1.18	5.74	3.25	3.17	0.19	0.35	5.00	C82—C86, C96
7.70	12.00	15.17	17.73	26.38	19.62	16.97	0.11	0.06	0.06	0.00	0.01	0.08	C88
0.26	0.90	0.17	0.17	0.80	0.34	0.24	1.87	0.98	0.98	0.05	0.12	1.50	C90
2.93	4.35	6.71	7.40	7.31	6.20	4.48	1.57	1.18	1.30	0.08	0.11	1.26	C91
1.36	3.40	2.48	3.11	4.34	5.34	4.72	3.25	2.15	2.11	0.13	0.21	2.90	C92—C94, D45—D47
3.93	5.76	7.01	8.32	12.56	11.71	6.37	2.07	1.33	1.36	0.07	0.12	1.52	C95
2.10	3.45	4.59	5.38	8.91	11.36	7.54	2.80	1.42	1.40	0.07	0.12	2.02	O&U
3.82	4.30	6.29	8.99	11.30	14.80	24.76	335.58	176.26	172.31	9.64	20.05	271.15	ALL
427.86	663.20	917.57	1 163.48	1 474.75	1 593.40	1 240.11	332.68	174.94	171.00	9.59	19.92	269.73	ALL exc. C44
425.71	659.04	911.22	1 153.98	1 460.94	1 569.99	1 202.86							

附表 3-2　江苏省农村肿瘤登记地区 2017 年男性恶性肿瘤发病主要指标

部位	病例数	构成比/%	年龄组发病率/（1/10万）											
			0岁	1—4岁	5—9岁	10—14岁	15—19岁	20—24岁	25—29岁	30—34岁	35—39岁	40—44岁	45—49岁	50—54岁
唇	38	0.07	0.00	0.00	0.00	0.00	0.00	0.00	0.00	0.00	0.00	0.00	0.00	0.07
舌	101	0.18	0.00	0.00	0.00	0.00	0.00	0.00	0.09	0.10	0.30	0.00	0.28	0.72
口	188	0.33	0.00	0.00	0.00	0.00	0.00	0.00	0.00	0.00	0.00	0.28	0.42	1.22
唾液腺	106	0.19	0.00	0.00	0.14	0.14	0.00	0.12	0.09	0.21	0.60	0.28	0.57	0.79
扁桃体	29	0.05	0.00	0.00	0.00	0.00	0.00	0.00	0.00	0.00	0.00	0.09	0.07	0.14
其他口咽	38	0.07	0.00	0.00	0.00	0.00	0.00	0.00	0.09	0.10	0.10	0.09	0.07	0.29
鼻咽	578	1.01	0.00	0.00	0.14	0.00	0.29	0.23	0.43	0.84	1.89	3.24	4.60	6.94
喉咽	95	0.17	0.00	0.00	0.00	0.00	0.00	0.00	0.00	0.00	0.00	0.09	0.21	0.79
咽，部位不明	43	0.08	0.00	0.00	0.14	0.00	0.00	0.00	0.00	0.00	0.10	0.19	0.07	0.50
食管	8 106	14.16	0.00	0.00	0.00	0.00	0.00	0.12	0.00	0.21	0.40	1.57	8.42	22.74
胃	9 454	16.51	0.00	0.17	0.00	0.00	0.14	0.23	0.87	2.30	2.99	7.50	19.39	40.91
小肠	228	0.40	0.00	0.00	0.00	0.00	0.00	0.00	0.09	0.10	0.00	0.74	1.20	0.86
结肠	2 405	4.20	0.00	0.00	0.00	0.00	0.14	0.46	1.39	1.78	2.49	4.72	8.42	15.30
直肠	2 649	4.63	0.00	0.00	0.00	0.00	0.29	0.58	0.35	0.84	2.59	4.26	10.68	16.95
肛门	47	0.08	0.00	0.00	0.00	0.00	0.00	0.00	0.00	0.10	0.00	0.00	0.07	0.21
肝脏	6 352	11.10	0.00	0.35	0.00	0.00	0.57	0.12	1.91	4.70	8.76	25.73	48.89	63.65
胆囊及其他	611	1.07	0.00	0.00	0.00	0.00	0.00	0.00	0.00	0.10	0.30	0.37	1.06	2.72
胰腺	1932	3.37	0.00	0.00	0.00	0.00	0.00	0.23	0.09	0.31	1.10	2.87	3.96	9.80
鼻、鼻窦及其他	88	0.15	0.00	0.00	0.00	0.14	0.00	0.35	0.00	0.00	0.20	0.09	0.42	0.43
喉	374	0.65	0.00	0.00	0.00	0.00	0.00	0.00	0.00	0.00	0.30	0.19	0.64	2.00
气管、支气管、肺	13 185	23.03	0.00	0.00	0.00	0.00	0.14	0.46	0.87	3.13	3.39	10.09	22.85	53.56
其他胸腔器官	152	0.27	0.00	0.17	0.00	0.14	0.43	0.00	0.17	0.21	0.60	0.56	0.99	0.93
骨	356	0.62	0.00	0.17	0.27	0.28	0.86	0.58	0.95	0.21	0.60	0.83	1.91	2.00
皮肤黑色素瘤	107	0.19	0.00	0.00	0.00	0.14	0.12	0.17	0.00	0.00	0.00	0.09	0.28	1.00
皮肤其他	391	0.68	0.00	0.00	0.00	0.14	0.29	0.00	0.17	0.31	0.30	0.65	0.35	1.72
间皮瘤	15	0.03	0.00	0.00	0.00	0.00	0.00	0.00	0.00	0.10	0.20	0.00	0.14	0.07
卡波西肉瘤	1	0.00	0.00	0.00	0.00	0.00	0.00	0.00	0.00	0.00	0.00	0.00	0.00	0.00
周围神经、其他结缔组织、软组织	131	0.23	0.85	0.17	0.27	0.14	0.14	0.12	0.00	0.21	0.50	0.46	0.50	0.72
乳房	88	0.15	0.00	0.00	0.00	0.00	0.00	0.00	0.09	0.10	0.40	0.37	0.71	0.50
外阴	—	—	—	—	—	—	—	—	—	—	—	—	—	—
阴道	—	—	—	—	—	—	—	—	—	—	—	—	—	—
子宫颈	—	—	—	—	—	—	—	—	—	—	—	—	—	—
子宫体	—	—	—	—	—	—	—	—	—	—	—	—	—	—
子宫，部位不明	—	—	—	—	—	—	—	—	—	—	—	—	—	—
卵巢	—	—	—	—	—	—	—	—	—	—	—	—	—	—
其他女性生殖器	—	—	—	—	—	—	—	—	—	—	—	—	—	—
胎盘	—	—	—	—	—	—	—	—	—	—	—	—	—	—
阴茎	164	0.29	0.00	0.00	0.00	0.00	0.00	0.00	0.09	0.00	0.10	0.09	0.78	1.29
前列腺	2108	3.68	0.00	0.00	0.00	0.00	0.00	0.00	0.00	0.10	0.00	0.28	0.57	1.86
睾丸	42	0.07	0.00	0.00	0.00	0.00	0.14	0.23	0.17	0.10	0.30	0.65	0.28	0.21
其他男性生殖器	22	0.04	0.00	0.00	0.00	0.00	0.14	0.00	0.17	0.21	0.00	0.09	0.00	0.07
肾	630	1.10	0.00	0.52	0.00	0.00	0.00	0.12	0.09	0.52	1.10	1.85	3.89	6.44
肾盂	72	0.13	0.00	0.00	0.00	0.00	0.00	0.00	0.00	0.00	0.00	0.19	0.14	0.36
输尿管	79	0.14	0.00	0.00	0.00	0.00	0.00	0.00	0.00	0.00	0.00	0.00	0.07	0.07
膀胱	1569	2.74	0.00	0.00	0.00	0.00	0.14	0.12	0.35	0.73	0.50	2.13	3.47	5.79
其他泌尿器官	9	0.02	0.00	0.00	0.00	0.00	0.00	0.00	0.00	0.00	0.00	0.00	0.00	0.00
眼	16	0.03	0.00	0.00	0.00	0.00	0.00	0.00	0.00	0.00	0.00	0.00	0.07	0.07
脑、神经系统	1043	1.82	0.85	1.22	0.95	1.24	1.43	1.15	2.17	2.40	2.89	4.44	5.45	8.37
甲状腺	565	0.99	0.00	0.00	0.00	0.00	0.14	1.15	3.03	5.12	6.87	5.00	5.38	6.36
肾上腺	44	0.08	0.00	0.35	0.00	0.00	0.00	0.00	0.00	0.10	0.00	0.28	0.21	0.21
其他内分泌腺	34	0.06	0.00	0.00	0.14	0.28	0.00	0.00	0.17	0.21	0.20	0.28	0.14	0.14
霍奇金淋巴瘤	42	0.07	0.00	0.00	0.00	0.14	0.00	0.12	0.09	0.00	0.20	0.09	0.07	0.36
非霍奇金淋巴瘤	987	1.72	0.00	0.35	0.54	0.55	0.86	0.58	0.61	1.46	1.99	2.13	4.46	6.15
免疫增生性疾病	22	0.04	0.00	0.00	0.00	0.00	0.00	0.00	0.00	0.09	0.00	0.10	0.00	0.00
多发性骨髓瘤	302	0.53	0.00	0.00	0.14	0.00	0.00	0.00	0.12	0.00	0.00	0.60	0.74	0.99	1.43
淋巴样白血病	284	0.50	0.85	2.27	2.44	0.83	0.57	1.27	0.95	1.04	1.00	0.28	0.92	1.72
髓样白血病	553	0.97	0.00	1.92	0.54	0.55	1.71	1.15	1.39	1.36	1.00	2.59	2.33	3.00
白血病，未特指	343	0.60	3.40	1.05	1.22	0.83	0.43	0.92	0.52	0.94	0.90	1.02	1.91	1.36
其他或未指明部位	432	0.75	0.00	0.00	0.00	0.14	0.14	0.00	0.61	0.63	0.60	0.28	1.13	3.00
所有部位合计	57 250	100.00	5.96	8.74	6.92	5.52	9.13	10.82	18.37	30.82	46.71	87.75	169.45	295.78
所有部位除外 C44	56 859	99.32	5.96	8.74	6.92	5.38	8.85	10.71	18.20	30.50	46.41	87.10	169.09	294.07

年龄组发病率 /（1/10 万）							粗率 /(1/10万)	中标率 /(1/10万)	世标率 /(1/10万)	累积率 /%		截缩率 35—64岁 /(1/10万)	ICD-10
55—59 岁	60—64 岁	65—69 岁	70—74 岁	75—79 岁	80—84 岁	≥ 85 岁				0—64 岁	0—74 岁		
0.21	0.56	0.48	1.19	1.42	3.47	1.89	0.25	0.11	0.11	0.00	0.01	0.11	C00
1.44	1.67	2.53	1.86	1.90	1.93	3.15	0.67	0.37	0.37	0.02	0.04	0.63	C01—C02
1.54	3.15	3.98	5.25	4.75	6.56	7.56	1.25	0.62	0.63	0.03	0.05	0.94	C03—C06
1.13	1.58	2.53	1.19	2.37	1.93	0.63	0.70	0.45	0.42	0.03	0.05	0.75	C07—C08
0.51	0.46	0.72	0.51	0.71	1.16	0.00	0.19	0.10	0.10	0.01	0.01	0.18	C09
0.31	0.65	0.60	1.02	0.95	1.16	0.63	0.25	0.15	0.14	0.01	0.02	0.22	C10
5.96	7.69	10.13	9.31	8.78	7.33	5.04	3.84	2.36	2.26	0.16	0.26	4.76	C11
1.54	2.13	1.81	2.88	0.95	1.54	1.26	0.63	0.33	0.34	0.02	0.05	0.66	C12—C13
0.31	0.56	0.84	1.19	0.47	1.54	1.26	0.29	0.16	0.16	0.01	0.02	0.26	C14
59.27	130.15	200.98	241.98	301.88	329.58	278.64	53.90	25.98	26.29	1.11	3.33	30.12	C15
70.57	141.45	207.86	265.18	371.89	375.12	264.14	62.86	31.21	31.03	1.43	3.80	39.74	C16
2.47	3.24	5.91	4.91	7.36	6.56	2.52	1.52	0.81	0.80	0.04	0.10	1.25	C17
21.57	37.73	46.06	60.79	74.05	76.03	57.37	15.99	8.48	8.35	0.47	1.00	13.15	C18
24.45	40.23	48.11	71.46	82.35	86.45	66.82	17.61	9.20	9.10	0.51	1.10	14.47	C19—C20
0.41	0.83	0.96	1.02	2.61	0.39	1.89	0.31	0.16	0.16	0.01	0.02	0.23	C21
78.27	88.25	100.07	111.59	132.19	135.07	139.32	42.24	23.78	23.30	1.61	2.66	47.89	C22
5.96	7.88	10.61	19.64	23.73	25.47	23.32	4.06	2.00	1.99	0.09	0.24	2.56	C23—C24
15.82	25.40	40.15	50.63	72.86	83.74	67.45	12.85	6.41	6.36	0.30	0.75	8.43	C25
1.23	1.39	1.57	2.71	0.71	2.70	1.89	0.59	0.34	0.34	0.02	0.04	0.55	C30—C31
3.60	6.67	9.04	11.51	9.73	12.74	5.04	2.49	1.26	1.27	0.07	0.17	1.86	C32
96.35	186.78	299.00	407.25	494.59	536.43	386.43	87.67	43.36	43.17	1.89	5.42	52.20	C33—C34
0.62	2.78	3.50	3.39	2.14	2.70	1.89	1.01	0.63	0.62	0.04	0.07	1.00	C37—C38
2.88	3.71	6.63	8.30	10.68	10.42	8.20	2.37	1.44	1.41	0.08	0.15	1.82	C40—C41
0.82	1.67	1.81	1.86	2.85	4.63	3.78	0.71	0.39	0.38	0.02	0.04	0.59	C43
2.47	5.10	6.87	9.82	12.34	19.30	29.63	2.60	1.31	1.32	0.06	0.14	1.50	C44
0.21	0.19	0.36	0.17	0.00	0.39	0.00	0.10	0.07	0.06	0.00	0.01	0.13	C45
0.00	0.00	0.00	0.00	0.00	0.39	0.00	0.01	0.00	0.00	0.00	0.00	0.81	C46
0.82	2.41	2.29	1.69	3.09	5.40	3.15	0.87	0.53	0.54	0.03	0.05	0.66	C47, C49
1.13	1.11	1.45	1.35	2.14	1.93	2.52	0.59	0.35	0.33	0.02	0.04	0.66	C50
—	—	—	—	—	—	—	—	—	—	—	—	—	C51
—	—	—	—	—	—	—	—	—	—	—	—	—	C52
—	—	—	—	—	—	—	—	—	—	—	—	—	C53
—	—	—	—	—	—	—	—	—	—	—	—	—	C54
—	—	—	—	—	—	—	—	—	—	—	—	—	C55
—	—	—	—	—	—	—	—	—	—	—	—	—	C56
—	—	—	—	—	—	—	—	—	—	—	—	—	C57
—	—	—	—	—	—	—	—	—	—	—	—	—	C58
0.92	2.32	3.01	4.06	6.88	4.63	5.04	1.09	0.56	0.55	0.03	0.06	0.81	C60
6.88	14.92	38.94	71.12	118.19	145.88	140.58	14.02	6.38	6.23	0.12	0.67	3.28	C61
0.10	0.28	0.36	1.02	0.47	0.77	1.26	0.28	0.21	0.20	0.01	0.02	0.32	C62
0.10	0.09	0.84	0.51	0.24	0.39	0.63	0.15	0.11	0.10	0.00	0.01	0.05	C63
6.88	9.45	11.45	12.36	14.00	11.58	11.35	4.19	2.35	2.33	0.15	0.27	4.47	C64
1.13	1.30	1.45	2.54	1.42	0.77	1.89	0.48	0.25	0.26	0.02	0.04	0.43	C65
0.72	1.02	1.93	3.56	3.80	1.93	0.63	0.53	0.26	0.26	0.01	0.04	0.25	C66
13.15	19.65	32.79	35.90	60.76	74.87	78.17	10.43	5.16	5.14	0.23	0.57	6.35	C67
0.00	0.09	0.36	0.17	0.24	1.16	0.00	0.06	0.03	0.03	0.00	0.01	0.08	C68
0.21	0.19	0.60	0.00	0.95	0.39	0.00	0.11	0.05	0.05	0.00	0.01	0.08	C69
9.14	14.09	16.88	20.32	19.70	25.47	18.91	6.94	4.44	4.33	0.27	0.46	6.82	C70—C72, D32—D33, D42—D43
4.52	4.63	4.58	4.91	2.85	1.93	2.52	3.76	3.15	2.66	0.21	0.26	5.55	C73
0.62	0.37	0.60	0.51	1.19	1.93	1.89	0.29	0.17	0.19	0.01	0.02	0.26	C74
0.21	0.37	0.84	0.34	0.24	0.77	0.00	0.23	0.19	0.17	0.01	0.02	0.22	C75
0.41	0.83	0.48	0.68	0.71	1.54	1.26	0.28	0.17	0.17	0.01	0.02	0.29	C81
8.73	13.81	17.60	22.01	32.51	24.70	26.48	6.56	3.76	3.67	0.21	0.41	5.56	C82—C86, C96
0.21	0.09	1.09	0.34	0.95	0.39	0.63	0.15	0.08	0.08	0.00	0.06	1.68	C88
3.08	4.63	6.39	8.97	7.83	8.49	6.93	2.01	1.07	1.07	0.09	0.13	1.41	C90
1.54	3.99	3.38	3.22	5.93	7.33	6.93	1.89	1.07	1.58	0.14	0.23	2.97	C91
3.70	6.67	7.96	11.18	17.32	14.67	11.98	3.68	2.42	2.42	0.09	0.15	1.73	C92—C94, D45—D47
2.16	3.80	7.72	5.93	7.59	11.96	10.72	2.28	1.56	1.61	0.08	0.16	1.95	C95
4.01	4.36	7.72	9.14	13.76	16.59	27.74	2.87	1.53	1.50				O&U
470.26	812.39	1182.03	1 518.43	1 947.01	2 100.19	1 720.99	380.68	197.71	195.91	9.86	23.36	272.03	ALL
467.80	807.29	1175.16	1 508.61	1 934.67	2 080.89	1 691.36	378.08	196.40	194.60	9.80	23.22	270.53	ALL exc. C44

附表 3-3 江苏省农村肿瘤登记地区 2017 年女性恶性肿瘤发病主要指标

部位	病例数	构成比/%	年龄组发病率 / (1/10 万)											
			0 岁	1—4 岁	5—9 岁	10—14 岁	15—19 岁	20—24 岁	25—29 岁	30—34 岁	35—39 岁	40—44 岁	45—49 岁	50—54 岁
唇	31	0.07	0.00	0.00	0.00	0.00	0.00	0.00	0.00	0.00	0.00	0.00	0.07	0.15
舌	75	0.18	0.00	0.00	0.00	0.00	0.00	0.00	0.09	0.11	0.20	0.00	0.50	0.66
口	139	0.33	0.00	0.00	0.15	0.00	0.00	0.00	0.09	0.00	0.20	0.09	0.14	0.51
唾液腺	79	0.19	0.00	0.00	0.00	0.00	0.16	0.13	0.27	0.32	0.31	0.28	0.57	0.95
扁桃体	14	0.03	0.00	0.00	0.00	0.00	0.00	0.13	0.00	0.00	0.00	0.00	0.22	0.00
其他口咽	11	0.03	0.00	0.00	0.00	0.00	0.00	0.00	0.00	0.00	0.00	0.00	0.14	0.07
鼻咽	237	0.56	0.00	0.00	0.00	0.16	0.32	0.00	0.27	0.53	0.61	1.13	1.94	2.63
喉咽	9	0.02	0.00	0.00	0.00	0.00	0.00	0.00	0.00	0.00	0.00	0.09	0.07	0.07
咽，部位不明	13	0.03	0.00	0.00	0.00	0.00	0.00	0.00	0.00	0.00	0.00	0.00	0.00	0.00
食管	3 742	8.84	0.00	0.00	0.00	0.00	0.00	0.00	0.09	0.11	0.41	0.28	2.30	5.91
胃	4 024	9.51	0.00	0.00	0.00	0.00	0.00	0.32	0.63	1.64	3.05	3.89	6.29	10.26	20.44
小肠	166	0.39	0.00	0.00	0.00	0.00	0.00	0.00	0.09	0.00	0.00	0.28	0.79	0.73
结肠	1 846	4.36	0.00	0.00	0.00	0.00	0.00	0.00	0.25	0.91	1.47	2.35	3.57	7.18	12.48
直肠	1 775	4.19	0.00	0.00	0.00	0.00	0.00	0.13	1.09	0.84	1.84	4.32	7.11	12.63
肛门	40	0.09	0.00	0.00	0.00	0.00	0.00	0.00	0.00	0.10	0.09	0.14	0.22
肝脏	2 559	6.05	0.00	0.19	0.00	0.00	0.00	0.25	0.82	0.95	2.05	4.79	10.77	16.50
胆囊及其他	818	1.93	0.00	0.00	0.00	0.00	0.00	0.00	0.00	0.32	0.41	0.84	1.79	3.80
胰腺	1 465	3.46	0.00	0.00	0.15	0.16	0.00	0.25	0.18	0.21	0.82	1.69	2.94	5.40
鼻、鼻窦及其他	50	0.12	0.00	0.00	0.00	0.00	0.00	0.09	0.11	0.00	0.19	0.14	0.58
喉	31	0.07	0.00	0.00	0.00	0.00	0.00	0.00	0.00	0.00	0.19	0.14	0.07
气管、支气管、肺	6 540	15.45	0.00	0.00	0.00	0.00	0.16	0.13	1.27	4.10	5.01	11.92	22.39	38.47
其他胸腔器官	95	0.22	0.00	0.00	0.00	0.00	0.00	0.18	0.00	0.21	0.20	0.28	0.57	0.88
骨	251	0.59	0.00	0.19	0.15	0.48	0.81	0.63	0.36	0.63	0.51	0.47	1.00	1.82
皮肤黑色素瘤	87	0.21	0.00	0.00	0.00	0.00	0.00	0.00	0.00	0.32	0.20	0.09	0.65	0.51
皮肤其他	470	1.11	0.00	0.00	0.00	0.00	0.13	0.00	0.00	0.32	0.41	1.13	0.50	1.75
间皮瘤	11	0.03	0.00	0.00	0.00	0.00	0.00	0.09	0.00	0.00	0.00	0.09	0.00	0.07
卡波西肉瘤	3	0.01	0.00	0.00	0.00	0.00	0.00	0.00	0.11	0.00	0.00	0.00	0.00	0.00
周围神经、其他结缔组织、软组织	106	0.25	0.00	0.00	0.00	0.16	0.16	0.13	0.18	0.11	0.41	0.94	1.00	1.02
乳房	5 769	13.63	0.00	0.00	0.00	0.48	0.32	1.51	4.09	10.72	25.37	47.13	76.08	81.09
外阴	76	0.18	0.00	0.00	0.00	0.00	0.00	0.00	0.21	0.20	0.19	0.36	0.51
阴道	43	0.10	0.00	0.00	0.00	0.00	0.00	0.00	0.21	0.10	0.28	0.29	0.22
子宫颈	2 780	6.57	0.00	0.00	0.00	0.00	0.16	0.88	2.37	6.62	12.48	21.69	37.54	39.49
子宫体	1 008	2.38	0.00	0.00	0.00	0.00	0.00	0.00	0.00	0.64	0.84	2.35	4.88	9.47	17.08
子宫，部位不明	288	0.68	0.00	0.00	0.00	0.00	0.00	0.13	0.09	0.21	1.02	1.50	2.94	3.43
卵巢	1 021	2.41	0.00	0.00	0.00	0.48	0.65	1.38	1.36	1.89	3.17	5.82	11.34	13.28
其他女性生殖器	104	0.25	0.00	0.00	0.00	0.00	0.16	0.13	0.27	0.21	0.51	0.47	0.86	1.31
胎盘	8	0.02	0.00	0.00	0.00	0.00	0.00	0.13	0.18	0.21	0.00	0.09	0.07	0.00
阴茎	—	—	—	—	—	—	—	—	—	—	—	—	—	—
前列腺	—	—	—	—	—	—	—	—	—	—	—	—	—	—
睾丸	—	—	—	—	—	—	—	—	—	—	—	—	—	—
其他男性生殖器	—	—	—	—	—	—	—	—	—	—	—	—	—	—
肾	353	0.83	0.00	0.77	0.00	0.00	0.16	0.50	0.45	0.42	0.31	1.22	2.15	4.89
肾盂	40	0.09	0.00	0.00	0.00	0.00	0.00	0.00	0.00	0.00	0.00	0.00	0.22	0.22
输尿管	40	0.09	0.00	0.00	0.00	0.00	0.00	0.00	0.00	0.00	0.00	0.00	0.00	0.00
膀胱	386	0.91	0.00	0.00	0.00	0.00	0.00	0.00	0.27	0.11	0.20	0.75	1.29	0.95
其他泌尿器官	5	0.01	0.00	0.00	0.00	0.00	0.00	0.00	0.00	0.00	0.00	0.00	0.07	0.07
眼	25	0.06	0.92	0.38	0.00	0.00	0.00	0.00	0.00	0.00	0.10	0.09	0.00	0.00
脑、神经系统	1 179	2.79	1.84	2.11	1.36	1.27	1.30	1.13	1.27	1.79	3.27	4.13	6.96	10.00
甲状腺	2 167	5.12	0.00	0.00	0.00	0.32	0.81	6.15	10.46	15.35	19.64	21.97	22.97	32.19
肾上腺	31	0.07	0.00	0.00	0.00	0.00	0.00	0.13	0.00	0.11	0.41	0.00	0.22	0.22
其他内分泌腺	36	0.09	0.00	0.19	0.00	0.00	0.16	0.13	0.18	0.21	0.20	0.09	0.29	0.51
霍奇金淋巴瘤	33	0.08	0.00	0.00	0.00	0.00	0.00	0.25	0.00	0.11	0.20	0.09	0.07	0.15
非霍奇金淋巴瘤	717	1.69	0.00	0.96	0.00	0.48	0.00	0.50	1.46	0.63	1.94	2.53	3.23	4.74
免疫增生性疾病	11	0.03	0.00	0.00	0.00	0.00	0.00	0.00	0.00	0.00	0.00	0.09	0.07	0.07
多发性骨髓瘤	253	0.60	0.00	0.00	0.00	0.32	0.00	0.00	0.00	0.27	0.00	0.38	0.65	1.53
淋巴样白血病	183	0.43	2.77	1.92	0.45	0.64	0.65	0.25	0.55	0.32	0.41	0.38	1.00	1.53
髓样白血病	410	0.97	0.92	0.19	0.91	0.48	0.65	0.88	1.82	0.74	2.15	1.13	3.01	2.85
白血病，未特指	272	0.64	1.84	0.77	0.60	0.16	0.32	0.38	0.55	0.53	0.51	0.51	1.31	1.09
其他或未指明部位	398	0.94	0.00	0.00	0.00	0.00	0.16	0.13	0.27	0.21	0.72	1.22	1.65	2.34
所有部位合计	42 323	100.00	8.30	7.66	3.78	5.56	7.46	17.31	34.39	55.40	95.45	156.69	256.74	348.09
所有部位除外 C44	41 853	98.89	8.30	7.66	3.78	5.56	7.46	17.18	34.39	55.09	95.04	155.56	256.24	346.34

年龄组发病率 / (1/10万)							粗率/ (1/10万)	中标率/ (1/10万)	世标率/ (1/10万)	累积率 /%		截缩率 35—64岁 / (1/10万)	ICD-10
55—59岁	60—64岁	65—69岁	70—74岁	75—79岁	80—84岁	≥85岁				0—64岁	0—74岁		
0.43	0.10	0.61	0.67	1.10	1.55	1.51	0.21	0.09	0.09	0.00	0.01	0.11	C00
0.75	0.96	0.73	1.67	3.08	1.24	1.51	0.51	0.27	0.26	0.02	0.03	0.46	C01—C02
1.07	1.93	3.51	2.84	4.40	4.66	5.27	0.95	0.44	0.45	0.02	0.05	0.55	C03—C06
1.07	0.58	0.85	1.50	1.54	0.93	0.75	0.10	0.05	0.05	0.00	0.01	0.07	C09
0.11	0.10	0.24	0.00	0.22	0.31	0.75	0.08	0.03	0.03	0.00	0.00	0.06	C10
3.10	2.89	4.24	2.84	3.30	4.35	1.88	1.62	0.98	0.94	0.07	0.10	1.91	C11
0.11	0.19	0.00	0.17	0.22	0.31	0.00	0.06	0.03	0.03	0.00	0.00	0.08	C12—C13
0.00	0.48	0.48	0.00	0.22	0.00	1.13	0.09	0.04	0.04	0.00	0.00	0.06	C14
14.11	39.98	74.40	118.13	163.52	190.19	149.14	25.57	10.71	10.58	0.32	1.28	8.51	C15
24.58	42.87	77.67	108.79	143.49	153.21	123.91	27.50	13.03	12.67	0.57	1.50	15.96	C16
2.03	2.22	2.67	4.17	3.74	6.53	1.13	0.55	0.25	0.27	0.03	0.07	0.91	C17
16.46	24.76	31.75	40.55	52.60	64.33	47.45	12.62	6.23	6.09	0.35	0.71	9.87	C18
16.67	22.73	30.66	32.70	54.36	66.82	43.31	12.13	5.96	5.82	0.34	0.65	9.69	C19—C20
0.32	0.39	0.48	0.67	1.98	0.93	2.26	0.27	0.13	0.12	0.01	0.01	0.19	C21
24.79	30.34	40.83	54.39	75.05	96.96	85.87	17.49	8.34	8.22	0.46	0.93	13.18	C22
4.27	9.83	12.60	20.69	27.95	40.71	36.53	5.59	2.45	2.41	0.11	0.27	3.02	C23—C24
6.95	16.28	29.32	37.88	54.58	69.30	53.48	10.01	4.47	4.40	0.18	0.51	4.92	C25
0.53	0.39	0.97	1.00	1.76	0.31	1.51	0.34	0.18	0.18	0.01	0.02	0.14	C32
0.21	0.29	0.48	0.83	1.76	1.55	0.38	0.21	0.10	0.10	0.00	0.01	0.14	C32
55.14	91.03	117.41	152.34	198.95	229.04	183.03	44.69	21.43	21.12	1.15	2.50	32.68	C33—C34
0.96	0.96	2.06	2.50	1.76	0.62	1.88	0.65	0.37	0.35	0.02	0.04	0.59	C37—C38
1.82	1.73	3.27	6.67	6.60	8.70	6.40	1.72	1.04	0.99	0.05	0.10	1.14	C40—C41
0.96	0.96	1.09	1.67	3.30	1.55	2.64	0.59	0.32	0.30	0.02	0.03	0.51	C43
1.82	3.18	5.82	9.18	15.19	26.73	41.80	3.21	1.30	1.29	0.05	0.12	1.32	C44
0.11	0.29	0.00	0.33	0.00	0.62	0.00	0.08	0.04	0.04	0.00	0.00	0.01	C45
0.00	0.10	0.00	0.00	0.00	0.00	0.38	0.02	0.01	0.01	0.00	0.00	—	C46
0.85	1.44	1.21	2.00	1.76	0.93	0.75	0.72	0.47	0.45	0.03	0.05	0.92	C47, C49
73.31	71.38	64.71	57.23	41.16	38.54	25.99	39.43	25.33	23.74	1.96	2.57	60.51	C50
0.96	0.67	1.70	1.50	1.54	1.86	2.26	0.52	0.28	0.27	0.02	0.03	0.44	C51
0.43	0.39	0.36	1.50	1.10	1.55	0.00	0.29	0.17	0.16	0.01	0.02	0.27	C52
31.31	32.27	27.51	27.03	25.31	27.35	17.32	19.00	12.23	11.33	0.92	1.20	28.45	C53
16.78	14.26	12.60	11.35	9.24	6.84	4.14	6.89	4.06	3.95	0.33	0.45	9.99	C54
3.42	3.56	3.39	3.84	4.62	4.35	5.65	1.97	1.13	1.08	0.08	0.12	2.51	C55
10.47	12.62	12.12	15.85	13.20	11.19	6.40	6.98	4.39	4.14	0.31	0.45	9.06	C56
1.39	1.35	0.97	1.50	1.54	1.55	0.38	0.71	0.46	0.43	0.03	0.05	0.92	C57
0.11	0.00	0.00	0.00	0.00	0.00	0.00	0.05	0.06	0.05	—	—	—	C58
—	—	—	—	—	—	—	—	—	—	—	—	—	C60
—	—	—	—	—	—	—	—	—	—	—	—	—	C61
—	—	—	—	—	—	—	—	—	—	—	—	—	C62
—	—	—	—	—	—	—	—	—	—	—	—	—	C63
3.42	4.62	5.94	5.17	5.72	6.84	5.27	2.41	1.37	1.38	0.09	0.15	2.54	C64
0.53	0.39	0.61	1.17	1.54	0.93	1.13	0.27	0.13	0.13	0.01	0.02	0.20	C65
0.32	0.29	0.85	1.17	1.98	1.55	2.26	0.27	0.11	0.11	0.00	0.01	0.08	C66
2.24	4.05	6.06	10.85	14.09	18.96	14.31	2.64	1.20	1.17	0.05	0.13	1.40	C67
0.00	0.00	0.00	0.33	0.22	0.00	0.00	0.03	0.02	0.02	0.00	0.00	0.03	C68
0.11	0.29	0.00	0.17	0.66	1.55	0.75	0.17	0.10	0.13	0.01	0.01	0.09	C69
13.89	15.80	19.63	18.02	24.43	24.55	13.93	8.06	4.87	4.85	0.32	0.51	8.22	C70—C72, D32—D33, D42—D43
24.36	18.98	14.06	9.51	7.92	6.22	3.39	14.81	11.80	10.31	0.87	0.98	23.28	C73
0.00	0.00	0.97	1.00	0.44	0.00	0.38	0.21	0.15	0.13	0.01	0.02	0.19	C74
0.53	0.48	0.12	0.17	0.22	0.62	0.00	0.25	0.19	0.18	0.01	0.02	0.33	C75
0.21	0.39	0.48	0.33	1.54	0.62	1.13	0.23	0.14	0.13	0.01	0.01	0.17	C81
6.63	10.11	12.72	13.52	20.69	15.54	11.30	4.90	2.75	2.69	0.17	0.30	4.42	C82—C86, C96
0.32	0.10	0.00	0.00	0.66	0.31	0.00	0.08	0.04	0.89	0.05	0.11	1.33	C88
2.78	4.05	7.03	5.84	6.82	4.35	3.01	1.73	0.89	0.89	0.05	0.11	1.33	C90
1.18	2.79	1.58	3.00	2.86	3.73	3.01	1.25	0.89	1.01	0.06	0.08	1.11	C91
4.17	4.82	6.06	5.51	8.14	9.32	3.01	2.80	1.89	1.81	0.12	0.18	2.84	C92—C94, D45—D47
2.03	3.08	3.27	4.84	10.12	10.88	5.65	1.86	1.09	1.11	0.06	0.10	1.30	C95
3.63	4.24	4.85	8.84	9.02	13.36	22.97	2.72	1.32	1.30	0.07	0.14	2.09	O&U
383.75	508.15	651.78	813.74	1 036.81	1 185.29	952.83	289.23	156.51	150.44	9.40	16.73	269.72	ALL
381.93	504.97	645.96	804.56	1 021.62	1 158.57	911.02	286.02	155.21	149.15	9.36	16.61	268.40	ALL exc. C44

附表 4-1 江苏省肿瘤登记地区 2017 年男女合计恶性肿瘤死亡主要指标

部位	病例数	构成比/%	年龄组死亡率/（1/10 万）											
			0 岁	1—4 岁	5—9 岁	10—14 岁	15—19 岁	20—24 岁	25—29 岁	30—34 岁	35—39 岁	40—44 岁	45—49 岁	50—54 岁
唇	30	0.03	0.00	0.00	0.00	0.00	0.00	0.00	0.00	0.00	0.00	0.00	0.02	0.00
舌	170	0.16	0.00	0.00	0.00	0.00	0.00	0.00	0.00	0.03	0.00	0.03	0.00	0.12
口	319	0.30	0.00	0.00	0.00	0.00	0.00	0.00	0.03	0.00	0.09	0.09	0.18	0.46
唾液腺	100	0.10	0.00	0.00	0.00	0.00	0.10	0.04	0.03	0.00	0.06	0.03	0.09	0.25
扁桃体	25	0.02	0.00	0.00	0.00	0.00	0.00	0.00	0.00	0.00	0.00	0.00	0.00	0.05
其他口咽	50	0.05	0.00	0.00	0.00	0.00	0.00	0.04	0.00	0.00	0.00	0.00	0.02	0.07
鼻咽	745	0.71	0.00	0.00	0.00	0.00	0.00	0.04	0.03	0.15	0.33	0.64	1.18	2.18
喉咽	102	0.10	0.00	0.00	0.00	0.00	0.00	0.00	0.00	0.00	0.00	0.00	0.00	0.23
咽，部位不明	83	0.08	0.00	0.00	0.00	0.00	0.00	0.00	0.00	0.00	0.00	0.00	0.09	0.14
食管	13 941	13.30	0.00	0.00	0.00	0.00	0.05	0.00	0.06	0.03	0.09	0.41	2.77	7.83
胃	15 804	15.08	0.00	0.00	0.00	0.00	0.05	0.34	0.91	1.52	2.01	3.54	7.16	13.85
小肠	442	0.42	0.00	0.00	0.00	0.00	0.00	0.00	0.03	0.12	0.23	0.52	0.74
结肠	3 227	3.08	0.00	0.00	0.00	0.00	0.05	0.23	0.39	0.46	0.69	1.07	2.50	4.19
直肠	3 955	3.77	0.00	0.00	0.04	0.05	0.05	0.04	0.19	0.22	0.63	1.19	2.71	5.49
肛门	76	0.07	0.00	0.00	0.00	0.00	0.00	0.00	0.00	0.00	0.03	0.03	0.05	0.09
肝脏	12 538	11.96	0.50	0.16	0.04	0.10	0.20	0.15	0.77	2.11	4.53	10.12	23.67	31.10
胆囊及其他	1 952	1.86	0.00	0.00	0.00	0.00	0.05	0.00	0.06	0.09	0.21	0.43	1.11	2.46
胰腺	5 450	5.20	0.00	0.00	0.00	0.00	0.00	0.04	0.11	0.25	0.48	1.59	3.07	6.37
鼻、鼻窦及其他	93	0.09	0.00	0.00	0.00	0.00	0.00	0.00	0.00	0.00	0.03	0.06	0.09	0.19
喉	325	0.31	0.00	0.00	0.00	0.00	0.00	0.00	0.00	0.00	0.03	0.03	0.09	0.37
气管、支气管、肺	25 341	24.18	0.00	0.00	0.00	0.05	0.05	0.19	0.41	1.39	2.10	5.22	10.94	25.29
其他胸腔器官	254	0.24	0.00	0.00	0.09	0.05	0.05	0.04	0.19	0.15	0.15	0.14	0.27	0.32
骨	877	0.84	0.00	0.00	0.26	0.19	0.69	0.19	0.25	0.19	0.30	0.52	0.77	1.09
皮肤黑色素瘤	198	0.19	0.00	0.00	0.00	0.00	0.00	0.00	0.12	0.06	0.17	0.20	0.28
皮肤其他	446	0.43	0.00	0.00	0.00	0.00	0.00	0.00	0.03	0.06	0.00	0.09	0.11	0.25
间皮瘤	39	0.04	0.00	0.00	0.00	0.00	0.00	0.00	0.03	0.03	0.00	0.00	0.09	0.07
卡波西肉瘤	25	0.02	0.00	0.00	0.00	0.04	0.00	0.04	0.06	0.03	0.03	0.00	0.03	0.00
周围神经、其他结缔组织、软组织	160	0.15	0.50	0.05	0.09	0.10	0.20	0.08	0.08	0.15	0.09	0.23	0.25	0.28
乳房	2 342	2.23	0.00	0.00	0.00	0.00	0.00	0.04	0.39	0.71	2.01	2.72	5.32	7.30
外阴	42	0.04	0.00	0.00	0.00	0.00	0.00	0.00	0.03	0.00	0.03	0.00	0.05	0.00
阴道	22	0.02	0.00	0.00	0.00	0.00	0.00	0.00	0.00	0.00	0.00	0.00	0.02	0.07
子宫颈	1 258	1.20	0.00	0.00	0.00	0.00	0.00	0.08	0.62	0.93	1.30	3.12	4.26
子宫体	297	0.28	0.00	0.00	0.00	0.00	0.00	0.04	0.06	0.09	0.09	0.26	0.43	0.93
子宫，部位不明	231	0.22	0.00	0.00	0.00	0.00	0.00	0.00	0.03	0.12	0.20	0.34	0.37
卵巢	919	0.88	0.00	0.00	0.05	0.00	0.04	0.19	0.11	0.12	0.24	0.81	1.93	2.85
其他女性生殖器	56	0.05	0.00	0.00	0.00	0.00	0.00	0.00	0.00	0.00	0.00	0.07	0.00
胎盘	1	0.00	0.00	0.00	0.00	0.00	0.00	0.00	0.00	0.00	0.00	0.00	0.00	0.00
阴茎	75	0.07	0.00	0.00	0.00	0.00	0.00	0.00	0.00	0.00	0.00	0.03	0.11	0.05
前列腺	1 710	1.63	0.00	0.00	0.00	0.00	0.10	0.04	0.00	0.00	0.03	0.06	0.09	0.25
睾丸	38	0.04	0.00	0.00	0.00	0.00	0.00	0.11	0.00	0.06	0.03	0.03	0.00	0.07
其他男性生殖器	8	0.01	0.00	0.00	0.00	0.00	0.00	0.00	0.00	0.00	0.03	0.00	0.00
肾	688	0.66	0.00	0.05	0.18	0.00	0.00	0.00	0.03	0.12	0.12	0.41	0.57	0.93
肾盂	72	0.07	0.00	0.00	0.00	0.00	0.00	0.00	0.00	0.00	0.06	0.07	0.12
输尿管	105	0.10	0.00	0.00	0.00	0.00	0.00	0.00	0.00	0.00	0.00	0.00	0.00	0.00
膀胱	1 353	1.29	0.00	0.00	0.00	0.00	0.00	0.00	0.03	0.06	0.00	0.09	0.30	0.58
其他泌尿器官	12	0.01	0.00	0.00	0.00	0.00	0.00	0.00	0.00	0.00	0.00	0.00	0.00	0.00
眼	30	0.03	0.00	0.11	0.00	0.00	0.00	0.00	0.00	0.00	0.03	0.00	0.02	0.02
脑、神经系统	2 411	2.30	1.26	0.87	1.28	0.82	0.74	0.46	0.97	1.02	1.59	2.12	3.52	5.07
甲状腺	233	0.22	0.00	0.00	0.00	0.00	0.00	0.00	0.06	0.00	0.06	0.00	0.14	0.28
肾上腺	74	0.07	0.50	0.16	0.04	0.10	0.00	0.00	0.06	0.00	0.00	0.12	0.09	0.09
其他内分泌腺	40	0.04	0.00	0.05	0.04	0.00	0.05	0.04	0.00	0.03	0.03	0.14	0.02	0.05
霍奇金淋巴瘤	104	0.10	0.00	0.00	0.00	0.00	0.00	0.00	0.00	0.00	0.06	0.02	0.21
非霍奇金淋巴瘤	1 770	1.69	0.00	0.05	0.09	0.14	0.10	0.19	0.41	0.37	0.66	0.78	1.30	2.32
免疫增生性疾病	13	0.01	0.00	0.00	0.00	0.00	0.00	0.00	0.00	0.00	0.00	0.02	0.02
多发性骨髓瘤	555	0.53	0.00	0.00	0.00	0.00	0.10	0.00	0.04	0.03	0.03	0.09	0.12	0.39	0.95
淋巴样白血病	490	0.47	1.01	0.55	0.35	0.29	0.35	0.38	0.36	0.31	0.45	0.43	0.36	0.95
髓样白血病	831	0.79	0.25	0.27	0.26	0.14	0.50	0.23	0.52	0.40	0.30	0.55	0.68	1.23
白血病，未特指	1 020	0.97	1.26	0.60	0.31	0.38	0.50	0.57	0.69	0.31	0.54	0.75	1.09	1.32
其他或未指明部位	1 238	1.18	0.00	0.22	0.09	0.10	0.10	0.04	0.14	0.19	0.21	0.70	0.80	1.37
所有部位合计	104 805	100.00	5.29	3.22	3.22	2.64	3.91	3.94	7.62	11.53	19.63	37.71	78.95	135.58
所有部位除外 C44	104 359	99.57	5.29	3.22	3.22	2.64	3.91	3.94	7.59	11.47	19.63	37.63	78.83	135.33

| 年龄组死亡率 /（1/10 万） | | | | | | | 粗率 / (1/10 万) | 中标率 / (1/10 万) | 世标率 / (1/10 万) | 累积率 /% | | 截缩率 35—64 岁 / (1/10 万) | ICD-10 |
55—59 岁	60—64 岁	65—69 岁	70—74 岁	75—79 岁	80—84 岁	≥85 岁				0—64 岁	0—74 岁		
0.00	0.03	0.15	0.22	0.44	0.66	1.18	0.06	0.02	0.03	0.00	0.00	0.01	C00
0.60	0.86	1.00	1.47	1.62	2.84	1.62	0.36	0.17	0.17	0.01	0.02	0.23	C01—C02
0.63	1.01	1.69	2.45	3.67	4.81	7.05	0.67	0.31	0.31	0.01	0.03	0.36	C03—C06
0.27	0.24	0.73	0.60	1.25	0.66	1.32	0.21	0.12	0.11	0.01	0.01	0.14	C07—C08
0.03	0.09	0.12	0.27	0.37	0.66	0.00	0.05	0.02	0.02	0.00	0.00	0.02	C09
0.13	0.18	0.19	0.49	0.66	0.76	0.73	0.11	0.05	0.05	0.00	0.01	0.06	C10
2.06	2.76	5.10	5.60	5.88	5.68	5.29	1.57	0.84	0.82	0.05	0.10	1.39	C11
0.43	0.74	0.54	0.76	0.96	0.98	1.18	0.22	0.10	0.11	0.01	0.01	0.19	C12—C13
0.13	0.45	0.42	0.49	1.10	1.31	1.03	0.18	0.08	0.08	0.00	0.01	0.11	C14
19.48	50.40	86.08	133.16	197.19	255.98	214.47	29.45	13.07	12.96	0.41	1.50	10.91	C15
24.98	49.63	82.82	145.18	231.66	284.17	236.21	33.39	15.34	14.94	0.52	1.66	14.32	C16
0.60	1.37	2.34	3.81	5.37	6.66	6.61	0.93	0.45	0.44	0.02	0.05	0.54	C17
5.79	10.24	15.81	23.39	39.25	57.25	61.84	6.82	3.18	3.12	0.13	0.32	3.57	C18
7.16	12.02	19.19	27.25	48.21	75.17	81.38	8.36	3.79	3.74	0.15	0.38	4.24	C19—C20
0.07	0.21	0.31	0.33	1.32	0.98	2.64	0.16	0.07	0.07	0.00	0.01	0.07	C21
41.79	53.85	63.28	79.85	98.85	132.74	116.93	26.49	13.89	13.67	0.84	1.56	24.77	C22
3.53	7.54	10.21	14.63	23.37	35.07	34.52	4.12	1.88	1.87	0.08	0.20	2.16	C23—C24
11.36	20.19	32.70	46.67	69.53	83.36	75.80	11.51	5.37	5.32	0.22	0.61	6.09	C25
0.27	0.59	0.42	0.60	0.96	0.98	0.88	0.20	0.10	0.10	0.01	0.01	0.18	C30—C31
0.67	1.34	1.46	3.59	3.90	5.57	4.55	0.69	0.31	0.31	0.01	0.04	0.34	C32
49.88	95.08	157.54	236.18	324.34	399.43	328.17	53.54	24.88	24.63	0.95	2.92	26.32	C33—C34
0.63	1.01	1.27	2.28	2.06	2.51	3.23	0.54	0.30	0.29	0.02	0.03	0.37	C37—C38
1.80	2.67	4.87	7.07	10.36	11.91	10.72	1.85	1.00	0.99	0.04	0.10	1.06	C40—C41
0.50	0.71	1.27	1.74	1.47	1.86	3.53	0.42	0.21	0.21	0.01	0.03	0.29	C43
0.23	0.59	1.46	1.85	3.53	11.47	25.27	0.94	0.34	0.36	0.01	0.02	0.19	C44
0.13	0.18	0.27	0.27	0.15	0.44	0.15	0.08	0.05	0.05	0.00	0.01	0.07	C45
0.00	0.09	0.08	0.11	0.44	0.33	0.15	0.05	0.03	0.03	0.00	0.00	0.03	C46
0.43	0.39	0.65	0.71	1.25	1.97	2.06	0.34	0.22	0.22	0.01	0.02	0.26	C47, C49
8.46	10.15	9.90	11.26	13.82	18.68	25.56	4.95	2.75	2.67	0.19	0.29	5.52	C50
0.07	0.06	0.23	0.27	0.51	0.55	1.47	0.09	0.04	0.04	0.00	0.00	0.03	C51
0.10	0.06	0.12	0.05	0.22	0.33	0.44	0.05	0.02	0.02	0.00	0.00	0.04	C52
3.50	4.45	5.60	6.31	7.50	12.89	14.84	2.66	1.46	1.40	0.09	0.15	2.75	C53
1.13	1.28	1.42	2.28	1.76	2.50	2.50	0.63	0.34	0.33	0.02	0.04	0.61	C54
0.63	0.83	1.00	1.58	1.69	3.50	4.41	0.49	0.24	0.24	0.01	0.03	0.38	C55
3.30	4.13	5.18	5.77	6.25	7.10	4.70	1.94	1.06	1.05	0.07	0.12	1.99	C56
0.33	0.24	0.50	0.44	0.22	0.33	0.59	0.12	0.06	0.06	0.00	0.01	0.10	C57
0.00	0.00	0.00	0.00	0.00	0.00	0.00	0.00	0.00	0.00	0.00	0.00	0.00	C58
0.17	0.18	0.31	0.65	0.81	1.42	1.76	0.16	0.07	0.07	0.00	0.01	0.08	C60
0.60	1.99	5.22	11.64	28.08	46.65	65.37	3.61	1.38	1.37	0.02	0.10	0.41	C61
0.03	0.06	0.12	0.33	0.51	0.44	0.73	0.08	0.05	0.04	0.00	0.00	0.03	C63
0.03	0.00	0.00	0.22	0.07	0.00	0.15	0.02	0.01	0.01	0.00	0.00	0.01	C64
2.03	2.35	4.41	4.57	7.64	9.18	9.84	1.45	0.72	0.72	0.03	0.08	0.93	C65
0.10	0.21	0.35	0.71	0.73	0.98	1.62	0.15	0.07	0.07	0.00	0.01	0.08	C66
0.40	0.21	0.46	0.87	1.62	2.29	1.62	0.22	0.10	0.10	0.00	0.01	0.10	C67
1.07	2.52	4.99	8.43	19.62	32.23	50.68	2.86	1.12	1.13	0.02	0.09	0.63	C68
0.00	0.03	0.12	0.16	0.07	0.22	0.29	0.03	0.01	0.01	0.00	0.00	0.00	C69
0.03	0.09	0.04	0.16	0.51	0.55	0.73	0.06	0.03	0.04	0.00	0.00	0.03	C70—C72, D32—D33, D42—D43
6.99	9.44	11.59	15.23	21.39	25.67	16.60	5.09	3.01	2.98	0.17	0.31	4.34	C73
0.40	0.71	1.23	1.69	2.28	5.46	4.55	0.49	0.22	0.22	0.01	0.02	0.23	C75
0.13	0.21	0.31	0.44	0.96	0.98	0.44	0.16	0.10	0.11	0.01	0.01	0.10	C81
0.13	0.12	0.19	0.16	0.22	0.55	0.15	0.22	0.11	0.10	0.00	0.01	0.12	C82—C86, C96
0.13	0.36	0.50	0.87	1.91	0.76	1.76	3.74	1.89	1.85	0.09	0.21	2.30	C88
4.20	6.59	10.59	13.82	21.02	22.83	22.18	0.03	0.01	0.01	0.00	0.00	0.01	C90
0.00	0.03	0.04	0.16	0.22	0.11	0.29	1.17	0.59	0.59	0.03	0.07	0.78	C91
1.60	2.37	3.95	5.22	5.66	5.68	4.26	1.04	0.67	0.68	0.04	0.06	0.69	C92—C94, D45—D47
1.03	1.28	1.96	3.32	4.48	6.77	3.82	1.76	1.00	0.98	0.05	0.11	1.02	C95
1.47	2.64	4.64	7.45	9.04	10.82	6.32	2.15	1.27	1.28	0.07	0.13	1.45	O&U
2.06	3.95	5.18	6.74	11.54	11.47	9.40	2.62	1.24	1.24	0.00	0.00	124.57	ALL
2.53	4.27	6.60	8.00	12.94	22.29	25.27	221.41	105.90	104.51	4.50	11.69	124.57	ALL
216.25	375.24	578.69	859.81	1 262.44	1 639.67	1 510.24	221.41	105.90	104.51	4.50	11.69	124.57	ALL exc. C44
216.02	374.64	577.24	857.96	1 258.91	1 627.97	1 484.97	220.47	105.56	104.15	4.49	11.67	124.38	ALL exc. C44

附表 4-2　江苏省肿瘤登记地区 2017 年男性恶性肿瘤死亡主要指标

部位	病例数	构成比/%	年龄组死亡率 /（1/10 万）											
			0 岁	1—4 岁	5—9 岁	10—14 岁	15—19 岁	20—24 岁	25—29 岁	30—34 岁	35—39 岁	40—44 岁	45—49 岁	50—54 岁
唇	22	0.03	0.00	0.00	0.00	0.00	0.00	0.00	0.00	0.00	0.00	0.00	0.05	0.00
舌	105	0.16	0.00	0.00	0.00	0.00	0.00	0.00	0.00	0.06	0.00	0.06	0.14	0.14
口	185	0.28	0.00	0.00	0.00	0.00	0.00	0.00	0.00	0.00	0.12	0.06	0.23	0.69
唾液腺	73	0.11	0.00	0.00	0.00	0.00	0.00	0.07	0.05	0.00	0.06	0.06	0.09	0.28
扁桃体	21	0.03	0.00	0.00	0.00	0.00	0.00	0.00	0.00	0.00	0.00	0.00	0.00	0.09
其他口咽	40	0.06	0.00	0.00	0.00	0.00	0.00	0.00	0.00	0.00	0.00	0.00	0.05	0.14
鼻咽	550	0.82	0.00	0.00	0.00	0.00	0.00	0.00	0.05	0.19	0.30	0.99	1.78	3.64
喉咽	93	0.14	0.00	0.00	0.00	0.00	0.00	0.00	0.00	0.00	0.00	0.00	0.00	0.46
咽，部位不明	62	0.09	0.00	0.00	0.00	0.00	0.00	0.00	0.00	0.00	0.00	0.00	0.09	0.23
食管	9 467	14.17	0.00	0.00	0.00	0.00	0.00	0.00	0.05	0.06	0.06	0.47	4.69	13.53
胃	11 106	16.62	0.00	0.00	0.00	0.00	0.09	0.37	0.66	1.38	1.32	4.25	9.10	18.36
小肠	275	0.41	0.00	0.00	0.00	0.00	0.00	0.00	0.00	0.06	0.00	0.23	0.68	1.06
结肠	1 803	2.70	0.00	0.00	0.00	0.00	0.09	0.00	0.29	0.44	0.57	0.66	1.16	2.64	4.79
直肠	2 379	3.56	0.00	0.00	0.00	0.08	0.00	0.07	0.16	0.25	0.78	1.28	3.14	6.12
肛门	40	0.06	0.00	0.00	0.00	0.00	0.00	0.00	0.00	0.00	0.00	0.00	0.05	0.09
肝脏	8 854	13.25	0.48	0.31	0.08	0.18	0.28	0.15	1.09	3.21	7.67	17.35	38.73	49.47
胆囊及其他	830	1.24	0.00	0.00	0.00	0.00	0.09	0.00	0.00	0.06	0.18	0.52	0.86	2.30
胰腺	3 031	4.54	0.00	0.00	0.00	0.00	0.00	0.07	0.16	0.25	0.54	2.27	3.96	8.24
鼻、鼻窦及其他	61	0.09	0.00	0.00	0.00	0.00	0.00	0.00	0.00	0.00	0.00	0.00	0.09	0.32
喉	291	0.44	0.00	0.00	0.00	0.00	0.00	0.00	0.00	0.00	0.00	0.06	0.18	0.69
气管、支气管、肺	17 965	26.88	0.00	0.00	0.00	0.08	0.09	0.37	0.27	1.51	2.58	5.41	12.79	32.45
其他胸腔器官	144	0.22	0.00	0.00	0.00	0.08	0.09	0.09	0.00	0.22	0.13	0.24	0.17	0.14	0.32
骨	504	0.75	0.00	0.00	0.00	0.25	0.18	0.93	0.15	0.27	0.25	0.36	0.52	0.86	1.20
皮肤黑色素瘤	103	0.15	0.00	0.00	0.00	0.00	0.00	0.00	0.00	0.06	0.12	0.23	0.14	0.28
皮肤其他	217	0.32	0.00	0.00	0.00	0.00	0.00	0.00	0.05	0.00	0.00	0.12	0.14	0.23
间皮瘤	22	0.03	0.00	0.00	0.00	0.00	0.00	0.00	0.00	0.06	0.06	0.00	0.14	0.09
卡波西肉瘤	15	0.02	0.00	0.00	0.00	0.08	0.00	0.00	0.00	0.00	0.06	0.00	0.00	0.05
周围神经、其他结缔组织、软组织	95	0.14	0.97	0.10	0.08	0.18	0.37	0.07	0.05	0.19	0.18	0.35	0.23	0.41
乳房	46	0.07	0.00	0.00	0.00	0.00	0.00	0.00	0.11	0.00	0.00	0.12	0.18	0.18
外阴	—	—	—	—	—	—	—	—	—	—	—	—	—	—
阴道	—	—	—	—	—	—	—	—	—	—	—	—	—	—
子宫颈	—	—	—	—	—	—	—	—	—	—	—	—	—	—
子宫体	—	—	—	—	—	—	—	—	—	—	—	—	—	—
子宫，部位不明	—	—	—	—	—	—	—	—	—	—	—	—	—	—
卵巢	—	—	—	—	—	—	—	—	—	—	—	—	—	—
其他女性生殖器	—	—	—	—	—	—	—	—	—	—	—	—	—	—
胎盘	—	—	—	—	—	—	—	—	—	—	—	—	—	—
阴茎	75	0.11	0.00	0.00	0.00	0.00	0.00	0.00	0.00	0.00	0.00	0.06	0.23	0.09
前列腺	1 710	2.56	0.00	0.00	0.00	0.00	0.19	0.07	0.00	0.00	0.06	0.12	0.18	0.51
睾丸	38	0.06	0.00	0.00	0.00	0.00	0.00	0.22	0.00	0.13	0.06	0.06	0.00	0.14
其他男性生殖器	8	0.01	0.00	0.00	0.00	0.00	0.00	0.00	0.00	0.00	0.00	0.06	0.00	0.00
肾	458	0.69	0.00	0.00	0.10	0.25	0.00	0.00	0.05	0.00	0.13	0.12	0.47	0.91	1.29
肾盂	45	0.07	0.00	0.00	0.00	0.00	0.00	0.00	0.00	0.00	0.00	0.12	0.09	0.14
输尿管	60	0.09	0.00	0.00	0.00	0.00	0.00	0.00	0.00	0.00	0.00	0.06	0.00	0.05
膀胱	1 090	1.63	0.00	0.00	0.00	0.00	0.00	0.00	0.00	0.00	0.13	0.12	0.46	0.92
其他泌尿器官	6	0.01	0.00	0.00	0.00	0.00	0.00	0.00	0.00	0.00	0.00	0.00	0.00	0.00
眼	17	0.03	0.00	0.21	0.00	0.00	0.00	0.00	0.00	0.00	0.00	0.00	0.00	0.05
脑、神经系统	1 333	1.99	0.97	1.14	1.75	1.17	0.65	0.51	1.15	1.38	1.74	2.62	4.05	5.75
甲状腺	92	0.14	0.00	0.00	0.00	0.00	0.00	0.00	0.00	0.00	0.06	0.00	0.14	0.14
肾上腺	46	0.07	0.48	0.31	0.08	0.09	0.00	0.00	0.11	0.00	0.00	0.00	0.05	0.18
其他内分泌腺	26	0.04	0.00	0.00	0.00	0.09	0.07	0.00	0.06	0.06	0.17	0.00	0.05	0.09
霍奇金淋巴瘤	63	0.09	0.00	0.00	0.00	0.00	0.00	0.00	0.05	0.00	0.06	0.06	0.05	0.32
非霍奇金淋巴瘤	1 063	1.59	0.00	0.10	0.17	0.09	0.19	0.29	0.44	0.44	0.72	1.22	1.50	3.04
免疫增生性疾病	7	0.01	0.00	0.00	0.00	0.00	0.00	0.00	0.00	0.00	0.00	0.00	0.00	0.00
多发性骨髓瘤	303	0.45	0.00	0.00	0.00	0.00	0.00	0.07	0.05	0.00	0.00	0.06	0.17	0.55	1.01
淋巴样白血病	276	0.41	0.48	0.83	0.25	0.27	0.47	0.51	0.27	0.31	0.36	0.41	0.36	1.06
髓样白血病	475	0.71	0.00	0.31	0.25	0.09	0.37	0.22	0.60	0.44	0.30	0.87	0.68	1.24
白血病，未特指	568	0.85	1.45	0.42	0.50	0.54	0.56	0.81	0.76	0.31	0.78	0.87	1.14	1.47
其他或未指明部位	666	1.00	0.00	0.10	0.08	0.09	0.09	0.07	0.16	0.19	0.30	0.64	0.77	1.47
所有部位合计	66 824	100.00	4.84	3.95	4.09	3.06	4.67	4.48	7.38	11.88	19.94	43.78	92.35	164.81
所有部位除外 C44	66 607	99.68	4.84	3.95	4.09	3.06	4.67	4.48	7.32	11.82	19.94	43.66	92.21	164.58

年龄组死亡率 /（1/10万）							粗率/ (1/10万)	中标率/ (1/10万)	世标率/ (1/10万)	累积率 /%		截缩率 35—64岁/ (1/10万)	ICD-10
55—59岁	60—64岁	65—69岁	70—74岁	75—79岁	80—84岁	≥85岁				0—64岁	0—74岁		
0.00	0.06	0.31	0.33	0.61	0.49	2.76	0.09	0.04	0.04	0.00	0.00	0.02	C00
0.92	1.11	1.23	1.65	1.84	4.45	1.18	0.44	0.22	0.22	0.01	0.03	0.32	C01—C02
0.59	1.46	2.07	3.62	4.15	5.69	7.09	0.78	0.38	0.38	0.02	0.04	0.45	C03—C06
0.39	0.47	1.23	0.99	2.15	0.74	1.97	0.31	0.16	0.16	0.01	0.02	0.20	C07—C08
0.07	0.18	0.23	0.55	0.61	0.74	0.00	0.09	0.04	0.04	0.00	0.01	0.05	C09
0.20	0.35	0.38	0.99	1.23	0.74	0.79	0.17	0.08	0.08	0.00	0.01	0.10	C10
3.53	3.63	7.74	8.13	9.21	9.65	6.30	2.31	1.26	1.23	0.07	0.15	2.10	C11
0.65	1.40	0.92	1.43	2.00	2.23	0.79	0.39	0.19	0.20	0.01	0.02	0.34	C12—C13
0.20	0.76	0.77	0.88	1.54	1.98	1.18	0.26	0.13	0.13	0.01	0.02	0.18	C14
31.66	78.60	129.44	186.14	268.61	330.98	300.04	39.69	18.87	18.86	0.65	2.22	17.42	C15
37.22	74.10	126.45	214.80	349.08	429.68	363.04	46.56	22.44	21.97	0.73	2.44	20.16	C16
0.98	1.58	2.99	4.72	6.76	8.91	11.03	1.15	0.57	0.57	0.02	0.06	0.68	C17
7.20	12.00	19.17	28.99	45.77	67.04	74.81	7.56	3.75	3.70	0.15	0.39	4.11	C18
8.70	15.92	25.46	36.57	62.81	94.99	105.92	9.97	4.82	4.78	0.18	0.49	5.17	C19—C20
0.13	0.23	0.38	0.33	1.54	0.74	3.15	0.17	0.08	0.08	0.00	0.01	0.09	C21
63.26	81.76	90.64	108.72	128.24	167.22	146.48	37.12	20.57	20.23	1.32	2.31	39.03	C22
3.86	7.49	8.51	14.39	20.27	28.20	28.35	3.48	1.70	1.70	0.08	0.19	2.14	C23—C24
14.72	25.81	37.57	52.05	75.10	95.73	79.93	12.71	6.31	6.27	0.28	0.73	7.87	C25
0.26	0.94	0.69	0.99	1.08	0.99	1.18	0.26	0.13	0.13	0.01	0.02	0.63	C30—C31
1.11	2.58	2.68	6.59	7.06	11.13	9.45	1.22	0.58	0.58	0.02	0.07	0.63	C32
70.97	139.65	234.26	362.61	493.14	606.55	518.57	75.32	36.58	36.28	1.33	4.31	36.43	C33—C34
0.65	1.46	1.38	2.64	3.46	3.46	3.15	0.60	0.35	0.34	0.02	0.04	0.43	C37—C38
2.16	3.34	6.29	8.46	11.36	14.84	13.78	2.11	1.19	1.17	0.05	0.13	1.24	C40—C41
0.52	0.70	1.53	1.76	1.69	2.23	4.33	0.43	0.23	0.23	0.01	0.03	0.30	C43
0.20	0.82	1.76	1.98	3.84	14.35	25.20	0.91	0.39	0.40	0.01	0.03	0.22	C44
0.07	0.18	0.31	0.33	0.31	0.25	0.39	0.09	0.06	0.05	0.00	0.01	0.08	C45
0.00	0.12	0.15	0.22	0.61	0.49	0.00	0.06	0.04	0.04	0.00	0.00	0.03	C46
0.39	0.47	0.77	0.77	1.54	1.98	3.15	0.40	0.29	0.29	0.02	0.02	0.32	C47, C49
0.13	0.18	0.54	0.66	0.77	1.73	1.58	0.19	0.11	0.10	—	0.01	0.13	C50
—	—	—	—	—	—	—	—	—	—	—	—	—	C51
—	—	—	—	—	—	—	—	—	—	—	—	—	C52
—	—	—	—	—	—	—	—	—	—	—	—	—	C53
—	—	—	—	—	—	—	—	—	—	—	—	—	C54
—	—	—	—	—	—	—	—	—	—	—	—	—	C55
—	—	—	—	—	—	—	—	—	—	—	—	—	C56
—	—	—	—	—	—	—	—	—	—	—	—	—	C57
—	—	—	—	—	—	—	—	—	—	—	—	—	C58
0.33	0.35	0.61	1.32	1.69	3.22	4.73	0.31	0.15	0.15	0.01	0.01	0.16	C60
1.18	3.92	10.43	23.50	58.67	105.63	175.22	7.17	3.02	3.05	0.03	0.20	0.81	C61
0.07	0.12	0.23	0.66	1.08	0.99	1.97	0.16	0.10	0.09	0.00	0.01	0.07	C62
0.07	0.00	0.00	0.44	0.15	0.00	0.39	0.03	0.02	0.02	0.00	0.00	0.02	C63
2.94	3.45	5.75	6.70	11.21	11.38	13.39	1.92	0.99	1.00	0.05	0.11	1.32	C64
0.20	0.35	0.46	0.99	0.92	0.99	1.58	0.19	0.10	0.10	0.00	0.01	0.13	C65
0.52	0.29	0.46	1.10	2.00	2.72	1.97	0.25	0.12	0.12	0.00	0.01	0.03	C66
1.77	4.21	8.13	15.37	33.94	57.88	100.80	4.57	1.98	2.01	0.04	0.16	1.03	C67
0.00	0.06	0.08	0.22	0.00	0.25	0.39	0.03	0.01	0.01	0.00	0.00	0.01	C68
0.00	0.12	0.08	0.22	0.46	0.00	1.18	0.03	0.02	0.04	0.00	0.00	0.02	C69
7.65	10.48	12.96	18.67	22.27	27.46	19.69	5.59	3.46	3.43	0.20	0.36	4.89	C70—C72, D32—D33, D42—D43
0.20	0.59	0.92	1.32	2.15	5.94	3.94	0.39	0.18	0.17	0.01	0.02	0.16	C73
0.26	0.35	0.23	0.44	1.54	1.24	0.39	0.19	0.12	0.14	0.01	0.01	0.12	C74
0.07	0.23	0.15	0.11	0.46	0.74	0.00	0.11	0.08	0.08	0.01	0.01	0.11	C75
0.13	0.47	0.77	1.43	2.00	1.24	1.18	0.26	0.13	0.13	0.01	0.02	0.14	C81
5.04	8.31	14.03	17.68	23.96	27.46	29.93	4.46	2.35	2.33	0.11	0.27	2.88	C82—C86, C96
0.00	0.06	0.08	0.22	0.15	0.25	0.39	0.03	0.01	0.01	0.00	0.00	0.02	C88
1.64	2.81	3.53	6.70	5.38	7.92	6.30	1.27	0.65	0.65	0.04	0.07	0.73	C90
1.24	1.40	2.45	3.51	5.38	10.14	4.73	1.16	0.76	0.76	0.04	0.12	0.89	C91
1.50	2.81	5.37	8.89	11.67	14.84	9.06	1.99	1.14	1.11	0.05	0.12	1.12	C92—C94, D45—D47
1.50	2.81	5.37	8.89	11.83	13.36	12.99	2.38	1.47	1.48	0.08	0.14	1.75	C95
2.55	4.97	5.37	9.44	14.44	25.97	29.53	2.79	1.40	1.40	0.06	0.15	1.53	O&U
280.63	507.61	786.13	1 178.86	1 717.16	2 228.54	2 135.31	280.18	139.83	138.55	5.74	15.57	158.50	ALL
280.43	506.79	784.37	1 176.88	1 713.32	2 214.19	2 110.11	279.27	139.45	138.14	5.74	15.54	158.28	ALL exc. C44

部位	病例数	构成比/%	年龄组死亡率 /（1/10 万）											
			0 岁	1—4 岁	5—9 岁	10—14 岁	15—19 岁	20—24 岁	25—29 岁	30—34 岁	35—39 岁	40—44 岁	45—49 岁	50—54 岁
唇	8	0.02	0.00	0.00	0.00	0.00	0.00	0.00	0.00	0.00	0.00	0.00	0.00	0.00
舌	65	0.17	0.00	0.00	0.00	0.00	0.00	0.00	0.00	0.00	0.00	0.00	0.05	0.09
口	134	0.35	0.00	0.00	0.00	0.00	0.00	0.00	0.06	0.00	0.06	0.12	0.14	0.23
唾液腺	27	0.07	0.00	0.00	0.00	0.00	0.21	0.00	0.00	0.00	0.06	0.00	0.09	0.23
扁桃体	4	0.01	0.00	0.00	0.00	0.00	0.00	0.00	0.00	0.00	0.00	0.00	0.00	0.00
其他口咽	10	0.03	0.00	0.00	0.00	0.00	0.00	0.08	0.00	0.00	0.00	0.00	0.00	0.00
鼻咽	195	0.51	0.00	0.00	0.00	0.00	0.00	0.08	0.00	0.12	0.36	0.29	0.59	0.70
喉咽	9	0.02	0.00	0.00	0.00	0.00	0.00	0.00	0.00	0.00	0.00	0.00	0.00	0.00
咽，部位不明	21	0.06	0.00	0.00	0.00	0.00	0.00	0.00	0.00	0.00	0.00	0.00	0.09	0.05
食管	4 474	11.78	0.00	0.00	0.00	0.00	0.11	0.00	0.06	0.00	0.12	0.35	0.86	2.05
胃	4 698	12.37	0.00	0.00	0.00	0.00	0.00	0.32	1.17	1.65	2.70	2.83	5.23	9.28
小肠	167	0.44	0.00	0.00	0.00	0.00	0.00	0.16	0.34	0.00	0.24	0.23	0.36	0.42
结肠	1 424	3.75	0.00	0.00	0.00	0.00	0.00	0.16	0.34	0.37	0.72	0.98	2.36	3.59
直肠	1 576	4.15	0.00	0.00	0.00	0.00	0.10	0.00	0.22	0.18	0.48	1.10	2.27	4.85
肛门	36	0.09	0.00	0.00	0.00	0.00	0.00	0.00	0.00	0.00	0.00	0.00	0.05	0.09
肝脏	3 684	9.70	0.53	0.00	0.00	0.00	0.11	0.16	0.45	1.04	1.38	2.94	8.63	12.49
胆囊及其他	1 122	2.95	0.00	0.00	0.00	0.00	0.00	0.00	0.11	0.12	0.24	0.35	1.36	2.61
胰腺	2 419	6.37	0.00	0.00	0.00	0.00	0.00	0.00	0.06	0.24	0.42	0.92	2.18	4.48
鼻、鼻窦及其他	32	0.08	0.00	0.00	0.00	0.00	0.00	0.00	0.00	0.06	0.12	0.09	0.05
喉	34	0.09	0.00	0.00	0.00	0.00	0.00	0.00	0.00	0.00	0.00	0.00	0.00	0.00
气管、支气管、肺	7 376	19.42	0.00	0.00	0.00	0.10	0.00	0.00	0.56	1.28	1.62	5.02	9.09	18.04
其他胸腔器官	110	0.29	0.00	0.00	0.09	0.00	0.00	0.08	0.17	0.18	0.06	0.12	0.41	0.33
骨	373	0.98	0.00	0.00	0.28	0.21	0.42	0.24	0.22	0.12	0.24	0.52	0.68	0.98
皮肤黑色素瘤	95	0.25	0.00	0.00	0.00	0.00	0.00	0.00	0.18	0.00	0.00	0.12	0.27	0.28
皮肤其他	229	0.60	0.00	0.00	0.00	0.00	0.00	0.00	0.00	0.06	0.00	0.06	0.09	0.28
间皮瘤	17	0.04	0.00	0.00	0.00	0.00	0.00	0.00	0.06	0.00	0.00	0.00	0.05	0.05
卡波西肉瘤	10	0.03	0.00	0.00	0.00	0.00	0.00	0.00	0.11	0.06	0.00	0.06	0.00	0.05
周围神经、其他结缔组织、软组织	65	0.17	0.00	0.00	0.09	0.00	0.00	0.08	0.11	0.12	0.00	0.12	0.27	0.14
乳房	2 296	6.05	0.00	0.00	0.00	0.00	0.00	0.08	0.67	1.41	4.02	5.31	10.45	14.50
外阴	42	0.11	0.00	0.00	0.00	0.00	0.00	0.06	0.00	0.06	0.00	0.09	0.00
阴道	22	0.06	0.00	0.00	0.00	0.00	0.00	0.00	0.00	0.00	0.00	0.00	0.05	0.14
子宫颈	1 258	3.31	0.00	0.00	0.00	0.00	0.00	0.00	0.17	1.22	1.86	2.60	6.23	8.58
子宫体	297	0.78	0.00	0.00	0.00	0.00	0.00	0.08	0.11	0.18	0.18	0.52	0.86	1.86
子宫，部位不明	231	0.61	0.00	0.00	0.00	0.00	0.00	0.08	0.00	0.06	0.24	0.40	0.68	0.75
卵巢	919	2.42	0.00	0.12	0.00	0.00	0.00	0.40	0.22	0.24	0.48	1.62	3.86	5.73
其他女性生殖器	56	0.15	0.00	0.00	0.00	0.00	0.00	0.00	0.00	0.00	0.00	0.00	0.14	0.19
胎盘	1	0.00	0.00	0.00	0.00	0.00	0.00	0.08	0.00	0.00	0.00	0.00	0.00	0.00
阴茎	—	—	—	—	—	—	—	—	—	—	—	—	—	—
前列腺	—	—	—	—	—	—	—	—	—	—	—	—	—	—
睾丸	—	—	—	—	—	—	—	—	—	—	—	—	—	—
其他男性生殖器	—	—	—	—	—	—	—	—	—	—	—	—	—	—
肾	230	0.61	0.00	0.00	0.09	0.00	0.00	0.08	0.00	0.12	0.12	0.35	0.23	0.56
肾盂	27	0.07	0.00	0.00	0.00	0.00	0.00	0.00	0.00	0.00	0.00	0.00	0.05	0.09
输尿管	45	0.12	0.00	0.00	0.00	0.00	0.00	0.00	0.00	0.00	0.00	0.06	0.00	0.05
膀胱	263	0.69	0.00	0.00	0.00	0.00	0.00	0.00	0.06	0.00	0.00	0.06	0.14	0.23
其他泌尿器官	6	0.02	0.00	0.00	0.00	0.00	0.00	0.00	0.00	0.00	0.00	0.00	0.00	0.00
眼	13	0.03	0.00	0.00	0.00	0.00	0.00	0.00	0.00	0.06	0.00	0.00	0.05	0.00
脑、神经系统	1 078	2.84	1.58	0.58	0.75	0.41	0.84	0.40	0.78	0.67	1.44	1.62	3.00	4.38
甲状腺	141	0.37	0.00	0.00	0.00	0.00	0.00	0.00	0.11	0.00	0.06	0.00	0.14	0.42
肾上腺	28	0.07	0.53	0.00	0.00	0.10	0.00	0.00	0.00	0.00	0.00	0.23	0.14	0.00
其他内分泌腺	14	0.04	0.00	0.12	0.00	0.00	0.00	0.00	0.00	0.00	0.00	0.12	0.00	0.00
霍奇金淋巴瘤	41	0.11	0.00	0.00	0.00	0.00	0.00	0.00	0.00	0.00	0.06	0.12	0.00	0.09
非霍奇金淋巴瘤	707	1.86	0.00	0.00	0.00	0.21	0.00	0.08	0.39	0.31	0.60	0.35	1.09	1.59
免疫增生性疾病	6	0.02	0.00	0.00	0.00	0.00	0.00	0.00	0.00	0.00	0.00	0.00	0.05	0.05
多发性骨髓瘤	252	0.66	0.00	0.00	0.00	0.00	0.21	0.00	0.00	0.00	0.06	0.12	0.06	0.23	0.89
淋巴样白血病	214	0.56	1.58	0.47	0.47	0.31	0.31	0.21	0.24	0.45	0.31	0.54	0.46	0.84
髓样白血病	356	0.94	0.53	0.23	0.28	0.21	0.63	0.24	0.45	0.37	0.30	0.23	0.68	1.21
白血病，未特指	452	1.19	1.05	0.81	0.09	0.21	0.42	0.32	0.61	0.31	0.30	0.64	1.05	1.17
其他或未明确部位	572	1.51	0.00	0.35	0.09	0.10	0.11	0.00	0.11	0.18	0.12	0.75	0.82	1.26
所有部位合计	37 981	100.00	5.78	2.42	2.25	2.16	3.06	3.35	7.87	11.19	19.32	31.70	65.57	105.97
所有部位除外 C44	37 752	99.40	5.78	2.42	2.25	2.16	3.06	3.35	7.87	11.13	19.32	31.64	65.48	105.69

年龄组死亡率/（1/10万）							粗率/(1/10万)	中标率/(1/10万)	世标率/(1/10万)	累积率/%		截缩率 35—64岁/(1/10万)	ICD-10
55—59岁	60—64岁	65—69岁	70—74岁	75—79岁	80—84岁	≥85岁				0—64岁	0—74岁		
0.00	0.00	0.00	0.11	0.28	0.78	0.23	0.03	0.01	0.01	0.00	0.00	0.00	C00
0.27	0.60	0.77	1.29	1.41	1.57	1.87	0.28	0.12	0.12	0.01	0.02	0.14	C01—C02
0.68	0.54	1.31	1.29	3.24	4.11	7.03	0.57	0.24	0.24	0.01	0.02	0.26	C03—C06
0.14	0.00	0.23	0.22	0.42	0.59	0.94	0.11	0.07	0.07	0.00	0.01	0.08	C07—C08
0.00	0.00	0.00	0.00	0.14	0.59	0.00	0.02	0.01	0.00	0.00	0.00	0.00	C09
0.07	0.00	0.00	0.00	0.14	0.78	0.70	0.04	0.02	0.02	0.00	0.00	0.01	C10
0.54	1.87	2.46	3.13	2.82	2.54	4.69	0.83	0.43	0.42	0.02	0.05	0.66	C11
0.20	0.06	0.15	0.11	0.00	0.00	0.47	0.04	0.02	0.02	0.00	0.00	0.05	C12—C13
0.07	0.12	0.08	0.11	0.70	0.78	0.94	0.09	0.04	0.04	0.00	0.01	0.04	C14
6.85	21.38	42.64	81.16	131.64	196.65	163.55	19.05	7.53	7.35	0.16	0.78	4.23	C15
12.28	24.45	39.11	76.85	123.89	169.06	160.74	20.01	8.71	8.39	0.30	0.88	8.32	C16
0.20	1.14	1.69	2.91	4.09	4.89	3.98	0.71	0.33	0.32	0.01	0.04	0.40	C17
4.34	8.43	12.45	17.89	33.26	49.51	54.13	6.06	2.63	2.58	0.11	0.26	3.01	C18
5.56	8.01	12.91	18.11	34.81	59.48	66.78	6.71	2.82	2.78	0.11	0.27	3.28	C19—C20
0.00	0.18	0.23	0.32	1.13	1.17	2.34	0.15	0.06	0.06	0.00	0.00	0.05	C21
19.53	25.12	35.88	51.52	71.88	105.47	99.35	15.69	7.28	7.17	0.36	0.80	10.28	C22
3.19	7.59	11.91	14.87	26.22	40.50	38.19	4.78	2.03	2.01	0.08	0.21	2.19	C23—C24
7.87	14.40	27.81	41.39	64.41	73.57	73.34	10.30	4.45	4.39	0.15	0.50	4.28	C25
0.27	0.24	0.15	0.22	0.85	0.98	0.70	0.14	0.07	0.06	0.00	0.01	0.04	C30—C31
0.20	0.06	0.23	0.65	0.99	1.17	1.64	0.14	0.06	0.06	0.00	0.01	0.04	C32
28.01	49.21	80.67	112.09	169.42	235.59	214.86	31.41	13.85	13.67	0.56	1.53	15.92	C33—C34
0.61	0.54	1.15	1.94	1.27	1.76	3.28	0.47	0.26	0.25	0.01	0.03	0.31	C37—C38
1.42	1.99	3.46	5.71	9.44	9.59	8.90	1.59	0.83	0.81	0.04	0.08	0.88	C40—C41
0.47	0.72	1.00	1.72	1.27	1.57	3.05	0.40	0.20	0.20	0.01	0.02	0.27	C43
0.27	0.36	1.15	1.72	3.24	9.20	25.31	0.98	0.30	0.33	0.01	0.02	0.16	C44
0.20	0.18	0.23	0.22	0.00	0.59	0.00	0.07	0.04	0.04	0.00	0.00	0.03	C45
0.00	0.06	0.00	0.00	0.28	0.20	0.23	0.04	0.03	0.03	0.00	0.00	0.03	C46
0.47	0.30	0.54	0.65	0.99	1.96	1.41	0.28	0.16	0.15	0.01	0.01	0.20	C47, C49
17.09	20.42	19.28	21.66	25.79	32.09	39.83	9.78	5.35	5.19	0.37	0.57	11.01	C50
0.14	0.12	0.46	0.54	0.99	0.98	2.34	0.18	0.08	0.08	0.00	0.01	0.06	C51
0.20	0.12	0.23	0.11	0.42	0.59	0.70	0.09	0.04	0.04	0.00	0.00	0.07	C52
7.12	9.03	11.22	12.50	14.38	23.09	23.67	5.36	2.89	2.77	0.18	0.30	5.54	C53
2.31	2.59	2.84	4.53	3.38	4.50	3.98	1.26	0.67	0.66	0.04	0.08	1.24	C54
1.29	1.69	2.00	3.13	3.24	6.26	7.03	0.98	0.47	0.47	0.03	0.05	0.76	C55
6.72	8.37	10.37	11.42	11.98	12.72	7.50	3.91	2.10	2.08	0.14	0.25	4.03	C56
0.68	0.48	1.00	0.86	0.42	0.59	0.94	0.24	0.12	0.12	0.00	0.00	0.00	C57
0.00	0.00	0.00	0.00	0.00	0.00	0.00	—	—	—	—	—	—	C58
—	—	—	—	—	—	—	—	—	—	—	—	—	C60
—	—	—	—	—	—	—	—	—	—	—	—	—	C61
—	—	—	—	—	—	—	—	—	—	—	—	—	C62
—	—	—	—	—	—	—	—	—	—	—	—	—	C63
1.09	1.20	3.07	2.48	4.37	7.44	7.73	0.98	0.45	0.45	0.02	0.05	0.52	C64
0.00	0.06	0.23	0.43	0.56	0.98	1.64	0.11	0.04	0.04	0.00	0.01	0.07	C65
0.27	0.12	0.46	0.65	1.27	1.96	1.41	0.19	0.10	0.10	0.00	0.02	0.22	C66
0.34	0.78	1.84	1.62	6.48	11.94	20.85	1.12	0.38	0.39	0.01	0.03	0.00	C67
0.00	0.00	0.15	0.11	0.14	0.20	0.23	0.03	0.01	0.01	0.00	0.00	0.04	C68
0.07	0.06	0.00	0.11	0.56	0.39	0.47	0.06	0.03	0.02	0.00	0.00	0.04	C69
6.31	8.37	10.22	11.86	20.58	24.26	14.76	4.59	2.56	2.53	0.15	0.26	3.77	C70—C72, D32—D33, D42—D43
0.61	0.84	1.54	2.05	2.40	5.09	4.92	0.60	0.26	0.26	0.01	0.03	0.29	C73
0.00	0.06	0.38	0.43	0.42	0.78	0.47	0.12	0.07	0.08	0.00	0.01	0.08	C74
0.20	0.00	0.23	0.22	0.00	0.39	0.23	0.06	0.03	0.04	0.00	0.01	0.10	C75
0.14	0.24	0.23	0.32	1.83	0.39	2.11	0.17	0.08	0.08	0.00	0.01	0.09	C81
3.32	4.82	7.15	10.02	18.32	19.18	17.57	3.01	1.43	1.38	0.06	0.15	1.70	C82—C86, C96
0.00	0.00	0.00	0.11	0.28	0.00	0.23	0.03	0.01	0.01	0.00	0.00	0.02	C88
1.56	1.93	4.38	3.77	5.92	3.66	4.11	1.07	0.54	0.53	0.03	0.07	0.67	C90
0.81	1.14	1.46	3.13	3.13	3.66	3.28	0.91	0.61	0.61	0.03	0.06	0.65	C91
1.42	2.47	3.92	6.04	6.62	7.63	4.69	1.52	0.88	0.87	0.04	0.09	0.93	C92—C94, D45—D47
1.56	2.89	4.99	5.82	11.28	9.98	7.26	1.92	1.07	1.08	0.05	0.11	1.15	C95
2.51	3.61	4.99	6.57	11.56	19.37	22.73	2.44	1.09	1.10	0.05	0.11	1.32	O&U
149.50	239.01	370.85	546.66	845.11	1 173.45	1 138.28	161.73	73.91	72.54	3.22	7.81	89.79	ALL
149.23	238.64	369.70	544.94	841.87	1 164.25	1 112.97	160.76	73.61	72.21	3.21	7.79	89.63	ALL exc. C44

附表 5-1 江苏省城市肿瘤登记地区 2017 年男女合计恶性肿瘤死亡主要指标

部位	病例数	构成比/%	年龄组死亡率/（1/10万）											
			0岁	1—4岁	5—9岁	10—14岁	15—19岁	20—24岁	25—29岁	30—34岁	35—39岁	40—44岁	45—49岁	50—54岁
唇	5	0.01	0.00	0.00	0.00	0.00	0.00	0.00	0.00	0.00	0.00	0.00	0.00	0.00
舌	72	0.19	0.00	0.00	0.00	0.00	0.00	0.00	0.00	0.08	0.00	0.00	0.13	0.06
口	107	0.29	0.00	0.00	0.00	0.00	0.00	0.00	0.00	0.00	0.07	0.15	0.25	0.32
唾液腺	36	0.10	0.00	0.00	0.00	0.00	0.28	0.00	0.00	0.00	0.00	0.00	0.13	0.32
扁桃体	15	0.04	0.00	0.00	0.00	0.00	0.00	0.00	0.00	0.00	0.00	0.00	0.00	0.06
其他口咽	11	0.03	0.00	0.00	0.00	0.00	0.00	0.00	0.00	0.00	0.00	0.00	0.00	0.00
鼻咽	265	0.71	0.00	0.00	0.00	0.00	0.00	0.00	0.00	0.15	0.22	0.54	1.01	2.19
喉咽	42	0.11	0.00	0.00	0.00	0.00	0.00	0.00	0.00	0.00	0.00	0.00	0.00	0.39
咽，部位不明	31	0.08	0.00	0.00	0.00	0.00	0.00	0.00	0.00	0.00	0.00	0.00	0.19	0.06
食管	3 835	10.26	0.00	0.00	0.00	0.00	0.00	0.00	0.07	0.00	0.15	0.38	1.82	7.81
胃	5 576	14.92	0.00	0.00	0.00	0.00	0.00	0.53	1.02	0.99	2.21	3.99	6.79	14.01
小肠	184	0.49	0.00	0.00	0.00	0.00	0.00	0.00	0.00	0.08	0.15	0.23	0.31	1.36
结肠	1 481	3.96	0.00	0.00	0.00	0.00	0.00	0.11	0.22	0.30	0.81	1.38	2.58	5.16
直肠	1 532	4.10	0.00	0.00	0.00	0.14	0.00	0.00	0.22	0.38	0.74	1.23	2.33	6.00
肛门	36	0.10	0.00	0.00	0.00	0.00	0.00	0.00	0.00	0.00	0.00	0.00	0.13	0.06
肝脏	4 331	11.59	1.17	0.14	0.00	0.14	0.14	0.21	0.51	1.75	3.62	7.82	21.24	26.40
胆囊及其他	765	2.05	0.00	0.00	0.00	0.00	0.00	0.00	0.07	0.00	0.37	0.15	1.32	2.32
胰腺	2 082	5.57	0.00	0.00	0.00	0.00	0.00	0.00	0.00	0.38	0.44	1.30	2.70	7.29
鼻、鼻窦及其他	29	0.08	0.00	0.00	0.00	0.00	0.00	0.00	0.00	0.00	0.00	0.00	0.06	0.06
喉	127	0.34	0.00	0.00	0.00	0.00	0.00	0.00	0.00	0.00	0.00	0.08	0.06	0.39
气管、支气管、肺	9 173	24.54	0.00	0.00	0.00	0.00	0.00	0.21	0.29	1.52	1.92	5.75	10.37	25.37
其他胸腔器官	116	0.31	0.00	0.00	0.12	0.00	0.00	0.11	0.22	0.08	0.22	0.15	0.19	0.26
骨	292	0.78	0.00	0.00	0.12	0.14	0.43	0.11	0.07	0.38	0.30	0.61	0.44	0.77
皮肤黑色素瘤	72	0.19	0.00	0.00	0.00	0.00	0.00	0.00	0.08	0.07	0.23	0.19	0.19	0.19
皮肤其他	140	0.37	0.00	0.00	0.00	0.00	0.00	0.00	0.07	0.00	0.00	0.08	0.19	0.26
间皮瘤	17	0.05	0.00	0.00	0.00	0.00	0.00	0.00	0.00	0.00	0.00	0.00	0.06	0.06
卡波西肉瘤	13	0.03	0.00	0.00	0.00	0.00	0.00	0.00	0.00	0.07	0.00	0.00	0.00	0.13
周围神经、其他结缔组织、软组织	56	0.15	0.00	0.00	0.12	0.00	0.28	0.00	0.07	0.30	0.00	0.23	0.25	0.39
乳房	920	2.46	0.00	0.00	0.00	0.00	0.00	0.00	0.22	0.61	2.21	3.22	5.34	6.97
外阴	12	0.03	0.00	0.00	0.00	0.00	0.00	0.00	0.07	0.00	0.00	0.00	0.00	0.00
阴道	12	0.03	0.00	0.00	0.00	0.00	0.00	0.00	0.00	0.00	0.00	0.00	0.00	0.13
子宫颈	381	1.02	0.00	0.00	0.00	0.00	0.00	0.00	0.83	0.81	1.07	3.14	3.94	
子宫体	113	0.30	0.00	0.00	0.00	0.00	0.00	0.00	0.07	0.15	0.15	0.15	0.44	1.03
子宫，部位不明	61	0.16	0.00	0.00	0.00	0.00	0.00	0.00	0.00	0.07	0.08	0.44	0.39	
卵巢	362	0.97	0.00	0.00	0.00	0.00	0.00	0.21	0.15	0.15	0.92	2.14	3.03	
其他女性生殖器	21	0.06	0.00	0.00	0.00	0.00	0.00	0.00	0.00	0.00	0.00	0.13	0.13	
胎盘	0	0.00	0.00	0.00	0.00	0.00	0.00	0.00	0.00	0.00	0.00	0.00	0.00	
阴茎	16	0.04	0.00	0.00	0.00	0.00	0.00	0.00	0.00	0.00	0.00	0.08	0.13	0.06
前列腺	727	1.95	0.00	0.00	0.00	0.00	0.14	0.11	0.00	0.00	0.00	0.08	0.19	0.32
睾丸	19	0.05	0.00	0.00	0.00	0.00	0.00	0.11	0.00	0.08	0.00	0.08	0.00	0.00
其他男性生殖器	3	0.01	0.00	0.00	0.00	0.00	0.00	0.00	0.00	0.00	0.00	0.08	0.00	0.00
肾	297	0.79	0.00	0.00	0.00	0.46	0.00	0.00	0.07	0.23	0.15	0.38	0.50	1.23
肾盂	28	0.07	0.00	0.00	0.00	0.00	0.00	0.00	0.00	0.00	0.00	0.00	0.13	0.19
输尿管	47	0.13	0.00	0.00	0.00	0.00	0.00	0.00	0.00	0.00	0.00	0.15	0.00	0.06
膀胱	500	1.34	0.00	0.00	0.00	0.00	0.00	0.00	0.00	0.08	0.00	0.15	0.19	0.65
其他泌尿器官	5	0.01	0.00	0.00	0.00	0.00	0.00	0.00	0.00	0.00	0.00	0.00	0.00	0.00
眼	12	0.03	0.00	0.14	0.00	0.00	0.00	0.00	0.00	0.00	0.00	0.00	0.06	0.06
脑、神经系统	824	2.20	1.75	0.95	1.15	1.24	0.71	0.42	1.10	0.83	1.11	1.61	3.52	5.29
甲状腺	117	0.31	0.00	0.00	0.00	0.00	0.00	0.00	0.07	0.00	0.00	0.00	0.13	0.39
肾上腺	24	0.06	0.00	0.00	0.00	0.00	0.27	0.00	0.00	0.00	0.00	0.08	0.19	0.13
其他内分泌腺	15	0.04	0.00	0.00	0.00	0.12	0.00	0.14	0.00	0.00	0.00	0.23	0.06	0.00
霍奇金淋巴瘤	46	0.12	0.00	0.00	0.00	0.00	0.00	0.00	0.00	0.07	0.00	0.07	0.08	0.32
非霍奇金淋巴瘤	576	1.54	0.00	0.00	0.23	0.00	0.27	0.14	0.21	0.44	0.08	0.59	0.61	1.45	1.94
免疫增生性疾病	4	0.01	0.00	0.00	0.00	0.00	0.00	0.00	0.00	0.00	0.00	0.00	0.00	0.00
多发性骨髓瘤	205	0.55	0.00	0.00	0.00	0.00	0.14	0.00	0.00	0.00	0.00	0.15	0.38	0.84
淋巴样白血病	184	0.49	1.17	0.68	0.35	0.27	0.28	0.21	0.51	0.30	0.52	0.38	0.19	1.10
髓样白血病	346	0.93	0.00	0.14	0.12	0.14	0.28	0.21	0.44	0.61	0.30	0.54	0.75	1.23
白血病，未特指	383	1.02	0.58	0.41	0.35	0.41	0.71	0.63	0.66	0.15	0.44	0.61	1.26	1.16
其他或未指明部位	676	1.81	0.00	0.41	0.12	0.14	0.14	0.00	0.15	0.23	0.44	1.30	0.88	1.68
所有部位合计	37 377	100.00	4.68	2.85	3.22	3.29	3.70	3.37	6.87	10.93	18.37	36.35	74.41	133.99
所有部位除外 C44	37 237	99.63	4.68	2.85	3.22	3.29	3.70	3.37	6.80	10.85	18.37	36.27	74.22	133.73

年龄组死亡率 /（1/10 万）							粗率 /(1/10万)	中标率 /(1/10万)	世标率 /(1/10万)	累积率 /%		截缩率 35—64 岁 /(1/10万)	ICD-10
55—59 岁	60—64 岁	65—69 岁	70—74 岁	75—79 岁	80—84 岁	≥ 85 岁				0—64 岁	0—74 岁		
0.00	0.00	0.00	0.15	0.41	0.30	0.39	0.03	0.01	0.01	0.00	0.00	0.00	C00
0.00	0.00	0.00	0.15	0.41	0.30	0.39	0.03	0.01	0.01	0.00	0.00	0.32	C01—C02
1.10	1.12	0.53	1.70	1.86	3.89	1.56	0.41	0.20	0.20	0.01	0.02	0.29	C03—C06
0.64	0.48	2.31	2.31	3.92	3.59	5.46	0.61	0.29	0.29	0.01	0.03	0.13	C07—C08
0.18	0.24	0.84	0.46	1.03	0.60	1.56	0.20	0.12	0.12	0.01	0.01	0.04	C09
0.09	0.16	0.32	0.46	0.82	0.30	0.00	0.08	0.04	0.04	0.00	0.01	0.04	C10
0.09	0.24	0.21	0.00	0.41	0.30	0.78	0.06	0.03	0.03	0.00	0.00	1.34	C11
2.47	2.56	5.36	5.24	7.01	3.29	5.46	1.50	0.82	0.81	0.05	0.10	0.24	C12—C13
0.64	0.72	0.53	0.93	1.03	0.90	0.39	0.24	0.12	0.12	0.01	0.02	0.10	C14
0.18	0.24	0.42	0.62	1.03	2.09	0.78	0.08	0.08	0.08	0.01	0.01	8.57	C15
17.01	36.10	69.19	102.53	139.00	205.73	137.96	21.71	10.01	9.90	0.32	1.18	13.87	C16
24.59	45.93	78.34	146.79	226.45	275.70	224.48	31.57	14.94	14.53	0.50	1.63	0.62	C17
0.46	1.60	2.52	4.32	5.98	7.77	7.79	1.04	0.51	0.50	0.02	0.06	4.28	C18
7.95	11.58	20.19	30.37	51.15	73.56	81.06	8.38	3.93	3.87	0.15	0.40	4.61	C19—C20
8.50	13.26	20.50	28.06	50.12	76.85	90.02	8.67	4.02	3.99	0.16	0.41	0.09	C21
0.18	0.24	0.53	0.00	1.65	1.20	4.29	0.20	0.08	0.09	0.00	0.01	21.75	C22
36.85	49.68	64.46	83.88	91.16	140.54	117.69	24.52	12.95	12.78	0.74	1.49	2.12	C23—C24
3.11	7.67	13.04	14.96	23.72	37.38	42.48	4.33	1.99	1.99	0.08	0.22	6.42	C25
12.16	21.81	33.86	47.80	70.12	89.71	85.74	11.79	5.59	5.56	0.23	0.64	0.10	C30—C31
0.09	0.48	0.42	0.77	1.03	1.50	0.39	0.16	0.08	0.08	0.00	0.01	0.32	C32
0.64	1.12	1.79	4.16	3.92	6.58	5.07	0.72	0.34	0.33	0.01	0.04	26.11	C33—C34
48.73	94.89	154.05	237.45	323.38	399.50	334.38	51.93	24.74	24.50	0.95	2.90	0.36	C37—C38
0.46	1.20	1.58	3.24	3.09	4.49	4.68	0.66	0.35	0.34	0.01	0.04	0.86	C40—C41
1.19	2.48	5.05	6.63	10.72	10.77	10.13	1.65	0.89	0.86	0.04	0.09	0.22	C43
0.27	0.48	1.16	1.70	2.27	2.39	4.29	0.41	0.20	0.20	0.01	0.02	0.19	C44
0.27	0.48	1.37	1.39	4.12	6.58	22.21	0.79	0.31	0.32	0.01	0.01	0.07	C45
0.00	0.24	0.53	0.46	0.21	0.30	0.39	0.07	0.04	0.03	0.00	0.00	0.05	C46
0.00	0.08	0.21	0.00	0.82	0.60	1.79	0.32	0.22	0.20	0.01	0.02	0.27	C47, C49
0.55	0.32	0.53	1.08	1.03	0.82	0.39	0.07	0.03	0.03	0.00	0.00	0.00	C50
8.87	10.38	10.52	14.03	16.29	21.83	28.84	5.21	2.92	2.83	0.19	0.31	5.69	C51
0.00	0.00	0.21	0.31	0.41	0.60	1.17	0.07	0.03	0.03	0.00	0.00	0.06	C52
0.27	0.00	0.21	0.00	0.41	0.30	0.78	0.07	0.03	0.03	0.00	0.00	2.50	C53
3.57	3.35	4.52	4.63	5.57	6.58	12.08	2.16	1.26	1.20	0.08	0.13	0.66	C54
1.28	1.44	1.26	3.24	1.65	2.69	0.39	0.64	0.37	0.35	0.02	0.05	0.33	C55
0.55	0.64	0.84	0.62	1.03	2.69	2.34	0.35	0.18	0.18	0.01	0.02	2.11	C56
4.02	3.75	6.20	5.55	5.98	9.57	5.46	2.05	1.14	1.12	0.07	0.13	0.09	C57
0.27	0.08	0.53	0.31	0.21	0.60	1.17	0.12	0.06	0.06	0.00	0.01	0.00	C58
0.00	0.00	0.00	0.46	0.62	0.60	0.39	0.09	0.05	0.05	0.00	0.00	0.08	C60
0.82	2.64	6.31	13.41	30.94	54.42	75.99	4.12	1.62	1.61	0.02	0.12	0.55	C61
0.00	0.16	0.21	0.31	1.03	0.60	1.17	0.11	0.06	0.06	0.00	0.00	0.04	C62
0.09	0.00	0.00	0.15	0.00	0.00	0.00	0.02	0.01	0.01	0.00	0.00	0.03	C63
2.56	2.96	5.89	5.24	7.84	11.66	8.96	1.68	0.87	0.87	0.04	0.10	1.11	C64
0.09	0.16	0.32	0.93	0.62	0.90	1.95	0.16	0.08	0.08	0.00	0.01	0.09	C65
0.37	0.16	0.95	0.62	2.06	2.39	2.73	0.27	0.12	0.12	0.00	0.01	0.11	C66
1.19	2.24	5.05	8.48	17.74	32.89	56.12	2.83	1.12	1.14	0.02	0.09	0.61	C67
0.00	0.00	0.21	0.15	0.21	0.30	0.00	0.03	0.01	0.01	0.00	0.00	0.00	C68
0.00	0.00	0.11	0.31	0.21	0.60	0.78	0.07	0.03	0.04	0.00	0.00	0.03	C69
5.94	6.63	12.30	16.04	20.83	23.32	14.81	4.67	2.85	2.83	0.15	0.30	3.68	C70—C72, D32—D33, D42—D43
0.18	0.56	2.10	2.31	2.06	11.06	6.63	0.66	0.29	0.28	0.01	0.03	0.18	C73
0.18	0.32	0.11	0.46	0.82	0.30	0.39	0.14	0.10	0.09	0.01	0.01	0.14	C74
0.09	0.08	0.21	0.15	0.41	0.00	0.39	0.08	0.07	0.07	0.00	0.02	0.08	C75
0.27	0.32	0.74	1.23	1.86	0.30	2.34	0.26	0.14	0.13	0.01	0.02	2.00	C81
3.75	5.35	9.46	12.49	17.12	22.43	21.82	3.26	1.69	1.66	0.08	0.19	0.01	C82—C86, C96
0.00	0.08	0.00	0.31	0.21	0.00	0.00	0.02	0.01	0.01	0.00	0.00	0.74	C88
1.65	2.24	3.05	6.00	6.39	8.37	3.90	1.16	0.59	0.58	0.03	0.07	0.67	C90
1.19	1.04	2.94	2.47	3.51	8.37	3.90	1.04	0.68	0.70	0.04	0.06	1.04	C91
1.55	2.56	5.15	8.94	11.55	13.16	10.52	1.96	1.09	1.04	0.04	0.11	1.47	C92—C94, D45—D47
2.47	3.99	5.68	7.56	12.37	10.77	8.96	2.17	1.30	1.30	0.07	0.13	2.22	C95
4.11	7.03	9.36	12.80	20.00	33.79	33.91	3.83	1.86	1.86	0.08	0.19	119.85	O&U
213.95	353.69	574.24	857.44	1 217.20	1 639.28	1 497.68	211.62	103.56	102.20	4.33	11.49	119.66	ALL
213.67	353.21	572.87	856.05	1 213.08	1 632.70	1 475.47	210.82	103.25	101.88	4.32	11.46		ALL exc. C44

附表 5-2　江苏省城市肿瘤登记地区 2017 年男性恶性肿瘤死亡主要指标

部位	病例数	构成比/%	年龄组死亡率 /（1/10 万）											
			0 岁	1—4 岁	5—9 岁	10—14 岁	15—19 岁	20—24 岁	25—29 岁	30—34 岁	35—39 岁	40—44 岁	45—49 岁	50—54 岁
唇	3	0.01	0.00	0.00	0.00	0.00	0.00	0.00	0.00	0.00	0.00	0.00	0.00	0.00
舌	48	0.20	0.00	0.00	0.00	0.00	0.00	0.00	0.00	0.16	0.00	0.00	0.13	0.13
口	66	0.28	0.00	0.00	0.00	0.00	0.00	0.00	0.00	0.00	0.15	0.16	0.38	0.52
唾液腺	25	0.10	0.00	0.00	0.00	0.00	0.00	0.00	0.00	0.00	0.00	0.00	0.13	0.26
扁桃体	13	0.05	0.00	0.00	0.00	0.00	0.00	0.00	0.00	0.00	0.00	0.00	0.00	0.13
其他口咽	9	0.04	0.00	0.00	0.00	0.00	0.00	0.00	0.00	0.00	0.00	0.00	0.00	0.00
鼻咽	205	0.86	0.00	0.00	0.00	0.00	0.00	0.00	0.00	0.16	0.30	0.94	1.66	3.74
喉咽	37	0.16	0.00	0.00	0.00	0.00	0.00	0.00	0.00	0.00	0.00	0.00	0.00	0.77
咽，部位不明	22	0.09	0.00	0.00	0.00	0.00	0.00	0.00	0.00	0.00	0.00	0.00	0.26	0.13
食管	2 634	11.04	0.00	0.00	0.00	0.00	0.00	0.00	0.00	0.00	0.15	0.47	3.45	14.20
胃	3 930	16.47	0.00	0.00	0.00	0.00	0.00	0.61	0.89	1.10	1.80	4.71	8.04	18.08
小肠	107	0.45	0.00	0.00	0.00	0.00	0.00	0.00	0.16	0.00	0.00	0.31	0.38	2.19
结肠	822	3.44	0.00	0.00	0.00	0.00	0.00	0.20	0.00	0.32	0.60	1.41	2.93	5.94
直肠	933	3.91	0.00	0.00	0.00	0.00	0.00	0.00	0.15	0.47	0.90	1.26	2.81	6.97
肛门	20	0.08	0.00	0.00	0.00	0.00	0.00	0.00	0.00	0.00	0.00	0.00	0.13	0.13
肝脏	3 063	12.83	1.12	0.26	0.00	0.26	0.00	0.41	0.74	2.68	6.01	14.28	34.20	43.64
胆囊及其他	319	1.34	0.00	0.00	0.00	0.00	0.00	0.00	0.00	0.00	0.30	0.31	0.89	2.32
胰腺	1 177	4.93	0.00	0.00	0.00	0.00	0.00	0.00	0.00	0.47	0.75	1.88	4.08	9.81
鼻、鼻窦及其他	21	0.09	0.00	0.00	0.00	0.00	0.00	0.00	0.00	0.00	0.00	0.00	0.00	0.13
喉	115	0.48	0.00	0.00	0.00	0.00	0.00	0.00	0.00	0.00	0.00	0.16	0.13	0.77
气管、支气管、肺	6 559	27.48	0.00	0.00	0.00	0.00	0.00	0.41	0.15	1.42	3.00	5.49	11.61	32.54
其他胸腔器官	66	0.28	0.00	0.00	0.00	0.00	0.00	0.00	0.16	0.16	0.45	0.16	0.13	0.26
骨	174	0.73	0.00	0.00	0.22	0.00	0.54	0.20	0.15	0.47	0.30	0.47	0.26	1.29
皮肤黑色素瘤	39	0.16	0.00	0.00	0.00	0.00	0.00	0.00	0.00	0.15	0.47	0.00	0.26	0.13
皮肤其他	69	0.29	0.00	0.00	0.00	0.00	0.00	0.00	0.15	0.00	0.00	0.00	0.26	0.26
间皮瘤	10	0.04	0.00	0.00	0.00	0.00	0.00	0.00	0.00	0.00	0.00	0.00	0.26	0.00
卡波西肉瘤	9	0.04	0.00	0.00	0.00	0.00	0.00	0.00	0.00	0.00	0.15	0.00	0.00	0.13
周围神经、其他结缔组织、软组织	33	0.14	0.00	0.00	0.00	0.00	0.54	0.00	0.00	0.47	0.00	0.16	0.26	0.65
乳房	18	0.08	0.00	0.00	0.00	0.00	0.00	0.00	0.00	0.00	0.00	0.16	0.13	0.00
外阴	—		—	—	—	—	—	—	—	—	—	—	—	—
阴道	—		—	—	—	—	—	—	—	—	—	—	—	—
子宫颈	—		—	—	—	—	—	—	—	—	—	—	—	—
子宫体	—		—	—	—	—	—	—	—	—	—	—	—	—
子宫，部位不明	—		—	—	—	—	—	—	—	—	—	—	—	—
卵巢	—		—	—	—	—	—	—	—	—	—	—	—	—
其他女性生殖器	—		—	—	—	—	—	—	—	—	—	—	—	—
胎盘	—		—	—	—	—	—	—	—	—	—	—	—	—
阴茎	16	0.07	0.00	0.00	0.00	0.00	0.00	0.00	0.00	0.00	0.00	0.16	0.26	0.13
前列腺	727	3.05	0.00	0.00	0.00	0.00	0.27	0.20	0.00	0.00	0.00	0.16	0.38	0.65
睾丸	19	0.08	0.00	0.00	0.00	0.00	0.00	0.20	0.00	0.16	0.00	0.16	0.00	0.00
其他男性生殖器	3	0.01	0.00	0.00	0.00	0.00	0.00	0.00	0.00	0.00	0.00	0.16	0.00	0.00
肾	205	0.86	0.00	0.00	0.65	0.00	0.00	0.00	0.15	0.16	0.15	0.63	0.77	1.55
肾盂	19	0.08	0.00	0.00	0.00	0.00	0.00	0.00	0.00	0.00	0.00	0.00	0.26	0.26
输尿管	27	0.11	0.00	0.00	0.00	0.00	0.00	0.00	0.00	0.00	0.00	0.16	0.00	0.13
膀胱	415	1.74	0.00	0.00	0.00	0.00	0.00	0.00	0.00	0.16	0.00	0.16	0.38	1.16
其他泌尿器官	1	0.00	0.00	0.00	0.00	0.00	0.00	0.00	0.00	0.00	0.00	0.00	0.00	0.00
眼	8	0.03	0.00	0.00	0.26	0.00	0.00	0.00	0.00	0.00	0.00	0.00	0.00	0.00
脑、神经系统	447	1.87	1.12	1.28	2.16	1.81	0.27	0.20	1.18	1.26	1.20	2.04	4.59	5.68
甲状腺	57	0.24	0.00	0.00	0.00	0.00	0.00	0.00	0.00	0.00	0.00	0.00	0.13	0.39
肾上腺	15	0.06	0.00	0.00	0.00	0.26	0.00	0.00	0.00	0.00	0.00	0.00	0.00	0.26
其他内分泌腺	9	0.04	0.00	0.00	0.22	0.00	0.27	0.00	0.00	0.16	0.00	0.16	0.13	0.00
霍奇金淋巴瘤	27	0.11	0.00	0.00	0.00	0.00	0.00	0.00	0.15	0.00	0.00	0.00	0.00	0.39
非霍奇金淋巴瘤	347	1.45	0.00	0.00	0.43	0.26	0.27	0.41	0.59	0.00	0.75	0.78	1.53	2.45
免疫增生性疾病	2	0.01	0.00	0.00	0.00	0.00	0.00	0.00	0.00	0.00	0.00	0.00	0.00	0.00
多发性骨髓瘤	106	0.44	0.00	0.00	0.00	0.00	0.00	0.00	0.00	0.00	0.00	0.16	0.38	0.77
淋巴样白血病	97	0.41	0.00	1.03	0.00	0.26	0.00	0.27	0.41	0.30	0.16	0.30	0.13	1.03
髓样白血病	190	0.80	0.00	0.00	0.22	0.26	0.00	0.20	0.00	0.44	0.63	0.00	0.78	1.79
白血病，未特指	216	0.91	1.12	0.26	0.65	0.52	0.54	0.81	0.44	0.00	0.75	0.94	1.53	1.29
其他或未指明部位	368	1.54	0.00	0.26	0.00	0.00	0.00	0.00	0.30	0.16	0.75	0.94	0.64	2.19
所有部位合计	23 867	100.00	3.36	3.34	4.54	3.62	3.24	4.27	5.92	11.04	18.93	40.48	84.60	164.88
所有部位除外 C44	23 798	99.71	3.36	3.34	4.54	3.62	3.24	4.27	5.77	11.04	18.93	40.48	84.34	164.62

年龄组死亡率 / (1/10 万)							粗率 / (1/10万)	中标率 / (1/10万)	世标率 / (1/10万)	累积率 /%		截缩率 35—64岁 / (1/10万)	ICD-10
55—59 岁	60—64 岁	65—69 岁	70—74 岁	75—79 岁	80—84 岁	≥ 85 岁				0—64岁	0—74岁		
0.00	0.00	0.00	0.31	0.44	0.00	1.05	0.03	0.02	0.02	0.00	0.00	0.00	C00
1.80	1.75	0.63	1.56	2.18	6.89	1.05	0.54	0.28	0.28	0.02	0.03	0.50	C01—C02
0.54	0.79	2.74	4.37	4.79	4.82	4.20	0.75	0.40	0.38	0.01	0.05	0.39	C03—C06
0.36	0.48	1.47	0.62	1.74	0.69	3.15	0.28	0.14	0.15	0.01	0.02	0.17	C07—C08
0.18	0.32	0.63	0.94	1.31	0.00	0.00	0.15	0.08	0.08	0.00	0.01	0.09	C09
0.18	0.48	0.42	0.00	0.87	0.00	1.05	0.10	0.05	0.05	0.00	0.01	0.08	C10
4.32	3.97	8.64	7.19	11.32	6.89	5.24	2.33	1.30	1.28	0.08	0.15	2.24	C11
0.90	1.27	0.63	1.87	2.18	2.07	1.05	0.42	0.22	0.22	0.01	0.03	0.41	C12—C13
0.36	0.48	0.84	0.94	1.31	2.07	1.05	0.25	0.13	0.13	0.01	0.02	0.18	C14
28.28	58.75	103.65	151.21	184.53	270.78	181.46	29.89	14.74	14.68	0.53	1.80	14.31	C15
36.74	67.96	119.87	223.38	344.26	427.87	357.67	44.60	22.10	21.58	0.70	2.42	19.24	C16
0.90	1.75	2.95	4.37	5.22	10.34	13.64	1.21	0.62	0.61	0.03	0.07	0.83	C17
9.91	13.66	24.86	37.80	61.37	86.13	95.45	9.33	4.65	4.59	0.17	0.49	4.96	C18
11.17	18.58	27.60	37.80	66.15	99.91	116.43	10.59	5.23	5.20	0.21	0.54	5.92	C19—C20
0.36	0.32	0.84	0.00	1.74	1.38	4.20	0.23	0.11	0.11	0.00	0.01	0.13	C21
57.28	77.33	94.80	115.28	121.86	179.83	140.55	34.76	19.39	19.13	1.19	2.24	34.95	C22
2.34	7.30	11.80	15.00	19.58	30.32	39.86	3.62	1.77	1.79	0.07	0.20	1.91	C23—C24
17.11	29.37	37.29	56.24	78.34	101.97	88.11	13.36	6.79	6.76	0.32	0.79	8.88	C25
0.18	0.95	0.63	1.56	1.31	0.69	1.05	0.24	0.12	0.12	0.01	0.02	0.17	C30—C31
1.08	2.22	3.37	7.81	7.40	13.09	10.49	1.31	0.64	0.64	0.02	0.08	0.61	C32
69.70	144.49	227.52	374.90	505.29	621.49	533.89	74.44	37.00	36.68	1.34	4.36	36.78	C33—C34
0.90	1.26	1.26	4.06	4.35	5.51	5.24	0.75	0.42	0.39	0.02	0.05	0.51	C37—C38
1.98	3.49	6.74	8.44	10.88	14.47	11.54	1.97	1.10	1.08	0.05	0.12	1.11	C40—C41
0.36	0.16	1.47	2.19	2.61	2.76	5.24	0.44	0.24	0.23	0.01	0.03	0.26	C43
0.18	0.95	1.90	1.87	3.92	6.89	24.12	0.78	0.35	0.37	0.01	0.03	0.24	C44
0.00	0.16	0.63	0.62	0.44	0.00	1.05	0.11	0.06	0.06	0.00	0.01	0.07	C45
0.00	0.16	0.42	0.00	1.31	0.69	0.00	0.10	0.05	0.05	0.02	0.03	0.34	C47, C49
0.72	0.48	0.42	1.56	0.87	1.38	2.10	0.37	0.27	0.10	0.02	0.01	0.10	C50
0.18	0.16	0.63	0.62	0.44	2.76	4.20	0.20	0.10	0.10	—	0.01	—	C51
—	—	—	—	—	—	—	—	—	—	—	—	—	C52
—	—	—	—	—	—	—	—	—	—	—	—	—	C53
—	—	—	—	—	—	—	—	—	—	—	—	—	C54
—	—	—	—	—	—	—	—	—	—	—	—	—	C55
—	—	—	—	—	—	—	—	—	—	—	—	—	C56
—	—	—	—	—	—	—	—	—	—	—	—	—	C57
—	—	—	—	—	—	—	—	—	—	—	—	—	C58
0.36	0.16	0.00	0.94	1.31	1.38	1.05	0.18	0.10	0.10	0.01	0.01	0.17	C60
1.62	5.24	12.64	27.18	65.28	125.40	204.54	8.25	3.56	3.60	0.04	0.24	1.09	C61
0.00	0.32	0.42	0.62	2.18	1.38	3.15	0.22	0.12	0.12	0.00	0.01	0.07	C62
0.18	0.00	0.00	0.31	0.00	0.00	0.00	0.03	0.02	0.02	0.00	0.00	0.05	C63
3.60	4.76	8.64	8.12	10.88	15.85	12.59	2.33	1.25	1.26	0.06	0.15	1.63	C64
0.18	0.32	0.42	1.56	0.87	0.69	2.10	0.22	0.11	0.11	0.01	0.02	0.16	C65
0.36	0.16	1.26	0.94	2.18	2.07	5.24	0.31	0.15	0.15	0.00	0.02	1.09	C67
2.34	3.81	8.01	16.56	33.51	59.25	115.38	4.71	2.07	2.13	0.01	0.01	0.00	C68
0.00	0.00	0.00	0.31	0.00	0.00	0.00	0.01	0.01	0.01	0.00	0.01	0.02	C69
0.00	0.00	0.21	0.62	0.44	0.69	1.05	0.09	0.05	0.06	0.00	0.01	0.02	C69
7.20	5.72	14.54	17.50	20.89	25.49	19.93	5.07	3.26	3.23	0.17	0.33	4.10	C70—C72, D32—D33, D42—D43
0.18	0.64	1.69	2.50	2.61	13.09	7.34	0.65	0.30	0.29	0.01	0.03	0.19	C73
0.36	0.64	0.21	0.62	1.31	0.00	0.00	0.17	0.11	0.11	0.01	0.01	0.17	C74
0.00	0.16	0.21	0.00	0.87	0.00	0.00	0.10	0.10	0.09	0.01	0.01	0.08	C75
0.36	0.48	1.05	2.19	1.31	0.69	2.10	0.31	0.17	0.17	0.01	0.02	2.48	C81
3.96	7.62	12.22	15.62	20.02	31.01	28.32	3.94	2.13	2.12	0.10	0.23	0.02	C82—C86, C96
0.00	0.16	0.00	0.31	0.00	0.00	0.00	0.02	0.01	0.01	0.03	0.07	0.75	C88
1.62	2.38	2.74	6.25	6.96	11.71	6.29	1.20	0.67	0.60	0.03	0.07	0.68	C90
1.44	1.43	3.79	2.50	3.48	11.02	6.29	1.10	0.67	0.71	0.03	0.07	1.04	C91
1.44	2.70	5.90	9.06	15.67	17.23	15.73	2.16	1.21	1.16	0.05	0.12	1.99	C92—C94, D45—D47
3.60	5.40	6.32	7.81	11.32	12.40	13.64	2.45	1.51	1.53	0.09	0.16	2.36	C95
3.78	8.26	10.95	15.31	22.63	42.03	46.15	4.18	2.09	2.09	0.09	0.22	153.86	O&U
280.61	489.68	775.88	1 199.38	1 671.68	2 273.04	2 145.00	270.86	137.95	136.72	5.58	15.45	153.62	ALL
280.43	488.73	773.99	1 197.50	1 667.76	2 266.15	2 120.88	270.08	137.61	136.34	5.57	15.42		ALL exc. C44

附表 5-3　江苏省城市肿瘤登记地区 2017 年女性恶性肿瘤死亡主要指标

部位	病例数	构成比/%	年龄组死亡率 /（1/10 万）											
			0 岁	1—4 岁	5—9 岁	10—14 岁	15—19 岁	20—24 岁	25—29 岁	30—34 岁	35—39 岁	40—44 岁	45—49 岁	50—54 岁
唇	2	0.01	0.00	0.00	0.00	0.00	0.00	0.00	0.00	0.00	0.00	0.00	0.00	0.00
舌	24	0.18	0.00	0.00	0.00	0.00	0.00	0.00	0.00	0.00	0.00	0.00	0.12	0.00
口	41	0.30	0.00	0.00	0.00	0.00	0.00	0.00	0.00	0.00	0.00	0.15	0.12	0.13
唾液腺	11	0.08	0.00	0.00	0.00	0.00	0.00	0.60	0.00	0.00	0.00	0.00	0.12	0.39
扁桃体	2	0.01	0.00	0.00	0.00	0.00	0.00	0.00	0.00	0.00	0.00	0.00	0.00	0.00
其他口咽	2	0.01	0.00	0.00	0.00	0.00	0.00	0.00	0.00	0.00	0.00	0.00	0.00	0.00
鼻咽	60	0.44	0.00	0.00	0.00	0.00	0.00	0.00	0.00	0.15	0.15	0.15	0.37	0.65
喉咽	5	0.04	0.00	0.00	0.00	0.00	0.00	0.00	0.00	0.00	0.00	0.00	0.00	0.00
咽，部位不明	9	0.07	0.00	0.00	0.00	0.00	0.00	0.00	0.00	0.00	0.00	0.00	0.12	0.00
食管	1 201	8.89	0.00	0.00	0.00	0.00	0.00	0.14	0.00	0.15	0.30	0.25	1.42
胃	1 646	12.18	0.00	0.00	0.00	0.00	0.00	0.44	1.16	0.88	2.61	3.30	5.57	9.94
小肠	77	0.57	0.00	0.00	0.00	0.00	0.00	0.00	0.00	0.29	0.15	0.25	0.52
结肠	659	4.88	0.00	0.00	0.00	0.00	0.00	0.00	0.43	0.29	1.02	1.35	2.23	4.39
直肠	599	4.43	0.00	0.00	0.00	0.00	0.29	0.00	0.29	0.29	0.58	1.20	1.86	5.03
肛门	16	0.12	0.00	0.00	0.00	0.00	0.00	0.00	0.00	0.00	0.00	0.00	0.12	0.00
肝脏	1 268	9.39	1.22	0.00	0.00	0.00	0.30	0.00	0.29	0.88	1.31	1.65	8.67	9.16
胆囊及其他	446	3.30	0.00	0.00	0.00	0.00	0.00	0.14	0.00	0.44	0.00	1.73	2.32
胰腺	905	6.70	0.00	0.00	0.00	0.00	0.00	0.00	0.00	0.29	0.15	0.75	1.36	4.78
鼻、鼻窦及其他	8	0.06	0.00	0.00	0.00	0.00	0.00	0.00	0.00	0.00	0.00	0.00	0.12	0.00
喉	12	0.09	0.00	0.00	0.00	0.00	0.00	0.00	0.00	0.00	0.00	0.00	0.00	0.00
气管、支气管、肺	2614	19.35	0.00	0.00	0.00	0.00	0.00	0.00	0.43	1.61	0.87	6.00	9.16	18.20
其他胸腔器官	50	0.37	0.00	0.00	0.00	0.25	0.00	0.22	0.29	0.00	0.15	0.00	0.25	0.26
骨	118	0.87	0.00	0.00	0.00	0.00	0.29	0.30	0.00	0.29	0.29	0.75	0.62	0.26
皮肤黑色素瘤	33	0.24	0.00	0.00	0.00	0.00	0.00	0.00	0.00	0.15	0.00	0.00	0.12	0.26
皮肤其他	71	0.53	0.00	0.00	0.00	0.00	0.00	0.00	0.00	0.15	0.00	0.15	0.12	0.26
间皮瘤	7	0.05	0.00	0.00	0.00	0.00	0.00	0.00	0.00	0.00	0.00	0.00	0.00	0.13
卡波西肉瘤	4	0.03	0.00	0.00	0.00	0.00	0.00	0.00	0.00	0.00	0.00	0.00	0.00	0.13
周围神经、其他结缔组织、软组织	23	0.17	0.00	0.00	0.00	0.25	0.00	0.00	0.14	0.15	0.00	0.30	0.25	0.13
乳房	902	6.68	0.00	0.00	0.00	0.00	0.00	0.00	0.43	1.17	4.35	6.15	10.40	13.94
外阴	12	0.09	0.00	0.00	0.00	0.00	0.00	0.14	0.00	0.00	0.00	0.00	0.00	0.00
阴道	12	0.09	0.00	0.00	0.00	0.00	0.00	0.00	0.00	0.00	0.00	0.00	0.00	0.26
子宫颈	381	2.82	0.00	0.00	0.00	0.00	0.00	0.00	0.00	1.61	1.60	2.10	6.19	7.87
子宫体	113	0.84	0.00	0.00	0.00	0.00	0.00	0.14	0.29	0.29	0.30	0.87	2.06
子宫，部位不明	61	0.45	0.00	0.00	0.00	0.00	0.00	0.00	0.00	0.15	0.15	0.87	0.77
卵巢	362	2.68	0.00	0.00	0.00	0.00	0.00	0.44	0.29	0.29	0.29	1.80	4.21	6.07
其他女性生殖器	21	0.16	0.00	0.00	0.00	0.00	0.00	0.00	0.00	0.00	0.00	0.00	0.25	0.26
胎盘	0	0.00	0.00	0.00	0.00	0.00	0.00	0.00	0.00	0.00	0.00	0.00	0.00	0.00
阴茎	—	—	—	—	—	—	—	—	—	—	—	—	—	—
前列腺	—	—	—	—	—	—	—	—	—	—	—	—	—	—
睾丸	—	—	—	—	—	—	—	—	—	—	—	—	—	—
其他男性生殖器	—	—	—	—	—	—	—	—	—	—	—	—	—	—
肾	92	0.68	0.00	0.00	0.25	0.00	0.00	0.00	0.00	0.29	0.15	0.15	0.25	0.90
肾盂	9	0.07	0.00	0.00	0.00	0.00	0.00	0.00	0.00	0.00	0.00	0.00	0.00	0.13
输尿管	20	0.15	0.00	0.00	0.00	0.00	0.00	0.00	0.00	0.00	0.00	0.15	0.00	0.00
膀胱	85	0.63	0.00	0.00	0.00	0.00	0.00	0.00	0.00	0.00	0.00	0.15	0.00	0.13
其他泌尿器官	4	0.03	0.00	0.00	0.00	0.00	0.00	0.00	0.00	0.00	0.00	0.00	0.00	0.00
眼	4	0.03	0.00	0.00	0.00	0.00	0.00	0.00	0.00	0.00	0.00	0.00	0.12	0.00
脑、神经系统	377	2.79	2.45	0.58	0.00	0.59	1.21	0.66	1.01	0.44	1.02	1.20	2.48	4.90
甲状腺	60	0.44	0.00	0.00	0.00	0.00	0.00	0.14	0.00	0.00	0.00	0.00	0.12	0.39
肾上腺	9	0.07	0.00	0.00	0.00	0.29	0.00	0.00	0.00	0.00	0.15	0.37	0.00
其他内分泌腺	6	0.04	0.00	0.00	0.00	0.00	0.00	0.00	0.00	0.00	0.30	0.00	0.00
霍奇金淋巴瘤	19	0.14	0.00	0.00	0.00	0.00	0.00	0.00	0.00	0.15	0.15	0.00	0.26
非霍奇金淋巴瘤	229	1.70	0.00	0.00	0.00	0.29	0.00	0.29	0.15	0.44	0.45	1.36	1.42
免疫增生性疾病	2	0.01	0.00	0.00	0.00	0.00	0.00	0.00	0.00	0.00	0.00	0.00	0.00
多发性骨髓瘤	99	0.73	0.00	0.00	0.00	0.29	0.00	0.00	0.00	0.00	0.15	0.37	0.90
淋巴样白血病	87	0.64	2.45	0.29	0.74	0.29	0.30	0.00	0.72	0.44	0.73	0.45	0.25	1.16
髓样白血病	156	1.15	0.00	0.29	0.00	0.00	0.30	0.22	0.43	0.59	0.58	0.58	0.74	1.16
白血病，未特指	167	1.24	0.00	0.58	0.00	0.29	0.91	0.44	0.87	0.15	0.15	0.30	0.99	1.03
其他或未指明部位	308	2.28	0.00	0.58	0.25	0.29	0.30	0.00	0.29	0.15	1.65	1.11	1.16
所有部位合计	13 510	100.00	6.11	2.30	1.72	2.93	4.23	2.40	7.81	10.82	17.84	32.40	64.51	103.12
所有部位除外 C44	13 439	99.47	6.11	2.30	1.72	2.93	4.23	2.40	7.81	10.68	17.84	32.25	64.39	102.86

年龄组死亡率 /(1/10万)							粗率/ (1/10万)	中标率/ (1/10万)	世标率/ (1/10万)	累积率 /%		截缩率 35—64岁/ (1/10万)	ICD-10
55—59岁	60—64岁	65—69岁	70—74岁	75—79岁	80—84岁	≥85岁				0—64岁	0—74岁		
0.00	0.00	0.00	0.00	0.39	0.53	0.00	0.02	0.01	0.01	0.00	0.00	0.00	C00
0.37	0.48	0.42	1.83	1.57	1.58	1.86	0.27	0.12	0.12	0.01	0.02	0.13	C01—C02
0.74	0.16	1.89	0.30	3.14	2.64	6.20	0.46	0.19	0.20	0.01	0.02	0.19	C03—C06
0.00	0.00	0.21	0.30	0.39	0.53	0.62	0.12	0.10	0.10	0.01	0.01	0.09	C07—C08
0.00	0.00	0.00	0.00	0.39	0.53	0.00	0.02	0.01	0.01	0.00	0.00	0.00	C09
0.00	0.00	0.00	0.00	0.00	0.53	0.62	0.02	0.01	0.01	0.00	0.00	0.00	C10
0.56	1.13	2.10	3.35	3.14	0.53	5.58	0.68	0.34	0.34	0.02	0.04	0.45	C11
0.37	0.16	0.42	0.00	0.00	0.00	0.00	0.06	0.03	0.03	0.00	0.00	0.07	C12—C13
0.00	0.00	0.00	0.30	0.78	2.11	0.62	0.10	0.04	0.04	0.00	0.00	0.00	C14
5.39	13.18	34.85	55.10	98.00	155.85	112.24	13.57	5.51	5.33	0.10	0.55	2.76	C15
12.07	23.63	36.95	72.15	120.34	159.53	145.73	18.60	8.36	8.07	0.30	0.84	8.43	C16
0.00	1.45	2.10	4.26	6.66	5.81	4.34	0.87	0.41	0.39	0.01	0.05	0.40	C17
5.94	9.48	15.54	23.14	41.94	63.93	72.55	7.45	3.26	3.19	0.13	0.32	3.59	C18
5.76	7.88	13.44	18.57	35.67	59.17	74.41	6.77	2.92	2.88	0.12	0.28	3.27	C19—C20
0.00	0.16	0.21	0.00	1.57	1.06	4.34	0.18	0.06	0.06	0.00	0.00	0.04	C21
15.78	21.70	34.22	53.28	63.50	110.42	104.18	14.33	6.67	6.59	0.30	0.74	8.56	C22
3.90	8.04	14.28	14.92	27.44	42.79	44.03	5.04	2.18	2.17	0.08	0.23	2.33	C23—C24
7.06	14.14	30.44	39.58	62.72	80.30	84.34	10.22	4.43	4.39	0.14	0.49	3.94	C25
0.00	0.00	0.21	0.00	0.78	2.11	0.00	0.09	0.04	0.03	0.00	0.01	0.02	C30—C31
0.19	0.00	0.21	0.61	0.78	0.78	1.86	0.14	0.05	0.05	0.00	0.01	0.02	C32
27.11	44.68	80.83	103.51	159.54	229.29	216.42	29.53	13.35	13.19	0.54	1.46	15.30	C33—C34
0.00	0.80	1.89	2.44	1.96	3.70	4.34	0.56	0.29	0.30	0.01	0.03	0.22	C37—C38
0.37	1.45	3.36	4.87	10.58	7.92	9.30	1.33	0.69	0.65	0.02	0.06	0.60	C40—C41
0.19	0.80	0.84	1.22	1.96	2.11	3.72	0.37	0.17	0.17	0.01	0.02	0.19	C43
0.37	0.00	0.84	0.91	4.31	6.34	21.08	0.80	0.27	0.28	0.01	0.01	0.14	C44
0.00	0.32	0.42	0.30	0.00	0.53	0.00	0.08	0.04	0.04	0.00	0.00	0.06	C45
0.00	0.00	0.00	0.00	0.39	0.53	0.00	0.02	0.01	0.01	0.00	0.00	0.02	C46
0.37	0.16	0.63	0.61	0.78	2.11	0.62	0.26	0.16	0.16	0.01	0.01	0.20	C47, C49
17.83	20.73	20.37	27.09	30.57	36.45	43.41	10.19	5.63	5.46	0.38	0.61	11.27	C50
0.00	0.00	0.42	0.61	0.78	1.06	1.86	0.14	0.06	0.06	0.00	0.01	0.00	C51
0.56	0.00	0.42	0.00	0.78	0.53	1.24	0.14	0.06	0.06	0.00	0.01	0.11	C52
7.24	6.75	9.03	9.13	10.58	11.62	19.22	4.30	2.48	2.36	0.17	0.26	4.99	C53
2.60	2.89	2.52	6.39	3.14	4.75	0.62	1.28	0.72	0.70	0.05	0.09	1.32	C54
1.11	1.29	1.68	1.22	1.96	4.75	3.72	0.69	0.35	0.34	0.02	0.04	0.66	C55
8.17	7.55	12.39	10.96	11.37	16.91	8.68	4.09	2.25	2.22	0.15	0.26	4.23	C56
0.56	0.16	1.05	0.61	0.39	1.06	1.86	0.24	0.12	0.12	0.00	0.00	0.18	C57
0.00	0.00	0.00	0.00	0.00	0.00	0.00	0.00	—	—	—	—	—	C58
—	—	—	—	—	—	—	—	—	—	—	—	—	C60
—	—	—	—	—	—	—	—	—	—	—	—	—	C61
—	—	—	—	—	—	—	—	—	—	—	—	—	C62
—	—	—	—	—	—	—	—	—	—	—	—	—	C63
1.49	1.13	3.15	2.44	5.10	8.45	6.82	1.04	0.51	0.49	0.02	0.05	0.59	C64
0.00	0.00	0.21	0.30	0.39	1.06	1.86	0.10	0.04	0.04	0.00	0.00	0.02	C65
0.37	0.16	0.63	0.30	1.96	2.64	1.24	0.23	0.10	0.09	0.00	0.02	0.13	C66
0.00	0.64	2.10	0.61	3.53	12.68	21.08	0.96	0.30	0.32	0.00	0.02	0.13	C67
0.00	0.00	0.42	0.00	0.39	0.53	0.00	0.05	0.02	0.02	0.00	0.00	0.04	C68
0.00	0.16	0.00	0.00	0.39	0.53	0.62	0.05	0.02	0.02	0.00	0.00	0.04	C69
4.64	7.55	10.08	14.61	20.78	21.66	11.78	4.26	2.44	2.42	0.13	0.26	3.27	C70—C72, D32—D33, D42—D43
0.19	0.48	2.52	2.13	1.57	9.51	6.20	0.68	0.28	0.28	0.01	0.03	0.17	C73
0.19	0.00	0.00	0.30	0.39	0.53	0.62	0.10	0.08	0.07	0.00	0.01	0.10	C74
0.19	0.00	0.21	0.30	0.00	0.00	0.62	0.07	0.04	0.04	0.00	0.01	0.08	C75
0.19	0.16	0.42	0.30	2.35	0.00	2.48	0.21	0.10	0.10	0.00	0.01	0.14	C81
3.53	3.05	6.72	9.44	14.50	15.85	17.98	2.59	1.27	1.23	0.05	0.14	1.51	C82—C86, C96
0.00	0.00	0.00	0.30	0.39	0.00	0.00	0.02	0.01	0.01	0.00	0.00	0.00	C88
1.67	2.09	3.36	6.70	5.88	5.81	0.62	1.12	0.59	0.58	0.03	0.08	0.73	C90
0.93	0.64	2.10	2.44	3.53	6.34	2.48	0.98	0.69	0.70	0.04	0.06	0.67	C91
1.67	2.41	4.41	8.83	7.84	10.04	7.44	1.76	0.97	0.94	0.04	0.11	1.03	C92—C94, D45—D47
1.30	2.57	5.04	7.31	13.33	9.51	6.20	1.89	1.09	1.08	0.05	0.11	0.94	C95
4.46	5.79	7.77	10.35	17.64	27.47	26.67	3.48	1.66	1.68	0.08	0.17	2.07	O&U
145.22	216.03	373.29	524.23	807.87	1 153.32	1 114.98	152.64	71.62	70.24	3.06	7.55	85.45	ALL
144.84	216.03	372.45	523.32	803.56	1 146.98	1 093.89	151.83	71.35	69.97	3.06	7.53	85.31	ALL exc. C44

附表 6-1 江苏省农村肿瘤登记地区 2017 年男女合计恶性肿瘤死亡主要指标

部位	病例数	构成比/%	年龄组死亡率/（1/10 万）											
			0 岁	1—4 岁	5—9 岁	10—14 岁	15—19 岁	20—24 岁	25—29 岁	30—34 岁	35—39 岁	40—44 岁	45—49 岁	50—54 岁
唇	25	0.04	0.00	0.00	0.00	0.00	0.00	0.00	0.00	0.00	0.00	0.00	0.04	0.00
舌	98	0.15	0.00	0.00	0.00	0.00	0.00	0.00	0.00	0.00	0.00	0.05	0.07	0.14
口	212	0.31	0.00	0.00	0.00	0.00	0.00	0.00	0.04	0.00	0.10	0.05	0.14	0.54
唾液腺	64	0.09	0.00	0.00	0.00	0.00	0.00	0.00	0.04	0.00	0.10	0.05	0.07	0.22
扁桃体	10	0.01	0.00	0.00	0.00	0.00	0.00	0.00	0.00	0.00	0.10	0.05	0.00	0.04
其他口咽	39	0.06	0.00	0.00	0.00	0.00	0.00	0.00	0.00	0.00	0.00	0.00	0.00	0.11
鼻咽	480	0.71	0.00	0.00	0.00	0.00	0.00	0.06	0.04	0.16	0.40	0.70	1.28	2.17
喉咽	60	0.09	0.00	0.00	0.00	0.00	0.00	0.00	0.00	0.00	0.00	0.00	0.00	0.14
咽，部位不明	52	0.08	0.00	0.00	0.00	0.00	0.00	0.00	0.00	0.00	0.00	0.00	0.04	0.18
食管	10 106	14.99	0.00	0.00	0.00	0.00	0.08	0.00	0.04	0.05	0.05	0.42	3.31	7.84
胃	10 228	15.17	0.00	0.00	0.00	0.00	0.08	0.24	0.84	1.89	1.87	3.26	7.38	13.76
小肠	258	0.38	0.00	0.00	0.00	0.00	0.00	0.00	0.00	0.10	0.23	0.64	0.40	
结肠	1 746	2.59	0.00	0.00	0.00	0.00	0.07	0.30	0.49	0.58	0.61	0.89	2.46	3.65
直肠	2 423	3.59	0.00	0.00	0.00	0.07	0.08	0.18	0.10	0.56	1.17	2.92	5.20	
肛门	40	0.06	0.00	0.00	0.00	0.00	0.00	0.00	0.00	0.00	0.00	0.00	0.00	0.11
肝脏	8 207	12.17	0.00	0.18	0.07	0.07	0.23	0.12	0.93	2.36	5.15	11.51	25.05	33.74
胆囊及其他	1 187	1.76	0.00	0.00	0.00	0.00	0.08	0.04	0.16	0.10	0.61	1.00	2.53	
胰腺	3 368	4.99	0.00	0.00	0.00	0.00	0.00	0.06	0.18	0.16	0.50	1.77	3.28	5.85
鼻、鼻窦及其他	64	0.09	0.00	0.00	0.00	0.00	0.00	0.00	0.00	0.00	0.05	0.09	0.11	0.25
喉	198	0.29	0.00	0.00	0.00	0.00	0.00	0.00	0.00	0.00	0.00	0.00	0.11	0.36
气管、支气管、肺	16 168	23.98	0.00	0.00	0.00	0.07	0.08	0.18	0.49	1.31	2.22	4.89	11.26	25.25
其他胸腔器官	138	0.20	0.00	0.00	0.00	0.07	0.07	0.00	0.18	0.21	0.10	0.14	0.32	0.36
骨	585	0.87	0.00	0.00	0.36	0.22	0.83	0.24	0.36	0.05	0.30	0.47	0.96	1.26
皮肤黑色素瘤	126	0.19	0.00	0.00	0.00	0.00	0.00	0.00	0.00	0.16	0.05	0.14	0.21	0.33
皮肤其他	306	0.45	0.00	0.00	0.00	0.00	0.00	0.00	0.00	0.00	0.05	0.00	0.07	0.25
间皮瘤	22	0.03	0.00	0.00	0.00	0.00	0.00	0.04	0.00	0.05	0.00	0.00	0.07	0.07
卡波西肉瘤	12	0.02	0.00	0.00	0.00	0.07	0.00	0.00	0.09	0.00	0.05	0.00	0.00	0.00
周围神经、其他结缔组织、软组织	104	0.15	0.89	0.09	0.07	0.15	0.15	0.12	0.09	0.05	0.15	0.23	0.25	0.22
乳房	1 422	2.11	0.00	0.00	0.00	0.00	0.00	0.06	0.49	0.79	1.87	2.42	5.31	7.48
外阴	30	0.04	0.00	0.00	0.00	0.00	0.00	0.06	0.00	0.00	0.05	0.00	0.07	0.00
阴道	10	0.01	0.00	0.00	0.00	0.00	0.00	0.00	0.00	0.00	0.00	0.00	0.04	0.04
子宫颈	877	1.30	0.00	0.00	0.00	0.00	0.00	0.00	0.13	0.47	1.01	1.44	3.10	4.44
子宫体	184	0.27	0.00	0.00	0.00	0.00	0.00	0.06	0.04	0.05	0.05	0.33	0.43	0.87
子宫，部位不明	170	0.25	0.00	0.00	0.00	0.00	0.00	0.06	0.00	0.05	0.15	0.28	0.29	0.36
卵巢	557	0.83	0.00	0.00	0.09	0.00	0.00	0.18	0.09	0.10	0.30	0.75	1.82	2.75
其他女性生殖器	35	0.05	0.00	0.00	0.00	0.00	0.00	0.00	0.00	0.00	0.00	0.00	0.04	0.07
胎盘	1	0.00	0.00	0.00	0.00	0.00	0.06	0.00	0.00	0.00	0.00	0.00	0.00	0.00
阴茎	59	0.09	0.00	0.00	0.00	0.00	0.06	0.00	0.00	0.00	0.00	0.00	0.11	0.04
前列腺	983	1.46	0.00	0.00	0.00	0.00	0.08	0.00	0.00	0.00	0.00	0.05	0.04	0.22
睾丸	19	0.03	0.00	0.00	0.00	0.00	0.00	0.12	0.00	0.00	0.00	0.00	0.00	0.11
其他男性生殖器	5	0.01	0.00	0.00	0.00	0.00	0.00	0.00	0.00	0.00	0.00	0.00	0.00	0.00
肾	391	0.58	0.00	0.00	0.09	0.00	0.00	0.06	0.00	0.00	0.10	0.42	0.61	0.76
肾盂	44	0.07	0.00	0.00	0.00	0.00	0.00	0.00	0.00	0.00	0.00	0.09	0.04	0.07
输尿管	58	0.09	0.00	0.00	0.00	0.00	0.00	0.00	0.00	0.00	0.00	0.00	0.00	0.04
膀胱	853	1.27	0.00	0.00	0.00	0.00	0.00	0.04	0.05	0.00	0.00	0.05	0.36	0.54
其他泌尿器官	7	0.01	0.00	0.00	0.00	0.00	0.00	0.00	0.00	0.00	0.00	0.00	0.00	0.00
眼	18	0.03	0.00	0.09	0.00	0.00	0.00	0.00	0.00	0.00	0.05	0.00	0.00	0.00
脑、神经系统	1 587	2.35	0.89	0.82	1.36	0.59	0.76	0.48	0.89	1.15	1.92	2.42	3.53	4.95
甲状腺	116	0.17	0.00	0.00	0.00	0.00	0.00	0.00	0.04	0.00	0.10	0.00	0.14	0.22
肾上腺	50	0.07	0.89	0.27	0.07	0.00	0.00	0.00	0.00	0.00	0.05	0.09	0.14	0.22
其他内分泌腺	25	0.04	0.00	0.00	0.09	0.00	0.00	0.06	0.04	0.00	0.05	0.09	0.04	0.07
霍奇金淋巴瘤	58	0.09	0.00	0.00	0.00	0.00	0.00	0.00	0.00	0.00	0.00	0.05	0.04	0.14
非霍奇金淋巴瘤	1 194	1.77	0.00	0.09	0.00	0.07	0.08	0.18	0.40	0.58	0.71	0.89	1.21	2.53
免疫增生性疾病	9	0.01	0.00	0.00	0.00	0.00	0.00	0.00	0.00	0.00	0.00	0.00	0.04	0.04
多发性骨髓瘤	350	0.52	0.00	0.00	0.00	0.00	0.07	0.00	0.06	0.05	0.15	0.09	0.39	1.01
淋巴样白血病	306	0.45	0.89	0.46	0.36	0.30	0.38	0.48	0.27	0.31	0.40	0.47	0.46	0.87
髓样白血病	485	0.72	0.44	0.37	0.36	0.15	0.61	0.24	0.58	0.26	0.30	0.56	0.64	1.23
白血病，未特指	637	0.94	1.77	0.73	0.29	0.37	0.38	0.54	0.71	0.42	0.61	0.84	1.00	1.41
其他或未指明部位	562	0.83	0.00	0.09	0.07	0.07	0.08	0.06	0.13	0.16	0.16	0.33	0.75	1.19
所有部位合计	67 428	100.00	5.75	3.47	3.22	2.29	4.02	4.26	8.08	11.95	20.49	38.55	81.52	136.47
所有部位除外 C44	67 122	99.55	5.75	3.47	3.22	2.29	4.02	4.26	8.08	11.89	20.49	38.45	81.45	136.22

年龄组死亡率 /（1/10 万）							粗率 /（1/10 万）	中标率 /（1/10 万）	世标率 /（1/10 万）	累积率 /%		截缩率 35—64 岁 /（1/10 万）	ICD-10
55—59 岁	60—64 岁	65—69 岁	70—74 岁	75—79 岁	80—84 岁	≥85 岁				0—64 岁	0—74 岁		
0.00	0.05	0.24	0.25	0.46	0.86	1.65	0.08	0.03	0.03	0.00	0.00	0.01	C00
0.31	0.71	1.27	1.34	1.48	2.24	1.65	0.33	0.15	0.15	0.01	0.02	0.18	C01—C02
0.63	1.32	1.33	2.52	3.54	5.51	8.02	0.71	0.32	0.32	0.01	0.03	0.40	C03—C06
0.31	0.24	0.66	0.67	1.37	0.69	1.18	0.22	0.11	0.11	0.01	0.01	0.15	C07—C08
0.00	0.05	0.00	0.17	0.11	0.86	0.00	0.03	0.01	0.01	0.00	0.00	0.01	C09
0.16	0.14	0.18	0.76	0.80	1.03	0.71	0.13	0.06	0.06	0.05	0.10	1.42	C10
1.83	2.88	4.96	5.80	5.25	7.06	5.19	1.62	0.86	0.84	0.05	0.10	1.42	C11
0.31	0.76	0.54	0.67	0.91	1.03	0.71	0.20	0.09	0.10	0.01	0.01	0.16	C12—C13
0.10	0.57	0.42	0.42	1.14	0.86	1.18	0.18	0.08	0.08	0.00	0.01	0.12	C14
20.90	58.86	95.79	149.85	229.41	284.90	260.75	34.06	14.81	14.72	0.46	1.69	12.29	C15
25.19	51.82	85.39	144.30	234.54	289.04	243.31	34.47	15.57	15.18	0.53	1.68	14.58	C16
0.68	1.23	2.24	3.53	5.02	6.03	5.89	0.87	0.41	0.40	0.02	0.05	0.50	C17
4.56	9.45	13.30	19.58	32.66	47.86	50.22	5.88	2.75	2.69	0.12	0.28	3.16	C18
6.39	11.29	18.43	26.81	47.16	74.20	76.15	8.17	3.65	3.60	0.14	0.37	4.02	C19—C20
0.00	0.19	0.18	0.50	1.14	0.86	1.65	0.13	0.06	0.06	0.00	0.01	0.06	C21
44.62	56.31	62.61	77.66	103.11	128.25	116.47	27.66	14.45	14.19	0.90	1.60	26.54	C22
3.77	7.46	8.58	14.46	23.18	33.74	29.71	4.00	1.81	1.79	0.08	0.19	2.19	C23—C24
10.89	19.23	32.03	46.06	69.20	79.70	69.79	11.35	5.24	5.18	0.21	0.60	5.91	C25
0.37	0.66	0.42	0.50	0.91	0.69	1.18	0.22	0.11	0.11	0.01	0.01	0.22	C30—C31
0.68	1.46	1.27	3.28	3.88	4.99	4.24	0.67	0.30	0.30	0.01	0.04	0.36	C32
50.54	95.19	159.55	235.49	324.87	399.38	324.41	54.49	24.95	24.70	0.96	2.93	26.43	C33—C34
0.73	0.90	1.09	1.76	1.48	1.38	2.36	0.47	0.28	0.27	0.02	0.03	0.38	C40—C41
2.15	2.79	4.77	7.31	10.16	12.57	11.08	1.97	1.07	1.06	0.05	0.11	1.18	C43
0.63	0.85	1.33	1.76	1.03	1.55	3.06	0.42	0.22	0.22	0.01	0.03	0.32	C44
0.21	0.66	1.51	2.10	3.20	14.29	27.11	1.03	0.36	0.39	0.01	0.02	0.18	C45
0.21	0.14	0.12	0.17	0.11	0.52	0.00	0.07	0.05	0.04	0.00	0.00	0.08	C46
0.00	0.09	0.00	0.17	0.23	0.17	0.00	0.04	0.03	0.03	0.00	0.00	0.02	C47, C49
0.37	0.43	0.73	0.50	1.48	2.07	2.59	0.35	0.23	0.23	0.01	0.02	0.26	C50
8.22	10.01	9.55	9.75	12.45	16.87	23.58	4.79	2.65	2.58	0.18	0.28	5.42	C51
0.10	0.09	0.24	0.25	0.57	0.52	1.65	0.10	0.05	0.05	0.00	0.00	0.05	C52
0.00	0.09	0.06	0.08	0.11	0.34	0.24	0.03	0.02	0.02	0.10	0.16	2.90	C53
3.46	5.10	6.22	7.23	8.56	16.53	16.50	2.96	1.58	1.52	0.10	0.16	2.90	C54
1.05	1.18	1.51	1.76	1.83	2.41	3.77	0.62	0.32	0.32	0.02	0.04	0.58	C55
0.68	0.94	1.09	2.10	2.06	3.96	5.66	0.57	0.28	0.28	0.01	0.03	0.41	C56
2.88	4.35	4.59	5.88	6.39	5.68	4.24	1.88	1.01	1.00	0.07	0.12	1.93	C57
0.37	0.33	0.48	0.50	0.23	0.17	0.24	0.12	0.06	0.06	0.00	0.01	0.11	C58
0.00	0.00	0.00	0.00	0.00	0.00	0.00	0.00	0.00	0.00	0.00	0.00	0.00	
0.16	0.24	0.48	0.76	0.91	1.89	2.59	0.20	0.08	0.09	0.00	0.01	0.08	C61
0.47	1.61	4.59	10.67	26.49	42.18	58.94	3.31	1.25	1.23	0.01	0.09	0.33	C62
0.05	0.00	0.06	0.34	0.23	0.34	0.47	0.06	0.04	0.04	0.00	0.00	0.03	C63
0.00	0.00	0.00	0.25	0.11	0.00	0.24	0.02	0.01	0.01	0.00	0.00	0.00	C64
1.73	1.98	3.57	4.20	7.54	7.75	10.37	1.32	0.63	0.63	0.03	0.07	0.82	C65
0.10	0.24	0.36	0.59	0.80	1.03	1.41	0.15	0.07	0.07	0.00	0.01	0.08	C66
0.42	0.24	0.18	1.01	1.37	2.24	0.94	0.20	0.09	0.08	0.00	0.01	0.09	C67
1.00	2.69	4.96	8.40	20.67	31.85	47.39	2.87	1.13	1.13	0.02	0.09	0.64	C68
0.00	0.05	0.06	0.17	0.00	0.17	0.47	0.02	0.01	0.01	0.00	0.00	0.01	C69
0.05	0.09	0.00	0.08	0.69	0.52	0.71	0.06	0.03	0.03	0.00	0.00	4.73	C70—C72, D32—D33, D42—D43
7.59	11.10	11.18	14.79	21.70	27.03	17.68	5.35	3.11	3.08	0.19	0.32	4.73	C73
0.52	0.80	0.73	1.34	2.40	2.24	3.30	0.39	0.18	0.18	0.01	0.01	0.08	C74
0.10	0.14	0.42	0.42	1.03	1.38	0.47	0.17	0.10	0.06	0.00	0.01	0.08	C75
0.16	0.14	0.18	0.17	0.11	0.86	0.00	0.08	0.05	0.06	0.00	0.01	0.09	C81
0.05	0.38	0.36	0.67	1.94	1.03	1.41	0.20	0.09	0.09	0.00	0.01	0.09	C82—C86, C96
4.45	7.32	11.24	14.54	23.18	23.07	22.40	4.02	2.00	1.96	0.09	0.22	2.47	C88
0.00	0.00	0.06	0.08	0.23	0.17	0.47	0.03	0.01	0.01	0.00	0.00	0.01	C90
1.57	2.46	4.47	4.54	5.25	4.13	5.19	1.18	0.59	0.59	0.03	0.07	0.81	C91
0.94	1.42	1.39	3.78	5.02	5.85	3.77	1.03	0.67	0.67	0.04	0.06	0.70	C92—C94, D45—D47
1.41	2.69	4.35	6.64	7.65	9.47	3.77	1.63	0.95	0.95	0.05	0.10	1.02	C95
1.83	3.92	4.90	6.30	11.08	11.88	9.67	2.15	1.26	1.27	0.07	0.12	1.44	O&U
1.62	2.65	5.02	5.38	9.02	15.67	20.04	1.89	0.88	0.88	4.60	11.81	127.35	ALL
217.57	387.98	581.25	861.10	1 287.48	1 639.53	1 517.84	227.25	107.28	105.87	4.59	11.79	127.17	ALL exc. C44
217.36	387.32	579.74	859.00	1 284.29	1 625.25	1 490.73	226.21	106.91	105.48	4.59	11.79	127.17	ALL exc. C44

附表 6-2　　江苏省农村肿瘤登记地区 2017 年男性恶性肿瘤死亡主要指标

部位	病例数	构成比/%	年龄组死亡率 / (1/10万)											
			0岁	1—4岁	5—9岁	10—14岁	15—19岁	20—24岁	25—29岁	30—34岁	35—39岁	40—44岁	45—49岁	50—54岁
唇	19	0.04	0.00	0.00	0.00	0.00	0.00	0.00	0.00	0.00	0.00	0.00	0.07	0.00
舌	57	0.13	0.00	0.00	0.00	0.00	0.00	0.00	0.00	0.00	0.09	0.14	0.14
口	119	0.28	0.00	0.00	0.00	0.00	0.00	0.00	0.00	0.10	0.00	0.14	0.79
唾液腺	48	0.11	0.00	0.00	0.00	0.00	0.00	0.12	0.09	0.00	0.10	0.09	0.07	0.29
扁桃体	8	0.02	0.00	0.00	0.00	0.00	0.00	0.00	0.00	0.00	0.00	0.00	0.00	0.07
其他口咽	31	0.07	0.00	0.00	0.00	0.00	0.00	0.00	0.00	0.00	0.00	0.00	0.07	0.21
鼻咽	345	0.80	0.00	0.00	0.00	0.00	0.00	0.00	0.09	0.21	0.30	1.02	1.84	3.58
喉咽	56	0.13	0.00	0.00	0.00	0.00	0.00	0.00	0.00	0.00	0.00	0.00	0.00	0.29
咽，部位不明	40	0.09	0.00	0.00	0.00	0.00	0.00	0.00	0.00	0.00	0.00	0.00	0.00	0.29
食管	6 833	15.91	0.00	0.00	0.00	0.00	0.00	0.09	0.10	0.00	0.46	5.38	13.16
胃	7 176	16.71	0.00	0.00	0.00	0.00	0.14	0.23	0.52	1.57	1.00	3.98	9.69	18.52
小肠	168	0.39	0.00	0.00	0.00	0.00	0.00	0.00	0.00	0.00	0.00	0.19	0.85	0.43
结肠	981	2.28	0.00	0.00	0.00	0.14	0.00	0.35	0.69	0.73	0.70	1.02	2.48	4.15
直肠	1 446	3.37	0.00	0.00	0.14	0.00	0.14	0.12	0.17	0.10	0.70	1.30	3.33	5.65
肛门	20	0.05	0.00	0.00	0.00	0.00	0.00	0.00	0.00	0.00	0.10	0.09	0.00	0.07
肝脏	5 791	13.48	0.00	0.35	0.14	0.14	0.43	0.00	1.30	3.55	8.76	19.16	41.25	52.71
胆囊及其他	511	1.19	0.00	0.00	0.00	0.00	0.14	0.00	0.00	0.10	0.10	0.65	0.85	2.29
胰腺	1 854	4.32	0.00	0.00	0.00	0.00	0.00	0.12	0.26	0.10	0.40	2.50	3.89	7.37
鼻、鼻窦及其他	40	0.09	0.00	0.00	0.00	0.00	0.00	0.00	0.00	0.00	0.00	0.00	0.14	0.43
喉	176	0.41	0.00	0.00	0.00	0.00	0.00	0.00	0.00	0.00	0.00	0.00	0.21	0.64
气管、支气管、肺	11 406	26.55	0.00	0.00	0.00	0.00	0.14	0.35	0.35	1.57	2.29	5.37	13.44	32.40
其他胸腔器官	78	0.18	0.00	0.00	0.14	0.14	0.14	0.00	0.26	0.10	0.00	0.19	0.14	0.36
骨	330	0.77	0.00	0.00	0.27	0.28	1.14	0.12	0.35	0.10	0.40	0.56	1.20	1.14
皮肤黑色素瘤	64	0.15	0.00	0.00	0.00	0.00	0.00	0.00	0.00	0.00	0.10	0.09	0.07	0.36
皮肤其他	148	0.34	0.00	0.00	0.00	0.00	0.00	0.00	0.00	0.00	0.00	0.19	0.07	0.21
间皮瘤	12	0.03	0.00	0.00	0.00	0.00	0.00	0.00	0.00	0.00	0.10	0.00	0.07	0.14
卡波西肉瘤	6	0.01	0.00	0.00	0.00	0.14	0.00	0.00	0.00	0.00	0.00	0.00	0.00	0.00
周围神经、其他结缔组织、软组织	62	0.14	1.70	0.17	0.14	0.28	0.29	0.12	0.09	0.00	0.30	0.46	0.21	0.29
乳房	28	0.07	0.00	0.00	0.00	0.00	0.00	0.00	0.17	0.00	0.00	0.09	0.21	0.29
外阴	—	—	—	—	—	—	—	—	—	—	—	—	—	—
阴道	—	—	—	—	—	—	—	—	—	—	—	—	—	—
子宫颈	—	—	—	—	—	—	—	—	—	—	—	—	—	—
子宫体	—	—	—	—	—	—	—	—	—	—	—	—	—	—
子宫，部位不明	—	—	—	—	—	—	—	—	—	—	—	—	—	—
卵巢	—	—	—	—	—	—	—	—	—	—	—	—	—	—
其他女性生殖器	—	—	—	—	—	—	—	—	—	—	—	—	—	—
胎盘	—	—	—	—	—	—	—	—	—	—	—	—	—	—
阴茎	59	0.14	0.00	0.00	0.00	0.00	0.00	0.00	0.00	0.00	0.00	0.00	0.21	0.07
前列腺	983	2.29	0.00	0.00	0.00	0.00	0.14	0.00	0.00	0.00	0.10	0.09	0.07	0.43
睾丸	19	0.04	0.00	0.00	0.00	0.00	0.00	0.23	0.00	0.10	0.10	0.00	0.00	0.21
其他男性生殖器	5	0.01	0.00	0.00	0.00	0.00	0.00	0.00	0.00	0.00	0.00	0.00	0.00	0.00
肾	253	0.59	0.00	0.17	0.00	0.00	0.00	0.00	0.00	0.10	0.10	0.37	0.99	1.14
肾盂	26	0.06	0.00	0.00	0.00	0.00	0.00	0.00	0.00	0.00	0.00	0.19	0.00	0.07
输尿管	33	0.08	0.00	0.00	0.00	0.00	0.00	0.00	0.00	0.00	0.00	0.00	0.00	0.00
膀胱	675	1.57	0.00	0.00	0.00	0.00	0.00	0.00	0.00	0.00	0.10	0.09	0.50	0.79
其他泌尿器官	5	0.01	0.00	0.00	0.00	0.00	0.00	0.00	0.00	0.00	0.00	0.00	0.00	0.00
眼	9	0.02	0.00	0.17	0.00	0.00	0.00	0.00	0.00	0.00	0.00	0.00	0.00	0.00
脑、神经系统	886	2.06	0.85	1.05	1.49	0.83	0.86	0.69	1.13	1.46	2.09	2.96	3.75	5.79
甲状腺	35	0.08	0.00	0.00	0.00	0.00	0.00	0.00	0.00	0.00	0.10	0.00	0.14	0.00
肾上腺	31	0.07	0.85	0.52	0.14	0.00	0.00	0.00	0.17	0.00	0.00	0.00	0.07	0.14
其他内分泌腺	17	0.04	0.00	0.00	0.00	0.00	0.00	0.12	0.09	0.00	0.10	0.19	0.00	0.14
霍奇金淋巴瘤	36	0.08	0.00	0.00	0.00	0.00	0.00	0.00	0.00	0.00	0.00	0.00	0.07	0.29
非霍奇金淋巴瘤	716	1.67	0.00	0.17	0.00	0.00	0.14	0.23	0.35	0.73	0.70	1.48	1.49	3.36
免疫增生性疾病	5	0.01	0.00	0.00	0.00	0.00	0.00	0.00	0.00	0.00	0.00	0.00	0.00	0.00
多发性骨髓瘤	197	0.46	0.00	0.00	0.00	0.00	0.00	0.00	0.12	0.09	0.00	0.10	0.19	0.64	1.14
淋巴样白血病	179	0.42	0.85	0.70	0.41	0.28	0.57	0.58	0.26	0.00	0.40	0.46	0.50	1.07
髓样白血病	285	0.66	0.00	0.52	0.27	0.00	0.43	0.23	0.69	0.31	0.50	0.93	0.64	1.22
白血病，未特指	352	0.82	1.70	0.52	0.41	0.55	0.57	0.81	0.95	0.42	0.80	0.83	0.92	1.57
其他或未指明部位	298	0.69	0.00	0.00	0.14	0.14	0.14	0.12	0.09	0.21	0.00	0.46	0.85	1.07
所有部位合计	42 957	100.00	5.96	4.37	3.80	2.76	5.42	4.61	8.23	12.43	20.62	45.73	96.64	164.77
所有部位除外 C44	42 809	99.66	5.96	4.37	3.80	2.76	5.42	4.61	8.23	12.33	20.62	45.54	96.57	164.55

年龄组死亡率 /(1/10万)							粗率 /(1/10万)	中标率 /(1/10万)	世标率 /(1/10万)	累积率 /%		截缩率 35—64岁 /(1/10万)	ICD-10
55—59岁	60—64岁	65—69岁	70—74岁	75—79岁	80—84岁	≥85岁				0—64岁	0—74岁		
0.00	0.09	0.48	0.34	0.71	0.77	3.78	0.13	0.05	0.06	0.00	0.00	0.03	C00
0.41	0.74	1.57	1.69	1.66	3.09	1.26	0.38	0.19	0.19	0.01	0.02	0.22	C01—C02
0.62	1.85	1.69	3.22	3.80	6.17	8.83	0.79	0.37	0.38	0.02	0.04	0.49	C03—C06
0.41	0.46	1.09	1.19	2.37	0.77	1.26	0.32	0.18	0.17	0.01	0.02	0.21	C07—C08
0.00	0.09	0.00	0.34	0.24	1.16	0.00	0.05	0.02	0.02	0.00	0.00	0.02	C09
0.21	0.28	0.36	1.52	1.42	1.16	0.63	0.21	0.10	0.10	0.00	0.01	0.11	C10
3.08	3.43	7.23	8.64	8.07	11.19	6.93	2.29	1.24	1.21	0.07	0.15	2.03	C11
0.51	1.48	1.09	1.19	1.90	2.32	0.63	0.37	0.18	0.18	0.01	0.02	0.30	C12—C13
0.10	0.93	0.72	0.85	1.66	1.93	1.26	0.27	0.12	0.13	0.01	0.01	0.18	C14
33.59	90.19	144.20	205.07	314.46	364.70	371.30	45.43	21.20	21.22	0.71	2.46	19.22	C15
37.49	77.68	130.21	210.15	351.72	430.69	366.26	47.72	22.63	22.19	0.75	2.46	20.69	C16
1.03	1.48	3.01	4.91	7.59	8.10	9.46	1.12	0.55	0.54	0.02	0.06	0.59	C17
5.65	11.03	15.91	24.22	37.26	56.34	62.41	6.52	3.26	3.19	0.13	0.34	3.63	C18
7.29	14.37	24.23	35.90	60.99	92.24	99.60	9.61	4.59	4.54	0.17	0.47	4.74	C19—C20
0.00	0.19	0.12	0.51	1.42	0.39	2.52	0.13	0.07	0.07	0.00	0.01	0.07	C21
66.67	84.35	88.25	105.16	131.72	160.16	150.03	38.51	21.26	20.86	1.39	2.36	41.38	C22
4.73	7.60	6.63	14.05	20.65	27.01	21.43	3.40	1.66	1.65	0.08	0.19	2.27	C23—C24
13.35	23.73	37.74	49.78	73.33	92.24	75.02	12.33	6.04	5.99	0.26	0.70	7.29	C25
0.31	0.93	0.72	0.68	0.95	1.16	1.26	0.27	0.13	0.14	0.01	0.02	0.26	C30—C31
1.13	2.78	2.29	5.93	6.88	10.03	8.83	1.17	0.55	0.55	0.02	0.06	0.65	C32
71.70	136.82	238.12	355.94	486.52	598.18	509.36	75.84	36.34	36.05	1.32	4.29	36.22	C33—C34
0.51	1.39	1.45	1.86	2.14	2.32	1.89	0.52	0.31	0.31	0.02	0.03	0.39	C37—C38
2.26	3.24	6.03	8.47	11.63	15.05	15.13	2.19	1.24	1.22	0.06	0.13	1.31	C40—C41
0.62	1.02	1.57	1.52	1.19	1.93	3.78	0.43	0.22	0.22	0.01	0.03	0.32	C43
0.21	0.74	1.69	2.03	3.80	18.52	25.85	0.98	0.41	0.42	0.01	0.03	0.21	C44
0.10	0.19	0.12	0.17	0.24	0.39	0.00	0.08	0.05	0.05	0.00	0.00	0.01	C45
0.00	0.09	0.00	0.34	0.24	0.39	0.00	0.04	0.03	0.03	0.02	0.02	0.32	C46
0.21	0.46	0.96	0.34	1.90	2.32	3.78	0.41	0.30	0.32	0.02	0.01	0.14	C47, C49
0.10	0.19	0.48	0.68	0.95	1.16	0.00	0.19	0.11	0.10	0.01	0.01	—	C50
—	—	—	—	—	—	—	—	—	—	—	—	—	C51
—	—	—	—	—	—	—	—	—	—	—	—	—	C52
—	—	—	—	—	—	—	—	—	—	—	—	—	C53
—	—	—	—	—	—	—	—	—	—	—	—	—	C54
—	—	—	—	—	—	—	—	—	—	—	—	—	C55
—	—	—	—	—	—	—	—	—	—	—	—	—	C56
—	—	—	—	—	—	—	—	—	—	—	—	—	C57
—	—	—	—	—	—	—	—	—	—	—	—	—	C58
0.31	0.46	0.96	1.52	1.90	4.25	6.93	0.39	0.18	0.18	0.01	0.02	0.15	C60
0.92	3.15	9.16	21.51	55.06	94.55	157.60	6.54	2.71	2.73	0.02	0.18	0.65	C61
0.10	0.00	0.12	0.68	0.47	0.77	1.26	0.13	0.08	0.08	0.00	0.01	0.07	C62
0.00	0.00	0.00	0.51	0.24	0.00	0.63	0.03	0.02	0.02	0.00	0.00	0.00	C63
2.57	2.69	4.10	5.93	11.39	8.88	13.87	1.68	0.85	0.85	0.04	0.09	1.15	C64
0.21	0.37	0.48	0.68	0.95	1.16	1.26	0.17	0.09	0.09	0.00	0.01	0.12	C65
0.62	0.37	0.00	1.19	1.90	3.09	0.00	0.22	0.10	0.10	0.01	0.01	0.13	C66
1.44	4.45	8.20	14.73	34.17	57.12	92.04	4.49	1.93	1.94	0.02	0.15	1.00	C67
0.00	0.09	0.12	0.17	0.00	0.39	1.26	0.03	0.01	0.01	0.00	0.00	0.01	C68
0.00	0.19	0.00	0.17	0.47	0.77	1.26	0.06	0.03	0.04	0.00	0.00	0.02	C69
7.91	13.26	12.06	19.30	23.02	28.56	19.54	5.89	3.57	3.54	0.22	0.37	5.37	C70—C72, D32—D33, D42—D43
0.21	0.56	0.48	0.68	1.90	1.93	1.89	0.23	0.12	0.11	0.01	0.01	0.14	C73
0.21	0.19	0.24	0.34	1.66	1.93	0.63	0.21	0.13	0.17	0.01	0.01	0.09	C74
0.10	0.28	0.12	0.17	0.24	1.16	0.00	0.11	0.08	0.07	0.01	0.01	0.13	C75
0.00	0.46	0.60	1.02	2.37	1.54	0.63	0.24	0.12	0.11	0.00	0.01	0.12	C81
5.65	8.71	15.07	18.80	26.11	25.47	30.89	4.76	2.49	2.45	0.11	0.28	3.10	C82—C86, C96
0.00	0.00	0.12	0.17	0.24	0.39	0.63	0.03	0.01	0.01	0.00	0.00	0.01	C88
0.31	1.02	2.53	3.39	5.93	8.10	8.83	1.31	0.67	0.68	0.03	0.09	0.97	C90
1.64	3.06	3.98	6.94	4.51	5.79	6.30	1.19	0.79	0.80	0.04	0.07	0.76	C91
1.13	1.39	1.69	4.06	6.41	9.65	5.04	1.90	1.11	1.09	0.05	0.12	1.16	C92—C94, D45—D47
1.54	2.87	5.06	8.81	9.49	13.51	12.61	2.34	1.45	1.45	0.08	0.14	1.61	C95
1.95	2.97	6.63	6.27	9.97	16.98	19.54	1.98	1.00	1.00	0.04	0.10	1.05	O&U
280.64	518.08	792.00	1167.74	1741.97	2203.61	2129.48	285.64	140.93	139.62	5.84	15.64	161.18	ALL
280.43	517.34	790.31	1165.71	1738.17	2185.09	2103.64	284.65	140.52	139.20	5.83	15.61	160.98	ALL exc. C44

附表 6-3　江苏省农村肿瘤登记地区 2017 年女性恶性肿瘤死亡主要指标

部位	病例数	构成比/%	年龄组死亡率/（1/10 万）											
			0 岁	1—4 岁	5—9 岁	10—14 岁	15—19 岁	20—24 岁	25—29 岁	30—34 岁	35—39 岁	40—44 岁	45—49 岁	50—54 岁
唇	6	0.02	0.00	0.00	0.00	0.00	0.00	0.00	0.00	0.00	0.00	0.00	0.00	0.00
舌	41	0.17	0.00	0.00	0.00	0.00	0.00	0.00	0.00	0.00	0.00	0.00	0.00	0.15
口	93	0.38	0.00	0.00	0.00	0.00	0.00	0.09	0.00	0.00	0.10	0.09	0.14	0.29
唾液腺	16	0.07	0.00	0.00	0.00	0.00	0.00	0.00	0.00	0.00	0.10	0.00	0.07	0.15
扁桃体	2	0.01	0.00	0.00	0.00	0.00	0.00	0.00	0.00	0.00	0.00	0.00	0.00	0.00
其他口咽	8	0.03	0.00	0.00	0.00	0.00	0.00	0.13	0.00	0.00	0.00	0.00	0.00	0.00
鼻咽	135	0.55	0.00	0.00	0.00	0.00	0.00	0.13	0.00	0.11	0.51	0.38	0.72	0.73
喉咽	4	0.02	0.00	0.00	0.00	0.00	0.00	0.00	0.00	0.00	0.00	0.00	0.00	0.00
咽，部位不明	12	0.05	0.00	0.00	0.00	0.00	0.00	0.00	0.00	0.00	0.00	0.00	0.07	0.07
食管	3 273	13.38	0.00	0.00	0.00	0.00	0.16	0.00	0.00	0.00	0.10	0.38	1.22	2.41
胃	3 052	12.47	0.00	0.00	0.00	0.00	0.00	0.25	1.18	2.21	2.76	2.53	5.02	8.90
小肠	90	0.37	0.00	0.00	0.00	0.00	0.00	0.00	0.00	0.00	0.20	0.28	0.43	0.36
结肠	765	3.13	0.00	0.00	0.00	0.00	0.00	0.25	0.27	0.42	0.51	0.75	2.44	3.14
直肠	977	3.99	0.00	0.00	0.00	0.00	0.00	0.18	0.11	0.41	1.03	2.51	2.51	4.74
肝脏	2 416	9.87	0.00	0.00	0.00	0.00	0.00	0.25	0.55	1.16	1.43	3.76	8.61	14.38
胆囊及其他	676	2.76	0.00	0.00	0.00	0.00	0.00	0.00	0.09	0.21	0.10	0.56	1.15	2.77
胰腺	1 514	6.19	0.00	0.00	0.00	0.00	0.00	0.00	0.09	0.21	0.61	1.03	2.66	4.31
鼻、鼻窦及其他	24	0.10	0.00	0.00	0.00	0.00	0.00	0.00	0.00	0.00	0.10	0.19	0.07	0.07
喉	22	0.09	0.00	0.00	0.00	0.00	0.00	0.00	0.00	0.00	0.00	0.00	0.00	0.07
气管、支气管、肺	4 762	19.46	0.00	0.00	0.00	0.00	0.16	0.00	0.64	1.05	2.15	4.41	9.04	17.96
其他胸腔器官	60	0.25	0.00	0.00	0.00	0.00	0.00	0.00	0.09	0.32	0.10	0.09	0.50	0.36
骨	255	1.04	0.00	0.00	0.45	0.16	0.49	0.38	0.36	0.00	0.20	0.38	0.72	1.39
皮肤黑色素瘤	62	0.25	0.00	0.00	0.00	0.00	0.00	0.00	0.21	0.00	0.00	0.19	0.36	0.29
皮肤其他	158	0.65	0.00	0.00	0.00	0.00	0.00	0.00	0.00	0.00	0.00	0.00	0.07	0.29
间皮瘤	10	0.04	0.00	0.00	0.00	0.00	0.00	0.00	0.09	0.00	0.00	0.00	0.07	0.00
卡波西肉瘤	6	0.02	0.00	0.00	0.00	0.00	0.00	0.18	0.11	0.00	0.00	0.09	0.00	0.00
周围神经、其他结缔组织、软组织	42	0.17	0.00	0.00	0.00	0.00	0.13	0.09	0.11	0.00	0.00	0.00	0.29	0.15
乳房	1 394	5.70	0.00	0.00	0.00	0.00	0.00	0.13	0.82	1.58	3.79	4.79	10.48	14.82
外阴	30	0.12	0.00	0.00	0.00	0.00	0.13	0.00	0.00	0.00	0.10	0.00	0.14	0.07
阴道	10	0.04	0.00	0.00	0.00	0.00	0.00	0.00	0.00	0.00	0.00	0.00	0.07	0.07
子宫颈	877	3.58	0.00	0.00	0.00	0.00	0.00	0.00	0.27	0.95	2.05	2.91	6.24	8.98
子宫体	184	0.75	0.00	0.00	0.00	0.00	0.13	0.00	0.09	0.11	0.10	0.66	0.86	1.75
子宫，部位不明	170	0.69	0.00	0.00	0.00	0.00	0.13	0.00	0.00	0.11	0.31	0.56	0.57	0.73
卵巢	557	2.28	0.00	0.19	0.00	0.00	0.00	0.38	0.18	0.21	0.61	1.50	3.66	5.55
其他女性生殖器	35	0.14	0.00	0.00	0.00	0.00	0.00	0.00	0.00	0.00	0.00	0.00	0.07	0.15
胎盘	1	0.00	0.00	0.00	0.00	0.00	0.13	0.00	0.00	0.00	0.00	0.00	0.00	—
阴茎	—	—	—	—	—	—	—	—	—	—	—	—	—	—
前列腺	—	—	—	—	—	—	—	—	—	—	—	—	—	—
睾丸	—	—	—	—	—	—	—	—	—	—	—	—	—	—
其他男性生殖器	—	—	—	—	—	—	—	—	—	—	—	—	—	—
肾	138	0.56	0.00	0.00	0.00	0.00	0.00	0.13	0.00	0.00	0.10	0.47	0.22	0.36
肾盂	18	0.07	0.00	0.00	0.00	0.00	0.00	0.00	0.00	0.00	0.00	0.00	0.07	0.07
输尿管	25	0.10	0.00	0.00	0.00	0.00	0.00	0.00	0.00	0.00	0.00	0.00	0.00	0.07
膀胱	178	0.73	0.00	0.00	0.00	0.00	0.00	0.00	0.09	0.00	0.00	0.00	0.22	0.29
其他泌尿器官	2	0.01	0.00	0.00	0.00	0.00	0.00	0.00	0.00	0.00	0.00	0.00	0.00	0.00
眼	9	0.04	0.00	0.00	0.00	0.00	0.00	0.00	0.00	0.00	0.10	0.00	0.00	0.00
脑、神经系统	701	2.86	0.92	0.57	1.21	0.32	0.65	0.25	0.64	0.84	1.74	1.88	3.30	4.09
甲状腺	81	0.33	0.00	0.00	0.00	0.00	0.00	0.00	0.09	0.00	0.10	0.00	0.14	0.44
肾上腺	19	0.08	0.92	0.00	0.00	0.00	0.00	0.00	0.00	0.00	0.00	0.28	0.00	0.00
其他内分泌腺	8	0.03	0.00	0.19	0.00	0.00	0.00	0.00	0.00	0.00	0.00	0.09	0.00	0.00
霍奇金淋巴瘤	22	0.09	0.00	0.00	0.00	0.00	0.00	0.00	0.00	0.00	0.00	0.09	0.00	0.00
非霍奇金淋巴瘤	478	1.95	0.00	0.00	0.00	0.16	0.00	0.13	0.45	0.42	0.72	0.28	0.93	1.68
免疫增生性疾病	4	0.02	0.00	0.00	0.00	0.00	0.00	0.00	0.00	0.00	0.00	0.00	0.07	0.07
多发性骨髓瘤	153	0.63	0.00	0.00	0.00	0.00	0.16	0.00	0.00	0.11	0.20	0.00	0.14	0.88
淋巴样白血病	127	0.52	0.92	0.19	0.30	0.32	0.16	0.38	0.27	0.21	0.41	0.47	0.43	0.66
髓样白血病	200	0.82	0.92	0.19	0.45	0.32	0.81	0.25	0.45	0.21	0.10	0.19	0.65	1.24
白血病，未特指	285	1.16	1.84	0.96	0.15	0.16	0.16	0.25	0.45	0.42	0.41	0.84	1.08	1.24
其他或未指明部位	264	1.08	0.00	0.19	0.00	0.00	0.00	0.18	0.11	0.10	0.19	0.00	0.65	1.31
所有部位合计	24 471	100.00	5.53	2.49	2.57	1.75	2.43	3.89	7.92	11.46	20.36	31.26	66.18	107.59
所有部位除外 C44	24 313	99.35	5.53	2.49	2.57	1.75	2.43	3.89	7.92	11.46	20.36	31.26	66.11	107.30

年龄组死亡率 /（1/10 万）							粗率 /（1/10 万）	中标率 /（1/10 万）	世标率 /（1/10 万）	累积率 /%		截缩率 35—64 岁 /（1/10 万）	ICD-10
55—59 岁	60—64 岁	65—69 岁	70—74 岁	75—79 岁	80—84 岁	≥ 85 岁				0—64 岁	0—74 岁		
0.00	0.00	0.00	0.17	0.22	0.93	0.38	0.04	0.01	0.01	0.00	0.00	0.00	C00
0.21	0.67	0.97	1.00	1.32	1.55	1.88	0.28	0.12	0.12	0.01	0.02	0.14	C01—C02
0.64	0.77	0.97	1.84	3.30	4.97	7.53	0.64	0.26	0.26	0.01	0.02	0.30	C03—C06
0.21	0.00	0.24	0.17	0.44	0.62	1.13	0.11	0.05	0.05	0.00	0.00	0.08	C07—C08
0.00	0.00	0.00	0.00	0.00	0.62	0.75	0.01	0.00	0.00	0.00	0.00	0.00	C09
0.11	0.00	0.00	0.00	0.22	0.93	0.75	0.05	0.02	0.02	0.00	0.00	0.01	C10
0.53	2.31	2.67	3.00	2.64	3.73	4.14	0.92	0.48	0.47	0.03	0.06	0.80	C11
0.11	0.00	0.00	0.17	0.00	0.00	0.75	0.03	0.01	0.01	0.00	0.00	0.01	C12—C13
0.11	0.19	0.12	0.00	0.66	0.00	1.13	0.08	0.03	0.04	0.00	0.00	0.06	C14
7.69	26.30	47.14	95.44	150.54	220.65	194.71	22.37	8.68	8.50	0.19	0.90	5.10	C15
12.40	24.95	40.35	79.42	125.89	174.97	169.85	20.86	8.91	8.59	0.30	0.90	8.25	C16
0.32	0.96	1.45	2.17	2.64	4.35	3.77	0.29	0.28	0.28	0.01	0.03	0.40	C17
3.42	7.80	10.66	15.02	28.39	41.02	42.93	5.23	2.27	2.22	0.10	0.22	2.67	C18
5.45	8.09	12.60	17.85	34.33	59.67	62.14	6.68	2.77	2.72	0.11	0.26	3.28	C19—C20
0.00	0.19	0.24	0.50	0.88	1.24	1.13	0.14	0.05	0.05	0.00	0.01	0.05	C21
21.69	27.17	36.84	50.56	76.59	102.56	96.41	16.51	7.63	7.51	0.39	0.83	11.29	C22
2.78	7.32	10.54	14.85	25.53	39.16	34.65	4.62	1.94	1.91	0.07	0.20	2.10	C23—C24
8.34	14.55	26.29	42.38	65.36	69.61	66.66	10.35	4.46	4.38	0.16	0.50	4.48	C25
0.43	0.39	0.12	0.33	0.88	0.31	1.13	0.16	0.09	0.08	0.01	0.01	0.19	C30—C31
0.21	0.10	0.24	0.67	1.10	0.93	0.15	0.15	0.06	0.06	0.00	0.01	0.05	C32
28.53	51.92	80.58	116.80	174.97	239.30	213.92	32.54	14.14	13.95	0.58	1.57	16.30	C33—C34
0.96	0.39	0.73	1.67	0.88	0.62	2.64	0.41	0.24	0.22	0.01	0.03	0.37	C37—C38
2.03	2.31	3.51	6.17	8.80	10.57	8.66	1.74	0.90	0.90	0.04	0.09	1.04	C40—C41
0.64	0.67	1.09	2.00	0.88	1.24	2.64	0.42	0.22	0.21	0.01	0.03	0.32	C43
0.21	0.58	1.33	2.17	2.64	10.88	27.87	1.08	0.32	0.35	0.01	0.02	0.16	C44
0.32	0.10	0.12	0.17	0.00	0.62	0.00	0.07	0.04	0.04	0.00	0.00	0.07	C46
0.00	0.10	0.00	0.00	0.22	0.00	0.00	0.04	0.04	0.03	0.00	0.00	0.03	C47, C49
0.53	0.39	0.48	0.67	1.10	1.86	1.88	0.29	0.15	0.14	0.01	0.01	0.20	C50
16.67	20.23	18.66	18.69	23.11	29.52	37.66	9.53	5.19	5.03	0.37	0.55	10.84	C51
0.21	0.19	0.48	0.50	1.10	0.93	2.64	0.21	0.10	0.09	0.00	0.01	0.10	C52
0.00	0.19	0.12	0.17	0.22	0.62	0.38	0.07	0.03	0.03	0.00	0.00	0.05	C53
7.05	10.40	12.48	14.35	16.51	29.83	26.36	5.99	3.13	3.01	0.19	0.33	5.87	C54
2.14	2.41	3.03	3.50	3.52	4.35	6.03	1.26	0.64	0.64	0.04	0.07	1.18	C55
1.39	1.93	2.18	4.17	3.96	7.15	9.04	1.16	0.55	0.54	0.03	0.06	0.83	C56
5.88	8.86	9.21	11.68	12.32	10.26	6.78	3.81	2.02	2.01	0.13	0.24	3.91	C57
0.75	0.67	0.97	1.00	0.44	0.31	0.38	0.24	0.12	0.13	0.01	0.02	0.22	C58
0.00	0.00	0.00	0.00	0.00	0.00	0.00	0.01	0.01	0.01	—	—	—	C60
—	—	—	—	—	—	—	—	—	—	—	—	—	C61
—	—	—	—	—	—	—	—	—	—	—	—	—	C62
—	—	—	—	—	—	—	—	—	—	—	—	—	C63
0.85	1.25	3.03	2.50	3.96	6.84	8.29	0.94	0.41	0.42	0.02	0.04	0.48	C64
0.00	0.10	0.24	0.50	0.66	0.93	1.51	0.12	0.05	0.05	0.00	0.00	0.04	C65
0.21	0.10	0.36	0.83	0.88	1.55	1.51	0.17	0.07	0.07	0.00	0.01	0.05	C66
0.53	0.87	1.70	2.17	8.14	11.50	20.71	1.22	0.42	0.43	0.01	0.03	0.27	C67
0.00	0.00	0.00	0.17	0.00	0.00	0.38	0.01	0.00	0.01	0.00	0.00	0.03	C68
0.11	0.00	0.00	0.17	0.00	0.31	0.38	0.06	0.03	0.03	0.00	0.00	0.03	C69
7.27	8.86	10.30	10.34	20.47	25.79	16.57	4.79	2.64	2.60	0.16	0.26	4.08	C70—C72, D32—D33, D42—D43
0.85	1.06	0.97	2.00	2.86	2.49	4.14	0.55	0.25	0.25	0.01	0.03	0.37	C73
0.00	0.10	0.61	0.50	0.44	0.93	0.38	0.13	0.07	0.08	0.00	0.01	0.07	C74
0.21	0.00	0.24	0.17	0.00	0.62	0.00	0.05	0.03	0.04	0.00	0.00	0.03	C75
0.11	0.29	0.12	0.33	1.54	0.62	1.88	0.15	0.06	0.06	0.00	0.00	0.07	C81
3.21	5.88	7.39	10.34	20.47	21.13	17.32	3.27	1.53	1.47	0.07	0.16	1.82	C82—C86, C96
0.00	0.00	0.00	0.00	0.22	0.00	0.38	0.03	0.01	0.01	0.00	0.00	0.03	C88
1.50	1.83	4.97	2.17	5.94	2.80	4.52	0.87	0.51	0.51	0.02	0.06	0.64	C90
0.75	1.44	1.09	3.50	3.74	2.80	3.77	0.87	0.55	0.55	0.03	0.05	0.64	C91
1.28	2.50	3.64	4.51	5.94	6.22	3.01	1.37	0.82	0.83	0.04	0.08	0.87	C92—C94, D45—D47
1.71	3.08	4.97	5.01	10.12	10.26	7.91	1.95	1.07	1.10	0.06	0.11	1.27	C95
1.39	2.31	3.39	4.51	8.14	14.61	20.34	1.80	0.75	0.76	0.03	0.07	0.87	O&U
151.96	252.78	369.45	558.95	866.02	1 185.29	1 152.43	167.23	75.26	73.88	3.32	7.96	92.38	ALL
151.75	252.20	368.12	556.78	863.38	1 174.42	1 124.56	166.15	74.93	73.53	3.31	7.93	92.21	ALL exc. C44

附表 7-1 无锡市区 2017 年恶性肿瘤发病和死亡主要指标

部位缩写	男性								女性								ICD-10
	病例数	构成比/%	粗率/(1/10万)	中标率/(1/10万)	世标率/(1/10万)	累积率/% 0—64岁	累积率/% 0—74岁	截缩率35—64岁/(1/10万)	病例数	构成比/%	粗率/(1/10万)	中标率/(1/10万)	世标率/(1/10万)	累积率/% 0—64岁	累积率/% 0—74岁	截缩率35—64岁/(1/10万)	
发病																	
口腔	62	1.11	4.92	2.32	2.32	0.14	0.14	3.91	52	1.21	3.99	1.92	1.85	0.10	0.22	2.81	C00—C10, C12—C14
鼻咽	72	1.29	5.71	3.63	3.33	0.28	0.28	7.97	35	0.81	2.69	1.68	1.62	0.11	0.19	2.96	C11
食管	362	6.51	28.71	13.11	13.35	0.78	0.78	21.21	118	2.75	9.06	3.55	3.53	0.10	0.41	2.76	C15
胃	1 072	19.28	85.01	39.44	39.36	1.95	1.95	53.84	460	10.71	35.33	16.39	15.83	0.80	1.81	22.85	C16
结直肠	796	14.31	63.12	30.87	30.53	1.65	1.65	46.32	572	13.32	43.93	20.98	20.52	1.21	2.37	34.43	C18—C21
肝脏	394	7.09	31.25	16.11	15.95	1.06	1.06	31.29	183	4.26	14.05	6.17	6.15	0.28	0.68	8.08	C22
胆囊	73	1.31	5.79	2.49	2.50	0.11	0.11	3.08	85	1.98	6.53	2.53	2.58	0.11	0.27	3.01	C23—C24
胰腺	196	3.52	15.54	6.95	7.00	0.35	0.35	9.78	135	3.14	10.37	4.12	4.17	0.15	0.46	4.14	C25
喉	42	0.76	3.33	1.60	1.61	0.11	0.11	3.00	2	0.05	0.15	0.08	0.09	0.01	0.01	0.17	C32
肺	1 131	20.34	89.69	41.37	41.69	2.23	2.23	61.15	689	16.04	52.92	26.80	26.53	1.77	3.18	50.95	C33—C34
其他胸腔器官	26	0.47	2.06	1.14	1.09	0.08	0.08	2.38	14	0.33	1.08	0.69	0.75	0.05	0.08	1.30	C37—C38
骨	23	0.41	1.82	1.15	1.10	0.06	0.06	1.41	19	0.44	1.46	0.76	0.72	0.05	0.09	1.44	C40—C41
皮肤黑色素瘤	6	0.11	0.48	0.30	0.27	0.02	0.02	0.60	8	0.19	0.61	0.29	0.30	0.02	0.03	0.43	C43
乳房	3	0.05	0.24	0.15	0.13	0.01	0.01	0.34	618	14.39	47.46	30.07	28.01	2.25	2.94	69.40	C50
子宫颈	—	—	—	—	—	—	—	—	230	5.36	17.66	12.22	11.24	1.00	1.14	31.65	C53
子宫体	—	—	—	—	—	—	—	—	158	3.68	12.13	7.15	6.89	0.56	0.80	16.25	C54—C55
卵巢	—	—	—	—	—	—	—	—	106	2.47	8.14	5.04	4.87	0.37	0.54	10.01	C56
前列腺	358	6.44	28.39	11.75	11.46	0.24	0.24	6.49	—	—	—	—	—	—	—	—	C61
睾丸	9	0.16	0.71	0.66	0.51	0.04	0.04	0.53	—	—	—	—	—	—	—	—	C62
肾	174	3.13	13.80	7.21	6.92	0.46	0.46	13.43	83	1.93	6.37	3.39	3.37	0.20	0.40	5.58	C64—C66, C68
膀胱	180	3.24	14.27	6.37	6.45	0.30	0.30	8.33	43	1.00	3.30	1.58	1.55	0.09	0.16	2.84	C67
脑	111	2.00	8.80	5.60	5.70	0.36	0.36	8.04	126	2.93	9.68	5.82	5.64	0.36	0.63	9.18	C70—C72, D32—D33, D42—D43
甲状腺	59	1.06	4.68	4.63	3.87	0.30	0.30	6.66	149	3.47	11.44	9.82	7.94	0.67	0.73	15.62	C73
淋巴瘤	130	2.34	10.31	5.66	5.54	0.31	0.31	7.50	124	2.89	9.52	4.75	4.54	0.21	0.57	5.95	C81—C86, C88, C90, C96
白血病	79	1.42	6.26	3.94	4.15	0.22	0.22	4.28	93	2.17	7.14	4.56	4.54	0.25	0.45	5.53	C91—C95, D45—D47
其他	203	3.65	16.10	7.96	7.87	0.38	0.38	9.96	193	4.49	14.82	7.52	7.56	0.42	0.73	10.68	O&U
所有部位合计	5 561	100.00	441.00	214.40	212.72	11.44	11.44	311.49	4 295	100.00	329.87	177.89	170.78	11.14	18.88	318.01	ALL
所有部位除外 C44	5 484	98.62	434.89	211.47	209.87	11.31	11.31	308.30	4 236	98.63	325.33	175.69	168.70	11.02	18.67	314.48	ALL exc. C44
死亡																	
口腔	51	1.39	4.04	1.90	1.87	0.11	0.11	3.15	13	0.63	1.00	0.41	0.39	0.01	0.04	0.30	C00—C10, C12—C14
鼻咽	31	0.84	2.46	1.37	1.35	0.10	0.10	3.22	16	0.77	1.23	0.61	0.61	0.03	0.09	0.94	C11
食管	291	7.91	23.08	10.13	10.23	0.46	0.46	12.57	93	4.49	7.14	2.39	2.42	0.03	0.21	8.94	C15
胃	710	19.31	56.30	24.69	24.19	0.89	0.89	25.22	277	13.39	21.27	9.04	8.65	0.32	0.93	8.94	C16
结直肠	344	9.36	27.28	11.67	11.84	0.46	0.46	13.03	249	12.03	19.12	7.63	7.48	0.29	0.68	7.87	C18—C21
肝脏	413	11.23	32.75	16.25	16.10	0.96	0.96	28.35	188	9.09	14.44	6.07	6.04	0.27	0.65	6.86	C22
胆囊	56	1.52	4.44	1.89	1.88	0.05	0.05	1.52	82	3.96	6.30	2.38	2.40	0.08	0.25	2.25	C23—C24
胰腺	189	5.14	14.99	6.61	6.64	0.32	0.32	8.96	155	7.49	11.90	4.57	4.64	0.15	0.51	4.15	C25
喉	11	0.30	0.87	0.37	0.36	0.01	0.01	0.32	2	0.10	0.15	0.07	0.07	0.00	0.02	0.00	C32
肺	979	26.62	77.64	33.62	33.69	1.36	1.36	37.26	344	16.63	26.42	11.30	11.11	0.47	1.23	13.44	C33—C34
其他胸腔器官	12	0.33	0.95	0.44	0.43	0.02	0.02	0.48	7	0.34	0.54	0.43	0.48	0.02	0.04	0.00	C37—C38
骨	18	0.49	1.43	0.92	0.95	0.04	0.04	0.70	13	0.63	1.00	0.73	0.64	0.03	0.06	0.62	C40—C41
皮肤黑色素瘤	12	0.33	0.95	0.49	0.49	0.02	0.02	0.75	3	0.14	0.23	0.08	0.08	0.00	0.00	0.00	C43
乳房	2	0.05	0.16	0.07	0.08	0.01	0.01	0.13	138	6.67	10.60	5.34	5.20	0.34	0.57	10.49	C50
子宫颈	—	—	—	—	—	—	—	—	54	2.61	4.15	2.29	2.17	0.16	0.23	4.94	C53
子宫体	—	—	—	—	—	—	—	—	25	1.21	1.92	1.01	0.99	0.07	0.12	2.06	C54—C55
卵巢	—	—	—	—	—	—	—	—	72	3.48	5.53	2.90	2.93	0.18	0.37	4.78	C56
前列腺	130	3.54	10.31	3.86	3.87	0.06	0.06	1.75	—	—	—	—	—	—	—	—	C61
睾丸	6	0.16	0.48	0.28	0.30	0.01	0.01	0.13	—	—	—	—	—	—	—	—	C62
肾	49	1.33	3.89	1.70	1.71	0.08	0.08	2.23	27	1.30	2.07	0.87	0.85	0.03	0.08	0.98	C64—C66, C68
膀胱	62	1.69	4.92	1.88	1.96	0.05	0.05	1.32	12	0.58	0.92	0.28	0.25	0.00	0.01	0.00	C67
脑	68	1.85	5.39	3.45	3.67	0.18	0.18	3.73	48	2.32	3.69	1.91	1.86	0.08	0.18	1.50	C70—C72, D32—D33, D42—D43
甲状腺	2	0.05	0.16	0.06	0.08	0.00	0.00	0.00	12	0.58	0.92	0.40	0.35	0.01	0.03	0.26	C73
淋巴瘤	71	1.93	5.63	2.71	2.68	0.13	0.13	3.54	77	3.72	5.91	2.69	2.60	0.12	0.29	3.48	C81—C86, C88, C90, C96
白血病	66	1.79	5.23	2.81	2.76	0.13	0.13	2.77	63	3.04	4.84	2.65	2.60	0.13	0.24	3.05	C91—C95, D45—D47
其他	104	2.83	8.25	3.85	3.77	0.19	0.19	5.40	99	4.78	7.60	3.65	3.64	0.17	0.32	3.80	O&U
所有部位合计	3 677	100.00	291.59	131.03	130.88	5.66	5.66	156.52	2 069	100.00	158.90	69.64	68.45	2.97	7.19	81.53	ALL
所有部位除外 C44	3 670	99.81	291.04	130.82	130.63	5.64	5.64	156.12	2 055	99.32	157.83	69.35	68.14	2.96	7.19	81.39	ALL exc. C44

附表 7-2　江阴市 2017 年恶性肿瘤发病和死亡主要指标

部位缩写	男性								女性								ICD-10
	病例数	构成比/%	粗率/(1/10万)	中标率/(1/10万)	世标率/(1/10万)	累积率/% 0—64岁	0—74岁	截缩率35—64岁/(1/10万)	病例数	构成比/%	粗率/(1/10万)	中标率/(1/10万)	世标率/(1/10万)	累积率/% 0—64岁	0—74岁	截缩率35—64岁/(1/10万)	
发病																	
口腔	49	1.75	7.89	4.33	4.56	0.31	0.31	8.38	12	0.61	1.90	1.02	0.86	0.03	0.09	0.61	C00—C10,C12—C14
鼻咽	25	0.89	4.03	2.92	2.55	0.18	0.18	5.46	13	0.67	2.06	1.44	1.26	0.10	0.15	2.72	C11
食管	241	8.62	38.81	18.26	18.45	0.90	0.90	24.88	70	3.58	11.10	4.31	4.22	0.08	0.51	2.00	C15
胃	578	20.67	93.08	45.08	44.83	2.07	2.07	56.46	232	11.88	36.78	17.43	16.90	0.77	2.20	22.39	C16
结直肠	347	12.41	55.88	30.14	29.04	1.77	1.77	49.14	219	11.21	34.72	17.33	16.98	1.05	2.01	29.73	C18—C21
肝脏	205	7.33	33.01	17.34	17.13	1.07	1.07	32.10	75	3.84	11.89	5.41	5.23	0.21	0.63	6.59	C22
胆囊	38	1.36	6.12	2.86	2.82	0.11	0.11	3.02	62	3.17	9.83	4.09	4.09	0.16	0.49	4.86	C23—C24
胰腺	103	3.68	16.59	8.23	8.20	0.45	0.45	12.27	87	4.45	13.79	5.60	5.51	0.17	0.62	4.78	C25
喉	34	1.22	5.48	2.65	2.70	0.16	0.16	4.45	0	0.00	0.00	0.00	0.00	0.00	0.00	0.00	C32
肺	612	21.89	98.55	47.09	47.36	2.14	2.14	58.19	277	14.18	43.91	22.04	21.29	1.31	2.36	38.04	C33—C34
其他胸腔器官	10	0.36	1.61	0.72	0.77	0.04	0.04	1.10	12	0.61	1.90	0.87	0.89	0.03	0.15	0.84	C37—C38
骨	11	0.39	1.77	0.85	0.83	0.04	0.04	1.16	4	0.20	0.63	0.42	0.32	0.01	0.03	0.00	C40—C41
皮肤黑色素瘤	4	0.14	0.64	0.43	0.45	0.01	0.01	0.00	4	0.20	0.63	0.17	0.22	0.00	0.02	0.00	C43
乳房	4	0.14	0.64	0.32	0.31	0.01	0.01	0.34	334	17.10	52.95	33.94	31.44	2.62	3.34	81.77	C50
子宫颈	—								119	6.09	18.87	11.43	10.77	0.94	1.11	29.50	C53
子宫体	—								58	2.97	9.19	5.39	5.23	0.43	0.61	12.80	C54—C55
卵巢	—								56	2.87	8.88	5.58	5.33	0.41	0.51	12.39	C56
前列腺	124	4.43	19.97	9.01	8.64	0.20	0.20	5.31	—								C61
睾丸	3	0.11	0.48	0.47	0.34	0.02	0.02	0.86	—								C62
肾	37	1.32	5.96	3.70	3.45	0.29	0.29	8.17	20	1.02	3.17	1.51	1.47	0.07	0.17	2.20	C64—C66,C68
膀胱	85	3.04	13.69	6.66	7.06	0.38	0.38	10.97	23	1.18	3.65	1.60	1.58	0.07	0.18	2.18	C67
脑	31	1.11	4.99	2.95	2.87	0.21	0.21	5.25	37	1.89	5.87	4.55	4.97	0.30	0.41	5.05	C70—C72,D32—D33,D42—D43
甲状腺	31	1.11	4.99	4.42	3.59	0.28	0.28	7.76	82	4.20	13.00	10.86	9.55	0.81	0.89	20.40	C73
淋巴瘤	68	2.43	10.95	6.41	6.14	0.38	0.38	9.85	52	2.66	8.24	4.69	4.39	0.27	0.55	8.14	C81—C86,C88,C90,C96
白血病	68	2.43	10.95	7.84	7.78	0.46	0.46	8.65	35	1.79	5.55	4.97	4.72	0.32	0.41	4.68	C91—C95,D45—D47
其他	88	3.15	14.17	8.25	7.96	0.41	0.41	10.18	70	3.58	11.10	5.64	5.93	0.41	0.57	10.27	O&U
所有部位合计	2 796	100.00	450.25	230.95	227.84	11.92	11.92	323.98	1 953	100.00	309.61	170.29	163.14	10.58	18.01	301.93	ALL
所有部位除外 C44	2 773	99.18	446.54	229.18	226.04	11.85	11.85	322.40	1 932	98.92	306.28	169.00	161.77	10.52	17.87	300.38	ALL exc. C44
死亡																	
口腔	18	0.97	2.90	1.48	1.53	0.07	0.07	1.44	5	0.50	0.79	0.31	0.28	0.00	0.02	0.00	C00—C10,C12—C14
鼻咽	21	1.13	3.38	1.85	1.84	0.11	0.11	2.91	2	0.20	0.32	0.19	0.18	0.02	0.02	0.57	C11
食管	175	9.44	28.18	12.91	12.84	0.49	0.49	13.43	56	5.62	8.88	3.09	3.06	0.03	0.22	0.87	C15
胃	388	20.94	62.48	28.42	28.53	0.93	0.93	25.24	161	16.15	25.52	11.31	10.77	0.41	1.17	11.57	C16
结直肠	147	7.93	23.67	11.59	11.58	0.54	0.54	14.82	111	11.13	17.60	7.41	7.47	0.33	0.71	9.25	C18—C21
肝脏	213	11.49	34.30	18.54	18.13	1.17	1.17	35.65	74	7.42	11.73	5.15	5.09	0.20	0.64	6.03	C22
胆囊	22	1.19	3.54	1.71	1.69	0.08	0.08	2.39	40	4.01	6.34	2.46	2.53	0.08	0.26	2.31	C23—C24
胰腺	90	4.86	14.49	6.94	6.91	0.32	0.32	8.24	86	8.63	13.63	5.76	5.60	0.17	0.69	4.89	C25
喉	11	0.59	1.77	0.82	0.85	0.05	0.05	1.17	0	0.00	0.00	0.00	0.00	0.00	0.00	0.00	C32
肺	487	26.28	78.42	36.37	36.25	1.27	1.27	34.32	193	19.36	30.60	12.83	12.75	0.57	1.28	16.05	C33—C34
其他胸腔器官	8	0.43	1.29	0.94	0.86	0.05	0.05	0.62	5	0.50	0.79	0.40	0.37	0.02	0.05	0.57	C37—C38
骨	8	0.43	1.29	0.62	0.59	0.02	0.02	0.62	3	0.30	0.48	0.14	0.17	0.00	0.02	0.00	C40—C41
皮肤黑色素瘤	5	0.27	0.81	0.41	0.41	0.03	0.03	0.68	3	0.30	0.48	0.40	0.31	0.02	0.04	0.29	C43
乳房	0	0.00	0.00	0.00	0.00	0.00	0.00	0.00	61	6.12	9.67	5.78	5.30	0.39	0.53	10.93	C50
子宫颈	—								41	4.11	6.50	3.24	3.17	0.22	0.34	7.01	C53
子宫体	—								10	1.00	1.59	0.75	0.74	0.04	0.11	1.15	C54—C55
卵巢	—								20	2.01	3.17	1.52	1.50	0.08	0.17	2.46	C56
前列腺	48	2.59	7.73	3.28	3.20	0.00	0.00	0.00	—								C61
睾丸	1	0.05	0.16	0.08	0.08	0.00	0.00	0.00	—								C62
肾	16	0.86	2.58	1.46	1.40	0.07	0.07	2.22	5	0.50	0.79	0.51	0.52	0.02	0.02	0.61	C64—C66,C68
膀胱	29	1.57	4.67	2.08	2.09	0.03	0.03	0.97	9	0.90	1.43	0.53	0.55	0.02	0.03	0.61	C67
脑	43	2.32	6.92	3.82	3.73	0.25	0.25	6.45	26	2.61	4.12	2.71	3.03	0.16	0.28	2.89	C70—C72,D32—D33,D42—D43
甲状腺	0	0.00	0.00	0.00	0.00	0.00	0.00	0.00	1	0.10	0.16	0.06	0.06	0.00	0.00	0.00	C73
淋巴瘤	40	2.16	6.44	3.07	3.05	0.14	0.14	4.01	39	3.91	6.18	3.03	2.89	0.17	0.32	4.58	C81—C86,C88,C90,C96
白血病	36	1.94	5.80	3.61	3.61	0.17	0.17	3.17	19	1.91	3.01	1.88	1.67	0.10	0.19	2.58	C91—C95,D45—D47
其他	47	2.54	7.57	4.85	4.93	0.19	0.19	3.11	27	2.71	4.28	1.76	1.82	0.12	0.16	3.28	O&U
所有部位合计	1 853	100.00	298.39	144.86	144.09	5.99	5.99	161.48	997	100.00	158.05	71.24	69.83	3.16	7.31	87.88	ALL
所有部位除外 C44	1 851	99.89	298.07	144.72	143.94	5.99	5.99	161.48	994	99.70	157.58	71.06	69.63	3.16	7.29	87.62	ALL exc. C44

附表 7-3　宜兴市 2017 年恶性肿瘤发病和死亡主要指标

部位缩写	男性 病例数	构成比/%	粗率/(1/10万)	中标率/(1/10万)	世标率/(1/10万)	累积率/% 0—64岁	累积率/% 0—74岁	截缩率 35—64岁/(1/10万)	女性 病例数	构成比/%	粗率/(1/10万)	中标率/(1/10万)	世标率/(1/10万)	累积率/% 0—64岁	累积率/% 0—74岁	截缩率 35—64岁/(1/10万)	ICD-10
发病																	
口腔	23	1.09	4.31	1.81	1.85	0.14	0.14	3.71	9	0.65	1.64	1.21	0.94	0.07	0.08	1.56	C00—C10, C12—C14
鼻咽	32	1.52	6.00	3.25	3.06	0.23	0.23	7.78	16	1.15	2.92	1.37	1.34	0.08	0.16	2.49	C11
食管	201	9.53	37.70	15.12	15.17	0.55	0.55	14.78	79	5.67	14.40	5.22	4.94	0.03	0.64	0.82	C15
胃	515	24.42	96.59	40.42	39.79	1.78	1.78	48.69	146	10.47	26.61	11.07	10.51	0.38	1.18	10.87	C16
结直肠	285	13.51	53.45	23.31	23.05	1.33	1.33	37.65	222	15.93	40.46	17.95	17.16	1.01	1.87	29.67	C18—C21
肝脏	150	7.11	28.13	12.41	12.43	0.73	0.73	21.33	70	5.02	12.76	4.86	4.74	0.19	0.49	5.40	C22
胆囊	14	0.66	2.63	1.10	1.09	0.08	0.08	2.16	38	2.73	6.93	2.53	2.53	0.08	0.27	2.17	C23—C24
胰腺	81	3.84	15.19	6.18	6.04	0.29	0.29	8.32	56	4.02	10.21	4.30	4.16	0.16	0.45	3.85	C25
喉	8	0.38	1.50	0.62	0.59	0.04	0.04	1.37	0	0.00	0.00	0.00	0.00	0.00	0.00	0.00	C32
肺	385	18.26	72.21	29.69	29.41	1.19	1.19	33.50	177	12.70	32.26	15.07	14.49	0.91	1.63	26.00	C33—C34
其他胸腔器官	7	0.33	1.31	0.95	0.81	0.05	0.05	1.21	0	0.00	0.00	0.00	0.00	0.00	0.00	0.00	C37—C38
骨	8	0.38	1.50	1.31	1.16	0.07	0.07	1.28	6	0.43	1.09	0.63	0.59	0.03	0.06	0.50	C40—C41
皮肤黑色素瘤	1	0.05	0.19	0.23	0.20	0.01	0.01	0.00	4	0.29	0.73	0.32	0.26	0.01	0.01	0.31	C43
乳房	1	0.05	0.19	0.08	0.06	0.00	0.00	0.00	199	14.28	36.27	19.88	19.00	1.60	2.09	50.99	C50
子宫颈	—	—	—	—	—	—	—	—	57	4.09	10.39	6.73	5.79	0.46	0.64	13.61	C53
子宫体	—	—	—	—	—	—	—	—	42	3.01	7.66	3.81	3.70	0.28	0.42	8.55	C54—C55
卵巢	—	—	—	—	—	—	—	—	23	1.65	4.19	2.31	2.19	0.20	0.23	5.50	C56
前列腺	116	5.50	21.76	8.45	8.07	0.15	0.15	3.92	—	—	—	—	—	—	—	—	C61
睾丸	1	0.05	0.19	0.27	0.28	0.02	0.02	0.00	—	—	—	—	—	—	—	—	C62
肾	35	1.66	6.56	2.86	2.80	0.14	0.14	4.11	11	0.79	2.00	1.08	0.98	0.07	0.10	2.54	C64—C66, C68
膀胱	51	2.42	9.57	3.84	3.78	0.17	0.17	4.61	20	1.43	3.65	1.52	1.42	0.04	0.16	0.76	C67
脑	22	1.04	4.13	2.00	1.89	0.10	0.10	3.06	25	1.79	4.56	3.20	3.17	0.21	0.30	4.80	C70—C72, D32—D33, D42—D43
甲状腺	36	1.71	6.75	5.57	4.78	0.40	0.40	11.76	79	5.67	14.40	10.97	9.51	0.80	0.87	21.50	C73
淋巴瘤	42	1.99	7.88	3.38	3.31	0.15	0.15	4.43	28	2.01	5.10	2.39	2.16	0.10	0.23	2.94	C81—C86, C88, C90, C96
白血病	42	1.99	7.88	4.03	3.79	0.25	0.25	6.90	28	2.01	5.10	2.47	2.88	0.13	0.27	2.71	C91—C95, D45—D47
其他	53	2.51	9.94	4.14	4.14	0.27	0.27	7.53	59	4.23	10.75	4.62	4.52	0.22	0.47	6.01	O&U
所有部位合计	2 109	100.00	395.56	171.02	167.53	8.14	8.14	228.11	1 394	100.00	254.08	123.49	116.96	7.03	12.62	203.55	ALL
所有部位除外 C44	2 098	99.48	393.50	170.22	166.73	8.10	8.10	227.20	1 378	98.85	251.16	122.40	115.83	7.00	12.51	203.28	ALL exc. C44
死亡																	
口腔	11	0.61	2.06	0.74	0.82	0.04	0.04	1.05	9	0.91	1.64	0.78	0.71	0.03	0.05	0.52	C00—C10, C12—C14
鼻咽	19	1.05	3.56	1.70	1.64	0.10	0.10	3.18	6	0.60	1.09	0.42	0.46	0.03	0.07	0.79	C11
食管	206	11.40	38.64	14.55	14.79	0.40	0.40	10.48	81	8.16	14.76	4.95	4.68	0.04	0.44	1.09	C15
胃	429	23.74	80.46	31.54	31.22	0.98	0.98	26.82	165	16.62	30.07	11.23	10.71	0.31	1.04	8.40	C16
结直肠	121	6.70	22.69	8.83	8.83	0.33	0.33	9.31	77	7.75	14.03	5.31	5.17	0.20	0.47	5.08	C18—C21
肝脏	202	11.18	37.89	16.02	16.01	0.88	0.88	26.03	78	7.85	14.22	5.36	5.14	0.17	0.53	4.84	C22
胆囊	25	1.38	4.69	1.84	1.84	0.07	0.07	2.03	36	3.63	6.56	2.36	2.29	0.04	0.28	1.06	C23—C24
胰腺	103	5.70	19.32	8.04	7.97	0.38	0.38	10.97	72	7.25	13.12	4.93	4.77	0.16	0.44	4.61	C25
喉	6	0.33	1.13	0.48	0.45	0.02	0.02	0.60	0	0.00	0.00	0.00	0.00	0.00	0.00	0.00	C32
肺	419	23.19	78.59	30.87	30.65	1.02	1.02	28.53	187	18.83	34.08	13.69	13.40	0.65	1.43	19.38	C33—C34
其他胸腔器官	2	0.11	0.38	0.32	0.28	0.01	0.01	0.00	1	0.10	0.18	0.08	0.08	0.01	0.01	0.25	C37—C38
骨	15	0.83	2.81	1.19	1.17	0.08	0.08	2.23	16	1.61	2.92	1.06	1.04	0.04	0.09	1.32	C40—C41
皮肤黑色素瘤	2	0.11	0.38	0.15	0.19	0.01	0.01	0.39	4	0.40	0.73	0.30	0.32	0.02	0.06	0.54	C43
乳房	0	0.00	0.00	0.00	0.00	0.00	0.00	0.00	64	6.45	11.66	5.36	5.45	0.45	0.64	13.52	C50
子宫颈	—	—	—	—	—	—	—	—	35	3.52	6.38	2.81	2.80	0.14	0.39	3.87	C53
子宫体	—	—	—	—	—	—	—	—	11	1.11	2.00	0.92	0.94	0.07	0.12	1.88	C54—C55
卵巢	—	—	—	—	—	—	—	—	17	1.71	3.10	1.32	1.32	0.08	0.16	2.44	C56
前列腺	49	2.71	9.19	3.63	3.57	0.06	0.06	0.91	—	—	—	—	—	—	—	—	C61
睾丸	2	0.11	0.38	0.14	0.13	0.01	0.01	0.26	—	—	—	—	—	—	—	—	C62
肾	9	0.50	1.69	0.66	0.69	0.04	0.04	0.91	4	0.40	0.73	0.28	0.30	0.00	0.06	0.00	C64—C66, C68
膀胱	22	1.22	4.13	1.51	1.40	0.07	0.07	0.26	4	0.40	0.73	0.15	0.21	0.01	0.01	0.27	C67
脑	30	1.66	5.63	2.70	3.02	0.15	0.15	3.99	22	2.22	4.01	2.17	2.28	0.13	0.23	2.81	C70—C72, D32—D33, D42—D43
甲状腺	0	0.00	0.00	0.00	0.00	0.00	0.00	0.00	4	0.40	0.73	0.28	0.24	0.00	0.01	0.00	C73
淋巴瘤	57	3.15	10.69	4.50	4.50	0.20	0.20	5.09	31	3.12	5.65	2.23	2.10	0.09	0.17	2.62	C81—C86, C88, C90, C96
白血病	43	2.38	8.07	4.46	4.22	0.17	0.17	3.35	35	3.52	6.38	3.41	3.55	0.18	0.31	3.05	C91—C95, D45—D47
其他	35	1.94	6.56	2.53	2.52	0.12	0.12	3.24	34	3.42	6.20	2.09	1.98	0.04	0.14	1.32	O&U
所有部位合计	1 807	100.00	338.92	136.39	135.91	5.09	5.09	139.61	993	100.00	180.99	71.50	69.93	2.89	7.14	79.66	ALL
所有部位除外 C44	1 806	99.94	338.73	136.33	135.86	5.09	5.09	139.61	990	99.70	180.44	71.32	69.75	2.89	7.13	79.66	ALL exc. C44

附表 7-4　徐州市区 2017 年恶性肿瘤发病和死亡主要指标

部位缩写	男性 病例数	构成比/%	粗率/(1/10万)	中标率/(1/10万)	世标率/(1/10万)	累积率/% 0—64岁	累积率/% 0—74岁	截缩率 35—64岁/(1/10万)	女性 病例数	构成比/%	粗率/(1/10万)	中标率/(1/10万)	世标率/(1/10万)	累积率/% 0—64岁	累积率/% 0—74岁	截缩率 35—64岁/(1/10万)	ICD-10
发病																	
口腔	55	1.55	5.25	3.37	3.37	0.22	0.22	6.10	34	1.15	3.35	2.44	2.40	0.14	0.27	2.81	C00—C10, C12—C14
鼻咽	17	0.48	1.62	1.09	1.09	0.08	0.08	1.83	13	0.44	1.28	0.92	0.79	0.06	0.08	1.51	C11
食管	188	5.29	17.93	9.98	9.84	0.42	0.42	11.71	69	2.33	6.81	3.30	3.22	0.08	0.39	2.33	C15
胃	334	9.40	31.85	19.13	18.97	1.03	1.03	29.36	171	5.77	16.87	9.09	8.95	0.52	1.03	14.90	C16
结直肠	320	9.01	30.52	17.67	17.52	0.99	0.99	28.14	202	6.81	19.92	10.96	10.60	0.48	1.23	14.20	C18—C21
肝脏	464	13.06	44.25	27.54	27.36	1.95	1.95	56.87	158	5.33	15.58	8.34	8.41	0.50	0.99	14.58	C22
胆囊	59	1.66	5.63	3.26	3.17	0.14	0.14	3.86	62	2.09	6.12	3.32	3.24	0.19	0.37	5.32	C23—C24
胰腺	74	2.08	7.06	3.94	4.02	0.29	0.29	8.23	57	1.92	5.62	3.01	2.85	0.18	0.30	5.13	C25
喉	41	1.15	3.91	2.40	2.47	0.16	0.16	4.50	3	0.10	0.30	0.16	0.16	0.02	0.02	0.44	C32
肺	935	26.32	89.17	50.11	50.05	2.25	2.25	61.76	459	15.48	45.27	24.46	24.17	1.27	2.93	35.48	C33—C34
其他胸腔器官	8	0.23	0.76	0.47	0.39	0.01	0.01	0.00	7	0.24	0.69	0.43	0.45	0.04	0.07	1.05	C37—C38
骨	12	0.34	1.14	1.06	1.01	0.05	0.05	0.80	15	0.51	1.48	1.02	0.97	0.05	0.13	1.13	C40—C41
皮肤黑色素瘤	5	0.14	0.48	0.29	0.29	0.01	0.01	0.40	8	0.27	0.79	0.56	0.51	0.05	0.05	1.58	C43
乳房	35	0.99	3.34	2.47	2.28	0.19	0.19	5.73	519	17.50	51.19	36.24	33.45	2.77	3.51	84.92	C50
子宫颈	—	—	—	—	—	—	—	—	165	5.56	16.27	11.51	10.50	0.89	1.05	28.38	C53
子宫体	—	—	—	—	—	—	—	—	91	3.07	8.98	5.81	5.66	0.44	0.69	13.22	C54—C55
卵巢	—	—	—	—	—	—	—	—	93	3.14	9.17	6.33	6.03	0.42	0.66	11.94	C56
前列腺	137	3.86	13.07	6.80	6.75	0.17	0.17	4.39	—	—	—	—	—	—	—	—	C61
睾丸	7	0.20	0.67	0.60	0.58	0.04	0.04	0.95	—	—	—	—	—	—	—	—	C62
肾	123	3.46	11.73	7.55	7.63	0.44	0.44	11.51	55	1.85	5.42	3.05	3.02	0.17	0.39	4.96	C64—C66, C68
膀胱	132	3.72	12.59	7.10	6.94	0.29	0.29	8.63	29	0.98	2.86	1.52	1.46	0.07	0.17	2.06	C67
脑	83	2.34	7.92	5.81	5.49	0.39	0.39	10.19	124	4.18	12.23	8.78	8.38	0.54	0.93	14.73	C70—C72, D32—D33, D42—D43
甲状腺	155	4.36	14.78	13.42	11.56	1.00	1.00	25.54	321	10.82	31.66	25.98	23.43	1.92	2.27	49.52	C73
淋巴瘤	80	2.25	7.63	4.41	4.39	0.22	0.22	6.12	64	2.16	6.31	4.15	3.90	0.25	0.40	6.48	C81—C86, C88, C90, C96
白血病	112	3.15	10.68	7.54	7.58	0.41	0.41	8.12	70	2.36	6.90	4.86	4.95	0.28	0.51	5.68	C91—C95, D45—D47
其他	177	4.98	16.88	10.56	10.73	0.59	0.59	14.75	177	5.97	17.46	10.42	10.17	0.59	1.09	15.96	O&U
所有部位合计	3 553	100.00	338.84	206.57	203.46	11.33	11.33	309.49	2 966	100.00	292.54	186.65	177.68	11.91	19.53	338.33	ALL
所有部位除外 C44	3 531	99.38	336.74	205.49	202.31	11.29	11.29	308.54	2 947	99.36	290.67	185.71	176.82	11.89	19.42	337.68	ALL exc. C44
死亡																	
口腔	21	1.00	2.00	1.07	1.06	0.05	0.05	1.41	8	0.69	0.79	0.39	0.38	0.02	0.04	0.58	C00—C10, C12—C14
鼻咽	11	0.52	1.05	0.66	0.63	0.03	0.03	0.94	6	0.51	0.59	0.40	0.35	0.03	0.04	0.61	C11
食管	153	7.27	14.59	8.05	7.82	0.32	0.32	8.76	51	4.37	5.03	2.43	2.32	0.20	0.41	5.61	C15
胃	184	8.75	17.55	9.90	9.51	0.41	0.41	10.88	90	7.72	8.88	4.18	4.08	0.17	0.39	5.33	C16
结直肠	140	6.65	13.35	7.14	7.13	0.35	0.35	9.69	86	7.38	8.48	4.19	3.98	0.17	0.39	5.33	C18—C21
肝脏	367	17.44	35.00	21.27	21.33	1.59	1.59	45.97	132	11.32	13.02	6.88	6.71	0.36	0.73	10.72	C22
胆囊	45	2.14	4.29	2.37	2.37	0.08	0.08	2.29	42	3.60	4.14	2.00	1.98	0.12	0.19	3.24	C23—C24
胰腺	79	3.75	7.53	4.11	4.16	0.22	0.22	6.29	47	4.03	4.64	2.21	2.13	0.11	0.21	3.09	C25
喉	20	0.95	1.91	1.15	1.17	0.04	0.04	1.13	2	0.17	0.20	0.13	0.13	0.00	0.02	0.26	C32
肺	684	32.51	65.23	35.66	35.54	1.43	1.43	39.27	280	24.01	27.62	13.78	13.52	0.54	1.55	15.17	C33—C34
其他胸腔器官	5	0.24	0.48	0.26	0.23	0.00	0.00	0.00	10	0.86	0.99	0.45	0.43	0.01	0.05	0.26	C37—C38
骨	6	0.29	0.57	0.45	0.38	0.02	0.02	0.49	1	0.09	0.12	0.07	0.07	0.01	0.01	0.00	C40—C41
皮肤黑色素瘤	0	0.00	0.00	0.00	0.00	0.00	0.00	0.00	0	0.00	0.00	0.00	0.00	0.00	0.00	0.00	C43
乳房	5	0.24	0.48	0.27	0.28	0.01	0.01	0.48	78	6.69	7.69	4.97	4.68	0.36	0.50	11.30	C50
子宫颈	—	—	—	—	—	—	—	—	28	2.40	2.76	1.72	1.68	0.14	0.18	4.04	C53
子宫体	—	—	—	—	—	—	—	—	14	1.20	1.38	0.72	0.70	0.03	0.09	0.99	C54—C55
卵巢	—	—	—	—	—	—	—	—	40	3.43	3.95	2.57	2.44	0.16	0.30	5.09	C56
前列腺	49	2.33	4.67	2.15	2.18	0.07	0.07	1.74	—	—	—	—	—	—	—	—	C61
睾丸	3	0.14	0.29	0.17	0.16	0.01	0.01	0.19	—	—	—	—	—	—	—	—	C62
肾	32	1.52	3.05	1.79	1.68	0.05	0.05	1.11	19	1.63	1.87	0.82	0.80	0.02	0.07	0.64	C64—C66, C68
膀胱	42	2.00	4.01	1.78	1.85	0.04	0.04	1.16	10	0.86	0.99	0.23	0.28	0.00	0.01	0.00	C67
脑	45	2.14	4.29	3.09	2.86	0.15	0.15	3.71	44	3.77	4.34	2.53	2.61	0.14	0.31	3.82	C70—C72, D32—D33, D42—D43
甲状腺	3	0.14	0.29	0.16	0.16	0.01	0.01	0.19	8	0.69	0.79	0.36	0.36	0.01	0.03	0.37	C73
淋巴瘤	42	2.00	4.01	2.23	2.12	0.10	0.10	2.46	32	2.74	3.16	1.95	1.84	0.12	0.19	2.95	C81—C86, C88, C90, C96
白血病	63	2.99	6.01	4.03	4.10	0.20	0.20	3.84	37	3.17	3.65	2.68	2.59	0.13	0.29	2.71	C91—C95, D45—D47
其他	105	4.99	10.01	5.83	5.83	0.32	0.32	8.00	101	8.66	9.96	5.51	5.48	0.29	0.58	7.50	O&U
所有部位合计	2 104	100.00	200.65	113.60	112.55	5.51	5.51	150.00	1 166	100.00	115.01	61.22	59.55	2.99	6.48	85.21	ALL
所有部位除外 C44	2 098	99.71	200.08	113.34	112.31	5.51	5.51	149.80	1 158	99.31	114.22	60.85	59.25	2.97	6.47	85.00	ALL exc. C44

部位缩写	男性								女性								ICD-10
	病例数	构成比/%	粗率/(1/10万)	中标率/(1/10万)	世标率/(1/10万)	累积率/% 0—64岁	累积率/% 0—74岁	截缩率35—64岁/(1/10万)	病例数	构成比/%	粗率/(1/10万)	中标率/(1/10万)	世标率/(1/10万)	累积率/% 0—64岁	累积率/% 0—74岁	截缩率35—64岁/(1/10万)	
发病																	
口腔	81	1.46	6.75	4.07	4.10	0.23	0.23	5.98	45	1.00	3.56	1.99	1.95	0.09	0.26	2.68	C00—C10, C12—C14
鼻咽	54	0.97	4.50	2.85	2.79	0.19	0.19	5.20	19	0.42	1.50	1.20	1.04	0.07	0.12	1.99	C11
食管	447	8.06	37.27	20.20	20.81	0.91	0.91	24.60	157	3.48	12.44	6.21	6.29	0.17	0.84	4.40	C15
胃	1 096	19.77	91.38	51.12	51.31	2.30	2.30	63.31	478	10.60	37.86	19.97	19.62	0.77	2.38	21.32	C16
结直肠	673	12.14	56.11	32.24	31.76	1.48	1.48	41.62	474	10.51	37.54	20.05	19.86	1.02	2.35	29.36	C18—C21
肝脏	484	8.73	40.35	23.36	23.32	1.35	1.35	39.54	169	3.75	13.39	6.61	6.61	0.29	0.74	7.90	C22
胆囊	49	0.88	4.09	2.29	2.29	0.08	0.08	2.37	79	1.75	6.26	3.37	3.20	0.13	0.36	4.07	C23—C24
胰腺	193	3.48	16.09	8.93	8.81	0.36	0.36	10.44	157	3.48	12.44	6.00	5.96	0.17	0.65	4.88	C25
喉	35	0.63	2.92	1.67	1.68	0.07	0.07	2.37	3	0.07	0.24	0.12	0.13	0.01	0.01	0.15	C32
肺	1 061	19.13	88.46	49.28	49.38	2.07	2.07	57.66	583	12.92	46.18	25.16	25.00	1.30	3.12	37.49	C33—C34
其他胸腔器官	15	0.27	1.25	0.76	0.76	0.06	0.06	1.82	13	0.29	1.03	0.55	0.52	0.02	0.06	0.65	C37—C38
骨	18	0.32	1.50	1.19	1.27	0.07	0.07	1.24	17	0.38	1.35	0.72	0.69	0.02	0.08	0.63	C40—C41
皮肤黑色素瘤	7	0.13	0.58	0.38	0.35	0.02	0.02	0.52	14	0.31	1.11	0.65	0.60	0.04	0.07	0.96	C43
乳房	5	0.09	0.42	0.25	0.26	0.01	0.01	0.51	852	18.89	67.48	43.85	41.33	3.24	4.59	97.20	C50
子宫颈	—								200	4.43	15.84	10.89	10.06	0.84	1.04	26.04	C53
子宫体	—								128	2.84	10.14	6.36	6.13	0.49	0.71	14.94	C54—C55
卵巢	—								98	2.17	7.76	5.07	4.94	0.38	0.49	10.47	C56
前列腺	378	6.82	31.52	17.32	16.88	0.28	0.28	7.12	—								C61
睾丸	9	0.16	0.75	0.65	0.53	0.03	0.03	0.74	—								C62
肾	140	2.52	11.67	6.76	6.77	0.42	0.42	12.26	79	1.75	6.26	3.64	3.50	0.18	0.43	5.23	C64—C66, C68
膀胱	154	2.78	12.84	7.23	7.09	0.29	0.29	8.25	45	1.00	3.56	1.73	1.75	0.07	0.17	2.08	C67
脑	85	1.53	7.09	4.53	4.43	0.25	0.25	6.59	106	2.35	8.40	5.39	5.37	0.28	0.64	7.07	C70—C72, D32—D33, D42—D43
甲状腺	144	2.60	12.01	10.73	8.74	0.73	0.73	18.21	462	10.24	36.59	30.14	25.72	2.09	2.39	55.98	C73
淋巴瘤	143	2.58	11.92	7.32	7.25	0.37	0.37	9.87	115	2.55	9.11	5.16	5.04	0.23	0.62	6.32	C81—C86, C88, C90, C96
白血病	115	2.07	9.59	6.85	6.50	0.34	0.34	7.42	84	1.86	6.65	4.09	3.88	0.19	0.44	4.62	C91—C95, D45—D47
其他	159	2.87	13.26	7.56	7.61	0.42	0.42	11.38	134	2.97	10.61	6.07	6.19	0.30	0.72	7.47	O&U
所有部位合计	5 545	100.00	462.30	267.52	264.72	12.31	12.31	338.70	4511	100.00	357.30	215.00	205.39	12.39	23.28	353.91	ALL
所有部位除外 C44	5 501	99.21	458.64	265.49	262.63	12.20	12.20	335.33	4470	99.09	354.05	213.14	203.56	12.31	23.04	352.20	ALL exc. C44
死亡																	
口腔	40	1.09	3.33	1.83	1.94	0.11	0.11	3.27	16	0.81	1.27	0.64	0.63	0.03	0.07	0.91	C00—C10, C12—C14
鼻咽	27	0.74	2.25	1.34	1.29	0.06	0.06	1.39	7	0.35	0.55	0.34	0.33	0.02	0.04	0.65	C11
食管	359	9.79	29.93	16.27	16.31	0.53	0.53	14.46	137	6.94	10.85	4.77	4.80	0.10	0.49	2.77	C15
胃	763	20.81	63.61	34.65	34.42	1.01	1.01	27.76	291	14.73	23.05	11.16	10.87	0.32	1.17	8.74	C16
结直肠	294	8.02	24.51	13.19	13.34	0.49	0.49	13.68	231	11.70	18.30	8.67	8.51	0.30	0.79	8.76	C18—C21
肝脏	440	12.00	36.68	21.07	21.00	1.16	1.16	33.73	163	8.25	12.91	6.35	6.32	0.29	0.74	8.14	C22
胆囊	38	1.04	3.17	1.76	1.73	0.07	0.07	2.07	55	2.78	4.36	2.00	2.00	0.07	0.20	2.05	C23—C24
胰腺	180	4.91	15.01	8.13	8.10	0.32	0.32	8.83	136	6.89	10.77	5.21	5.15	0.21	0.56	4.35	C25
喉	20	0.55	1.67	0.90	0.91	0.02	0.02	0.62	2	0.10	0.16	0.09	0.08	0.00	0.01	0.00	C32
肺	955	26.05	79.62	43.59	43.30	1.38	1.38	38.27	341	17.27	27.01	13.14	13.19	0.58	1.45	16.02	C33—C34
其他胸腔器官	15	0.41	1.25	0.65	0.74	0.05	0.05	1.27	11	0.56	0.87	0.45	0.44	0.02	0.05	0.48	C37—C38
骨	28	0.76	2.33	1.27	1.27	0.07	0.07	2.06	22	1.11	1.74	0.89	0.85	0.03	0.09	0.65	C40—C41
皮肤黑色素瘤	5	0.14	0.42	0.28	0.27	0.01	0.01	0.20	11	0.56	0.87	0.44	0.43	0.02	0.06	0.47	C43
乳房	3	0.08	0.25	0.14	0.12	0.00	0.00		140	7.09	11.09	6.35	6.26	0.42	0.70	11.92	C50
子宫颈	—								57	2.89	4.51	2.97	2.69	0.20	0.28	6.07	C53
子宫体	—								27	1.37	2.14	1.27	1.18	0.07	0.15	2.25	C54—C55
卵巢	—								53	2.68	4.20	2.45	2.40	0.16	0.24	4.64	C56
前列腺	111	3.03	9.25	4.76	4.83	0.02	0.02	0.44	—								C61
睾丸	3	0.08	0.25	0.21	0.15	0.01	0.01	0.00	—								C62
肾	44	1.20	3.67	2.07	2.14	0.08	0.08	2.23	16	0.81	1.27	0.77	0.69	0.03	0.08	0.63	C64—C66, C68
膀胱	54	1.47	4.50	2.43	2.43	0.03	0.03	0.78	9	0.46	0.71	0.31	0.30	0.01	0.02	0.17	C67
脑	60	1.64	5.00	3.22	3.20	0.18	0.18	4.56	49	2.48	3.88	2.34	2.49	0.14	0.29	3.29	C70—C72, D32—D33, D42—D43
甲状腺	7	0.19	0.58	0.30	0.34	0.01	0.01	0.32	6	0.30	0.48	0.25	0.23	0.01	0.01	0.00	C73
淋巴瘤	75	2.05	6.25	3.73	3.57	0.14	0.14	3.86	47	2.38	3.72	1.84	1.80	0.05	0.21	1.55	C81—C86, C88, C90, C96
白血病	64	1.75	5.34	3.26	3.14	0.11	0.11	2.71	72	3.65	5.70	3.17	2.91	0.09	0.34	2.08	C91—C95, D45—D47
其他	81	2.21	6.75	3.79	4.00	0.12	0.12	3.01	76	3.85	6.02	2.86	2.84	0.09	0.30	2.82	O&U
所有部位合计	3 666	100.00	305.65	168.84	168.55	5.99	5.99	165.51	1 975	100.00	156.43	78.59	77.41	3.17	8.37	89.40	ALL
所有部位除外 C44	3 656	99.73	304.81	168.46	168.12	5.99	5.99	165.51	1 967	99.59	155.80	78.34	77.17	3.16	8.36	89.25	ALL exc. C44

附表 7-6　溧阳市 2017 年恶性肿瘤发病和死亡主要指标

部位缩写	男性								女性								ICD-10
	病例数	构成比/%	粗率/(1/10万)	中标率/(1/10万)	世标率/(1/10万)	累积率/% 0—64岁	累积率/% 0—74岁	截缩率 35—64岁/(1/10万)	病例数	构成比/%	粗率/(1/10万)	中标率/(1/10万)	世标率/(1/10万)	累积率/% 0—64岁	累积率/% 0—74岁	截缩率 35—64岁/(1/10万)	
发病																	
口腔	15	1.01	3.77	2.04	1.89	0.09	0.09	2.93	5	0.47	1.27	0.56	0.57	0.03	0.07	0.79	C00—C10, C12—C14
鼻咽	22	1.48	5.53	3.03	2.93	0.17	0.17	5.37	9	0.84	2.29	1.82	1.54	0.14	0.14	4.98	C11
食管	141	9.49	35.43	15.42	15.67	0.53	0.53	14.62	32	2.98	8.14	3.44	3.42	0.06	0.56	1.82	C15
胃	290	19.52	72.86	34.47	33.83	1.43	1.43	38.45	106	9.86	26.96	12.59	11.97	0.47	1.35	14.68	C16
结直肠	180	12.11	45.23	21.16	21.34	1.10	1.10	30.78	133	12.37	33.83	16.60	16.11	0.98	1.86	28.33	C18—C21
肝脏	125	8.41	31.41	15.83	15.70	0.99	0.99	28.56	48	4.47	12.21	5.67	5.31	0.26	0.54	8.28	C22
胆囊	15	1.01	3.77	1.72	1.64	0.03	0.03	0.76	27	2.51	6.87	2.82	2.82	0.12	0.32	3.58	C23—C24
胰腺	41	2.76	10.30	4.29	4.48	0.14	0.14	4.12	32	2.98	8.14	3.17	3.07	0.10	0.29	3.01	C25
喉	7	0.47	1.76	0.83	0.83	0.06	0.06	1.66	0	0.00	0.00	0.00	0.00	0.00	0.00	0.00	C32
肺	351	23.62	88.19	39.06	39.06	1.61	1.61	44.26	167	15.53	42.47	19.95	19.80	1.14	2.39	32.30	C33—C34
其他胸腔器官	4	0.27	1.01	0.78	0.64	0.04	0.04	1.66	5	0.47	1.27	0.65	0.67	0.06	0.08	1.76	C37—C38
骨	9	0.61	2.26	1.21	1.12	0.05	0.05	1.59	2	0.19	0.51	0.23	0.24	0.00	0.04	0.00	C40—C41
皮肤黑色素瘤	6	0.40	1.51	0.67	0.72	0.04	0.04	1.16	3	0.28	0.76	0.59	0.49	0.05	0.05	1.59	C43
乳房	0	0.00	0.00	0.00	0.00	0.00	0.00	0.00	151	14.05	38.41	23.01	21.27	1.62	2.28	51.93	C50
子宫颈	—	—	—	—	—	—	—	—	51	4.74	12.97	8.84	7.95	0.64	0.83	21.57	C53
子宫体	—	—	—	—	—	—	—	—	26	2.42	6.61	3.73	3.52	0.28	0.36	9.03	C54—C55
卵巢	—	—	—	—	—	—	—	—	31	2.88	7.88	4.20	3.93	0.28	0.43	9.13	C56
前列腺	82	5.52	20.60	8.87	8.69	0.18	0.18	4.60	—	—	—	—	—	—	—	—	C61
睾丸	1	0.07	0.25	0.12	0.12	0.01	0.01	0.37	—	—	—	—	—	—	—	—	C62
肾	17	1.14	4.27	1.92	1.93	0.08	0.08	2.14	10	0.93	2.54	1.06	1.17	0.11	0.13	2.95	C64—C66, C68
膀胱	35	2.36	8.79	4.52	4.41	0.21	0.21	6.70	8	0.74	2.03	0.85	0.87	0.06	0.09	1.74	C67
脑	24	1.62	6.03	3.89	3.33	0.19	0.19	5.65	28	2.60	7.12	3.77	3.87	0.19	0.37	4.02	C70—C72, D32—D33, D42—D43
甲状腺	16	1.08	4.02	3.11	2.58	0.23	0.23	5.25	100	9.30	25.43	19.61	16.95	1.47	1.57	45.70	C73
淋巴瘤	33	2.22	8.29	4.01	3.97	0.24	0.24	6.51	32	2.98	8.14	3.92	4.07	0.20	0.34	5.20	C81—C86, C88, C90, C96
白血病	26	1.75	6.53	3.22	3.40	0.17	0.17	3.97	23	2.14	5.85	3.56	3.37	0.23	0.29	4.82	C91—C95, D45—D47
其他	46	3.10	11.56	5.24	5.26	0.27	0.27	7.30	46	4.28	11.70	4.27	4.44	0.20	0.37	6.25	O&U
所有部位合计	1 486	100.00	373.37	175.39	173.55	7.86	7.86	218.38	1075	100.00	273.42	144.90	137.41	8.68	14.73	263.47	ALL
所有部位除外 C44	1 471	98.99	369.60	173.90	172.04	7.78	7.78	216.35	1059	98.51	269.35	143.75	136.14	8.65	14.66	262.67	ALL exc. C44
死亡																	
口腔	3	0.28	0.75	0.40	0.37	0.03	0.03	0.87	1	0.20	0.25	0.11	0.12	0.00	0.02	0.00	C00—C10, C12—C14
鼻咽	9	0.85	2.26	1.19	1.16	0.09	0.09	2.96	5	1.02	1.27	0.69	0.66	0.03	0.07	1.07	C11
食管	110	10.38	27.64	11.97	11.85	0.26	0.26	7.00	26	5.31	6.61	2.65	2.55	0.05	0.33	1.29	C15
胃	232	21.89	58.29	26.49	25.18	0.80	0.80	21.47	53	10.82	13.48	6.44	5.75	0.21	0.60	6.18	C16
结直肠	78	7.36	19.60	8.68	8.65	0.32	0.32	9.34	49	10.00	12.46	4.93	4.89	0.14	0.50	4.39	C18—C21
肝脏	117	11.04	29.40	15.43	14.89	0.97	0.97	26.50	41	8.37	10.43	4.84	4.54	0.19	0.54	5.88	C22
胆囊	11	1.04	2.76	1.31	1.31	0.09	0.09	2.50	15	3.06	3.82	1.46	1.48	0.08	0.15	2.18	C23—C24
胰腺	41	3.87	10.30	4.69	4.75	0.25	0.25	6.90	30	6.12	7.63	3.47	3.33	0.17	0.35	3.98	C25
喉	1	0.09	0.25	0.14	0.15	0.02	0.02	0.49	1	0.20	0.25	0.04	0.06	0.00	0.00	0.00	C32
肺	281	26.51	70.60	31.43	30.92	0.97	0.97	27.67	112	22.86	28.49	11.40	11.64	0.52	1.37	14.36	C33—C34
其他胸腔器官	2	0.19	0.50	0.62	0.41	0.02	0.02	0.00	2	0.41	0.51	0.22	0.20	0.00	0.03	0.00	C37—C38
骨	8	0.75	2.01	1.31	1.27	0.03	0.03	0.00	7	1.43	1.78	1.22	1.37	0.07	0.10	1.02	C40—C41
皮肤黑色素瘤	5	0.47	1.26	0.53	0.60	0.03	0.03	0.78	3	0.61	0.76	0.43	0.40	0.02	0.04	0.90	C43
乳房	1	0.09	0.25	0.12	0.10	0.00	0.00	0.00	27	5.51	6.87	3.51	3.48	0.31	0.41	8.21	C50
子宫颈	—	—	—	—	—	—	—	—	15	3.06	3.82	2.03	1.82	0.12	0.22	2.84	C53
子宫体	—	—	—	—	—	—	—	—	4	0.82	1.02	0.58	0.55	0.03	0.03	0.43	C54—C55
卵巢	—	—	—	—	—	—	—	—	13	2.65	3.31	1.67	1.75	0.15	0.23	4.25	C56
前列腺	36	3.40	9.05	3.74	3.69	0.00	0.00	0.00	—	—	—	—	—	—	—	—	C61
睾丸	1	0.09	0.25	0.50	0.29	0.02	0.02	0.00	—	—	—	—	—	—	—	—	C62
肾	7	0.66	1.76	0.73	0.72	0.02	0.02	0.39	3	0.61	0.76	0.31	0.31	0.00	0.04	0.00	C64—C66, C68
膀胱	12	1.13	3.02	1.37	1.37	0.03	0.03	0.76	6	1.22	1.53	0.41	0.41	0.00	0.00	0.00	C67
脑	23	2.17	5.78	3.42	3.40	0.21	0.21	4.62	18	3.67	4.58	2.47	2.63	0.16	0.23	3.66	C70—C72, D32—D33, D42—D43
甲状腺	0	0.00	0.00	0.00	0.00	0.00	0.00	0.00	0	0.00	0.00	0.00	0.00	0.00	0.00	0.00	C73
淋巴瘤	30	2.83	7.54	3.50	3.48	0.19	0.19	5.53	17	3.47	4.32	1.93	1.79	0.07	0.19	2.29	C81—C86, C88, C90, C96
白血病	22	2.08	5.53	2.97	2.97	0.16	0.16	3.56	20	4.08	5.09	2.34	2.37	0.18	0.24	5.27	C91—C95, D45—D47
其他	30	2.83	7.54	3.19	3.19	0.19	0.19	2.63	22	4.49	5.60	2.27	2.13	0.10	0.17	3.08	O&U
所有部位合计	1 060	100.00	266.33	123.72	120.73	4.61	4.61	123.98	490	100.00	124.63	55.24	54.24	2.61	5.86	71.29	ALL
所有部位除外 C44	1 059	99.91	266.08	123.66	120.64	4.61	4.61	123.98	489	99.80	124.37	55.20	54.18	2.61	5.86	71.29	ALL exc. C44

附表 7-7　常州市金坛区 2017 年恶性肿瘤发病和死亡主要指标

部位缩写	男性								女性								ICD-10
	病例数	构成比/%	粗率/(1/10万)	中标率/(1/10万)	世标率/(1/10万)	累积率/%		截缩率35—64岁/(1/10万)	病例数	构成比/%	粗率/(1/10万)	中标率/(1/10万)	世标率/(1/10万)	累积率/%		截缩率35—64岁/(1/10万)	
						0—64岁	0—74岁							0—64岁	0—74岁		
发病																	
口腔	19	1.43	6.99	3.72	3.84	0.25	0.25	6.51	6	0.63	2.16	1.04	1.05	0.03	0.09	1.24	C00—C10, C12—C14
鼻咽	13	0.98	4.78	2.78	2.81	0.17	0.17	5.00	3	0.32	1.08	0.56	0.54	0.05	0.05	1.43	C11
食管	203	15.25	74.66	40.88	42.61	1.48	1.48	39.76	74	7.81	26.61	14.06	14.08	0.38	1.85	10.10	C15
胃	342	25.69	125.78	70.22	70.52	2.73	2.73	73.68	132	13.92	47.47	26.70	26.90	1.11	3.49	30.07	C16
结直肠	127	9.54	46.71	26.16	25.95	1.41	1.41	40.35	97	10.23	34.89	19.59	18.91	0.96	2.40	27.47	C18—C21
肝脏	105	7.89	38.62	21.20	21.48	1.18	1.18	33.67	58	6.12	20.86	10.23	10.41	0.35	1.20	10.02	C22
胆囊	9	0.68	3.31	1.75	1.60	0.03	0.03	0.71	23	2.43	8.27	4.86	4.99	0.22	0.65	6.73	C23—C24
胰腺	42	3.16	15.45	8.52	8.63	0.37	0.37	10.66	21	2.22	7.55	4.51	4.46	0.17	0.63	5.36	C25
喉	5	0.38	1.84	1.05	0.99	0.02	0.02	0.77	0	0.00	0.00	0.00	0.00	0.00	0.00	0.00	C32
肺	245	18.41	90.10	49.84	49.57	1.91	1.91	51.89	106	11.18	38.12	20.96	21.53	0.97	2.45	28.14	C33—C34
其他胸腔器官	5	0.38	1.84	1.17	1.17	0.04	0.04	1.38	2	0.21	0.72	0.55	0.48	0.05	0.05	1.55	C37—C38
骨	7	0.53	2.57	1.93	1.64	0.08	0.08	1.40	10	1.05	3.60	1.85	1.73	0.07	0.24	1.80	C40—C41
皮肤黑色素瘤	5	0.38	1.84	1.03	1.04	0.09	0.09	2.62	3	0.32	1.08	0.59	0.55	0.00	0.11	0.00	C43
乳房	0	0.00	0.00	0.00	0.00	0.00	0.00	0.00	121	12.76	43.52	29.15	27.65	2.27	2.95	67.86	C50
子宫颈	—	—	—	—	—	—	—	—	49	5.17	17.62	11.56	10.72	0.85	1.15	25.71	C53
子宫体	—	—	—	—	—	—	—	—	33	3.48	11.87	7.48	7.24	0.50	0.87	14.03	C54—C55
卵巢	—	—	—	—	—	—	—	—	21	2.22	7.55	4.67	4.73	0.41	0.62	12.25	C56
前列腺	55	4.13	20.23	10.67	10.57	0.20	0.20	5.20	—	—	—	—	—	—	—	—	C61
睾丸	0	0.00	0.00	0.00	0.00	0.00	0.00	0.00	—	—	—	—	—	—	—	—	C62
肾	13	0.98	4.78	2.80	2.67	0.14	0.14	4.76	9	0.95	3.24	2.15	2.01	0.11	0.25	3.63	C64—C66, C68
膀胱	33	2.48	12.14	6.37	6.88	0.29	0.29	8.13	11	1.16	3.96	1.90	2.02	0.09	0.18	2.33	C67
脑	18	1.35	6.62	4.06	4.00	0.24	0.24	5.99	13	1.37	4.68	2.84	2.83	0.17	0.34	5.18	C70—C72, D32—D33, D42—D43
甲状腺	13	0.98	4.78	4.57	3.43	0.30	0.30	5.31	59	6.22	21.22	19.15	16.26	1.30	1.52	26.78	C73
淋巴瘤	16	1.20	5.88	3.68	3.55	0.21	0.21	5.39	23	2.43	8.27	5.09	4.82	0.30	0.49	9.60	C81—C86, C88, C90, C96
白血病	16	1.20	5.88	4.85	4.98	0.24	0.24	3.96	17	1.79	6.11	3.62	4.52	0.31	0.47	7.29	C91—C95, D45—D47
其他	40	3.01	14.71	7.92	7.71	0.33	0.33	8.38	57	6.01	20.50	12.39	12.27	0.55	1.59	15.55	O&U
所有部位合计	1 331	100.00	489.49	275.18	275.65	11.71	11.71	315.51	948	100.00	340.95	205.52	200.70	11.22	23.75	314.11	ALL
所有部位除外 C44	1 326	99.62	487.65	273.98	274.43	11.68	11.68	315.51	940	99.16	338.08	204.04	199.14	11.19	23.58	313.33	ALL exc. C44
死亡																	
口腔	13	1.40	4.78	3.02	3.02	0.11	0.11	3.03	6	1.16	2.16	1.28	1.26	0.06	0.17	2.12	C00—C10, C12—C14
鼻咽	10	1.08	3.68	2.03	2.08	0.11	0.11	3.11	5	0.97	1.80	1.08	1.02	0.06	0.11	1.61	C11
食管	154	16.59	56.64	30.70	31.43	1.02	1.02	28.64	69	13.35	24.82	11.68	11.67	0.22	1.06	5.92	C15
胃	210	22.63	77.23	40.80	41.51	1.49	1.49	40.16	87	16.83	31.29	16.22	15.06	0.41	1.47	9.78	C16
结直肠	55	5.93	20.23	10.31	10.54	0.40	0.40	11.73	46	8.90	16.54	8.51	7.83	0.20	0.66	6.40	C18—C21
肝脏	99	10.67	36.41	20.00	20.33	1.13	1.13	31.97	57	11.03	20.50	10.44	10.66	0.33	1.41	9.13	C22
胆囊	9	0.97	3.31	1.73	1.77	0.07	0.07	2.02	14	2.71	5.04	2.73	2.81	0.06	0.39	1.56	C23—C24
胰腺	43	4.63	15.81	8.50	8.63	0.35	0.35	6.98	21	4.06	7.55	4.05	4.06	0.15	0.45	4.48	C25
喉	2	0.22	0.74	0.31	0.48	0.00	0.00	0.00	1	0.19	0.36	0.19	0.15	0.00	0.00	0.00	C32
肺	211	22.74	77.60	41.45	42.26	1.12	1.12	31.41	89	17.21	32.01	16.25	16.59	0.65	1.58	19.37	C33—C34
其他胸腔器官	3	0.32	1.10	0.66	0.71	0.03	0.03	0.71	1	0.19	0.36	0.17	0.19	0.02	0.02	0.60	C37—C38
骨	6	0.65	2.21	1.11	1.11	0.05	0.05	1.26	8	1.55	2.88	1.44	1.33	0.07	0.07	1.20	C40—C41
皮肤黑色素瘤	3	0.32	1.10	0.72	0.70	0.05	0.05	1.54	1	0.19	0.36	0.23	0.23	0.00	0.06	0.00	C43
乳房	0	0.00	0.00	0.00	0.00	0.00	0.00	0.00	28	5.42	10.07	6.27	6.02	0.35	0.63	9.61	C50
子宫颈	—	—	—	—	—	—	—	—	10	1.93	3.60	2.19	2.24	0.17	0.29	5.31	C53
子宫体	—	—	—	—	—	—	—	—	4	0.77	1.44	0.80	0.80	0.05	0.09	1.43	C54—C55
卵巢	—	—	—	—	—	—	—	—	11	2.13	3.96	2.53	2.52	0.16	0.38	5.12	C56
前列腺	25	2.69	9.19	4.42	5.02	0.20	0.20	1.97	—	—	—	—	—	—	—	—	C61
睾丸	0	0.00	0.00	0.00	0.00	0.00	0.00	0.00	—	—	—	—	—	—	—	—	C62
肾	2	0.22	0.74	0.49	0.47	0.02	0.02	0.68	2	0.39	0.72	0.50	0.52	0.03	0.07	0.83	C64—C66, C68
膀胱	10	1.08	3.68	1.86	1.92	0.04	0.04	1.22	7	1.35	2.52	1.06	1.10	0.03	0.09	0.78	C67
脑	14	1.51	5.15	2.93	2.67	0.20	0.20	6.21	11	2.13	3.96	2.23	2.15	0.11	0.25	3.28	C70—C72, D32—D33, D42—D43
甲状腺	0	0.00	0.00	0.00	0.00	0.00	0.00	0.00	1	0.19	0.36	0.24	0.26	0.00	0.04	0.00	C73
淋巴瘤	13	1.40	4.78	2.81	2.90	0.21	0.21	3.08	9	1.74	3.24	2.71	2.61	0.13	0.27	2.32	C81—C86, C88, C90, C96
白血病	14	1.51	5.15	3.28	2.96	0.16	0.16	4.04	11	2.13	3.96	2.75	2.77	0.21	0.37	5.01	C91—C95, D45—D47
其他	32	3.45	11.77	5.87	5.88	0.23	0.23	6.53	18	3.48	6.47	4.48	4.27	0.12	0.54	2.01	O&U
所有部位合计	928	100.00	341.28	183.00	186.68	6.67	6.67	186.30	517	100.00	185.94	100.05	98.10	3.61	10.46	97.88	ALL
所有部位除外 C44	925	99.68	340.18	182.46	186.10	6.67	6.67	186.30	517	100.00	185.94	100.05	98.10	3.61	10.46	97.88	ALL exc. C44

部位缩写	男性								女性								ICD-10
	病例数	构成比/%	粗率/(1/10万)	中标率/(1/10万)	世标率/(1/10万)	累积率/% 0—64岁	0—74岁	截缩率35—64岁/(1/10万)	病例数	构成比/%	粗率/(1/10万)	中标率/(1/10万)	世标率/(1/10万)	累积率/% 0—64岁	0—74岁	截缩率35—64岁/(1/10万)	
发病																	
口腔	73	0.98	4.22	2.38	2.26	0.15	0.15	3.91	29	0.46	1.62	0.79	0.80	0.06	0.08	1.56	C00—C10, C12—C14
鼻咽	101	1.36	5.83	3.51	3.41	0.28	0.28	8.52	40	0.63	2.23	1.30	1.29	0.11	0.16	3.11	C11
食管	401	5.40	23.16	10.72	10.88	0.51	0.51	13.66	114	1.79	6.37	2.59	2.52	0.04	0.33	1.00	C15
胃	1 169	15.75	67.51	32.40	32.15	1.49	1.49	41.16	548	8.62	30.62	14.53	14.19	0.70	1.66	19.74	C16
结直肠	923	12.44	53.30	27.10	26.78	1.41	1.41	39.87	705	11.09	39.39	19.68	19.24	1.11	2.31	32.68	C18—C21
肝脏	517	6.97	29.86	15.38	15.14	0.85	0.85	25.27	267	4.20	14.92	6.46	6.38	0.25	0.70	7.09	C22
胆囊	101	1.36	5.83	2.84	2.81	0.13	0.13	3.69	178	2.80	9.94	4.30	4.29	0.17	0.47	4.90	C23—C24
胰腺	311	4.19	17.96	8.72	8.70	0.48	0.48	13.39	237	3.73	13.24	5.57	5.58	0.24	0.65	6.67	C25
喉	57	0.77	3.29	1.56	1.60	0.09	0.09	2.43	5	0.08	0.28	0.16	0.16	0.01	0.01	0.13	C32
肺	1 731	23.33	99.96	47.82	47.67	2.35	2.35	64.46	1 040	16.36	58.10	31.40	30.69	2.13	3.48	61.87	C33—C34
其他胸腔器官	33	0.44	1.91	1.29	1.20	0.09	0.09	2.46	17	0.27	0.95	0.60	0.57	0.04	0.05	1.43	C37—C38
骨	29	0.39	1.67	1.06	1.01	0.05	0.05	0.93	27	0.42	1.51	0.96	0.95	0.05	0.10	0.92	C40—C41
皮肤黑色素瘤	18	0.24	1.04	0.68	0.65	0.03	0.03	0.35	20	0.31	1.12	0.61	0.62	0.03	0.06	0.77	C43
乳房	10	0.13	0.58	0.27	0.27	0.01	0.01	0.46	1113	17.51	62.18	41.06	38.06	3.17	4.02	98.21	C50
子宫颈	—	—	—	—	—	—	—	—	279	4.39	15.59	10.65	9.77	0.86	0.97	27.56	C53
子宫体	—	—	—	—	—	—	—	—	142	2.23	7.93	4.72	4.49	0.34	0.50	10.03	C54—C55
卵巢	—	—	—	—	—	—	—	—	158	2.49	8.83	5.45	5.11	0.41	0.55	12.00	C56
前列腺	541	7.29	31.24	13.48	13.31	0.31	0.31	8.34	—	—	—	—	—	—	—	—	C61
睾丸	14	0.19	0.81	0.91	0.82	0.06	0.06	0.98	—	—	—	—	—	—	—	—	C62
肾	196	2.64	11.32	6.20	6.07	0.41	0.41	11.45	97	1.53	5.42	2.72	2.75	0.18	0.32	4.97	C64—C66, C68
膀胱	224	3.02	12.94	6.35	6.21	0.30	0.30	8.14	32	0.50	1.79	0.84	0.87	0.05	0.10	1.44	C67
脑	127	1.71	7.33	5.14	4.92	0.33	0.33	7.48	188	2.96	10.50	6.62	6.38	0.41	0.66	10.25	C70—C72, D32—D33, D42—D43
甲状腺	161	2.17	9.30	8.14	6.89	0.55	0.55	13.96	583	9.17	32.57	27.42	23.68	1.97	2.18	51.58	C73
淋巴瘤	243	3.27	14.03	8.24	8.13	0.50	0.50	12.08	149	2.34	8.32	5.19	5.02	0.32	0.54	7.50	C81—C86, C88, C90, C96
白血病	196	2.64	11.32	8.53	8.89	0.51	0.51	8.36	166	2.61	9.27	6.97	7.04	0.43	0.61	7.64	C91—C95, D45—D47
其他	245	3.30	14.15	7.81	7.81	0.42	0.42	10.92	223	3.51	12.46	6.16	6.09	0.35	0.66	9.76	O&U
所有部位合计	7 421	100.00	428.55	220.53	217.60	11.28	11.28	302.26	6 357	100.00	355.16	206.74	196.53	13.44	21.17	382.81	ALL
所有部位除外 C44	7 382	99.47	426.30	219.28	216.35	11.21	11.21	300.47	6 312	99.29	352.64	205.83	195.56	13.41	21.09	381.97	ALL exc. C44
死亡																	
口腔	29	0.63	1.67	0.77	0.76	0.04	0.04	1.10	20	0.75	1.12	0.44	0.44	0.02	0.03	0.53	C00—C10, C12—C14
鼻咽	60	1.29	3.46	1.74	1.74	0.10	0.10	2.83	9	0.34	0.50	0.21	0.21	0.01	0.03	0.19	C11
食管	333	7.18	19.23	8.63	8.65	0.32	0.32	8.70	100	3.73	5.59	1.97	1.87	0.03	0.16	0.78	C15
胃	807	17.40	46.60	21.07	20.76	0.65	0.65	17.28	352	13.11	19.67	8.10	8.01	0.34	0.84	9.53	C16
结直肠	369	7.96	21.31	9.84	9.78	0.42	0.42	12.04	290	10.80	16.20	6.58	6.47	0.26	0.64	7.45	C18—C21
肝脏	515	11.11	29.74	14.78	14.51	0.74	0.74	21.93	266	9.91	14.86	6.36	6.19	0.22	0.66	6.19	C22
胆囊	59	1.27	3.41	1.45	1.52	0.06	0.06	1.63	117	4.36	6.54	2.58	2.58	0.08	0.26	2.17	C23—C24
胰腺	292	6.30	16.86	7.87	7.84	0.38	0.38	10.48	242	9.02	13.52	5.45	5.42	0.18	0.62	4.83	C25
喉	25	0.54	1.44	0.66	0.68	0.02	0.02	0.69	1	0.04	0.06	0.02	0.01	0.00	0.00	0.00	C32
肺	1 378	29.72	79.58	35.90	35.61	1.37	1.37	36.85	491	18.29	27.43	11.37	11.27	0.41	1.25	11.48	C33—C34
其他胸腔器官	10	0.22	0.58	0.31	0.27	0.01	0.01	0.36	9	0.34	0.50	0.27	0.27	0.01	0.04	0.12	C37—C38
骨	30	0.65	1.73	0.97	0.99	0.05	0.05	1.02	22	0.82	1.23	0.53	0.48	0.01	0.03	0.42	C40—C41
皮肤黑色素瘤	8	0.17	0.46	0.20	0.19	0.01	0.01	0.22	4	0.15	0.22	0.10	0.11	0.01	0.01	0.13	C43
乳房	2	0.04	0.12	0.03	0.05	0.00	0.00	0.00	187	6.97	10.45	5.63	5.49	0.41	0.59	12.06	C50
子宫颈	—	—	—	—	—	—	—	—	75	2.79	4.19	2.38	2.21	0.15	0.24	4.55	C53
子宫体	—	—	—	—	—	—	—	—	35	1.30	1.96	1.07	1.03	0.07	0.13	1.97	C54—C55
卵巢	—	—	—	—	—	—	—	—	70	2.61	3.91	2.11	2.05	0.13	0.25	3.99	C56
前列腺	180	3.88	10.39	4.04	4.19	0.03	0.03	0.74	—	—	—	—	—	—	—	—	C61
睾丸	1	0.02	0.06	0.06	0.05	0.00	0.00	0.17	—	—	—	—	—	—	—	—	C62
肾	46	0.99	2.66	1.38	1.48	0.03	0.08	2.12	22	0.82	1.23	0.46	0.46	0.01	0.04	0.36	C64—C66, C68
膀胱	78	1.68	4.50	1.80	1.87	0.03	0.03	0.86	11	0.41	0.61	0.21	0.21	0.01	0.02	0.19	C67
脑	84	1.81	4.85	2.69	2.66	0.12	0.12	3.13	73	2.72	4.08	2.19	2.16	0.12	0.20	2.76	C70—C72, D32—D33, D42—D43
甲状腺	1	0.02	0.06	0.03	0.03	0.00	0.00	0.00	12	0.45	0.67	0.30	0.28	0.00	0.03	0.00	C73
淋巴瘤	120	2.59	6.93	3.38	3.42	0.16	0.16	4.07	83	3.09	4.64	2.36	2.29	0.11	0.26	3.10	C81—C86, C88, C90, C96
白血病	95	2.05	5.49	3.22	3.20	0.18	0.18	4.27	93	3.46	5.20	2.64	2.66	0.12	0.31	3.18	C91—C95, D45—D47
其他	115	2.48	6.64	3.17	3.11	0.14	0.14	3.49	100	3.73	5.59	2.18	2.19	0.09	0.21	2.60	O&U
所有部位合计	4 637	100.00	267.78	124.01	123.35	4.89	4.89	133.97	2 684	100.00	149.95	65.54	64.36	2.80	6.86	78.58	ALL
所有部位除外 C44	4 624	99.72	267.03	123.69	123.00	4.87	4.87	133.52	2 670	99.48	149.17	65.27	64.08	2.79	6.84	78.31	ALL exc. C44

附表 7-9　常熟市 2017 年恶性肿瘤发病和死亡主要指标

部位缩写	男性								女性								ICD-10
	病例数	构成比/%	粗率/(1/10万)	中标率/(1/10万)	世标率/(1/10万)	累积率/% 0—64岁	累积率/% 0—74岁	截缩率 35—64岁/(1/10万)	病例数	构成比/%	粗率/(1/10万)	中标率/(1/10万)	世标率/(1/10万)	累积率/% 0—64岁	累积率/% 0—74岁	截缩率 35—64岁/(1/10万)	
发病																	
口腔	15	0.74	2.89	1.42	1.38	0.10	0.10	3.12	7	0.41	1.27	0.52	0.54	0.04	0.07	1.19	C00—C10, C12—C14
鼻咽	31	1.52	5.98	3.07	2.80	0.17	0.17	5.12	11	0.64	2.00	0.90	0.90	0.06	0.11	1.87	C11
食管	109	5.35	21.03	7.99	7.87	0.31	0.31	8.70	27	1.58	4.90	1.67	1.59	0.04	0.19	1.15	C15
胃	420	20.60	81.03	32.55	32.00	1.41	1.41	40.10	171	9.99	31.06	11.99	11.65	0.57	1.45	16.12	C16
结直肠	262	12.85	50.55	21.14	20.93	1.02	1.02	29.50	212	12.39	38.51	16.25	15.77	0.93	1.79	26.83	C18—C21
肝脏	106	5.20	20.45	9.19	8.74	0.47	0.47	14.99	66	3.86	11.99	3.80	3.83	0.17	0.38	4.71	C22
胆囊	19	0.93	3.67	1.37	1.30	0.04	0.04	1.02	40	2.34	7.27	2.43	2.37	0.07	0.31	1.95	C23—C24
胰腺	87	4.27	16.79	6.47	6.54	0.29	0.29	7.88	79	4.62	14.35	4.62	4.56	0.16	0.47	4.48	C25
喉	9	0.44	1.74	0.66	0.72	0.03	0.03	0.65	2	0.12	0.36	0.17	0.17	0.01	0.01	0.39	C32
肺	422	20.70	81.42	32.03	31.07	1.09	1.09	31.96	190	11.10	34.51	14.00	13.71	0.77	1.63	22.28	C33—C34
其他胸腔器官	2	0.10	0.39	0.13	0.12	0.00	0.00	0.00	3	0.18	0.54	0.18	0.19	0.01	0.02	0.27	C37—C38
骨	3	0.15	0.58	0.27	0.28	0.02	0.02	0.66	4	0.23	0.73	0.30	0.27	0.02	0.02	0.57	C40—C41
皮肤黑色素瘤	5	0.25	0.96	0.40	0.38	0.01	0.01	0.40	3	0.18	0.54	0.11	0.12	0.00	0.00	0.00	C43
乳房	2	0.10	0.39	0.13	0.12	0.00	0.00	0.00	279	16.31	50.67	28.96	27.03	2.11	2.98	65.53	C50
子宫颈	—	—	—	—	—	—	—	—	94	5.49	17.07	13.54	11.26	0.93	1.06	26.48	C53
子宫体	—	—	—	—	—	—	—	—	52	3.04	9.44	4.83	4.65	0.34	0.58	10.77	C54—C55
卵巢	—	—	—	—	—	—	—	—	44	2.57	7.99	4.58	4.54	0.37	0.50	9.83	C56
前列腺	109	5.35	21.03	7.88	7.76	0.22	0.22	5.99	—	—	—	—	—	—	—	—	C61
睾丸	1	0.05	0.19	0.09	0.09	0.01	0.01	0.29	—	—	—	—	—	—	—	—	C62
肾	35	1.72	6.75	2.92	2.90	0.16	0.16	4.82	37	2.16	6.72	3.31	3.14	0.24	0.35	5.93	C64—C66, C68
膀胱	85	4.17	16.40	6.80	6.77	0.38	0.38	10.97	16	0.94	2.91	1.05	1.09	0.07	0.11	1.93	C67
脑	36	1.77	6.95	3.59	3.36	0.22	0.22	6.12	45	2.63	8.17	3.92	3.91	0.26	0.41	6.53	C70—C72, D32—D33, D42—D43
甲状腺	37	1.81	7.14	7.83	6.02	0.44	0.44	7.08	160	9.35	29.06	22.81	20.42	1.79	1.96	49.15	C73
淋巴瘤	74	3.63	14.28	7.23	6.98	0.42	0.42	9.64	33	1.93	5.99	3.07	3.11	0.20	0.36	4.15	C81—C86, C88, C90, C96
白血病	72	3.53	13.89	8.92	8.71	0.52	0.52	9.87	34	1.99	6.18	3.55	3.37	0.21	0.33	4.82	C91—C95, D45—D47
其他	98	4.81	18.91	9.24	8.64	0.49	0.49	12.96	102	5.96	18.53	8.44	7.70	0.40	0.77	10.23	O&U
所有部位合计	2 039	100.00	393.40	171.33	165.49	7.83	7.83	211.85	1 711	100.00	310.77	155.01	145.89	9.77	15.87	277.16	ALL
所有部位除外 C44	2 016	98.87	388.96	169.42	163.65	7.70	7.70	207.91	1 667	97.43	302.78	152.00	143.04	9.65	15.58	273.89	ALL exc. C44
死亡																	
口腔	4	0.24	0.77	0.29	0.28	0.00	0.00	0.00	4	0.44	0.73	0.24	0.23	0.01	0.03	0.27	C00—C10, C12—C14
鼻咽	28	1.71	5.40	2.21	2.04	0.05	0.05	1.76	4	0.44	0.73	0.33	0.31	0.01	0.03	0.39	C11
食管	94	5.75	18.14	6.70	6.67	0.25	0.25	6.75	29	3.16	5.27	1.49	1.46	0.01	0.15	0.27	C15
胃	316	19.34	60.97	23.97	23.20	0.89	0.89	24.30	127	13.82	23.07	8.27	7.53	0.25	0.73	6.79	C16
结直肠	131	8.02	25.27	9.44	9.51	0.44	0.44	11.93	88	9.58	15.98	5.42	5.21	0.22	0.51	5.41	C18—C21
肝脏	158	9.67	30.48	13.00	12.76	0.66	0.66	20.31	103	11.21	18.71	5.87	5.88	0.18	0.61	4.96	C22
胆囊	13	0.80	2.51	0.90	0.81	0.01	0.01	0.28	34	3.70	6.18	2.30	2.21	0.08	0.26	1.94	C23—C24
胰腺	108	6.61	20.84	7.90	7.79	0.30	0.30	8.19	97	10.55	17.62	5.56	5.39	0.16	0.56	4.57	C25
喉	8	0.49	1.54	0.59	0.60	0.01	0.01	0.37	1	0.11	0.18	0.07	0.07	0.00	0.02	0.00	C32
肺	514	31.46	99.17	37.13	35.93	1.10	1.10	31.13	158	17.19	28.70	10.32	10.16	0.40	1.11	11.06	C33—C34
其他胸腔器官	2	0.12	0.39	0.13	0.13	0.01	0.01	0.28	2	0.22	0.36	0.14	0.15	0.01	0.03	0.27	C37—C38
骨	10	0.61	1.93	0.72	0.67	0.01	0.01	0.37	11	1.20	2.00	0.75	0.69	0.03	0.05	0.94	C40—C41
皮肤黑色素瘤	0	0.00	0.00	0.00	0.00	0.00	0.00	0.00	6	0.65	1.09	0.27	0.29	0.00	0.03	0.00	C43
乳房	1	0.06	0.19	0.06	0.05	0.00	0.00	0.00	61	6.64	11.08	5.06	4.99	0.39	0.53	12.25	C50
子宫颈	—	—	—	—	—	—	—	—	27	2.94	4.90	2.35	2.27	0.17	0.26	5.37	C53
子宫体	—	—	—	—	—	—	—	—	7	0.76	1.27	0.71	0.63	0.04	0.07	1.43	C54—C55
卵巢	—	—	—	—	—	—	—	—	29	3.16	5.27	2.65	3.03	0.23	0.31	6.03	C56
前列腺	52	3.18	10.03	3.43	3.45	0.04	0.04	1.23	—	—	—	—	—	—	—	—	C61
睾丸	0	0.00	0.00	0.00	0.00	0.00	0.00	0.00	—	—	—	—	—	—	—	—	C62
肾	8	0.49	1.54	0.58	0.56	0.02	0.02	0.66	8	0.87	1.45	0.46	0.46	0.02	0.05	0.55	C64—C66, C68
膀胱	18	1.10	3.47	1.22	1.22	0.04	0.04	1.02	8	0.87	1.45	0.27	0.32	0.00	0.01	0.00	C67
脑	41	2.51	7.91	4.42	4.37	0.23	0.23	4.63	33	3.59	5.99	2.54	2.46	0.12	0.23	3.23	C70—C72, D32—D33, D42—D43
甲状腺	0	0.00	0.00	0.00	0.00	0.00	0.00	0.00	3	0.33	0.54	0.12	0.16	0.01	0.01	0.27	C73
淋巴瘤	48	2.94	9.26	3.64	3.73	0.18	0.18	5.13	23	2.50	4.18	1.85	1.72	0.07	0.17	1.70	C81—C86, C88, C90, C96
白血病	38	2.33	7.33	3.66	3.77	0.24	0.24	5.73	25	2.72	4.54	1.75	1.64	0.05	0.20	1.59	C91—C95, D45—D47
其他	42	2.57	8.10	3.48	3.62	0.13	0.13	3.14	31	3.37	5.63	1.86	1.89	0.06	0.12	1.46	O&U
所有部位合计	1 634	100.00	315.26	123.47	121.17	4.64	4.64	127.20	919	100.00	166.92	60.66	59.14	2.54	6.08	70.74	ALL
所有部位除外 C44	1 626	99.51	313.72	122.86	120.50	4.61	4.61	126.10	911	99.13	165.46	60.33	58.79	2.53	6.07	70.46	ALL exc. C44

附表 7-10　张家港市 2017 年恶性肿瘤发病和死亡主要指标

部位缩写	男性								女性								ICD-10
	病例数	构成比/%	粗率/(1/10万)	中标率/(1/10万)	世标率/(1/10万)	累积率/% 0—64岁	累积率/% 0—74岁	截缩率 35—64岁/(1/10万)	病例数	构成比/%	粗率/(1/10万)	中标率/(1/10万)	世标率/(1/10万)	累积率/% 0—64岁	累积率/% 0—74岁	截缩率 35—64岁/(1/10万)	
发病																	
口腔	25	1.04	5.50	2.74	2.83	0.19	0.19	5.66	13	0.66	2.75	1.27	1.24	0.08	0.14	2.50	C00—C10, C12—C14
鼻咽	35	1.46	7.70	4.13	3.96	0.25	0.25	6.80	7	0.36	1.48	0.91	0.80	0.06	0.06	1.55	C11
食管	183	7.62	40.27	17.42	17.93	0.84	0.84	22.60	46	2.35	9.72	3.55	3.53	0.06	0.49	1.51	C15
胃	354	14.74	77.90	34.19	34.37	1.66	1.66	45.72	169	8.62	35.70	16.22	14.99	0.76	1.54	19.64	C16
结直肠	248	10.32	54.57	25.38	25.21	1.38	1.38	39.65	190	9.69	40.14	17.89	17.28	1.02	1.89	28.62	C18—C21
肝脏	206	8.58	45.33	23.97	23.00	1.55	1.55	45.31	60	3.06	12.67	5.99	6.00	0.38	0.72	10.73	C22
胆囊	37	1.54	8.14	3.59	3.71	0.18	0.18	4.82	54	2.76	11.41	4.67	4.60	0.23	0.56	6.46	C23—C24
胰腺	91	3.79	20.03	8.83	8.78	0.38	0.38	10.86	73	3.72	15.42	6.11	5.97	0.25	0.71	7.44	C25
喉	21	0.87	4.62	1.94	2.02	0.08	0.08	2.16	1	0.05	0.21	0.09	0.11	0.01	0.01	0.36	C32
肺	638	26.56	140.40	63.92	62.59	2.77	2.77	74.28	358	18.27	75.63	36.73	35.13	2.20	3.96	65.56	C33—C34
其他胸腔器官	10	0.42	2.20	1.40	1.18	0.08	0.08	1.47	7	0.36	1.48	1.06	0.87	0.06	0.09	1.42	C37—C38
骨	12	0.50	2.64	1.57	1.48	0.08	0.08	1.65	4	0.20	0.84	0.35	0.34	0.02	0.04	0.66	C40—C41
皮肤黑色素瘤	5	0.21	1.10	0.46	0.50	0.03	0.03	0.82	3	0.15	0.63	0.27	0.26	0.01	0.03	0.33	C43
乳房	2	0.08	0.44	0.19	0.21	0.01	0.01	0.36	286	14.59	60.42	37.36	34.48	2.76	3.67	85.07	C50
子宫颈	—	—	—	—	—	—	—	—	115	5.87	24.29	13.86	13.25	1.11	1.50	34.25	C53
子宫体	—	—	—	—	—	—	—	—	69	3.52	14.58	8.10	7.63	0.59	0.84	18.32	C54—C55
卵巢	—	—	—	—	—	—	—	—	47	2.40	9.93	5.79	5.35	0.44	0.54	12.15	C56
前列腺	129	5.37	28.39	11.37	11.01	0.19	0.19	4.78	—	—	—	—	—	—	—	—	C61
睾丸	2	0.08	0.44	0.19	0.22	0.03	0.03	0.72	—	—	—	—	—	—	—	—	C62
肾	54	2.25	11.88	5.55	5.63	0.35	0.35	9.91	27	1.38	5.70	2.80	2.66	0.19	0.28	5.04	C64—C66, C68
膀胱	62	2.58	13.64	6.16	5.88	0.26	0.26	6.54	18	0.92	3.80	1.87	1.71	0.08	0.18	2.74	C67
脑	40	1.67	8.80	5.50	5.31	0.37	0.37	9.57	68	3.47	14.36	8.48	8.82	0.60	0.85	13.10	C70—C72, D32—D33, D42—D43
甲状腺	47	1.96	10.34	8.92	7.41	0.65	0.65	15.07	151	7.70	31.90	27.02	22.90	1.85	2.11	49.80	C73
淋巴瘤	79	3.29	17.38	8.42	8.19	0.39	0.39	12.14	65	3.32	13.73	6.44	6.45	0.35	0.86	10.68	C81—C86, C88, C90, C96
白血病	62	2.58	13.64	8.45	9.09	0.53	0.53	10.81	71	3.62	15.00	8.19	7.93	0.48	0.80	12.33	C91—C95, D45—D47
其他	60	2.50	13.20	6.70	6.46	0.29	0.29	7.11	58	2.96	12.25	5.78	5.46	0.30	0.58	9.09	O&U
所有部位合计	2 402	100.00	528.58	250.97	246.98	12.55	12.55	338.79	1960	100.00	414.04	220.81	207.73	13.90	22.44	399.34	ALL
所有部位除外 C44	2 384	99.25	524.62	249.19	245.20	12.47	12.47	336.66	1947	99.34	411.29	219.77	206.68	13.87	22.34	398.28	ALL exc. C44
死亡																	
口腔	15	1.04	3.30	1.36	1.44	0.07	0.07	1.88	7	0.85	1.48	0.46	0.48	0.00	0.05	0.00	C00—C10, C12—C14
鼻咽	12	0.84	2.64	1.22	1.23	0.07	0.07	1.95	5	0.61	1.06	0.34	0.41	0.03	0.04	0.72	C11
食管	133	9.26	29.27	12.33	12.56	0.54	0.54	14.33	50	6.10	10.56	3.60	3.41	0.06	0.33	1.80	C15
胃	234	16.30	51.49	21.66	21.85	0.78	0.78	21.88	94	11.46	19.86	8.33	7.61	0.28	0.67	6.56	C16
结直肠	88	6.13	19.37	8.51	7.89	0.25	0.25	6.59	69	8.41	14.58	5.29	5.22	0.24	0.47	6.89	C18—C21
肝脏	178	12.40	39.17	20.35	19.80	1.39	1.39	39.97	55	6.71	11.62	4.89	4.92	0.25	0.57	6.76	C22
胆囊	19	1.32	4.18	1.83	1.82	0.04	0.04	1.33	36	4.39	7.60	2.99	2.96	0.12	0.34	3.65	C23—C24
胰腺	66	4.60	14.52	6.46	6.40	0.25	0.25	7.39	78	9.51	16.48	6.24	6.22	0.26	0.72	7.26	C25
喉	5	0.35	1.10	0.47	0.50	0.04	0.04	1.08	1	0.12	0.21	0.17	0.15	0.00	0.00	0.00	C32
肺	438	30.50	96.39	40.27	40.04	1.28	1.28	34.67	146	17.80	30.84	11.66	11.73	0.48	1.27	14.19	C33—C34
其他胸腔器官	2	0.14	0.44	0.21	0.20	0.01	0.01	0.34	2	0.24	0.42	0.17	0.17	0.01	0.01	0.40	C37—C38
骨	14	0.97	3.08	1.66	1.74	0.05	0.05	0.75	2	0.24	0.42	0.17	0.15	0.00	0.08	0.00	C40—C41
皮肤黑色素瘤	2	0.14	0.44	0.15	0.19	0.00	0.00	0.00	—	—	—	—	—	—	—	—	C43
乳房	0	0.00	0.00	0.00	0.00	0.00	0.00	0.00	61	7.44	12.89	6.11	6.09	0.47	0.66	13.61	C50
子宫颈	—	—	—	—	—	—	—	—	28	3.41	5.91	3.09	2.86	0.21	0.30	5.89	C53
子宫体	—	—	—	—	—	—	—	—	13	1.59	2.75	1.57	1.37	0.09	0.12	2.51	C54—C55
卵巢	—	—	—	—	—	—	—	—	23	2.80	4.86	2.54	2.33	0.13	0.29	3.59	C56
前列腺	49	3.41	10.78	3.82	3.91	0.02	0.02	0.70	—	—	—	—	—	—	—	—	C61
睾丸	0	0.00	0.00	0.00	0.00	0.00	0.00	0.00	—	—	—	—	—	—	—	—	C62
肾	17	1.18	3.74	1.74	1.74	0.11	0.11	3.09	9	1.10	1.90	0.50	0.54	0.01	0.04	0.36	C64—C66, C68
膀胱	22	1.53	4.84	1.87	1.94	0.06	0.06	1.44	7	0.85	1.48	0.54	0.52	0.02	0.04	0.80	C67
脑	25	1.74	5.50	2.85	3.11	0.15	0.15	4.00	23	2.80	4.86	1.91	1.84	0.06	0.21	1.68	C70—C72, D32—D33, D42—D43
甲状腺	0	0.00	0.00	0.00	0.00	0.00	0.00	0.00	5	0.61	1.06	0.59	0.54	0.03	0.03	0.99	C73
淋巴瘤	45	3.13	9.90	4.36	4.56	0.21	0.21	5.96	33	4.02	6.97	2.93	2.93	0.10	0.41	2.79	C81—C86, C88, C90, C96
白血病	34	2.37	7.48	3.76	4.18	0.17	0.17	3.06	26	3.17	5.49	2.34	2.19	0.09	0.16	3.03	C91—C95, D45—D47
其他	38	2.65	8.36	3.58	3.58	0.17	0.17	4.88	42	5.12	8.87	3.94	3.84	0.13	0.39	6.16	O&U
所有部位合计	1 436	100.00	316.01	138.49	138.69	5.67	5.67	155.27	820	100.00	173.22	70.69	68.80	3.16	7.28	90.13	ALL
所有部位除外 C44	1 433	99.79	315.35	138.26	138.44	5.67	5.67	155.27	817	99.63	172.59	70.43	68.56	3.14	7.26	89.67	ALL exc. C44

附表 7-11　昆山市 2017 年恶性肿瘤发病和死亡主要指标

部位缩写	男性					累积率 /%		截缩率 35—64岁/(1/10万)	女性					累积率 /%		截缩率 35—64岁/(1/10万)	ICD-10
	病例数	构成比 /%	粗率/(1/10万)	中标率/(1/10万)	世标率/(1/10万)	0—64岁	0—74岁		病例数	构成比 /%	粗率/(1/10万)	中标率/(1/10万)	世标率/(1/10万)	0—64岁	0—74岁		
发病																	
口腔	16	0.87	3.84	2.24	2.25	0.12	0.12	3.52	11	0.67	2.58	1.82	1.90	0.12	0.18	2.50	C00—C10, C12—C14
鼻咽	23	1.25	5.52	3.80	3.77	0.27	0.27	8.15	22	1.35	5.15	3.39	3.18	0.23	0.36	6.17	C11
食管	80	4.34	19.22	9.72	10.10	0.49	0.49	13.46	30	1.83	7.03	2.96	3.06	0.11	0.35	2.81	C15
胃	256	13.88	61.49	33.22	33.49	1.46	1.46	40.22	129	7.89	30.22	15.78	15.56	0.77	1.65	19.81	C16
结直肠	177	9.60	42.52	24.63	24.23	1.39	1.39	39.66	172	10.52	40.30	21.32	21.22	1.17	2.54	32.83	C18—C21
肝脏	149	8.08	35.79	20.68	20.30	0.98	0.98	27.73	73	4.46	17.10	7.31	7.32	0.17	0.76	4.84	C22
胆囊	38	2.06	9.13	4.87	4.84	0.16	0.16	4.43	39	2.39	9.14	4.89	4.55	0.20	0.57	5.61	C23—C24
胰腺	85	4.61	20.42	11.16	11.12	0.42	0.42	11.93	63	3.85	14.76	7.62	7.41	0.28	0.97	7.61	C25
喉	12	0.65	2.88	1.64	1.71	0.16	0.16	4.21	0	0.00	0.00	0.00	0.00	0.00	0.00	0.00	C32
肺	472	25.60	113.38	62.29	61.52	2.77	2.77	76.14	265	16.21	62.09	35.34	34.69	2.20	4.20	62.07	C33—C34
其他胸腔器官	3	0.16	0.72	0.44	0.45	0.03	0.03	1.00	7	0.43	1.64	1.18	1.08	0.07	0.14	1.70	C37—C38
骨	7	0.38	1.68	1.39	1.30	0.08	0.08	1.76	3	0.18	0.70	0.81	1.06	0.06	0.06	0.41	C40—C41
皮肤黑色素瘤	1	0.05	0.24	0.13	0.13	0.00	0.00	0.00	3	0.18	0.70	0.45	0.43	0.03	0.05	0.95	C43
乳房	5	0.27	1.20	0.80	0.76	0.06	0.06	1.99	217	13.27	50.84	35.77	33.16	2.79	3.59	85.25	C50
子宫颈	—	—	—	—	—	—	—	—	67	4.10	15.70	10.48	10.29	0.89	1.18	28.14	C53
子宫体	—	—	—	—	—	—	—	—	42	2.57	9.84	6.56	6.34	0.57	0.70	17.83	C54—C55
卵巢	—	—	—	—	—	—	—	—	33	2.02	7.73	4.62	4.32	0.28	0.52	8.58	C56
前列腺	144	7.81	34.59	17.48	17.69	0.37	0.37	9.84	—	—	—	—	—	—	—	—	C61
睾丸	3	0.16	0.72	0.99	1.00	0.07	0.07	1.26	—	—	—	—	—	—	—	—	C62
肾	52	2.82	12.49	7.76	7.52	0.55	0.55	16.74	24	1.47	5.62	3.56	3.41	0.23	0.45	6.32	C64—C66, C68
膀胱	53	2.87	12.73	6.73	6.59	0.23	0.23	5.83	5	0.31	1.17	0.50	0.47	0.00	0.06	0.00	C67
脑	22	1.19	5.28	3.14	3.25	0.18	0.18	4.49	38	2.32	8.90	5.61	5.47	0.33	0.61	9.14	C70—C72, D32—D33, D42—D43
甲状腺	76	4.12	18.26	14.93	12.71	0.99	0.99	28.31	249	15.23	58.34	48.35	41.79	3.60	3.92	95.04	C73
淋巴瘤	55	2.98	13.21	8.44	8.33	0.49	0.49	12.37	48	2.94	11.25	6.93	6.67	0.48	0.71	14.84	C81—C86, C88, C90, C96
白血病	63	3.42	15.13	10.52	11.37	0.61	0.61	12.00	41	2.51	9.61	6.14	6.12	0.46	0.65	13.30	C91—C95, D45—D47
其他	52	2.82	12.49	7.75	7.82	0.42	0.42	9.22	54	3.30	12.65	7.25	7.45	0.44	0.79	9.89	O&U
所有部位合计	1 844	100.00	442.93	254.76	252.24	12.31	12.31	334.27	1635	100.00	383.07	238.64	226.96	15.47	25.01	435.65	ALL
所有部位除外 C44	1 829	99.19	439.33	252.56	250.29	12.22	12.22	331.84	1613	98.65	377.92	236.06	224.30	15.35	24.68	432.02	ALL exc. C44
死亡																	
口腔	11	1.01	2.64	1.33	1.29	0.08	0.08	2.20	5	0.79	1.17	0.76	0.75	0.05	0.07	1.34	C00—C10, C12—C14
鼻咽	17	1.56	4.08	2.39	2.18	0.14	0.14	3.94	4	0.63	0.94	0.86	0.86	0.06	0.06	0.92	C11
食管	72	6.59	17.29	8.76	8.81	0.19	0.19	5.26	26	4.09	6.09	2.32	2.30	0.08	0.17	2.07	C15
胃	171	15.66	41.07	20.80	20.88	0.65	0.65	18.37	73	11.48	17.10	7.26	7.34	0.22	0.75	6.23	C16
结直肠	77	7.05	18.50	9.77	9.77	0.26	0.26	6.64	69	10.85	16.17	7.32	7.24	0.25	0.84	7.86	C18—C21
肝脏	113	10.35	27.14	14.37	14.10	0.53	0.53	14.92	82	12.89	19.21	7.90	7.82	0.23	0.68	6.26	C22
胆囊	23	2.11	5.52	2.78	2.78	0.11	0.11	3.91	28	4.40	6.56	3.00	3.02	0.11	0.35	2.90	C23—C24
胰腺	62	5.68	14.89	7.91	7.95	0.33	0.33	9.27	50	7.86	11.71	5.03	5.07	0.16	0.45	4.55	C25
喉	12	1.10	2.88	1.39	1.52	0.10	0.10	2.66	0	0.00	0.00	0.00	0.00	0.00	0.00	0.00	C32
肺	337	30.86	80.95	41.89	41.65	1.40	1.40	37.65	104	16.35	24.37	11.03	10.74	0.38	1.15	10.34	C33—C34
其他胸腔器官	1	0.09	0.24	0.36	0.30	0.02	0.02	0.00	3	0.47	0.70	0.59	0.48	0.03	0.05	0.62	C37—C38
骨	5	0.46	1.20	0.60	0.67	0.03	0.03	0.87	5	0.79	1.17	0.58	0.58	0.04	0.08	1.30	C40—C41
皮肤黑色素瘤	3	0.27	0.72	0.40	0.38	0.00	0.00	0.00	—	—	—	—	—	—	—	—	C43
乳房	1	0.09	0.24	0.13	0.13	0.00	0.00	0.00	44	6.92	10.31	5.65	5.77	0.39	0.68	11.25	C50
子宫颈	—	—	—	—	—	—	—	—	13	2.04	3.05	1.95	1.86	0.09	0.25	3.23	C53
子宫体	—	—	—	—	—	—	—	—	4	0.63	0.94	0.37	0.38	0.00	0.00	0.00	C54—C55
卵巢	—	—	—	—	—	—	—	—	20	3.14	4.69	2.76	2.70	0.16	0.34	4.71	C56
前列腺	47	4.30	11.29	5.05	4.67	0.00	0.00	0.00	—	—	—	—	—	—	—	—	C61
睾丸	0	0.00	0.00	0.00	0.00	0.00	0.00	0.00	—	—	—	—	—	—	—	—	C62
肾	14	1.28	3.36	1.75	1.65	0.08	0.08	2.33	7	1.10	1.64	0.69	0.71	0.03	0.09	0.88	C64—C66, C68
膀胱	32	2.93	7.69	3.59	3.58	0.03	0.03	0.67	7	1.10	1.64	0.58	0.57	0.00	0.00	0.00	C67
脑	13	1.19	3.12	2.56	2.41	0.13	0.13	2.07	20	3.14	4.69	2.48	2.36	0.13	0.22	3.55	C70—C72, D32—D33, D42—D43
甲状腺	5	0.46	1.20	0.60	0.63	0.04	0.04	0.92	0	0.00	0.00	0.00	0.00	0.00	0.00	0.00	C73
淋巴瘤	25	2.29	6.01	3.44	3.27	0.11	0.11	2.76	30	4.72	7.03	3.07	3.09	0.08	0.35	2.27	C81—C86, C88, C90, C96
白血病	25	2.29	6.01	3.76	3.85	0.17	0.17	3.72	21	3.30	4.92	3.18	3.40	0.22	0.30	5.07	C91—C95, D45—D47
其他	26	2.38	6.25	3.11	3.59	0.13	0.13	2.73	21	3.30	4.92	1.79	1.95	0.06	0.14	1.60	O&U
所有部位合计	1 092	100.00	262.30	136.91	136.05	4.55	4.55	120.83	636	100.00	149.01	69.38	69.00	2.77	7.10	76.96	ALL
所有部位除外 C44	1 088	99.63	261.34	136.51	135.68	4.55	4.55	120.83	630	99.06	147.61	69.07	68.63	2.77	7.10	76.96	ALL exc. C44

附表 7-12　太仓市 2017 年恶性肿瘤发病和死亡主要指标

部位缩写	男性 病例数	构成比/%	粗率/(1/10万)	中标率/(1/10万)	世标率/(1/10万)	累积率/% 0—64岁	累积率/% 0—74岁	截缩率35—64岁/(1/10万)	女性 病例数	构成比/%	粗率/(1/10万)	中标率/(1/10万)	世标率/(1/10万)	累积率/% 0—64岁	累积率/% 0—74岁	截缩率35—64岁/(1/10万)	ICD-10
发病																	
口腔	7	0.65	2.99	1.45	1.37	0.08	0.08	2.68	4	0.48	1.60	0.60	0.57	0.05	0.05	1.31	C00—C10, C12—C14
鼻咽	6	0.56	2.56	1.32	1.38	0.11	0.11	3.33	6	0.72	2.40	2.71	2.29	0.16	0.16	2.21	C11
食管	45	4.17	19.20	7.25	7.92	0.49	0.49	13.01	65	7.77	25.95	10.40	10.19	0.53	1.29	13.34	C15
胃	143	13.27	61.00	23.73	23.33	1.17	1.17	34.68	98	11.71	39.13	14.79	14.33	0.67	1.56	20.07	C16
结直肠	125	11.60	53.32	21.16	21.73	1.29	1.29	36.36	45	5.38	17.97	6.01	5.73	0.24	0.59	5.96	C18—C21
肝脏	85	7.88	36.26	15.79	15.42	1.05	1.05	30.88	27	3.23	10.78	3.63	3.62	0.14	0.46	3.83	C22
胆囊	16	1.48	6.83	2.83	2.68	0.10	0.10	3.11	1	0.12	0.40	0.15	0.15	0.00	0.04	0.00	C23—C24
胰腺	52	4.82	22.18	8.29	8.02	0.36	0.36	9.77	31	3.70	12.38	4.06	4.17	0.23	0.53	6.22	C25
喉	10	0.93	4.27	2.14	1.96	0.15	0.15	4.66	5	0.60	2.00	0.54	0.50	0.00	0.03	0.00	C32
肺	270	25.05	115.18	44.47	43.90	1.92	1.92	52.21	116	13.86	46.31	18.94	18.04	0.86	2.10	22.73	C33—C34
其他胸腔器官	7	0.65	2.99	1.35	1.30	0.07	0.07	2.24	2	0.24	0.80	0.38	0.37	0.02	0.06	0.73	C37—C38
骨	6	0.56	2.56	0.93	0.97	0.03	0.03	0.82	5	0.60	2.00	0.79	0.72	0.05	0.05	1.60	C40—C41
皮肤黑色素瘤	0	0.00	0.00	0.00	0.00	0.00	0.00	0.00	2	0.24	0.80	0.20	0.23	0.00	0.03	0.00	C43
乳房	4	0.37	1.71	0.62	0.64	0.02	0.02	0.58	109	13.02	43.52	25.14	23.83	1.99	2.54	62.13	C50
子宫颈	—	—	—	—	—	—	—	—	33	3.94	13.18	7.33	7.10	0.58	0.84	16.81	C53
子宫体	—	—	—	—	—	—	—	—	24	2.87	9.58	5.04	5.06	0.37	0.64	11.78	C54—C55
卵巢	—	—	—	—	—	—	—	—	23	2.75	9.18	5.35	5.14	0.36	0.53	8.13	C56
前列腺	77	7.14	32.85	11.27	11.03	0.25	0.25	6.67	—	—	—	—	—	—	—	—	C61
睾丸	1	0.09	0.43	0.37	0.34	0.03	0.03	1.11	—	—	—	—	—	—	—	—	C62
肾	24	2.23	10.24	4.42	4.64	0.36	0.36	10.05	8	0.96	3.19	1.62	1.71	0.19	0.19	5.52	C64—C66, C68
膀胱	31	2.88	13.22	4.88	4.78	0.14	0.14	4.30	8	0.96	3.19	1.02	1.08	0.05	0.13	1.17	C67
脑	21	1.95	8.96	5.63	6.05	0.33	0.33	5.39	24	2.87	9.58	6.13	6.04	0.42	0.67	9.81	C70—C72, D32—D33, D42—D43
甲状腺	35	3.25	14.93	15.30	12.18	0.96	0.96	19.32	105	12.54	41.92	36.22	31.69	2.55	2.87	63.54	C73
淋巴瘤	46	4.27	19.62	8.30	8.27	0.54	0.54	15.46	42	5.02	16.77	8.02	7.70	0.47	0.88	14.08	C81—C86, C88, C90, C96
白血病	24	2.23	10.24	6.22	6.16	0.34	0.34	5.97	9	1.08	3.59	1.12	1.11	0.06	0.12	1.43	C91—C95, D45—D47
其他	43	3.99	18.34	7.10	7.46	0.39	0.39	10.68	45	5.38	17.97	7.46	7.31	0.49	0.78	15.12	O&U
所有部位合计	1 078	100.00	459.86	194.83	191.56	10.21	10.21	273.28	837	100.00	334.18	167.62	158.70	10.48	17.12	287.50	ALL
所有部位除外 C44	1 063	98.61	453.46	192.44	188.98	10.03	10.03	268.74	820	97.97	327.40	165.57	156.63	10.41	16.90	285.46	ALL exc. C44
死亡																	
口腔	3	0.40	1.28	0.43	0.43	0.02	0.02	0.58	3	0.72	1.20	0.33	0.33	0.00	0.03	0.00	C00—C10, C12—C14
鼻咽	7	0.94	2.99	1.55	1.46	0.11	0.11	3.44	5	1.21	2.00	0.83	0.85	0.03	0.11	0.85	C11
食管	36	4.84	15.36	5.33	5.56	0.13	0.13	3.53	10	2.42	3.99	1.05	1.00	0.00	0.09	0.00	C15
胃	104	13.98	44.36	15.49	14.96	0.51	0.51	14.96	54	13.04	21.56	7.79	7.34	0.33	0.72	7.73	C16
结直肠	57	7.66	24.32	8.45	8.69	0.33	0.33	9.38	52	12.56	20.76	6.93	6.55	0.32	0.57	5.76	C18—C21
肝脏	78	10.48	33.27	14.10	14.01	0.93	0.93	26.64	48	11.59	19.16	5.94	6.01	0.21	0.76	5.76	C22
胆囊	10	1.34	4.27	1.33	1.38	0.05	0.05	1.31	9	2.17	3.59	1.06	1.06	0.03	0.09	0.85	C23—C24
胰腺	57	7.66	24.32	8.45	8.78	0.37	0.37	9.19	33	7.97	13.18	4.27	4.16	0.14	0.48	4.02	C25
喉	5	0.67	2.13	0.69	0.73	0.04	0.04	1.16	0	0.00	0.00	0.00	0.00	0.00	0.00	0.00	C32
肺	242	32.53	103.23	36.21	35.93	1.15	1.15	31.36	86	20.77	34.34	10.12	10.40	0.50	1.00	13.76	C33—C34
其他胸腔器官	2	0.27	0.85	0.32	0.33	0.00	0.00	0.00	0	0.00	0.00	0.00	0.00	0.00	0.00	0.00	C37—C38
骨	9	1.21	3.84	1.59	1.58	0.07	0.07	2.42	6	1.45	2.40	0.77	0.83	0.03	0.09	0.85	C40—C41
皮肤黑色素瘤	3	0.40	1.28	1.21	0.89	0.08	0.08	1.51	0	0.00	0.00	0.00	0.00	0.00	0.00	0.00	C43
乳房	0	0.00	0.00	0.00	0.00	0.00	0.00	0.00	23	5.56	9.18	3.91	3.76	0.19	0.41	6.80	C50
子宫颈	—	—	—	—	—	—	—	—	9	2.17	3.59	2.03	1.86	0.13	0.22	4.16	C53
子宫体	—	—	—	—	—	—	—	—	8	1.93	3.19	1.15	1.21	0.07	0.12	2.07	C54—C55
卵巢	—	—	—	—	—	—	—	—	3	0.72	1.20	0.46	0.47	0.05	0.05	1.31	C56
前列腺	44	5.91	18.77	5.45	5.45	0.00	0.00	0.00	—	—	—	—	—	—	—	—	C61
睾丸	0	0.00	0.00	0.00	0.00	0.00	0.00	0.00	—	—	—	—	—	—	—	—	C62
肾	7	0.94	2.99	0.94	0.94	0.02	0.02	0.58	4	0.97	1.60	0.32	0.38	0.02	0.02	0.59	C64—C66, C68
膀胱	11	1.48	4.69	1.61	1.55	0.07	0.07	1.74	3	0.72	1.20	0.28	0.29	0.00	0.03	0.00	C67
脑	18	2.42	7.68	3.54	3.50	0.13	0.13	1.98	9	2.17	3.59	1.39	1.43	0.11	0.14	2.87	C70—C72, D32—D33, D42—D43
甲状腺	0	0.00	0.00	0.00	0.00	0.00	0.00	0.00	3	0.72	1.20	0.53	0.57	0.05	0.07	1.31	C73
淋巴瘤	20	2.69	8.53	3.73	3.57	0.16	0.16	4.86	18	4.35	7.19	2.11	2.15	0.02	0.25	2.89	C81—C86, C88, C90, C96
白血病	19	2.55	8.11	3.09	3.11	0.12	0.12	3.49	12	2.90	4.79	1.49	1.51	0.02	0.25	0.59	C91—C95, D45—D47
其他	12	1.61	5.12	1.67	1.68	0.07	0.07	1.98	16	3.86	6.39	2.51	2.64	0.19	0.26	4.18	O&U
所有部位合计	744	100.00	317.38	115.84	114.36	4.29	4.29	118.13	414	100.00	165.30	55.40	54.79	2.53	5.66	68.80	ALL
所有部位除外 C44	742	99.73	316.52	115.61	114.19	4.29	4.29	118.13	412	99.52	164.50	55.17	54.55	2.51	5.64	68.22	ALL exc. C44

部位缩写	男性 病例数	构成比/%	粗率/(1/10万)	中标率/(1/10万)	世标率/(1/10万)	累积率/% 0—64岁	累积率/% 0—74岁	截缩率 35—64岁/(1/10万)	女性 病例数	构成比/%	粗率/(1/10万)	中标率/(1/10万)	世标率/(1/10万)	累积率/% 0—64岁	累积率/% 0—74岁	截缩率 35—64岁/(1/10万)	ICD-10
发病																	
口腔	63	1.42	6.62	3.34	3.23	0.21	0.21	6.11	30	0.85	3.01	1.47	1.48	0.08	0.16	1.95	C00—C10, C12—C14
鼻咽	43	0.97	4.52	2.32	2.13	0.14	0.14	4.24	19	0.54	1.90	0.99	0.96	0.07	0.11	1.82	C11
食管	321	7.24	33.73	13.29	13.53	0.60	0.60	16.51	110	3.12	11.02	3.42	3.37	0.10	0.34	2.65	C15
胃	555	12.51	58.33	24.37	24.12	1.12	1.12	30.65	251	7.11	25.15	10.40	10.25	0.62	1.15	18.11	C16
结直肠	472	10.64	49.60	20.97	20.89	1.07	1.07	29.79	355	10.06	35.57	13.68	13.28	0.62	1.46	17.34	C18—C21
肝脏	602	13.57	63.27	31.19	30.54	2.24	2.24	67.64	215	6.09	21.54	8.81	8.81	0.49	1.02	14.51	C22
胆囊	61	1.38	6.41	2.57	2.56	0.12	0.12	3.26	58	1.64	5.81	2.14	2.21	0.13	0.26	3.63	C23—C24
胰腺	166	3.74	17.45	6.86	6.88	0.29	0.29	8.34	160	4.54	16.03	5.52	5.38	0.19	0.57	5.08	C25
喉	26	0.59	2.73	1.24	1.23	0.10	0.10	2.84	2	0.06	0.20	0.09	0.09	0.01	0.01	0.21	C32
肺	1 045	23.56	109.82	45.25	45.17	2.15	2.15	60.64	651	18.45	65.23	27.58	27.36	1.71	3.12	49.68	C33—C34
其他胸腔器官	13	0.29	1.37	0.90	0.80	0.06	0.06	1.55	10	0.28	1.00	0.43	0.42	0.03	0.04	0.97	C37—C38
骨	26	0.59	2.73	1.00	0.99	0.02	0.02	0.52	14	0.40	1.40	0.57	0.48	0.02	0.04	0.50	C40—C41
皮肤黑色素瘤	8	0.18	0.84	0.32	0.33	0.00	0.00	0.00	9	0.26	0.90	0.24	0.27	0.02	0.02	0.47	C43
乳房	2	0.05	0.21	0.15	0.13	0.01	0.01	0.34	491	13.92	49.20	27.10	25.64	1.97	2.75	60.60	C50
子宫颈	—								182	5.16	18.24	11.22	10.09	0.80	0.99	26.14	C53
子宫体	—								107	3.03	10.72	5.67	5.43	0.45	0.58	13.80	C54—C55
卵巢	—								96	2.72	9.62	6.12	5.54	0.40	0.57	11.86	C56
前列腺	273	6.16	28.69	10.06	9.80	0.18	0.18	4.63	—								C61
睾丸	9	0.20	0.95	0.92	0.88	0.05	0.05	1.15	—								C62
肾	66	1.49	6.94	3.12	3.07	0.19	0.19	5.42	50	1.42	5.01	2.12	2.08	0.10	0.27	3.00	C64—C66, C68
膀胱	160	3.61	16.81	6.88	6.78	0.30	0.30	8.23	43	1.22	4.31	1.48	1.55	0.07	0.20	1.87	C67
脑	101	2.28	10.61	5.90	5.75	0.37	0.37	9.22	104	2.95	10.42	5.91	5.51	0.40	0.60	11.68	C70—C72, D32—D33, D42—D43
甲状腺	62	1.40	6.52	6.03	4.89	0.35	0.35	7.00	237	6.72	23.75	20.80	17.69	1.43	1.59	35.84	C73
淋巴瘤	112	2.53	11.77	6.20	5.99	0.38	0.38	9.38	77	2.18	7.72	3.12	3.02	0.14	0.34	4.13	C81—C86, C88, C90, C96
白血病	82	1.85	8.62	4.68	4.58	0.26	0.26	5.71	87	2.47	8.72	5.10	5.67	0.33	0.48	6.89	C91—C95, D45—D47
其他	167	3.77	17.55	7.75	7.70	0.40	0.40	11.46	170	4.82	17.03	7.16	6.92	0.38	0.74	11.31	O&U
所有部位合计	4 435	100.00	466.09	205.30	201.98	10.61	10.61	294.64	3 528	100.00	353.50	171.16	163.49	10.58	17.40	304.06	ALL
所有部位除外 C44	4 400	99.21	462.41	203.84	200.59	10.56	10.56	292.93	3 483	98.72	348.99	169.75	162.12	10.55	17.27	303.09	ALL exc. C44
死亡																	
口腔	34	1.00	3.57	1.64	1.54	0.05	0.05	1.19	14	0.71	1.40	0.96	1.02	0.05	0.09	0.57	C00—C10, C12—C14
鼻咽	29	0.85	3.05	1.20	1.21	0.06	0.06	1.64	12	0.61	1.20	0.37	0.42	0.02	0.05	0.47	C11
食管	299	8.75	31.42	12.10	12.32	0.48	0.48	13.10	103	5.24	10.32	3.06	2.93	0.05	0.28	1.45	C15
胃	407	11.91	42.77	16.47	16.12	0.52	0.52	14.19	200	10.17	20.04	7.15	6.87	0.31	0.65	9.10	C16
结直肠	268	7.85	28.16	10.69	10.69	0.37	0.37	10.58	198	10.07	19.84	6.02	6.00	0.21	0.51	5.72	C18—C21
肝脏	514	15.05	54.02	25.48	25.13	1.67	1.67	48.04	198	10.07	19.84	7.08	7.13	0.34	0.75	9.91	C22
胆囊	44	1.29	4.62	1.68	1.71	0.06	0.06	1.64	50	2.54	5.01	1.73	1.68	0.07	0.17	1.89	C23—C24
胰腺	190	5.56	19.97	8.25	8.19	0.35	0.35	9.82	172	8.75	17.23	5.51	5.30	0.25	0.58	4.64	C25
喉	12	0.35	1.26	0.47	0.48	0.01	0.01	0.36	0	0.00	0.00	0.00	0.00	0.00	0.00	0.00	C32
肺	918	26.87	96.47	37.14	36.66	1.20	1.20	33.16	400	20.35	40.08	13.82	13.81	0.59	1.49	16.58	C33—C34
其他胸腔器官	8	0.23	0.84	0.45	0.43	0.02	0.02	0.20	11	0.56	1.10	0.50	0.49	0.04	0.05	0.78	C37—C38
骨	28	0.82	2.94	1.11	1.12	0.02	0.02	0.41	22	1.12	2.20	0.89	0.88	0.04	0.10	1.19	C40—C41
皮肤黑色素瘤	5	0.15	0.53	0.20	0.20	0.00	0.00	0.00	9	0.46	0.90	0.34	0.32	0.02	0.02	0.51	C43
乳房	1	0.03	0.11	0.03	0.02	0.00	0.00	0.00	129	6.56	12.93	5.44	5.23	0.31	0.59	9.57	C50
子宫颈	—								59	3.00	5.91	2.67	2.58	0.17	0.27	5.16	C53
子宫体	—								17	0.86	1.70	0.65	0.66	0.04	0.08	1.13	C54—C55
卵巢	—								48	2.44	4.81	1.94	1.97	0.14	0.21	4.14	C56
前列腺	147	4.30	15.45	5.03	5.13	0.05	0.05	1.31	—								C61
睾丸	4	0.12	0.42	0.14	0.14	0.00	0.00	0.00	—								C62
肾	36	1.05	3.78	1.70	1.69	0.10	0.10	2.86	16	0.81	1.60	0.72	0.80	0.04	0.06	0.81	C64—C66, C68
膀胱	93	2.72	9.77	3.16	3.16	0.02	0.02	0.64	23	1.17	2.30	0.49	0.55	0.01	0.02	0.32	C67
脑	79	2.31	8.30	4.54	4.54	0.24	0.24	5.43	66	3.36	6.61	3.22	3.26	0.19	0.30	4.99	C70—C72, D32—D33, D42—D43
甲状腺	7	0.20	0.74	0.32	0.31	0.02	0.02	0.50	3	0.15	0.30	0.10	0.11	0.00	0.01	0.00	C73
淋巴瘤	95	2.78	9.98	4.16	4.22	0.20	0.20	5.49	62	3.15	6.21	2.25	2.19	0.10	0.29	2.40	C81—C86, C88, C90, C96
白血病	86	2.52	9.04	4.14	3.96	0.19	0.19	5.04	62	3.15	6.21	3.19	3.29	0.14	0.29	1.76	C91—C95, D45—D47
其他	112	3.28	11.77	4.61	4.91	0.19	0.19	5.16	92	4.68	9.22	3.44	3.46	0.16	0.35	4.60	O&U
所有部位合计	3 416	100.00	359.00	144.97	143.87	5.80	5.80	160.76	1 966	100.00	196.99	71.53	71.22	3.19	7.21	87.68	ALL
所有部位除外 C44	3 400	99.53	357.31	144.42	143.25	5.79	5.79	160.45	1 951	99.24	195.49	71.23	70.83	3.18	7.19	87.47	ALL exc. C44

附表 7-14　海安市 2017 年恶性肿瘤发病和死亡主要指标

部位缩写	男性 病例数	男性 构成比/%	男性 粗率/(1/10万)	男性 中标率/(1/10万)	男性 世标率/(1/10万)	男性 累积率/% 0—64岁	男性 累积率/% 0—74岁	男性 截缩率 35—64岁/(1/10万)	女性 病例数	女性 构成比/%	女性 粗率/(1/10万)	女性 中标率/(1/10万)	女性 世标率/(1/10万)	女性 累积率/% 0—64岁	女性 累积率/% 0—74岁	女性 截缩率 35—64岁/(1/10万)	ICD-10
发病																	
口腔	25	1.14	5.43	2.37	2.40	0.15	0.15	4.73	22	1.27	4.67	1.83	1.86	0.13	0.22	3.76	C00—C10, C12—C14
鼻咽	13	0.59	2.82	2.03	1.83	0.11	0.11	1.96	4	0.23	0.85	0.50	0.45	0.04	0.04	1.34	C11
食管	428	19.53	92.91	32.81	33.61	1.38	1.38	36.28	240	13.83	50.92	17.14	16.94	0.51	2.19	13.63	C15
胃	267	12.19	57.96	20.81	20.90	0.91	0.91	25.37	137	7.90	29.07	11.70	11.50	0.72	1.27	21.42	C16
结直肠	208	9.49	45.15	19.28	18.65	1.03	1.03	29.96	112	6.46	23.76	10.48	9.71	0.50	0.99	10.55	C18—C21
肝脏	240	10.95	52.10	25.57	24.58	1.83	1.83	54.04	88	5.07	18.67	6.63	6.91	0.41	0.83	11.75	C22
胆囊	35	1.60	7.60	2.69	2.74	0.11	0.11	3.29	37	2.13	7.85	2.61	2.58	0.12	0.24	3.65	C23—C24
胰腺	77	3.51	16.71	6.16	6.09	0.23	0.23	6.42	57	3.29	12.09	4.12	4.03	0.19	0.46	5.21	C25
喉	18	0.82	3.91	1.44	1.43	0.08	0.08	2.01	0	0.00	0.00	0.00	0.00	0.00	0.00	0.00	C32
肺	468	21.36	101.59	39.04	38.89	1.79	1.79	47.11	273	15.73	57.92	23.25	22.46	1.21	2.47	35.55	C33—C34
其他胸腔器官	5	0.23	1.09	0.47	0.47	0.04	0.04	1.09	2	0.12	0.42	0.18	0.17	0.01	0.03	0.29	C37—C38
骨	11	0.50	2.39	1.67	1.77	0.10	0.10	2.23	11	0.63	2.33	1.08	0.98	0.05	0.12	0.72	C40—C41
皮肤黑色素瘤	3	0.14	0.65	0.49	0.37	0.03	0.03	1.02	5	0.29	1.06	0.52	0.51	0.04	0.06	1.34	C43
乳房	2	0.09	0.43	0.23	0.25	0.03	0.03	0.80	274	15.79	58.13	32.85	30.43	2.42	3.37	76.20	C50
子宫颈	—	—	—	—	—	—	—	—	118	6.80	25.04	13.02	12.35	0.94	1.36	29.95	C53
子宫体	—	—	—	—	—	—	—	—	57	3.29	12.09	6.49	5.92	0.47	0.64	13.67	C54—C55
卵巢	—	—	—	—	—	—	—	—	54	3.11	11.46	6.81	6.17	0.50	0.70	14.12	C56
前列腺	103	4.70	22.36	7.14	6.85	0.08	0.08	2.29	—	—	—	—	—	—	—	—	C61
睾丸	1	0.05	0.22	0.14	0.12	0.01	0.01	0.39	—	—	—	—	—	—	—	—	C62
肾	25	1.14	5.43	2.33	2.32	0.16	0.16	4.95	15	0.86	3.18	1.71	1.70	0.14	0.19	3.51	C64—C66, C68
膀胱	69	3.15	14.98	5.88	5.81	0.33	0.33	9.64	17	0.98	3.61	1.58	1.53	0.09	0.18	2.76	C67
脑	22	1.00	4.78	2.49	2.27	0.15	0.15	3.95	43	2.48	9.12	4.20	4.12	0.27	0.45	7.50	C70—C72, D32—D33, D42—D43
甲状腺	10	0.46	2.17	1.74	1.41	0.12	0.12	3.15	30	1.73	6.36	4.57	3.87	0.32	0.36	8.05	C73
淋巴瘤	52	2.37	11.29	4.35	4.43	0.22	0.22	6.10	49	2.82	10.40	4.68	4.55	0.26	0.52	5.87	C81—C86, C88, C90, C96
白血病	39	1.78	8.47	3.90	4.36	0.19	0.19	3.59	37	2.13	7.85	5.19	4.67	0.30	0.42	5.94	C91—C95, D45—D47
其他	70	3.19	15.19	6.64	6.88	0.29	0.29	6.42	53	3.05	11.24	5.60	5.72	0.31	0.59	5.81	O&U
所有部位合计	2 191	100.00	475.60	189.67	188.42	9.36	9.36	256.79	1 735	100.00	368.10	166.78	159.12	9.92	17.71	282.58	ALL
所有部位除外 C44	2 166	98.86	470.18	187.29	186.02	9.28	9.28	255.58	1 717	98.96	364.28	165.68	158.02	9.90	17.56	281.90	ALL exc. C44
死亡																	
口腔	13	0.78	2.82	1.02	1.04	0.04	0.04	0.92	5	0.48	1.06	0.36	0.39	0.03	0.04	0.72	C00—C10, C12—C14
鼻咽	5	0.30	1.09	0.45	0.40	0.03	0.03	0.98	6	0.57	1.27	0.77	0.68	0.03	0.11	1.11	C11
食管	400	23.85	86.83	29.24	29.04	0.89	0.89	23.61	201	19.11	42.64	12.31	12.05	0.27	1.23	7.43	C15
胃	256	15.27	55.57	18.66	18.20	0.54	0.54	14.87	111	10.55	23.55	7.82	7.43	0.25	0.83	7.38	C16
结直肠	100	5.96	21.71	8.45	7.74	0.25	0.25	6.57	63	5.99	13.37	4.86	4.68	0.23	0.40	7.13	C18—C21
肝脏	194	11.57	42.11	19.92	19.48	1.51	1.51	45.88	81	7.70	17.19	6.23	6.39	0.40	0.70	11.32	C22
胆囊	29	1.73	6.30	2.26	2.27	0.12	0.12	3.29	29	2.76	6.15	2.12	2.13	0.08	0.24	2.51	C23—C24
胰腺	77	4.59	16.71	6.07	5.97	0.23	0.23	6.49	66	6.27	14.00	4.77	4.68	0.22	0.55	6.14	C25
喉	7	0.42	1.52	0.48	0.49	0.01	0.01	0.31	0	0.00	0.00	0.00	0.00	0.00	0.00	0.00	C32
肺	359	21.41	77.93	28.03	27.57	0.96	0.96	24.83	184	17.49	39.04	13.07	12.53	0.42	1.36	12.43	C33—C34
其他胸腔器官	4	0.24	0.87	0.36	0.36	0.02	0.02	0.70	2	0.19	0.42	0.21	0.20	0.01	0.03	0.37	C37—C38
骨	6	0.36	1.30	0.61	0.58	0.02	0.02	0.77	12	1.14	2.55	1.32	1.37	0.05	0.14	0.31	C40—C41
皮肤黑色素瘤	3	0.18	0.65	0.48	0.36	0.03	0.03	1.02	4	0.38	0.85	0.34	0.36	0.02	0.06	0.60	C43
乳房	1	0.06	0.22	0.09	0.09	0.01	0.01	0.30	63	5.99	13.37	5.29	5.42	0.39	0.66	11.58	C50
子宫颈	—	—	—	—	—	—	—	—	46	4.37	9.76	4.33	4.05	0.31	0.38	8.79	C53
子宫体	—	—	—	—	—	—	—	—	12	1.14	2.55	0.78	0.82	0.05	0.07	1.41	C54—C55
卵巢	—	—	—	—	—	—	—	—	26	2.47	5.52	2.27	2.23	0.17	0.29	4.71	C56
前列腺	37	2.21	8.03	2.24	2.35	0.00	0.00	0.00	—	—	—	—	—	—	—	—	C61
睾丸	1	0.06	0.22	0.08	0.08	0.04	0.04	1.10	—	—	—	—	—	—	—	—	C62
肾	17	1.01	3.69	1.23	1.18	0.04	0.07	1.91	13	1.24	2.76	0.92	0.91	0.04	0.09	1.03	C64—C66, C68
膀胱	25	1.49	5.43	1.75	1.80	0.07	0.07	1.91	6	0.57	1.27	0.26	0.29	0.00	0.02	0.00	C67
脑	36	2.15	7.81	3.46	3.35	0.22	0.22	6.30	26	2.47	5.52	2.27	2.22	0.18	0.21	5.29	C70—C72, D32—D33, D42—D43
甲状腺	2	0.12	0.43	0.14	0.12	0.00	0.00	0.00	1	0.10	0.21	0.05	0.05	0.00	0.00	2.83	C73
淋巴瘤	40	2.39	8.68	3.31	3.37	0.22	0.22	6.00	43	4.09	9.12	3.30	3.24	0.12	0.35	1.74	C81—C86, C88, C90, C96
白血病	38	2.27	8.25	3.98	4.34	0.18	0.18	3.60	27	2.57	5.73	2.80	2.79	0.11	0.28	1.74	C91—C95, D45—D47
其他	27	1.61	5.86	2.09	2.61	0.11	0.11	2.01	25	2.38	5.31	2.12	1.89	0.10	0.19	2.35	O&U
所有部位合计	1 677	100.00	364.03	134.37	132.79	5.49	5.49	151.46	1 052	100.00	223.19	78.53	76.79	3.49	8.24	97.15	ALL
所有部位除外 C44	1 670	99.58	362.51	133.98	132.32	5.49	5.49	151.46	1 044	99.24	221.50	78.08	76.34	3.48	8.19	96.86	ALL exc. C44

附表 7-15　如东县 2017 年恶性肿瘤发病和死亡主要指标

部位缩写	男性					累积率 /%		截缩率 35—64岁 /(1/10万)	女性					累积率 /%		截缩率 35—64岁 /(1/10万)	ICD-10
	病例数	构成比 /%	粗率 /(1/10万)	中标率 /(1/10万)	世标率 /(1/10万)	0—64岁	0—74岁		病例数	构成比 /%	粗率 /(1/10万)	中标率 /(1/10万)	世标率 /(1/10万)	0—64岁	0—74岁		
发病																	
口腔	17	0.78	3.37	1.35	1.38	0.10	0.10	3.02	20	1.14	3.83	1.44	1.35	0.08	0.13	2.56	C00—C10, C12—C14
鼻咽	16	0.74	3.17	1.51	1.50	0.10	0.10	2.38	9	0.51	1.72	1.14	0.97	0.06	0.11	1.32	C11
食管	189	8.72	37.43	11.94	12.15	0.45	0.45	12.06	96	5.45	18.38	5.12	4.99	0.11	0.61	2.82	C15
胃	289	13.33	57.23	19.86	19.22	0.89	0.89	23.72	146	8.29	27.96	9.90	9.44	0.46	1.02	13.79	C16
结直肠	189	8.72	37.43	14.13	13.82	0.83	0.83	23.92	139	7.89	26.62	10.04	9.74	0.49	1.22	13.52	C18—C21
肝脏	237	10.93	46.93	20.88	20.03	1.43	1.43	45.34	98	5.57	18.76	7.18	7.16	0.47	0.82	13.33	C22
胆囊	33	1.52	6.53	2.42	2.38	0.13	0.13	3.67	35	1.99	6.70	2.47	2.29	0.11	0.26	2.71	C23—C24
胰腺	99	4.57	19.60	6.73	6.61	0.37	0.37	10.35	63	3.58	12.06	3.90	3.75	0.17	0.41	4.86	C25
喉	12	0.55	2.38	0.84	0.87	0.03	0.03	0.86	1	0.06	0.19	0.23	0.21	0.02	0.02	0.68	C32
肺	578	26.66	114.45	39.17	38.69	1.49	1.49	42.70	347	19.70	66.44	21.68	21.36	1.00	2.50	27.86	C33—C34
其他胸腔器官	2	0.09	0.40	0.14	0.14	0.00	0.00	0.00	4	0.23	0.77	0.58	0.51	0.03	0.05	0.63	C37—C38
骨	14	0.65	2.77	1.13	0.93	0.05	0.05	1.04	14	0.80	2.68	0.93	0.94	0.04	0.07	0.52	C40—C41
皮肤黑色素瘤	8	0.37	1.58	1.21	1.25	0.06	0.06	0.99	3	0.17	0.57	0.23	0.27	0.03	0.03	0.86	C43
乳房	6	0.28	1.19	0.47	0.44	0.03	0.03	0.90	208	11.81	39.83	20.55	19.25	1.46	2.15	47.64	C50
子宫颈	—	—	—	—	—	—	—	—	111	6.30	21.25	10.76	10.36	0.75	1.18	22.95	C53
子宫体	—	—	—	—	—	—	—	—	66	3.75	12.64	5.59	5.36	0.44	0.58	12.81	C54—C55
卵巢	—	—	—	—	—	—	—	—	49	2.78	9.38	4.80	4.50	0.32	0.48	10.38	C56
前列腺	115	5.30	22.77	6.40	6.30	0.11	0.11	2.94	—	—	—	—	—	—	—	—	C61
睾丸	2	0.09	0.40	0.13	0.11	0.01	0.01	0.25	—	—	—	—	—	—	—	—	C62
肾	36	1.66	7.13	2.74	2.82	0.20	0.20	5.73	18	1.02	3.45	1.34	1.34	0.10	0.15	2.83	C64—C66, C68
膀胱	68	3.14	13.47	4.53	4.58	0.20	0.20	5.33	22	1.25	4.21	1.42	1.28	0.03	0.15	1.02	C67
脑	56	2.58	11.09	5.69	5.35	0.34	0.34	8.64	53	3.01	10.15	4.63	5.15	0.36	0.52	9.52	C70—C72, D32—D33, D42—D43
甲状腺	28	1.29	5.54	3.39	3.05	0.25	0.25	6.94	89	5.05	17.04	12.92	11.04	0.92	1.06	22.73	C73
淋巴瘤	58	2.68	11.49	4.74	4.33	0.22	0.22	6.12	50	2.84	9.57	3.27	3.30	0.21	0.37	5.91	C81—C86, C88, C90, C96
白血病	48	2.21	9.50	5.55	6.52	0.36	0.36	6.61	42	2.39	8.04	4.61	4.62	0.29	0.36	5.74	C91—C95, D45—D47
其他	68	3.14	13.47	4.85	4.68	0.20	0.20	6.09	78	4.43	14.94	6.83	5.99	0.34	0.56	9.60	O&U
所有部位合计	2 168	100.00	429.30	159.79	157.18	7.82	7.82	219.61	1761	100.00	337.19	141.56	135.17	8.30	14.81	236.60	ALL
所有部位除外 C44	2 148	99.08	425.34	158.45	155.83	7.77	7.77	217.95	1730	98.24	331.25	139.71	133.48	8.25	14.68	234.88	ALL exc. C44
死亡																	
口腔	12	0.68	2.38	0.69	0.75	0.02	0.02	0.50	11	1.00	2.11	0.70	0.67	0.03	0.07	0.96	C00—C10, C12—C14
鼻咽	14	0.80	2.77	0.99	0.96	0.06	0.06	1.57	3	0.27	0.57	0.49	0.39	0.02	0.04	0.77	C11
食管	189	10.76	37.43	11.78	12.05	0.39	0.39	10.37	95	8.66	18.19	4.88	4.76	0.13	0.52	3.35	C15
胃	246	14.00	48.71	15.64	15.18	0.48	0.48	12.84	111	10.12	21.25	6.19	6.02	0.22	0.62	6.52	C16
结直肠	107	6.09	21.19	7.02	7.08	0.29	0.29	7.62	70	6.38	13.40	4.31	4.15	0.19	0.40	5.69	C18—C21
肝脏	227	12.92	44.95	19.07	18.57	1.30	1.30	40.08	102	9.30	19.53	6.66	6.73	0.34	0.88	9.91	C22
胆囊	21	1.20	4.16	1.29	1.26	0.04	0.04	0.92	44	4.01	8.42	2.69	2.57	0.10	0.27	3.08	C23—C24
胰腺	97	5.52	19.21	6.17	6.01	0.29	0.29	7.99	81	7.38	15.51	4.67	4.70	0.20	0.54	5.48	C25
喉	6	0.34	1.19	0.37	0.36	0.01	0.01	0.27	0	0.00	0.00	0.00	0.00	0.00	0.00	0.00	C32
肺	514	29.25	101.78	32.68	32.12	1.01	1.01	28.14	225	20.51	43.08	12.50	12.23	0.40	1.28	11.41	C33—C34
其他胸腔器官	7	0.40	1.39	1.13	1.30	0.07	0.07	1.07	4	0.36	0.77	0.54	0.46	0.02	0.04	0.38	C37—C38
骨	16	0.91	3.17	1.89	1.80	0.09	0.09	1.96	19	1.73	3.64	1.48	1.42	0.08	0.13	1.38	C40—C41
皮肤黑色素瘤	5	0.28	0.99	0.50	0.51	0.02	0.02	0.74	3	0.27	0.57	0.20	0.20	0.01	0.04	0.00	C43
乳房	3	0.17	0.59	0.22	0.22	0.01	0.01	0.25	61	5.56	11.68	4.59	4.48	0.31	0.49	9.49	C50
子宫颈	—	—	—	—	—	—	—	—	56	5.10	10.72	3.17	3.11	0.20	0.34	3.93	C53
子宫体	—	—	—	—	—	—	—	—	20	1.82	3.83	1.03	1.08	0.04	0.13	1.11	C54—C55
卵巢	—	—	—	—	—	—	—	—	32	2.92	6.13	2.53	2.41	0.15	0.32	3.74	C56
前列腺	59	3.36	11.68	2.89	3.07	0.03	0.03	0.77	—	—	—	—	—	—	—	—	C61
睾丸	1	0.06	0.20	0.05	0.04	0.00	0.00	0.00	—	—	—	—	—	—	—	—	C62
肾	13	0.74	2.57	1.01	1.04	0.07	0.07	2.13	10	0.91	1.91	0.51	0.51	0.01	0.01	0.26	C64—C66, C68
膀胱	41	2.33	8.12	2.15	2.25	0.05	0.05	1.32	12	1.09	2.30	0.61	0.58	0.02	0.05	0.52	C67
脑	45	2.56	8.91	3.36	3.35	0.19	0.19	5.59	28	2.55	5.36	1.89	1.93	0.12	0.22	3.53	C70—C72, D32—D33, D42—D43
甲状腺	4	0.23	0.79	0.26	0.23	0.01	0.01	0.33	4	0.36	0.77	0.14	0.14	0.00	0.00	0.00	C73
淋巴瘤	49	2.79	9.70	3.92	3.54	0.17	0.17	4.76	42	3.83	8.04	2.54	2.43	0.10	0.24	2.90	C81—C86, C88, C90, C96
白血病	40	2.28	7.92	3.83	4.67	0.19	0.19	2.28	30	2.73	5.74	2.69	2.62	0.14	0.29	3.38	C91—C95, D45—D47
其他	41	2.33	8.12	3.10	3.49	0.16	0.16	4.13	34	3.10	6.51	1.72	1.88	0.10	0.20	2.62	O&U
所有部位合计	1757	100.00	347.92	120.01	119.86	4.93	4.93	135.62	1097	100.00	210.05	66.72	65.47	2.85	7.16	80.41	ALL
所有部位除外 C44	1748	99.49	346.13	119.55	119.35	4.92	4.92	135.35	1087	99.09	208.13	66.32	65.00	2.84	7.12	80.08	ALL exc. C44

附表 7-16 启东市 2017 年恶性肿瘤发病和死亡主要指标

部位缩写	男性								女性								ICD-10
	病例数	构成比/%	粗率/(1/10万)	中标率/(1/10万)	世标率/(1/10万)	累积率/% 0—64岁	0—74岁	截缩率 35—64岁/(1/10万)	病例数	构成比/%	粗率/(1/10万)	中标率/(1/10万)	世标率/(1/10万)	累积率/% 0—64岁	0—74岁	截缩率 35—64岁/(1/10万)	
发病																	
口腔	38	1.24	6.95	4.73	4.65	0.26	0.26	5.70	17	0.64	2.98	1.65	1.57	0.08	0.16	2.00	C00—C10, C12—C14
鼻咽	35	1.14	6.40	4.06	3.77	0.34	0.34	9.48	20	0.75	3.51	1.69	1.64	0.14	0.16	4.37	C11
食管	101	3.30	18.46	8.97	9.25	0.40	0.40	10.78	35	1.32	6.13	2.11	2.10	0.04	0.20	1.22	C15
胃	327	10.67	59.77	29.80	29.86	1.50	1.50	41.71	209	7.89	36.63	16.78	16.68	0.83	1.86	22.27	C16
结直肠	306	9.99	55.93	28.70	28.82	1.35	1.35	36.85	266	10.04	46.62	20.05	20.24	0.85	2.40	22.97	C18—C21
肝脏	505	16.48	92.31	48.60	49.05	3.10	3.10	90.38	254	9.58	44.51	20.23	20.18	1.12	2.29	31.09	C22
胆囊	31	1.01	5.67	2.76	2.68	0.06	0.06	1.85	56	2.11	9.81	4.31	4.36	0.14	0.52	4.11	C23—C24
胰腺	127	4.14	23.21	11.45	11.23	0.39	0.39	11.21	110	4.15	19.28	7.64	8.00	0.25	0.87	7.04	C25
喉	29	0.95	5.30	2.70	2.83	0.13	0.13	3.61	3	0.11	0.53	0.27	0.27	0.00	0.04	0.00	C32
肺	761	24.84	139.10	68.89	68.53	2.67	2.67	72.60	421	15.89	73.78	33.01	33.65	1.89	4.06	53.27	C33—C34
其他胸腔器官	6	0.20	1.10	0.73	0.79	0.03	0.03	0.36	2	0.08	0.35	0.18	0.15	0.01	0.01	0.32	C37—C38
骨	14	0.46	2.56	1.87	1.88	0.13	0.13	2.18	11	0.42	1.93	1.22	1.19	0.10	0.10	2.56	C40—C41
皮肤黑色素瘤	9	0.29	1.65	0.73	0.82	0.06	0.06	1.45	8	0.30	1.40	0.59	0.59	0.02	0.08	0.59	C43
乳房	3	0.10	0.55	0.25	0.28	0.00	0.00	0.00	345	13.02	60.46	35.38	33.72	2.68	3.83	79.66	C50
子宫颈	—	—	—	—	—	—	—	—	169	6.38	29.62	16.89	16.29	1.42	1.70	42.42	C53
子宫体	—	—	—	—	—	—	—	—	59	2.23	10.34	5.41	5.51	0.47	0.68	13.97	C54—C55
卵巢	—	—	—	—	—	—	—	—	67	2.53	11.74	6.72	6.51	0.43	0.75	11.80	C56
前列腺	213	6.95	38.93	18.10	17.47	0.34	0.34	8.65	—	—	—	—	—	—	—	—	C61
睾丸	6	0.20	1.10	0.98	0.76	0.06	0.06	1.42	—	—	—	—	—	—	—	—	C62
肾	68	2.22	12.43	6.56	6.58	0.33	0.33	9.79	31	1.17	5.43	2.42	2.43	0.11	0.27	3.30	C64—C66, C68
膀胱	124	4.05	22.67	11.24	11.44	0.41	0.41	9.98	34	1.28	5.96	2.25	2.25	0.08	0.22	2.05	C67
脑	68	2.22	12.43	7.20	6.79	0.48	0.48	14.02	96	3.62	16.82	9.79	9.74	0.62	1.06	15.70	C70—C72, C32, D32—D33, D42—D43
甲状腺	46	1.50	8.41	5.77	5.20	0.44	0.44	11.86	219	8.26	38.38	28.36	25.03	2.07	2.41	54.90	C73
淋巴瘤	106	3.46	19.38	10.13	10.52	0.55	0.55	13.63	78	2.94	13.67	7.12	7.42	0.31	0.90	8.35	C81—C86, C88, C90, C96
白血病	71	2.32	12.98	8.71	9.14	0.44	0.44	9.05	52	1.96	9.11	5.16	5.04	0.33	0.47	7.69	C91—C95, D45—D47
其他	70	2.28	12.80	6.48	6.59	0.30	0.30	8.50	88	3.32	15.42	7.09	6.82	0.31	0.75	9.34	O&U
所有部位合计	3 064	100.00	560.07	289.39	288.91	13.76	13.76	375.08	2650	100.00	464.43	236.32	231.37	14.30	25.80	401.00	ALL
所有部位除外 C44	3 029	98.86	553.67	286.29	285.70	13.61	13.61	370.93	2605	98.30	456.54	233.27	228.40	14.20	25.51	397.87	ALL exc. C44
死亡																	
口腔	10	0.45	1.83	0.87	0.83	0.04	0.04	1.23	9	0.70	1.58	0.52	0.48	0.01	0.05	0.25	C00—C10, C12—C14
鼻咽	16	0.73	2.92	1.56	1.56	0.09	0.09	2.79	12	0.93	2.10	1.23	1.12	0.08	0.14	1.91	C11
食管	103	4.68	18.83	8.67	9.03	0.39	0.39	10.14	35	2.72	6.13	1.85	1.96	0.04	0.14	0.97	C15
胃	265	12.03	48.44	23.05	23.06	0.71	0.71	18.59	127	9.86	22.26	8.56	8.75	0.35	0.78	8.69	C16
结直肠	172	7.81	31.44	15.33	15.81	0.40	0.40	11.35	147	11.41	25.76	9.57	9.93	0.35	1.02	9.56	C18—C21
肝脏	410	18.61	74.94	38.05	38.73	2.34	2.34	68.08	175	13.59	30.67	12.74	12.89	0.73	1.35	20.64	C22
胆囊	29	1.32	5.30	2.62	2.54	0.11	0.11	3.37	39	3.03	6.83	2.82	2.75	0.10	0.24	2.98	C23—C24
胰腺	124	5.63	22.67	11.19	11.03	0.28	0.28	8.32	98	7.61	17.18	6.21	6.51	0.20	0.67	5.47	C25
喉	9	0.41	1.65	0.81	0.95	0.04	0.04	1.04	0	0.00	0.00	0.00	0.00	0.00	0.00	0.00	C32
肺	664	30.14	121.37	58.44	57.49	1.64	1.64	44.48	256	19.88	44.87	17.65	17.56	0.59	1.86	16.02	C33—C34
其他胸腔器官	3	0.14	0.55	0.22	0.22	0.00	0.00	0.00	2	0.16	0.35	0.18	0.20	0.01	0.03	0.25	C37—C38
骨	8	0.36	1.46	1.11	1.11	0.06	0.06	1.02	5	0.39	0.88	0.66	0.70	0.03	0.09	0.90	C40—C41
皮肤黑色素瘤	2	0.09	0.37	0.17	0.17	0.01	0.01	0.36	8	0.62	1.40	0.50	0.51	0.03	0.03	0.90	C43
乳房	0	0.00	0.00	0.00	0.00	0.00	0.00	0.00	101	7.84	17.70	7.98	8.02	0.42	0.90	11.50	C50
子宫颈	—	—	—	—	—	—	—	—	39	3.03	6.83	3.27	3.29	0.25	0.34	7.76	C53
子宫体	—	—	—	—	—	—	—	—	24	1.86	4.21	1.84	1.99	0.15	0.27	3.98	C54—C55
卵巢	—	—	—	—	—	—	—	—	31	2.41	5.43	2.68	2.74	0.17	0.34	5.24	C56
前列腺	93	4.22	17.00	7.26	7.32	0.07	0.07	1.81	—	—	—	—	—	—	—	—	C61
睾丸	1	0.05	0.18	0.24	0.25	0.02	0.02	0.00	—	—	—	—	—	—	—	—	C62
肾	20	0.91	3.66	1.63	1.52	0.03	0.03	0.83	6	0.47	1.05	0.29	0.33	0.00	0.02	0.00	C64—C66, C68
膀胱	66	3.00	12.06	5.16	5.66	0.09	0.09	2.24	8	0.62	1.40	0.50	0.40	0.01	0.01	0.29	C67
脑	49	2.22	8.96	4.38	4.49	0.29	0.29	8.51	47	3.65	8.24	4.40	4.78	0.32	0.44	7.89	C70—C72, D32—D33, D42—D43
甲状腺	2	0.09	0.37	0.20	0.19	0.00	0.00	0.00	4	0.31	0.70	0.32	0.36	0.04	0.04	1.01	C73
淋巴瘤	77	3.50	14.07	7.02	7.10	0.27	0.27	7.50	44	3.42	7.71	3.39	3.30	0.12	0.36	3.67	C81—C86, C88, C90, C96
白血病	47	2.13	8.59	5.21	5.03	0.22	0.22	5.63	40	3.11	7.01	3.71	3.39	0.19	0.35	4.11	C91—C95, D45—D47
其他	33	1.50	6.03	3.35	3.97	0.15	0.15	2.48	31	2.41	5.43	1.75	1.80	0.05	0.15	1.40	O&U
所有部位合计	2 203	100.00	402.68	196.54	198.06	7.25	7.25	199.68	1288	100.00	225.73	92.55	93.75	4.24	9.61	114.74	ALL
所有部位除外 C44	2 187	99.27	399.76	195.36	196.68	7.22	7.22	198.96	1274	98.91	223.28	91.94	93.08	4.24	9.59	114.74	ALL exc. C44

附表 7-17 如皋市 2017 年恶性肿瘤发病和死亡主要指标

部位缩写	男性 病例数	构成比/%	粗率/(1/10万)	中标率/(1/10万)	世标率/(1/10万)	累积率/% 0—64岁	累积率/% 0—74岁	截缩率35—64岁/(1/10万)	女性 病例数	构成比/%	粗率/(1/10万)	中标率/(1/10万)	世标率/(1/10万)	累积率/% 0—64岁	累积率/% 0—74岁	截缩率35—64岁/(1/10万)	ICD-10
发病																	
口腔	44	1.42	6.20	3.16	3.06	0.18	0.18	5.23	26	1.07	3.64	1.58	1.53	0.09	0.17	2.76	C00—C10, C12—C14
鼻咽	23	0.74	3.24	1.88	1.82	0.14	0.14	4.18	8	0.33	1.12	0.64	0.63	0.05	0.07	1.02	C11
食管	682	22.06	96.08	39.39	39.93	1.53	1.53	40.52	410	16.87	57.34	20.22	20.15	0.69	2.44	18.67	C15
胃	327	10.58	46.07	19.28	18.83	0.70	0.70	19.91	160	6.58	22.38	9.50	9.48	0.39	1.07	10.59	C16
结直肠	222	7.18	31.28	14.15	14.00	0.80	0.80	22.31	176	7.24	24.61	10.21	10.05	0.63	1.05	17.56	C18—C21
肝脏	390	12.61	54.95	29.40	28.08	2.16	2.16	65.71	175	7.20	24.47	10.70	10.75	0.72	1.23	20.96	C22
胆囊	40	1.29	5.64	2.40	2.43	0.12	0.12	3.30	42	1.73	5.87	2.04	2.10	0.09	0.25	2.56	C23—C24
胰腺	113	3.65	15.92	6.63	6.71	0.29	0.29	8.07	86	3.54	12.03	4.66	4.59	0.19	0.53	4.83	C25
喉	22	0.71	3.10	1.43	1.45	0.10	0.10	2.58	2	0.08	0.28	0.10	0.10	0.01	0.01	0.25	C32
肺	670	21.67	94.39	40.54	40.31	1.86	1.86	51.52	319	13.13	44.61	18.63	18.52	1.06	2.20	30.45	C33—C34
其他胸腔器官	11	0.36	1.55	0.76	0.98	0.04	0.04	0.72	6	0.25	0.84	0.34	0.33	0.01	0.05	0.25	C37—C38
骨	11	0.36	1.55	1.55	1.32	0.08	0.08	1.95	10	0.41	1.40	1.09	1.02	0.06	0.09	0.90	C40—C41
皮肤黑色素瘤	7	0.23	0.99	0.44	0.41	0.03	0.03	0.96	2	0.08	0.28	0.13	0.11	0.01	0.01	0.25	C43
乳房	7	0.23	0.99	0.79	0.66	0.05	0.05	0.96	312	12.84	43.63	27.38	24.96	2.04	2.69	61.47	C50
子宫颈	—	—	—	—	—	—	—	—	190	7.82	26.57	14.80	13.70	1.03	1.41	31.95	C53
子宫体	—	—	—	—	—	—	—	—	70	2.88	9.79	4.75	4.69	0.38	0.52	11.37	C54—C55
卵巢	—	—	—	—	—	—	—	—	69	2.84	9.65	6.41	5.98	0.46	0.66	12.34	C56
前列腺	92	2.98	12.96	4.81	4.65	0.09	0.09	2.40	—	—	—	—	—	—	—	—	C61
睾丸	4	0.13	0.56	0.27	0.25	0.01	0.01	0.26	—	—	—	—	—	—	—	—	C62
肾	38	1.23	5.35	2.83	2.56	0.20	0.15	4.56	29	1.19	4.06	2.22	2.48	0.12	0.26	2.32	C64—C66, C68
膀胱	83	2.68	11.69	4.95	5.00	0.20	0.20	6.03	27	1.11	3.78	1.18	1.09	0.01	0.10	0.50	C67
脑	49	1.58	6.90	4.08	3.91	0.25	0.25	5.88	59	2.43	8.25	4.63	4.40	0.30	0.47	8.66	C70—C72, D32—D33, D42—D43
甲状腺	13	0.42	1.83	1.18	1.10	0.09	0.09	2.57	61	2.51	8.53	6.41	5.62	0.46	0.52	12.17	C73
淋巴瘤	69	2.23	9.72	4.94	4.72	0.27	0.27	7.32	61	2.51	8.53	4.14	4.15	0.18	0.45	3.41	C81—C86, C88, C90, C96
白血病	58	1.88	8.17	4.58	4.38	0.26	0.26	6.77	35	1.44	4.89	2.97	2.76	0.15	0.26	3.08	C91—C95, D45—D47
其他	117	3.78	16.48	7.85	7.65	0.38	0.38	10.73	95	3.91	13.29	5.30	5.19	0.30	0.57	7.82	O&U
所有部位合计	3 092	100.00	435.62	197.27	194.20	9.78	9.78	274.44	2430	100.00	339.83	160.00	153.99	9.40	17.09	266.16	ALL
所有部位除外 C44	3 070	99.29	432.52	195.99	192.88	9.75	9.75	273.28	2406	99.01	336.47	159.03	152.99	9.36	17.01	265.00	ALL exc. C44
死亡																	
口腔	30	1.22	4.23	1.70	1.77	0.09	0.09	2.39	9	0.62	1.26	0.41	0.43	0.02	0.05	0.65	C00—C10, C12—C14
鼻咽	15	0.61	2.11	1.18	1.09	0.08	0.08	1.86	4	0.27	0.56	0.31	0.35	0.02	0.04	0.73	C11
食管	614	24.92	86.50	34.12	34.33	1.31	1.31	34.82	350	24.02	48.95	15.29	15.05	0.35	1.61	9.13	C15
胃	238	9.66	33.53	13.58	12.89	0.41	0.41	12.13	112	7.69	15.66	5.59	5.27	0.17	0.55	4.87	C16
结直肠	105	4.26	14.79	6.15	5.99	0.26	0.26	7.71	89	6.11	12.45	4.20	4.09	0.16	0.39	4.62	C18—C21
肝脏	392	15.91	55.23	29.45	27.88	2.04	2.04	61.06	145	9.95	20.28	8.61	8.49	0.57	0.89	16.83	C22
胆囊	42	1.70	5.92	2.48	2.52	0.11	0.11	2.93	45	3.09	6.29	2.07	2.01	0.06	0.24	1.49	C23—C24
胰腺	109	4.42	15.36	6.05	5.96	0.22	0.22	5.93	87	5.97	12.17	4.65	4.51	0.18	0.51	5.40	C25
喉	10	0.41	1.41	0.54	0.54	0.02	0.02	0.26	2	0.14	0.28	0.08	0.10	0.00	0.00	0.00	C32
肺	595	24.15	83.83	34.56	33.84	1.23	1.23	34.36	231	15.85	32.30	12.28	12.38	0.39	1.51	16.29	C33—C34
其他胸腔器官	5	0.20	0.70	0.33	0.31	0.01	0.01	0.26	5	0.34	0.70	0.45	0.34	0.02	0.03	0.20	C37—C38
骨	10	0.41	1.41	0.82	0.68	0.04	0.04	0.80	9	0.62	1.26	0.93	0.97	0.04	0.06	0.74	C40—C41
皮肤黑色素瘤	4	0.16	0.56	0.24	0.22	0.02	0.02	0.47	4	0.27	0.56	0.27	0.29	0.03	0.04	0.74	C43
乳房	0	0.00	0.00	0.00	0.00	0.00	0.00	0.00	69	4.74	9.65	5.08	4.80	0.37	0.55	11.06	C50
子宫颈	—	—	—	—	—	—	—	—	74	5.08	10.35	3.54	3.62	0.16	0.41	4.43	C53
子宫体	—	—	—	—	—	—	—	—	27	1.85	3.78	1.33	1.33	0.05	0.14	1.60	C54—C55
卵巢	—	—	—	—	—	—	—	—	40	2.75	5.59	2.66	2.34	0.09	0.28	5.41	C56
前列腺	63	2.56	8.88	3.09	3.10	0.04	0.04	0.96	—	—	—	—	—	—	—	—	C61
睾丸	0	0.00	0.00	0.00	0.00	0.00	0.00	0.00	—	—	—	—	—	—	—	—	C62
肾	22	0.89	3.10	1.25	1.26	0.06	0.06	1.82	9	0.62	1.26	0.44	0.40	0.00	0.03	0.00	C64—C66, C68
膀胱	36	1.46	5.07	1.83	1.78	0.00	0.00	0.00	13	0.89	1.82	0.39	0.39	0.00	0.00	0.00	C67
脑	30	1.22	4.23	1.90	2.08	0.07	0.07	1.64	30	2.06	4.20	2.63	2.47	0.16	0.22	4.34	C70—C72, D32—D33, D42—D43
甲状腺	3	0.12	0.42	0.15	0.15	0.00	0.00	0.00	2	0.14	0.28	0.06	0.06	0.00	0.00	0.00	C73
淋巴瘤	62	2.52	8.73	3.75	3.64	0.15	0.15	3.92	24	1.65	3.36	1.09	1.07	0.04	0.10	0.99	C81—C86, C88, C90, C96
白血病	43	1.75	6.06	2.96	2.98	0.15	0.15	4.07	35	2.40	4.89	2.09	2.35	0.08	0.22	1.21	C91—C95, D45—D47
其他	36	1.46	5.07	2.41	2.41	0.08	0.08	2.07	42	2.88	5.87	2.13	2.12	0.09	0.17	1.94	O&U
所有部位合计	2 464	100.00	347.14	148.54	145.42	6.39	6.39	179.89	1457	100.00	203.76	76.70	75.51	3.34	8.03	91.94	ALL
所有部位除外 C44	2 456	99.68	346.02	148.17	145.07	6.39	6.39	179.89	1449	99.45	202.64	76.44	75.21	3.32	8.02	91.49	ALL exc. C44

部位缩写	男性					累积率 /%		截缩率 35—64 岁/(1/10万)	女性					累积率 /%		截缩率 35—64 岁/(1/10万)	ICD-10
	病例数	构成比 /%	粗率/(1/10万)	中标率/(1/10万)	世标率/(1/10万)	0—64 岁	0—74 岁		病例数	构成比 /%	粗率/(1/10万)	中标率/(1/10万)	世标率/(1/10万)	0—64 岁	0—74 岁		
发病																	
口腔	23	0.98	4.69	2.34	2.07	0.11	0.11	2.52	17	0.87	3.35	1.71	1.65	0.14	0.16	3.48	C00—C10, C12—C14
鼻咽	19	0.81	3.87	2.17	1.94	0.14	0.14	3.99	8	0.41	1.57	0.67	0.65	0.04	0.06	1.45	C11
食管	106	4.50	21.62	8.33	8.48	0.43	0.43	11.83	57	2.93	11.22	3.14	3.14	0.07	0.29	1.79	C15
胃	244	10.37	49.76	19.27	19.25	0.82	0.82	22.75	138	7.08	27.16	12.27	11.36	0.65	1.30	18.54	C16
结直肠	258	10.96	52.61	22.32	21.97	1.16	1.16	34.03	186	9.55	36.61	13.66	13.30	0.72	1.49	21.18	C18—C21
肝脏	294	12.49	59.95	29.35	28.48	2.14	2.14	63.73	117	6.01	23.03	8.67	8.59	0.52	0.98	15.00	C22
胆囊	33	1.40	6.73	2.65	2.60	0.12	0.12	3.27	62	3.18	12.20	4.33	4.12	0.18	0.44	4.76	C23—C24
胰腺	89	3.78	18.15	6.83	6.83	0.32	0.32	9.25	84	4.31	16.53	5.99	5.84	0.21	0.66	4.97	C25
喉	18	0.76	3.67	1.62	1.64	0.11	0.11	3.05	3	0.15	0.59	0.15	0.12	0.00	0.00	0.00	C32
肺	655	27.84	133.57	51.29	50.72	2.09	2.09	58.42	328	16.84	64.56	24.20	23.95	1.37	2.73	39.58	C33—C34
其他胸腔器官	2	0.08	0.41	0.16	0.14	0.01	0.01	0.29	5	0.26	0.98	0.41	0.42	0.03	0.06	0.69	C37—C38
骨	7	0.30	1.43	0.61	0.56	0.02	0.02	0.77	10	0.51	1.97	2.08	2.30	0.11	0.15	0.00	C40—C41
皮肤黑色素瘤	10	0.42	2.04	0.81	0.80	0.04	0.04	1.22	6	0.31	1.18	0.41	0.38	0.02	0.02	0.63	C43
乳房	3	0.13	0.61	0.23	0.23	0.01	0.01	0.29	250	12.83	49.21	26.75	25.23	2.03	2.78	64.45	C50
子宫颈	—	—	—	—	—	—	—	—	117	6.01	23.03	15.48	13.82	1.16	1.33	36.13	C53
子宫体	—	—	—	—	—	—	—	—	64	3.29	12.60	6.00	6.09	0.52	0.74	15.42	C54—C55
卵巢	—	—	—	—	—	—	—	—	35	1.80	6.89	4.53	4.07	0.30	0.41	8.29	C56
前列腺	134	5.69	27.33	9.73	9.48	0.16	0.16	4.29	—	—	—	—	—	—	—	—	C61
睾丸	2	0.08	0.41	0.36	0.32	0.01	0.01	0.00	—	—	—	—	—	—	—	—	C62
肾	43	1.83	8.77	3.81	3.84	0.25	0.25	7.13	23	1.18	4.53	2.17	2.21	0.13	0.22	3.02	C64—C66, C68
膀胱	93	3.95	18.97	7.30	7.38	0.25	0.25	7.27	22	1.13	4.33	1.35	1.38	0.03	0.22	0.86	C67
脑	59	2.51	12.03	6.35	6.06	0.37	0.37	10.52	104	5.34	20.47	10.87	10.72	0.66	1.22	16.24	C70—C72, D32—D33, D42—D43
甲状腺	41	1.74	8.36	7.57	6.36	0.46	0.46	11.78	141	7.24	27.75	21.75	18.69	1.55	1.79	42.92	C73
淋巴瘤	92	3.91	18.76	7.84	7.61	0.32	0.32	8.98	50	2.57	9.84	5.33	4.70	0.26	0.51	5.14	C81—C86, C88, C90, C96
白血病	63	2.68	12.85	8.64	8.66	0.48	0.48	6.57	44	2.26	8.66	4.80	5.18	0.27	0.48	4.57	C91—C95, D45—D47
其他	65	2.76	13.26	5.49	5.42	0.25	0.25	7.29	77	3.95	15.16	5.57	5.47	0.25	0.62	7.94	O&U
所有部位合计	2 353	100.00	479.84	205.08	200.83	10.07	10.07	279.24	1948	100.00	383.43	182.31	173.37	11.24	18.66	317.05	ALL
所有部位除外 C44	2 329	98.98	474.94	203.30	198.96	10.01	10.01	277.60	1912	98.15	376.34	180.31	171.40	11.16	18.51	314.99	ALL exc. C44
死亡																	
口腔	19	1.07	3.87	1.70	1.58	0.11	0.11	3.23	6	0.55	1.18	0.27	0.27	0.01	0.01	0.29	C00—C10, C12—C14
鼻咽	15	0.84	3.06	1.18	1.14	0.05	0.05	1.44	3	0.28	0.59	0.18	0.19	0.00	0.04	0.00	C11
食管	107	6.01	21.82	8.02	7.88	0.25	0.25	6.91	48	4.44	9.45	2.62	2.65	0.06	0.29	1.56	C15
胃	233	13.09	47.51	17.05	16.83	0.50	0.50	12.67	98	9.06	19.29	7.59	7.05	0.31	0.76	7.92	C16
结直肠	145	8.15	29.57	11.14	10.65	0.40	0.40	10.92	93	8.60	18.31	5.49	5.51	0.21	0.55	5.95	C18—C21
肝脏	242	13.60	49.35	24.51	23.69	1.90	1.90	58.27	116	10.72	22.83	8.76	8.45	0.48	0.86	14.49	C22
胆囊	29	1.63	5.91	2.25	2.25	0.11	0.11	3.20	47	4.34	9.25	3.17	3.00	0.13	0.32	3.07	C23—C24
胰腺	77	4.33	15.70	5.87	5.90	0.22	0.22	6.37	81	7.49	15.94	5.72	4.96	0.12	0.54	3.57	C25
喉	9	0.51	1.84	0.69	0.66	0.02	0.02	0.57	0	0.00	0.00	0.00	0.00	0.00	0.00	0.00	C32
肺	590	33.15	120.32	44.51	43.80	1.59	1.59	44.37	243	22.46	47.83	15.52	15.55	0.71	1.69	19.87	C33—C34
其他胸腔器官	5	0.28	1.02	0.41	0.40	0.03	0.03	0.86	5	0.46	0.98	0.59	0.51	0.03	0.07	1.02	C37—C38
骨	3	0.17	0.61	0.23	0.21	0.00	0.00	0.00	7	0.65	1.38	1.10	1.08	0.06	0.09	1.02	C40—C41
皮肤黑色素瘤	2	0.11	0.41	0.15	0.14	0.00	0.00	0.29	1	0.09	0.20	0.04	0.03	0.00	0.00	0.00	C43
乳房	1	0.06	0.20	0.07	0.09	0.01	0.01	0.29	73	6.75	14.37	6.16	5.89	0.36	0.62	11.23	C50
子宫颈	—	—	—	—	—	—	—	—	33	3.05	6.50	2.68	2.59	0.16	0.28	5.20	C53
子宫体	—	—	—	—	—	—	—	—	11	1.02	2.17	0.74	0.83	0.06	0.11	1.55	C54—C55
卵巢	—	—	—	—	—	—	—	—	32	2.96	6.30	2.64	2.62	0.18	0.30	5.24	C56
前列腺	56	3.15	11.42	3.46	3.49	0.01	0.01	0.29	—	—	—	—	—	—	—	—	C61
睾丸	0	0.00	0.00	0.00	0.00	0.00	0.00	0.00	—	—	—	—	—	—	—	—	C62
肾	22	1.24	4.49	1.95	1.94	0.10	0.10	3.03	11	1.02	2.17	0.64	0.62	0.02	0.03	0.60	C64—C66, C68
膀胱	52	2.92	10.60	3.40	3.54	0.07	0.07	2.05	12	1.11	2.36	0.70	0.67	0.00	0.09	0.00	C67
脑	36	2.02	7.34	4.29	4.13	0.21	0.21	4.73	47	4.34	9.25	4.52	4.58	0.25	0.40	4.80	C70—C72, D32—D33, D42—D43
甲状腺	2	0.11	0.41	0.12	0.16	0.01	0.01	0.29	2	0.18	0.39	0.04	0.07	0.00	0.00	0.00	C73
淋巴瘤	50	2.81	10.20	4.28	4.00	0.12	0.12	3.22	32	2.96	6.30	1.98	2.05	0.10	0.24	2.70	C81—C86, C88, C90, C96
白血病	44	2.47	8.97	3.75	3.44	0.14	0.14	3.24	33	3.05	6.50	2.37	2.33	0.10	0.25	2.86	C91—C95, D45—D47
其他	41	2.30	8.36	3.61	3.55	0.11	0.11	2.72	48	4.44	9.45	2.87	2.66	0.05	0.24	1.48	O&U
所有部位合计	1 780	100.00	362.99	142.67	139.46	5.97	5.97	168.68	1082	100.00	212.97	75.38	74.03	3.40	7.78	94.42	ALL
所有部位除外 C44	1 765	99.16	359.93	141.59	138.43	5.96	5.96	168.07	1057	97.69	208.05	74.58	73.09	3.40	7.75	94.42	ALL exc. C44

附表 7-19　连云港市区 2017 年恶性肿瘤发病和死亡主要指标

部位缩写	男性 病例数	构成比/%	粗率/(1/10万)	中标率/(1/10万)	世标率/(1/10万)	累积率/% 0—64岁	累积率/% 0—74岁	截缩率35—64岁/(1/10万)	女性 病例数	构成比/%	粗率/(1/10万)	中标率/(1/10万)	世标率/(1/10万)	累积率/% 0—64岁	累积率/% 0—74岁	截缩率35—64岁/(1/10万)	ICD-10
发病																	
口腔	21	1.61	4.01	2.72	2.58	0.15	0.15	4.10	8	0.68	1.56	0.67	0.76	0.04	0.07	1.20	C00—C10, C12—C14
鼻咽	9	0.69	1.72	1.20	1.17	0.10	0.10	3.02	2	0.17	0.39	0.25	0.26	0.03	0.03	0.83	C11
食管	104	7.99	19.88	11.70	11.88	0.55	0.55	14.64	37	3.15	7.22	3.30	3.23	0.08	0.27	2.00	C15
胃	130	9.99	24.85	14.99	15.21	0.75	0.75	21.34	58	4.94	11.32	6.58	6.44	0.38	0.68	10.96	C16
结直肠	151	11.61	28.87	18.04	17.91	1.07	1.07	30.06	101	8.60	19.71	11.75	11.48	0.72	1.33	20.87	C18—C21
肝脏	143	10.99	27.34	17.46	17.47	1.22	1.22	34.75	41	3.49	8.00	4.16	4.13	0.21	0.45	5.66	C22
胆囊	17	1.31	3.25	1.98	1.90	0.11	0.11	3.42	15	1.28	2.93	1.73	1.72	0.05	0.27	1.69	C23—C24
胰腺	62	4.77	11.85	7.30	7.25	0.37	0.37	10.54	34	2.90	6.63	3.68	3.55	0.13	0.41	3.39	C25
喉	12	0.92	2.29	1.57	1.44	0.04	0.04	1.31	2	0.17	0.39	0.26	0.22	0.01	0.01	0.44	C32
肺	326	25.06	62.32	38.20	37.79	1.75	1.75	48.72	201	17.12	39.22	21.27	21.00	0.98	2.60	28.24	C33—C34
其他胸腔器官	2	0.15	0.38	0.37	0.29	0.01	0.01	0.51	1	0.09	0.20	0.10	0.12	0.02	0.02	0.39	C37—C38
骨	6	0.46	1.15	0.65	0.72	0.05	0.05	1.21	2	0.17	0.39	0.56	0.60	0.04	0.04	0.42	C40—C41
皮肤黑色素瘤	3	0.23	0.57	0.41	0.36	0.02	0.02	0.84	1	0.09	0.20	0.10	0.10	0.02	0.02	0.39	C43
乳房	0	0.00	0.00	0.00	0.00	0.00	0.00	0.00	270	23.00	52.68	36.98	34.77	3.00	3.71	94.51	C50
子宫颈	—	—	—	—	—	—	—	—	66	5.62	12.88	9.27	8.59	0.71	0.93	22.71	C53
子宫体	—	—	—	—	—	—	—	—	43	3.66	8.39	5.26	5.34	0.44	0.64	13.14	C54—C55
卵巢	—	—	—	—	—	—	—	—	39	3.32	7.61	4.80	4.60	0.34	0.48	9.68	C56
前列腺	37	2.84	7.07	3.96	3.94	0.12	0.12	3.22	—	—	—	—	—	—	—	—	C61
睾丸	0	0.00	0.00	0.00	0.00	0.00	0.00	0.00	—	—	—	—	—	—	—	—	C62
肾	27	2.08	5.16	3.41	3.45	0.16	0.16	4.64	18	1.53	3.51	2.19	1.98	0.11	0.21	3.47	C64—C66, C68
膀胱	50	3.84	9.56	5.55	5.83	0.30	0.30	8.05	11	0.94	2.15	1.12	1.22	0.04	0.14	1.25	C67
脑	26	2.00	4.97	4.02	3.91	0.21	0.21	4.90	43	3.66	8.39	6.39	6.09	0.38	0.63	8.92	C70—C72, D32—D33, D42—D43
甲状腺	30	2.31	5.74	5.13	4.41	0.36	0.36	8.99	87	7.41	16.98	14.01	12.44	1.07	1.13	28.86	C73
淋巴瘤	53	4.07	10.13	6.41	6.27	0.38	0.38	10.60	23	1.96	4.49	2.65	2.42	0.10	0.24	2.92	C81—C86, C88, C90, C96
白血病	41	3.15	7.84	5.63	5.56	0.25	0.25	4.71	33	2.81	6.44	4.77	4.73	0.29	0.51	7.31	C91—C95, D45—D47
其他	51	3.92	9.75	6.58	6.46	0.41	0.41	11.01	38	3.24	7.41	4.97	4.58	0.32	0.47	9.06	O&U
所有部位合计	1 301	100.00	248.71	157.29	155.79	8.39	8.39	230.58	1174	100.00	229.07	146.83	140.27	9.52	15.30	278.27	ALL
所有部位除外 C44	1 291	99.23	246.80	156.12	154.65	8.32	8.32	228.83	1168	99.49	227.90	146.33	139.76	9.52	15.25	278.27	ALL exc. C44
死亡																	
口腔	6	0.62	1.15	0.73	0.68	0.04	0.04	1.24	2	0.36	0.39	0.25	0.25	0.01	0.04	0.42	C00—C10, C12—C14
鼻咽	2	0.21	0.38	0.28	0.26	0.02	0.02	0.84	0	0.00	0.00	0.00	0.00	0.00	0.00	0.00	C11
食管	84	8.63	16.06	9.29	9.33	0.33	0.33	8.94	39	6.93	7.61	3.33	3.40	0.09	0.32	2.36	C15
胃	94	9.66	17.97	10.52	10.28	0.33	0.33	9.02	41	7.28	8.00	4.20	3.98	0.21	0.30	6.33	C16
结直肠	70	7.19	13.38	7.91	7.80	0.29	0.29	8.11	54	9.59	10.54	5.73	5.94	0.31	0.72	8.24	C18—C21
肝脏	136	13.98	26.00	16.02	16.10	1.03	1.03	30.24	58	10.30	11.32	6.00	6.02	0.34	0.68	9.10	C22
胆囊	12	1.23	2.29	1.12	1.22	0.04	0.07	2.01	14	2.49	2.73	1.43	1.40	0.04	0.20	1.22	C23—C24
胰腺	70	7.19	13.38	8.37	8.18	0.24	0.24	13.39	27	4.80	5.27	2.67	2.61	0.09	0.27	2.54	C25
喉	10	1.03	1.91	1.15	1.09	0.06	0.06	1.62	2	0.36	0.39	0.18	0.14	0.00	0.00	0.00	C32
肺	302	31.04	57.73	34.61	34.41	1.48	1.48	40.62	146	25.93	28.49	14.59	14.10	0.57	1.34	16.88	C33—C34
其他胸腔器官	3	0.31	0.57	0.42	0.35	0.03	0.03	0.91	1	0.18	0.20	0.12	0.12	0.00	0.03	0.00	C37—C38
骨	4	0.41	0.76	0.37	0.41	0.02	0.02	0.40	1	0.18	0.20	0.07	0.06	0.00	0.00	0.00	C40—C41
皮肤黑色素瘤	1	0.10	0.19	0.13	0.13	0.01	0.01	0.41	1	0.18	0.20	0.05	0.07	0.00	0.00	0.00	C43
乳房	2	0.21	0.38	0.23	0.25	0.02	0.02	0.40	49	8.70	9.56	5.95	5.73	0.38	0.65	11.56	C50
子宫颈	—	—	—	—	—	—	—	—	21	3.73	4.10	2.45	2.51	0.19	0.31	5.76	C53
子宫体	—	—	—	—	—	—	—	—	8	1.42	1.56	0.79	0.85	0.05	0.11	1.22	C54—C55
卵巢	—	—	—	—	—	—	—	—	11	1.95	2.15	1.19	1.15	0.08	0.11	2.48	C56
前列腺	36	3.70	6.88	3.61	3.69	0.06	0.06	1.34	—	—	—	—	—	—	—	—	C61
睾丸	2	0.21	0.38	0.26	0.23	0.00	0.00	0.00	—	—	—	—	—	—	—	—	C62
肾	9	0.92	1.72	1.07	1.11	0.09	0.09	2.42	7	1.24	1.37	0.79	0.73	0.06	0.07	1.17	C64—C66, C68
膀胱	24	2.47	4.59	2.31	2.47	0.03	0.03	0.80	8	1.42	1.56	0.65	0.65	0.02	0.03	0.39	C67
脑	18	1.85	3.44	2.51	2.51	0.15	0.15	3.50	19	3.37	3.71	2.73	2.47	0.20	0.26	6.05	C70—C72, D32—D33, D42—D43
甲状腺	8	0.82	1.53	0.84	0.78	0.00	0.00	0.00	2	0.36	0.39	0.18	0.14	0.00	0.02	0.00	C73
淋巴瘤	26	2.67	4.97	3.22	3.22	0.14	0.14	3.66	21	3.73	4.10	2.52	2.40	0.14	0.27	3.76	C81—C86, C88, C90, C96
白血病	24	2.47	4.59	2.65	2.62	0.07	0.07	1.64	18	3.20	3.51	2.45	2.24	0.16	0.22	3.34	C91—C95, D45—D47
其他	30	3.08	5.74	3.48	3.62	0.16	0.16	4.16	13	2.31	2.54	1.23	1.22	0.05	0.09	1.70	O&U
所有部位合计	973	100.00	186.01	111.12	110.74	4.90	4.90	135.68	563	100.00	109.85	59.53	58.22	2.98	6.06	84.54	ALL
所有部位除外 C44	970	99.69	185.43	110.87	110.43	4.90	4.90	135.68	559	99.29	109.07	59.23	57.88	2.98	6.04	84.54	ALL exc. C44

部位缩写	男性								女性								ICD-10
	病例数	构成比/%	粗率/(1/10万)	中标率/(1/10万)	世标率/(1/10万)	累积率/% 0—64岁	累积率/% 0—74岁	截缩率35—64岁/(1/10万)	病例数	构成比/%	粗率/(1/10万)	中标率/(1/10万)	世标率/(1/10万)	累积率/% 0—64岁	累积率/% 0—74岁	截缩率35—64岁/(1/10万)	
发病																	
口腔	30	1.83	4.76	3.35	3.26	0.25	0.25	6.96	13	1.10	2.30	1.54	1.49	0.11	0.14	2.76	C00—C10,C12—C14
鼻咽	6	0.37	0.95	0.97	0.79	0.07	0.07	2.55	4	0.34	0.71	0.40	0.43	0.03	0.05	0.80	C11
食管	317	19.39	50.30	30.20	30.35	1.24	1.24	34.02	62	5.26	10.96	6.72	6.25	0.20	0.66	5.34	C15
胃	179	10.95	28.40	17.70	17.53	0.99	0.99	27.26	56	4.75	9.90	6.69	6.35	0.31	0.72	7.69	C16
结直肠	124	7.58	19.67	13.23	12.96	0.70	0.70	20.91	70	5.94	12.38	8.33	8.13	0.41	1.01	11.08	C18—C21
肝脏	165	10.09	26.18	18.61	18.23	1.26	1.26	38.40	60	5.09	10.61	7.32	6.97	0.40	0.81	11.37	C22
胆囊	17	1.04	2.70	1.90	1.86	0.13	0.13	3.98	7	0.59	1.24	0.62	0.69	0.03	0.07	0.74	C23—C24
胰腺	54	3.30	8.57	5.42	5.36	0.30	0.30	8.47	23	1.95	4.07	2.64	2.58	0.14	0.30	4.47	C25
喉	20	1.22	3.17	2.12	2.15	0.11	0.11	3.14	1	0.08	0.18	0.13	0.12	0.01	0.01	0.40	C32
肺	410	25.08	65.05	41.52	41.56	2.10	2.10	58.57	270	22.90	47.74	29.79	29.15	1.39	3.41	40.07	C33—C34
其他胸腔器官	4	0.24	0.63	0.39	0.44	0.04	0.04	1.05	1	0.08	0.18	0.11	0.09	0.00	0.00	0.00	C37—C38
骨	16	0.98	2.54	1.86	1.88	0.09	0.09	2.13	12	1.02	2.12	1.64	1.31	0.09	0.12	1.38	C40—C41
皮肤黑色素瘤	4	0.24	0.63	0.45	0.44	0.02	0.02	0.43	2	0.17	0.35	0.26	0.27	0.03	0.03	0.88	C43
乳房	5	0.31	0.79	0.56	0.56	0.04	0.04	1.28	240	20.36	42.44	35.09	32.75	2.81	3.52	86.12	C50
子宫颈	—	—	—	—	—	—	—	—	95	8.06	16.80	13.91	12.90	1.15	1.34	36.69	C53
子宫体	—	—	—	—	—	—	—	—	42	3.56	7.43	5.38	5.49	0.52	0.64	15.21	C54—C55
卵巢	—	—	—	—	—	—	—	—	29	2.46	5.13	4.28	4.05	0.28	0.46	6.27	C56
前列腺	26	1.59	4.13	2.32	2.24	0.04	0.04	0.98	—	—	—	—	—	—	—	—	C61
睾丸	2	0.12	0.32	0.30	0.28	0.01	0.01	0.54	—	—	—	—	—	—	—	—	C62
肾	24	1.47	3.81	2.66	2.61	0.18	0.18	5.31	12	1.02	2.12	1.58	1.56	0.08	0.21	2.26	C64—C66,C68
膀胱	59	3.61	9.36	5.96	5.91	0.27	0.27	8.12	15	1.27	2.65	1.66	1.74	0.10	0.23	2.90	C67
脑	38	2.32	6.03	4.72	4.76	0.31	0.31	7.37	32	2.71	5.66	4.58	4.22	0.35	0.42	10.69	C70—C72,D32—D33,D42—D43
甲状腺	14	0.86	2.22	2.06	1.75	0.16	0.16	4.13	53	4.50	9.37	8.21	7.49	0.69	0.73	19.72	C73
淋巴瘤	35	2.14	5.55	4.06	4.01	0.27	0.27	7.02	25	2.12	4.42	3.15	3.12	0.23	0.39	6.56	C81—C86,C88,C90,C96
白血病	39	2.39	6.19	4.62	4.84	0.24	0.24	4.63	25	2.12	4.42	3.69	3.64	0.20	0.34	4.58	C91—C95,D45—D47
其他	47	2.87	7.46	4.76	4.85	0.29	0.29	8.13	30	2.54	5.30	3.79	3.54	0.20	0.39	5.23	O&U
所有部位合计	1635	100.00	259.41	169.74	168.62	9.11	9.11	255.38	1179	100.00	208.49	151.51	144.34	9.76	16.01	283.19	ALL
所有部位除外 C44	1626	99.45	257.99	168.88	167.73	9.06	9.06	253.86	1173	99.49	207.42	150.93	143.80	9.76	15.95	283.19	ALL exc. C44
死亡																	
口腔	8	0.68	1.27	0.78	0.84	0.05	0.05	1.36	5	0.86	0.88	0.51	0.52	0.05	0.05	1.22	C00—C10,C12—C14
鼻咽	4	0.34	0.63	0.33	0.35	0.00	0.00	0.00	3	0.52	0.53	0.31	0.31	0.00	0.04	3.03	C11
食管	296	25.28	46.96	27.42	27.26	0.84	0.84	22.78	51	8.78	9.02	5.11	5.06	0.11	0.67	7.27	C15
胃	131	11.19	20.78	13.11	12.80	0.59	0.59	16.62	53	9.12	9.37	5.72	5.58	0.25	0.68	5.61	C16
结直肠	55	4.70	8.73	5.14	5.16	0.17	0.17	4.75	37	6.37	6.54	4.06	3.93	0.19	0.50	8.45	C18—C21
肝脏	131	11.19	20.78	14.35	14.17	0.91	0.91	26.78	45	7.75	7.96	5.24	5.02	0.29	0.55	8.45	C22
胆囊	12	1.02	1.90	1.41	1.39	0.11	0.11	3.36	7	1.20	1.24	0.60	0.61	0.03	0.03	0.74	C23—C24
胰腺	41	3.50	6.51	3.97	3.97	0.16	0.16	4.75	27	4.65	4.77	3.03	3.05	0.16	0.39	3.87	C25
喉	7	0.60	1.11	0.70	0.71	0.02	0.02	0.67	2	0.34	0.35	0.21	0.21	0.01	0.01	0.40	C32
肺	320	27.33	50.77	32.20	31.69	1.43	1.43	40.20	166	28.57	29.35	17.19	16.80	0.68	1.93	18.60	C33—C34
其他胸腔器官	0	0.00	0.00	0.00	0.00	0.00	0.00	0.00	7	1.20	1.24	0.59	0.58	0.02	0.05	0.48	C37—C38
骨	19	1.62	3.01	2.22	2.18	0.08	0.08	1.31	1	0.17	0.18	0.14	0.15	0.02	0.02	0.48	C40—C41
皮肤黑色素瘤	0	0.00	0.00	0.00	0.00	0.00	0.00	0.54	—	—	—	—	—	—	—	—	C43
乳房	1	0.09	0.16	0.18	0.17	0.01	0.01	0.54	45	7.75	7.96	5.91	5.71	0.43	0.67	13.31	C50
子宫颈	—	—	—	—	—	—	—	—	29	4.99	5.13	3.83	3.61	0.25	0.44	7.83	C53
子宫体	—	—	—	—	—	—	—	—	13	2.24	2.30	1.73	1.77	0.12	0.23	3.63	C54—C55
卵巢	—	—	—	—	—	—	—	—	15	2.58	2.65	2.07	1.85	0.10	0.22	3.58	C56
前列腺	11	0.94	1.75	0.85	0.92	0.01	0.01	0.31	—	—	—	—	—	—	—	—	C61
睾丸	2	0.17	0.32	0.43	0.36	0.03	0.03	0.55	—	—	—	—	—	—	—	—	C62
肾	18	1.54	2.86	1.79	1.83	0.08	0.08	2.23	1	0.17	0.18	0.12	0.13	0.00	0.02	0.00	C64—C66,C68
膀胱	18	1.54	2.86	1.57	1.69	0.04	0.04	0.98	5	0.86	0.88	0.37	0.38	0.00	0.02	0.00	C67
脑	27	2.31	4.28	3.37	3.31	0.25	0.25	5.58	21	3.61	3.71	2.76	2.60	0.22	0.26	6.13	C70—C72,D32—D33,D42—D43
甲状腺	2	0.17	0.32	0.22	0.22	0.02	0.02	0.69	5	0.86	0.88	0.59	0.61	0.06	0.06	1.78	C73
淋巴瘤	24	2.05	3.81	2.43	2.51	0.18	0.18	4.92	17	2.93	3.01	1.87	1.83	0.09	0.22	2.74	C81—C86,C88,C90,C96
白血病	24	2.05	3.81	2.64	2.56	0.13	0.13	4.05	13	2.24	2.30	2.08	2.21	0.13	0.21	2.07	C91—C95,D45—D47
其他	20	1.71	3.17	1.81	1.85	0.06	0.06	1.68	13	2.24	2.30	1.19	1.28	0.04	0.15	1.28	O&U
所有部位合计	1171	100.00	185.79	116.92	115.94	5.17	5.17	144.13	581	100.00	102.74	65.40	63.80	3.24	7.43	92.50	ALL
所有部位除外 C44	1168	99.74	185.32	116.67	115.68	5.17	5.17	144.13	575	98.97	101.68	65.10	63.39	3.24	7.41	92.50	ALL exc. C44

附表 7-21 东海县 2017 年恶性肿瘤发病和死亡主要指标

部位缩写	男性								女性								ICD-10
	病例数	构成比/%	粗率/(1/10万)	中标率/(1/10万)	世标率/(1/10万)	累积率/% 0—64岁	0—74岁	截缩率35—64岁/(1/10万)	病例数	构成比/%	粗率/(1/10万)	中标率/(1/10万)	世标率/(1/10万)	累积率/% 0—64岁	0—74岁	截缩率35—64岁/(1/10万)	
发病																	
口腔	20	1.30	3.10	2.22	2.09	0.08	0.08	1.96	8	0.72	1.35	0.80	0.86	0.06	0.09	1.62	C00—C10, C12—C14
鼻咽	21	1.37	3.25	2.60	2.58	0.19	0.19	5.34	8	0.72	1.35	1.02	1.04	0.10	0.12	2.89	C11
食管	151	9.82	23.38	15.40	15.41	0.55	0.55	14.93	33	2.96	5.56	3.35	3.40	0.11	0.36	2.86	C15
胃	170	11.05	26.32	18.06	17.93	0.87	0.87	24.35	64	5.74	10.79	7.53	7.17	0.30	0.80	8.01	C16
结直肠	116	7.54	17.96	13.27	12.94	0.72	0.72	20.28	48	4.30	8.09	5.49	5.30	0.26	0.59	7.94	C18—C21
肝脏	214	13.91	33.13	24.48	23.86	1.61	1.61	47.80	78	7.00	13.15	9.04	9.09	0.47	1.08	12.64	C22
胆囊	28	1.82	4.33	2.96	2.84	0.14	0.14	3.91	16	1.43	2.70	1.58	1.51	0.02	0.18	0.40	C23—C24
胰腺	37	2.41	5.73	4.49	4.25	0.19	0.19	4.90	35	3.14	5.90	4.54	4.31	0.20	0.65	5.12	C25
喉	20	1.30	3.10	2.20	2.20	0.10	0.10	2.83	1	0.09	0.17	0.07	0.06	0.00	0.00	0.00	C32
肺	463	30.10	71.67	49.01	48.55	2.06	2.06	58.21	255	22.87	42.99	28.43	28.06	1.44	3.19	38.70	C33—C34
其他胸腔器官	4	0.26	0.62	0.59	0.51	0.04	0.04	1.23	1	0.09	0.17	0.04	0.04	0.00	0.00	0.00	C37—C38
骨	19	1.24	2.94	2.07	1.95	0.11	0.11	3.28	12	1.08	2.02	1.63	1.50	0.05	0.25	1.24	C40—C41
皮肤黑色素瘤	2	0.13	0.31	0.22	0.22	0.02	0.02	0.71	1	0.09	0.17	0.19	0.17	0.01	0.01	0.56	C43
乳房	1	0.07	0.15	0.11	0.11	0.01	0.01	0.34	187	16.77	31.53	26.96	24.65	2.02	2.57	64.91	C50
子宫颈	—	—	—	—	—	—	—	—	84	7.53	14.16	11.88	11.10	0.88	1.20	26.82	C53
子宫体	—	—	—	—	—	—	—	—	53	4.75	8.94	6.91	6.76	0.57	0.74	17.14	C54—C55
卵巢	—	—	—	—	—	—	—	—	33	2.96	5.56	4.33	4.15	0.30	0.51	8.90	C56
前列腺	25	1.63	3.87	2.41	2.34	0.06	0.06	1.44	—	—	—	—	—	—	—	—	C61
睾丸	0	0.00	0.00	0.00	0.00	0.00	0.00	0.00	—	—	—	—	—	—	—	—	C62
肾	13	0.85	2.01	1.57	1.46	0.09	0.09	2.66	10	0.90	1.69	1.29	1.67	0.07	0.16	1.14	C64—C66, C68
膀胱	55	3.58	8.51	5.44	5.29	0.20	0.20	5.78	5	0.36	0.67	0.51	0.51	0.05	0.05	1.33	C67
脑	42	2.73	6.50	5.55	5.51	0.35	0.35	8.66	53	4.75	8.94	7.00	6.68	0.36	0.86	10.52	C70—C72, D32—D33, D42—D43
甲状腺	7	0.46	1.08	0.78	0.73	0.05	0.05	1.39	28	2.51	4.72	4.45	3.92	0.33	0.33	8.45	C73
淋巴瘤	40	2.60	6.19	5.11	4.81	0.28	0.28	7.26	24	2.15	4.05	3.09	3.13	0.23	0.37	6.01	C81—C86, C88, C90, C96
白血病	45	2.93	6.97	5.86	6.57	0.37	0.37	6.62	32	2.87	5.40	4.14	4.30	0.25	0.35	5.42	C91—C95, D45—D47
其他	45	2.93	6.97	5.32	5.17	0.25	0.25	5.39	47	4.22	7.92	5.86	5.75	0.38	0.65	11.71	O&U
所有部位合计	1 538	100.00	238.09	169.74	167.32	8.32	8.32	229.29	1115	100.00	187.98	140.12	135.13	8.46	15.11	243.93	ALL
所有部位除外 C44	1 522	98.96	235.61	167.97	165.58	8.26	8.26	227.92	1101	98.74	185.62	138.77	133.75	8.39	14.98	242.24	ALL exc. C44
死亡																	
口腔	18	1.41	2.79	1.84	1.82	0.05	0.05	1.33	2	0.29	0.34	0.11	0.12	0.00	0.00	0.00	C00—C10, C12—C14
鼻咽	9	0.70	1.39	1.01	1.05	0.03	0.03	0.69	4	0.57	0.67	0.48	0.51	0.06	0.06	1.64	C11
食管	131	10.23	20.28	13.18	13.10	0.30	0.30	8.14	35	5.00	5.90	3.82	3.67	0.11	0.44	2.89	C15
胃	137	10.70	21.21	13.86	13.24	0.49	0.49	13.82	50	7.14	8.43	5.41	5.06	0.20	0.45	5.78	C16
结直肠	58	4.53	8.98	6.42	6.01	0.29	0.29	8.35	36	5.14	6.07	3.71	3.52	0.10	0.37	2.75	C18—C21
肝脏	229	17.89	35.45	26.09	25.40	1.68	1.68	48.62	81	11.57	13.66	9.31	9.29	0.48	1.21	13.64	C22
胆囊	29	2.27	4.49	3.04	2.88	0.14	0.14	4.04	19	2.71	3.20	2.02	1.90	0.00	0.29	0.00	C23—C24
胰腺	31	2.42	4.80	3.36	3.12	0.16	0.16	4.42	33	4.71	5.56	3.71	3.74	0.21	0.47	5.35	C25
喉	10	0.78	1.55	1.07	1.05	0.04	0.04	1.03	0	0.00	0.00	0.00	0.00	0.00	0.00	0.00	C32
肺	414	32.34	64.09	42.45	41.72	1.59	1.59	43.83	228	32.57	38.44	24.79	24.57	0.92	2.90	24.16	C33—C34
其他胸腔器官	2	0.16	0.31	0.18	0.21	0.03	0.03	0.69	0	0.00	0.00	0.00	0.00	0.00	0.00	0.00	C37—C38
骨	23	1.80	3.56	2.80	2.63	0.15	0.15	4.24	9	1.29	1.52	1.28	1.20	0.04	0.17	0.84	C40—C41
皮肤黑色素瘤	2	0.16	0.31	0.22	0.23	0.01	0.01	0.34	1	0.14	0.17	0.19	0.17	0.01	0.01	0.56	C43
乳房	1	0.08	0.15	0.13	0.13	0.00	0.00	0.00	53	7.57	8.94	7.48	6.77	0.46	0.73	15.27	C50
子宫颈	—	—	—	—	—	—	—	—	15	2.14	2.53	1.91	1.84	0.11	0.22	4.34	C53
子宫体	—	—	—	—	—	—	—	—	26	3.71	4.38	2.94	2.86	0.21	0.27	6.31	C54—C55
卵巢	—	—	—	—	—	—	—	—	13	1.86	2.19	1.59	1.57	0.10	0.18	2.79	C56
前列腺	22	1.72	3.41	1.83	1.84	0.03	0.03	0.69	—	—	—	—	—	—	—	—	C61
睾丸	1	0.08	0.15	0.05	0.08	0.00	0.00	0.00	—	—	—	—	—	—	—	—	C62
肾	11	0.86	1.70	1.10	1.13	0.05	0.05	1.46	4	0.57	0.67	0.50	0.49	0.03	0.05	0.81	C64—C66, C68
膀胱	31	2.42	4.80	2.88	2.81	0.09	0.09	2.51	2	0.29	0.34	0.23	0.22	0.00	0.02	0.40	C67
脑	31	2.42	4.80	4.07	3.97	0.27	0.27	6.07	32	4.57	5.40	3.84	3.78	0.12	0.55	3.83	C70—C72, D32—D33, D42—D43
甲状腺	1	0.08	0.15	0.07	0.06	0.00	0.00	0.00	1	0.14	0.17	0.12	0.10	0.00	0.00	0.00	C73
淋巴瘤	30	2.34	4.64	3.38	3.34	0.16	0.16	4.27	14	2.00	2.36	1.90	1.78	0.08	0.22	2.77	C81—C86, C88, C90, C96
白血病	34	2.66	5.26	4.42	4.49	0.25	0.25	4.31	29	4.14	4.89	3.74	3.77	0.22	0.31	4.17	C91—C95, D45—D47
其他	25	1.95	3.87	2.41	2.35	0.08	0.08	1.78	13	1.86	2.19	1.59	1.51	0.09	0.15	2.45	O&U
所有部位合计	1 280	100.00	198.15	135.86	132.89	5.88	5.88	160.65	700	100.00	118.02	80.86	78.44	3.61	9.08	100.75	ALL
所有部位除外 C44	1 267	98.98	196.14	134.66	131.77	5.85	5.85	160.31	695	99.29	117.17	80.31	77.95	3.61	9.05	100.75	ALL exc. C44

附表 7-22　灌云县 2017 年恶性肿瘤发病和死亡主要指标

部位缩写	男性								女性								ICD-10
	病例数	构成比/%	粗率/(1/10万)	中标率/(1/10万)	世标率/(1/10万)	累积率/% 0—64岁	0—74岁	截缩率35—64岁/(1/10万)	病例数	构成比/%	粗率/(1/10万)	中标率/(1/10万)	世标率/(1/10万)	累积率/% 0—64岁	0—74岁	截缩率35—64岁/(1/10万)	
发病																	
口腔	16	1.30	2.92	2.03	2.01	0.06	0.06	1.29	7	0.73	1.42	0.95	0.98	0.05	0.11	1.48	C00—C10, C12—C14
鼻咽	9	0.73	1.64	1.39	1.32	0.12	0.12	3.80	4	0.42	0.81	0.48	0.47	0.02	0.04	0.47	C11
食管	153	12.43	27.91	17.88	18.13	0.68	0.68	18.33	70	7.27	14.21	8.45	8.27	0.24	1.00	6.28	C15
胃	134	10.89	24.44	16.10	15.95	0.83	0.83	23.02	63	6.54	12.79	8.44	8.54	0.43	1.01	12.69	C16
结直肠	83	6.74	15.14	10.49	10.33	0.59	0.59	17.10	71	7.37	14.41	10.00	9.96	0.66	1.19	18.13	C18—C21
肝脏	230	18.68	41.95	31.67	31.36	2.32	2.32	69.52	86	8.93	17.45	12.39	11.98	0.81	1.25	24.13	C22
胆囊	14	1.14	2.55	1.62	1.67	0.09	0.09	2.44	12	1.25	2.44	1.39	1.45	0.12	0.12	3.24	C23—C24
胰腺	44	3.57	8.03	5.74	5.70	0.33	0.33	10.02	28	2.91	5.68	3.55	3.50	0.14	0.38	3.89	C25
喉	8	0.65	1.46	1.10	0.99	0.03	0.03	0.93	0	0.00	0.00	0.00	0.00	0.00	0.00	0.00	C32
肺	280	22.75	51.07	34.94	35.51	1.69	1.69	48.46	175	18.17	35.52	22.90	23.08	1.04	2.79	29.42	C33—C34
其他胸腔器官	4	0.32	0.73	0.55	0.56	0.05	0.05	1.38	3	0.31	0.61	0.54	0.51	0.05	0.05	1.64	C37—C38
骨	7	0.57	1.28	1.03	0.95	0.03	0.03	0.00	7	0.73	1.42	1.08	1.09	0.02	0.04	0.47	C40—C41
皮肤黑色素瘤	2	0.16	0.36	0.24	0.27	0.02	0.02	0.42	2	0.21	0.41	0.39	0.30	0.01	0.04	0.00	C43
乳房	3	0.24	0.55	0.47	0.42	0.03	0.03	0.93	141	14.64	28.62	24.10	21.89	1.75	2.26	52.71	C50
子宫颈	—	—	—	—	—	—	—	—	62	6.44	12.58	10.77	9.93	0.76	1.06	24.63	C53
子宫体	—	—	—	—	—	—	—	—	30	3.12	6.09	4.29	4.21	0.34	0.44	10.23	C54—C55
卵巢	—	—	—	—	—	—	—	—	27	2.80	5.48	3.89	3.78	0.22	0.44	6.96	C56
前列腺	37	3.01	6.75	4.03	4.00	0.05	0.05	1.34	—	—	—	—	—	—	—	—	C61
睾丸	1	0.08	0.18	0.14	0.13	0.00	0.00	0.00	—	—	—	—	—	—	—	—	C62
肾	20	1.62	3.65	2.31	2.65	0.19	0.19	4.57	17	1.77	3.45	2.39	2.43	0.18	0.25	5.58	C64—C66, C68
膀胱	42	3.41	7.66	4.85	4.94	0.19	0.19	4.68	11	1.14	2.23	1.50	1.41	0.08	0.14	2.51	C67
脑	32	2.60	5.84	4.92	4.69	0.35	0.35	9.87	38	3.95	7.71	6.11	6.50	0.37	0.62	8.54	C70—C72, D32—D33, D42—D43
甲状腺	8	0.65	1.46	1.43	1.21	0.09	0.09	1.90	42	4.36	8.52	7.14	6.58	0.53	0.68	16.80	C73
淋巴瘤	36	2.92	6.57	4.76	4.87	0.33	0.33	9.13	21	2.18	4.26	2.98	2.84	0.16	0.31	4.49	C81—C86, C88, C90, C96
白血病	34	2.76	6.20	5.27	5.87	0.42	0.42	7.54	21	2.18	4.26	3.71	3.58	0.24	0.38	6.15	C91—C95, D45—D47
其他	34	2.76	6.20	4.80	4.54	0.25	0.25	6.33	25	2.60	5.07	3.28	3.95	0.23	0.37	5.22	O&U
所有部位合计	1 231	100.00	224.54	157.77	158.09	8.72	8.72	242.99	963	100.00	195.44	140.71	137.23	8.49	15.07	245.65	ALL
所有部位除外 C44	1 227	99.68	223.81	157.31	157.66	8.69	8.69	242.04	956	99.27	194.02	139.81	136.22	8.44	14.99	244.05	ALL exc. C44
死亡																	
口腔	12	1.19	2.19	1.34	1.34	0.06	0.06	1.71	5	0.75	1.01	0.57	0.64	0.00	0.06	0.00	C00—C10, C12—C14
鼻咽	5	0.49	0.91	0.79	0.75	0.04	0.04	1.54	2	0.30	0.41	0.24	0.24	0.02	0.02	0.47	C11
食管	150	14.82	27.36	17.13	17.12	0.51	0.51	13.78	68	10.24	13.80	8.04	7.96	0.23	0.80	5.96	C15
胃	111	10.97	20.25	12.62	12.21	0.53	0.53	15.03	51	7.68	10.35	6.57	6.52	0.26	0.74	7.79	C16
结直肠	38	3.75	6.93	4.63	4.62	0.21	0.21	6.57	39	5.87	7.92	5.24	5.09	0.24	0.50	6.61	C18—C21
肝脏	211	20.85	38.49	28.65	28.45	2.15	2.15	64.42	82	12.35	16.64	11.35	11.38	0.78	1.26	21.82	C22
胆囊	12	1.19	2.19	1.45	1.56	0.08	0.08	2.05	15	2.26	3.04	1.75	1.73	0.09	0.14	2.35	C23—C24
胰腺	47	4.64	8.57	6.30	6.38	0.35	0.35	10.61	32	4.82	6.49	3.99	4.05	0.20	0.41	5.65	C25
喉	6	0.59	1.09	0.64	0.66	0.02	0.02	0.42	0	0.00	0.00	0.00	0.00	0.00	0.00	0.00	C32
肺	242	23.91	44.14	28.47	29.14	1.23	1.23	34.53	146	21.99	29.63	19.04	19.23	0.75	2.42	20.81	C33—C34
其他胸腔器官	3	0.30	0.55	0.44	0.43	0.03	0.03	0.96	2	0.30	0.41	0.33	0.31	0.03	0.03	1.01	C37—C38
骨	7	0.69	1.28	0.83	0.83	0.03	0.03	0.96	9	1.36	1.83	1.31	1.34	0.09	0.15	2.40	C40—C41
皮肤黑色素瘤	0	0.00	0.00	0.00	0.00	0.00	0.00	0.00	0	0.00	0.00	0.00	0.00	0.00	0.00	0.00	C43
乳房	0	0.00	0.00	0.00	0.00	0.00	0.00	0.00	50	7.53	10.15	7.63	7.38	0.49	0.80	15.41	C50
子宫颈	—	—	—	—	—	—	—	—	25	3.77	5.07	4.08	3.87	0.29	0.47	9.24	C53
子宫体	—	—	—	—	—	—	—	—	19	2.86	3.86	2.57	2.54	0.15	0.24	4.50	C54—C55
卵巢	—	—	—	—	—	—	—	—	17	2.56	3.45	2.57	2.49	0.17	0.27	5.00	C56
前列腺	21	2.08	3.83	2.06	2.11	0.01	0.01	0.53	—	—	—	—	—	—	—	—	C61
睾丸	1	0.10	0.18	0.14	0.13	0.00	0.00	0.00	—	—	—	—	—	—	—	—	C62
肾	16	1.58	2.92	1.94	1.97	0.08	0.08	2.34	11	1.66	2.23	1.40	1.36	0.05	0.12	1.62	C64—C66, C68
膀胱	17	1.68	3.10	1.46	1.72	0.03	0.03	0.84	3	0.45	0.61	0.42	0.42	0.02	0.09	0.42	C67
脑	32	3.16	5.84	4.61	4.62	0.30	0.30	8.92	21	3.16	4.26	3.12	3.44	0.19	0.27	3.87	C70—C72, D32—D33, D42—D43
甲状腺	1	0.10	0.18	0.13	0.14	0.00	0.00	0.00	11	1.66	2.23	1.46	1.56	0.10	0.20	2.89	C73
淋巴瘤	32	3.16	5.84	3.98	4.01	0.23	0.23	6.19	21	3.16	4.26	2.84	2.67	0.11	0.29	2.83	C81—C86, C88, C90, C96
白血病	23	2.27	4.20	3.46	3.53	0.21	0.21	3.98	17	2.56	3.45	2.87	2.19	0.04	0.20	0.58	C91—C95, D45—D47
其他	25	2.47	4.56	3.15	3.22	0.16	0.16	3.71	18	2.71	3.65	2.19	2.58	—	—	—	O&U
所有部位合计	1 012	100.00	184.59	124.22	124.95	6.25	6.25	179.11	664	100.00	134.76	89.57	89.58	4.53	9.78	126.18	ALL
所有部位除外 C44	1 009	99.70	184.04	123.93	124.63	6.25	6.25	179.11	659	99.25	133.74	89.11	88.95	4.53	9.74	126.18	ALL exc. C44

附表 7-23　灌南县 2017 年恶性肿瘤发病和死亡主要指标

部位缩写	男性 病例数	构成比/%	粗率/(1/10万)	中标率/(1/10万)	世标率/(1/10万)	累积率/% 0—64岁	累积率/% 0—74岁	截缩率 35—64岁/(1/10万)	女性 病例数	构成比/%	粗率/(1/10万)	中标率/(1/10万)	世标率/(1/10万)	累积率/% 0—64岁	累积率/% 0—74岁	截缩率 35—64岁/(1/10万)	ICD-10
发病																	
口腔	8	0.89	1.84	1.58	1.68	0.13	0.13	3.40	5	0.73	1.30	1.14	1.13	0.08	0.12	2.59	C00—C10, C12—C14
鼻咽	8	0.89	1.84	1.81	1.69	0.15	0.15	4.03	3	0.44	0.78	0.87	0.91	0.08	0.08	1.88	C11
食管	141	15.63	32.50	32.19	33.82	1.53	1.53	40.77	76	11.05	19.73	14.40	14.85	0.56	1.65	15.25	C15
胃	106	11.75	24.43	23.31	24.26	1.16	1.16	32.26	51	7.41	13.24	10.60	10.60	0.51	1.27	13.73	C16
结直肠	76	8.43	17.52	16.99	17.58	1.30	1.30	35.63	61	8.87	15.83	12.97	12.73	0.87	1.32	25.84	C18—C21
肝脏	120	13.30	27.66	26.27	26.16	2.24	2.24	63.84	51	7.41	13.24	10.70	10.83	0.75	1.21	22.11	C22
胆囊	20	2.22	4.61	4.29	4.66	0.36	0.36	9.23	15	2.18	3.89	2.73	2.58	0.11	0.23	3.37	C23—C24
胰腺	31	3.44	7.15	6.83	7.04	0.52	0.52	14.21	15	2.18	3.89	2.90	2.99	0.15	0.35	3.90	C25
喉	6	0.67	1.38	1.32	1.46	0.10	0.10	2.69	1	0.15	0.26	0.28	0.25	0.02	0.02	0.80	C32
肺	234	25.94	53.94	51.47	53.05	2.93	2.93	78.17	117	17.01	30.37	23.52	24.30	1.33	3.22	37.24	C33—C34
其他胸腔器官	3	0.33	0.69	0.74	0.75			1.76	1	0.15	0.26	0.20	0.20	0.00	0.03	0.00	C37—C38
骨	7	0.78	1.61	1.53	1.67	0.08	0.08	2.43	7	1.02	1.82	1.94	1.79	0.07	0.16	1.47	C40—C41
皮肤黑色素瘤	0	0.00	0.00	0.00	0.00	0.00	0.00	0.00	3	0.44	0.78	0.87	0.77	0.09	0.09	1.73	C43
乳房	0	0.00	0.00	0.00	0.00	0.00	0.00	0.00	71	10.32	18.43	16.94	16.14	1.26	1.72	39.65	C50
子宫颈	—	—	—	—	—	—	—	—	46	6.69	11.94	11.24	10.66	1.01	1.11	28.53	C53
子宫体	—	—	—	—	—	—	—	—	30	4.36	7.79	6.90	6.60	0.59	0.69	17.35	C54—C55
卵巢	—	—	—	—	—	—	—	—	20	2.91	5.19	4.82	4.19	0.27	0.52	9.04	C56
前列腺	30	3.33	6.92	6.69	6.87	0.21	0.21	5.37	—	—	—	—	—	—	—	—	C61
睾丸	0	0.00	0.00	0.00	0.00	0.00	0.00	0.00	—	—	—	—	—	—	—	—	C62
肾	9	1.00	2.07	1.87	1.79	0.07	0.07	2.55	6	0.87	1.56	1.56	1.41	0.14	0.14	2.97	C64—C66, C68
膀胱	15	1.66	3.46	3.38	3.24	0.18	0.18	5.18	4	0.58	1.04	1.03	1.21	0.15	0.15	3.90	C67
脑	19	2.11	4.38	3.83	3.95	0.31	0.31	8.67	28	4.07	7.27	6.38	6.24	0.52	0.66	14.14	C70—C72, D32—D33, D42—D43
甲状腺	10	1.11	2.31	2.51	2.14	0.16	0.16	5.56	17	2.47	4.41	3.62	3.43	0.28	0.32	7.93	C73
淋巴瘤	19	2.11	4.38	4.19	4.20	0.16	0.16	4.98	16	2.33	4.15	3.37	3.52	0.24	0.34	6.09	C81—C86, C88, C90, C96
白血病	21	2.33	4.84	4.74	5.00	0.36	0.36	7.56	27	3.92	7.01	6.03	6.19	0.37	0.70	8.92	C91—C95, D45—D47
其他	19	2.11	4.38	4.46	4.50	0.23	0.23	5.60	17	2.47	4.41	3.30	3.06	0.10	0.31	2.73	O&U
所有部位合计	902	100.00	207.92	199.98	205.51	12.23	12.23	333.90	688	100.00	178.57	147.93	146.60	9.56	16.43	271.15	ALL
所有部位除外 C44	896	99.33	206.54	198.58	203.92	12.22	12.22	333.90	687	99.85	178.31	147.76	146.32	9.56	16.43	271.15	ALL exc. C44
死亡																	
口腔	3	0.42	0.69	0.59	0.56	0.02	0.02	0.61	3	0.72	0.78	0.63	0.66	0.07	0.07	1.73	C00—C10, C12—C14
鼻咽	2	0.28	0.46	0.53	0.55	0.06	0.06	1.76	3	0.72	0.78	0.64	0.56	0.02	0.07	0.80	C11
食管	108	15.06	24.90	24.19	24.69	0.82	0.82	21.91	66	15.79	17.13	12.45	13.38	0.45	1.59	11.69	C15
胃	97	13.53	22.36	21.07	21.54	0.86	0.86	23.50	33	7.89	8.57	6.16	6.17	0.51	0.70	4.19	C16
结直肠	28	3.91	6.45	6.07	6.21	0.29	0.29	7.89	25	5.98	6.49	5.27	5.23	0.28	0.65	7.68	C18—C21
肝脏	120	16.74	27.66	26.75	26.50	2.26	2.26	64.52	45	10.77	11.68	9.93	10.16	0.70	1.15	20.92	C22
胆囊	15	2.09	3.46	3.49	3.53	0.29	0.29	7.72	16	3.83	4.15	3.16	3.28	0.17	0.33	6.61	C23—C24
胰腺	25	3.49	5.76	5.47	6.00	0.39	0.39	10.95	17	4.07	4.41	3.43	3.46	0.20	0.44	5.69	C25
喉	3	0.42	0.69	0.62	0.58				0	0.00	0.00	0.00	0.00	0.00	0.00	0.00	C32
肺	227	31.66	52.33	48.86	48.94	2.25	2.25	59.52	89	21.29	23.10	17.79	18.26	1.13	2.18	31.33	C33—C34
其他胸腔器官	2	0.28	0.46	0.49	0.53	0.04	0.04	1.05	1	0.24	0.26	0.28	0.26	0.00	0.02	0.80	C37—C38
骨	7	0.98	1.61	1.65	1.89	0.08	0.08	1.64	7	1.67	1.82	1.64	1.60	0.12	0.22	3.55	C40—C41
皮肤黑色素瘤	0	0.00	0.00	0.00	0.00	0.00	0.00	0.00	2	0.48	0.52	0.38	0.34	0.02	0.02	0.71	C43
乳房	1	0.14	0.23	0.28	0.23	0.01	0.01	0.00	19	4.55	4.93	4.96	5.20	0.51	0.63	12.43	C50
子宫颈	—	—	—	—	—	—	—	—	7	1.67	1.82	1.64	1.55	0.11	0.19	3.73	C53
子宫体	—	—	—	—	—	—	—	—	8	1.91	2.08	1.89	1.75	0.14	0.22	4.38	C54—C55
卵巢	—	—	—	—	—	—	—	—	13	3.11	3.37	2.67	2.69	0.08	0.44	2.59	C56
前列腺	10	1.39	2.31	2.35	2.33	0.06	0.06	1.67	—	—	—	—	—	—	—	—	C61
睾丸	0	0.00	0.00	0.00	0.00	0.00	0.00	0.00	—	—	—	—	—	—	—	—	C62
肾	6	0.84	1.38	1.25	1.09	0.04	0.04	1.30	4	0.96	1.04	0.80	0.73	0.06	0.06	2.04	C64—C66, C68
膀胱	9	1.26	2.07	1.96	1.76	0.06	0.06	1.76	2	0.48	0.52	0.44	0.46	0.04	0.04	1.09	C67
脑	12	1.67	2.77	2.62	2.70	0.18	0.18	4.72	18	4.31	4.67	4.35	3.89	0.31	0.41	9.07	C70—C72, D32—D33, D42—D43
甲状腺	1	0.14	0.23	0.20	0.21	0.00	0.00	0.00	1	0.24	0.26	0.19	0.19	0.00	0.05	0.00	C73
淋巴瘤	14	1.95	3.23	2.82	2.56	0.08	0.08	1.80	12	2.87	3.11	2.33	2.37	0.15	0.27	3.90	C81—C86, C88, C90, C96
白血病	19	2.65	4.38	4.49	4.58	0.36	0.36	8.45	17	4.07	4.41	3.63	3.76	0.22	0.41	5.11	C91—C95, D45—D47
其他	8	1.12	1.84	1.79	1.87	0.01	0.01	0.54	10	2.39	2.60	1.80	1.74	0.02	0.10	0.67	O&U
所有部位合计	717	100.00	165.28	157.78	159.17	8.15	8.15	221.32	418	100.00	108.49	86.45	87.88	5.08	10.25	140.71	ALL
所有部位除外 C44	714	99.58	164.58	157.00	158.21	8.15	8.15	221.32	415	99.28	107.71	85.92	87.14	5.08	10.22	140.71	ALL exc. C44

附表 7-24　淮安市淮安区 2017 年恶性肿瘤发病和死亡主要指标

部位缩写	男性								女性								ICD-10
	病例数	构成比/%	粗率/(1/10万)	中标率/(1/10万)	世标率/(1/10万)	累积率/% 0—64岁	累积率/% 0—74岁	截缩率 35—64岁/(1/10万)	病例数	构成比/%	粗率/(1/10万)	中标率/(1/10万)	世标率/(1/10万)	累积率/% 0—64岁	累积率/% 0—74岁	截缩率 35—64岁/(1/10万)	
发病																	
口腔	23	1.07	3.79	2.46	2.37	0.11	0.11	3.59	20	1.27	3.56	2.05	2.12	0.13	0.20	2.62	C00—C10, C12—C14
鼻咽	23	1.07	3.79	2.68	2.58	0.21	0.21	5.00	8	0.51	1.43	0.76	0.73	0.06	0.06	1.72	C11
食管	547	25.51	90.05	51.92	52.29	2.13	2.13	57.20	395	25.05	70.39	34.63	34.27	1.05	4.47	27.75	C15
胃	350	16.32	57.62	33.05	32.69	1.28	1.28	36.07	153	9.70	27.27	14.50	14.22	0.53	1.85	15.26	C16
结直肠	145	6.76	23.87	15.53	14.84	0.82	0.82	24.17	95	6.02	16.93	10.21	9.82	0.69	1.23	19.98	C18—C21
肝脏	179	8.35	29.47	18.85	18.31	1.22	1.22	36.07	72	4.57	12.83	6.53	6.33	0.31	0.74	9.09	C22
胆囊	30	1.40	4.94	3.02	2.97	0.12	0.12	2.86	22	1.40	3.92	2.09	2.18	0.10	0.31	2.82	C23—C24
胰腺	63	2.94	10.37	6.00	5.93	0.27	0.27	7.54	40	2.54	7.13	3.82	3.70	0.18	0.44	5.59	C25
喉	18	0.84	2.96	1.71	1.69	0.05	0.05	1.31	3	0.19	0.53	0.26	0.28	0.00	0.06	0.00	C32
肺	436	20.34	71.78	41.47	41.48	1.65	1.65	44.47	217	13.76	38.67	19.39	18.73	0.83	2.11	24.38	C33—C34
其他胸腔器官	6	0.28	0.99	0.59	0.57	0.03	0.03	0.90	1	0.06	0.18	0.12	0.13	0.02	0.02	0.43	C37—C38
骨	15	0.70	2.47	1.72	1.70	0.10	0.10	2.56	8	0.51	1.43	0.84	0.86	0.07	0.11	1.84	C40—C41
皮肤黑色素瘤	5	0.23	0.82	0.66	0.70	0.04	0.04	0.75	3	0.19	0.53	0.32	0.34	0.04	0.04	1.08	C43
乳房	0	0.00	0.00	0.00	0.00	0.00	0.00	0.00	191	12.11	34.04	23.07	21.30	1.80	2.28	56.04	C50
子宫颈	—	—	—	—	—	—	—	—	83	5.26	14.79	10.25	9.41	0.78	0.99	26.56	C53
子宫体	—	—	—	—	—	—	—	—	40	2.54	7.13	4.26	4.28	0.38	0.49	11.18	C54—C55
卵巢	—	—	—	—	—	—	—	—	35	2.22	6.24	4.14	3.89	0.25	0.54	7.66	C56
前列腺	33	1.54	5.43	2.99	2.75	0.08	0.08	2.03	—	—	—	—	—	—	—	—	C61
睾丸	4	0.19	0.66	0.38	0.39	0.03	0.03	0.91	—	—	—	—	—	—	—	—	C62
肾	31	1.45	5.10	3.15	3.03	0.20	0.20	5.75	16	1.01	2.85	1.73	1.58	0.11	0.17	2.97	C64—C66, C68
膀胱	56	2.61	9.22	5.68	5.68	0.37	0.37	10.55	13	0.82	2.32	1.07	1.09	0.02	0.17	0.64	C67
脑	32	1.49	5.27	3.74	3.75	0.24	0.24	4.94	21	1.33	3.74	2.41	2.37	0.12	0.26	3.15	C70—C72, D32—D33, D42—D43
甲状腺	18	0.84	2.96	2.35	2.06	0.16	0.16	3.53	41	2.60	7.31	5.32	4.75	0.40	0.44	11.86	C73
淋巴瘤	27	1.26	4.44	2.91	2.77	0.13	0.13	3.54	17	1.08	3.03	1.70	1.69	0.11	0.20	3.01	C81—C86, C88, C90, C96
白血病	45	2.10	7.41	5.57	5.79	0.38	0.38	8.02	29	1.84	5.17	3.68	3.46	0.20	0.37	3.84	C91—C95, D45—D47
其他	58	2.71	9.55	6.22	5.80	0.37	0.37	10.13	54	3.42	9.62	5.36	5.08	0.31	0.53	8.73	O&U
所有部位合计	2 144	100.00	352.96	212.66	210.14	9.97	9.97	271.90	1 577	100.00	281.04	158.54	152.60	8.50	18.07	248.20	ALL
所有部位除外 C44	2 128	99.25	350.33	210.79	208.51	9.92	9.92	270.89	1 564	99.18	278.73	157.37	151.43	8.45	17.93	246.67	ALL exc. C44
死亡																	
口腔	12	0.72	1.98	1.12	1.15	0.04	0.04	0.93	6	0.63	1.07	0.49	0.41	0.00	0.02	0.00	C00—C10, C12—C14
鼻咽	10	0.60	1.65	1.01	1.03	0.07	0.07	2.03	5	0.52	0.89	0.40	0.35	0.01	0.01	0.32	C11
食管	457	27.40	75.23	42.64	42.64	1.21	1.21	32.55	294	30.75	52.39	23.69	23.02	0.52	2.63	13.43	C15
胃	294	17.63	48.40	27.86	26.86	0.81	0.81	22.86	106	11.09	18.89	9.29	8.73	0.23	1.00	6.17	C16
结直肠	72	4.32	11.85	6.75	6.51	0.28	0.28	8.22	43	4.50	7.66	3.95	3.84	0.10	0.43	5.43	C18—C21
肝脏	179	10.73	29.47	18.66	18.46	1.18	1.18	35.28	61	6.38	10.87	5.64	5.30	0.29	0.59	8.07	C22
胆囊	20	1.20	3.29	1.90	1.89	0.07	0.07	1.85	23	2.41	4.10	2.07	2.12	0.09	0.29	2.46	C23—C24
胰腺	54	3.24	8.89	5.12	5.05	0.24	0.24	6.62	34	3.56	6.06	3.18	3.18	0.12	0.46	3.51	C25
喉	7	0.42	1.15	0.65	0.63	0.03	0.03	0.71	2	0.21	0.36	0.09	0.09	0.00	0.00	0.00	C32
肺	384	23.02	63.22	36.73	36.20	1.20	1.20	31.84	195	20.40	34.75	17.54	17.26	0.71	2.06	19.66	C33—C34
其他胸腔器官	2	0.12	0.33	0.17	0.17	0.01	0.01	0.31	1	0.10	0.18	0.15	0.14	0.00	0.01	0.45	C37—C38
骨	12	0.72	1.98	1.26	1.22	0.03	0.03	0.40	6	0.63	1.07	0.59	0.57	0.03	0.06	1.11	C40—C41
皮肤黑色素瘤	4	0.24	0.66	0.40	0.41	0.01	0.01	0.45	1	0.10	0.18	0.09	0.10	0.01	0.01	0.33	C43
乳房	1	0.06	0.16	0.07	0.05	0.00	0.00	0.00	59	6.17	10.51	6.39	6.28	0.53	0.75	15.91	C50
子宫颈	—	—	—	—	—	—	—	—	17	1.78	3.03	1.68	1.66	0.12	0.19	3.73	C53
子宫体	—	—	—	—	—	—	—	—	11	1.15	1.96	1.22	1.22	0.10	0.15	2.68	C54—C55
卵巢	—	—	—	—	—	—	—	—	14	1.46	2.49	1.67	1.58	0.09	0.23	1.95	C56
前列腺	19	1.14	3.13	1.48	1.41	0.03	0.03	0.71	—	—	—	—	—	—	—	—	C61
睾丸	0	0.00	0.00	0.00	0.00	0.00	0.00	0.00	—	—	—	—	—	—	—	—	C62
肾	7	0.42	1.15	0.64	0.59	0.02	0.02	0.40	4	0.42	0.71	0.28	0.24	0.01	0.01	0.30	C64—C66, C68
膀胱	16	0.96	2.63	1.34	1.36	0.03	0.03	0.92	2	0.21	0.36	0.14	0.17	0.00	0.02	0.00	C67
脑	30	1.80	4.94	3.71	3.81	0.21	0.21	4.12	21	2.20	3.74	2.54	2.35	0.12	0.29	2.48	C70—C72, D32—D33, D42—D43
甲状腺	6	0.36	0.99	0.47	0.50	0.02	0.02	0.62	5	0.52	0.89	0.42	0.37	0.02	0.05	0.66	C73
淋巴瘤	7	0.42	1.15	0.70	0.62	0.02	0.02	0.70	6	0.63	1.07	0.52	0.50	0.02	0.05	0.43	C81—C86, C88, C90, C96
白血病	34	2.04	5.60	3.60	3.54	0.24	0.24	5.74	20	2.09	3.56	2.13	2.11	0.12	0.27	3.21	C91—C95, D45—D47
其他	41	2.46	6.75	4.03	4.00	0.22	0.22	6.05	20	2.09	3.56	1.76	1.57	0.04	0.13	93.49	O&U
所有部位合计	1 668	100.00	274.60	160.31	158.09	5.96	5.96	163.28	956	100.00	170.37	85.91	83.17	3.38	9.69	93.49	ALL
所有部位除外 C44	1 661	99.58	273.45	159.57	157.40	5.94	5.94	162.99	955	99.90	170.19	85.80	83.06	3.38	9.67	93.49	ALL exc. C44

附表 7-25　淮安市淮阴区 2017 年恶性肿瘤发病和死亡主要指标

部位缩写	男性								女性								ICD-10
	病例数	构成比/%	粗率/(1/10万)	中标率/(1/10万)	世标率/(1/10万)	累积率/% 0—64岁	累积率/% 0—74岁	截缩率35—64岁/(1/10万)	病例数	构成比/%	粗率/(1/10万)	中标率/(1/10万)	世标率/(1/10万)	累积率/% 0—64岁	累积率/% 0—74岁	截缩率35—64岁/(1/10万)	
发病																	
口腔	21	1.42	4.38	2.76	2.75	0.18	0.18	4.82	4	0.41	0.90	0.50	0.50	0.03	0.07	0.95	C00—C10, C12—C14
鼻咽	7	0.47	1.46	0.99	0.97	0.07	0.07	2.16	4	0.41	0.90	0.48	0.55	0.03	0.07	1.12	C11
食管	329	22.27	68.56	41.82	42.10	1.75	1.75	47.16	176	18.18	39.50	20.46	19.88	0.80	2.30	21.05	C15
胃	202	13.68	42.09	25.95	25.47	1.13	1.13	32.22	79	8.16	17.73	9.53	8.91	0.35	0.96	10.75	C16
结直肠	111	7.52	23.13	14.80	14.57	0.70	0.70	20.05	63	6.51	14.14	8.27	7.97	0.57	0.90	16.57	C18—C21
肝脏	186	12.59	38.76	27.17	26.17	2.05	2.05	61.76	52	5.37	11.67	6.65	6.90	0.39	0.94	10.63	C22
胆囊	21	1.42	4.38	2.66	2.77	0.12	0.12	3.51	19	1.96	4.26	2.35	2.22	0.07	0.29	1.84	C23—C24
胰腺	27	1.83	5.63	3.81	3.68	0.22	0.22	5.93	24	2.48	5.39	3.21	3.07	0.13	0.38	3.25	C25
喉	13	0.88	2.71	1.75	1.81	0.13	0.13	3.78	0	0.00	0.00	0.00	0.00	0.00	0.00	0.00	C32
肺	324	21.94	67.51	41.85	41.80	2.13	2.13	58.14	133	13.74	29.85	17.10	17.13	1.02	2.09	28.99	C33—C34
其他胸腔器官	13	0.88	2.71	1.85	1.63	0.06	0.06	1.32	10	1.03	2.24	0.95	0.90	0.06	0.06	1.84	C37—C38
骨	7	0.47	1.46	1.00	0.98	0.03	0.03	0.44	5	0.52	1.12	0.64	0.63	0.04	0.08	1.00	C40—C41
皮肤黑色素瘤	0	0.00	0.00	0.00	0.00	0.00	0.00	0.00	0	0.00	0.00	0.00	0.00	0.00	0.00	0.00	C43
乳房	2	0.14	0.42	0.28	0.29	0.02	0.02	0.46	129	13.33	28.95	22.63	20.64	1.75	2.20	53.22	C50
子宫颈	—	—	—	—	—	—	—	—	51	5.27	11.45	9.11	8.22	0.62	0.94	19.90	C53
子宫体	—	—	—	—	—	—	—	—	32	3.31	7.18	4.81	4.71	0.44	0.54	12.50	C54—C55
卵巢	—	—	—	—	—	—	—	—	33	3.41	7.41	5.34	5.28	0.37	0.67	11.23	C56
前列腺	40	2.71	8.34	4.32	4.36	0.13	0.13	3.52	—	—	—	—	—	—	—	—	C61
睾丸	2	0.14	0.42	0.33	0.31	0.03	0.03	0.46	—	—	—	—	—	—	—	—	C62
肾	14	0.95	2.92	2.00	1.76	0.11	0.11	3.00	6	0.62	1.35	0.64	0.69	0.04	0.07	1.03	C64—C66, C68
膀胱	41	2.78	8.54	5.23	5.43	0.25	0.25	6.87	5	0.52	1.12	0.54	0.54	0.03	0.03	0.93	C67
脑	18	1.22	3.75	2.98	2.91	0.18	0.18	3.70	19	1.96	4.26	2.98	2.93	0.19	0.32	4.27	C70—C72, D32—D33, D42—D43
甲状腺	19	1.29	3.96	3.57	3.06	0.26	0.26	7.58	62	6.40	13.92	13.08	11.00	0.92	1.03	24.10	C73
淋巴瘤	17	1.15	3.54	2.37	2.34	0.12	0.12	3.02	10	1.03	2.24	1.50	1.49	0.06	0.12	0.48	C81—C86, C88, C90, C96
白血病	29	1.96	6.04	4.63	5.14	0.30	0.30	5.98	16	1.65	3.59	2.52	3.02	0.18	0.28	3.93	C91—C95, D45—D47
其他	34	2.30	7.08	4.97	4.55	0.23	0.23	6.57	36	3.72	8.08	4.66	4.42	0.24	0.41	6.15	O&U
所有部位合计	1 477	100.00	307.77	197.08	194.85	10.20	10.20	282.45	968	100.00	217.26	138.04	131.58	8.34	14.72	235.73	ALL
所有部位除外 C44	1 471	99.59	306.52	196.02	193.96	10.19	10.19	282.45	959	99.07	215.24	137.36	130.96	8.34	14.72	235.73	ALL exc. C44
死亡																	
口腔	11	0.99	2.29	1.29	1.21	0.05	0.05	1.36	3	0.50	0.67	0.35	0.39	0.02	0.05	0.51	C00—C10, C12—C14
鼻咽	7	0.63	1.46	1.02	1.02	0.06	0.06	1.78	2	0.33	0.45	0.32	0.31	0.00	0.08	0.00	C11
食管	239	21.42	49.80	29.19	28.90	1.12	1.12	30.08	149	24.63	33.44	15.47	14.75	0.31	1.53	8.44	C15
胃	170	15.23	35.42	20.44	19.47	0.64	0.64	17.60	64	10.58	14.36	8.05	7.59	0.34	0.79	10.23	C16
结直肠	39	3.49	8.13	4.86	4.58	0.08	0.08	2.18	27	4.46	6.06	3.00	2.94	0.15	0.33	4.27	C18—C21
肝脏	177	15.86	36.88	25.52	24.41	1.74	1.74	53.00	56	9.26	12.57	7.46	7.71	0.45	1.11	12.44	C22
胆囊	18	1.61	3.75	2.26	2.35	0.08	0.08	2.18	18	2.98	4.04	2.09	2.10	0.09	0.25	1.96	C23—C24
胰腺	27	2.42	5.63	3.81	3.63	0.18	0.18	4.64	17	2.81	3.82	1.76	1.70	0.06	0.17	1.88	C25
喉	2	0.18	0.42	0.24	0.22	0.00	0.00	0.00	1	0.17	0.22	0.05	0.05	0.00	0.00	0.00	C32
肺	298	26.70	62.10	38.31	37.66	1.64	1.64	45.08	115	19.01	25.81	13.65	13.55	0.69	1.58	19.55	C33—C34
其他胸腔器官	6	0.54	1.25	0.93	0.73	0.03	0.03	0.44	5	0.83	1.12	0.23	0.26	0.00	0.00	0.00	C37—C38
骨	11	0.99	2.29	1.73	1.56	0.03	0.03	0.46	7	1.16	1.57	1.02	1.01	0.05	0.12	1.64	C40—C41
皮肤黑色素瘤	0	0.00	0.00	0.00	0.00	0.00	0.00	0.00	3	0.50	0.67	0.26	0.28	0.02	0.02	0.48	C43
乳房	1	0.09	0.21	0.15	0.16	0.00	0.00	0.00	40	6.61	8.98	5.51	5.32	0.36	0.63	10.92	C50
子宫颈	—	—	—	—	—	—	—	—	11	1.82	2.47	1.69	1.50	0.10	0.17	2.39	C53
子宫体	—	—	—	—	—	—	—	—	12	1.98	2.69	1.88	1.79	0.19	0.19	4.79	C54—C55
卵巢	—	—	—	—	—	—	—	—	19	3.14	4.26	2.49	2.61	0.22	0.32	5.90	C56
前列腺	20	1.79	4.17	2.16	1.94	0.05	0.05	1.32	—	—	—	—	—	—	—	—	C61
睾丸	0	0.00	0.00	0.00	0.00	0.00	0.00	0.00	—	—	—	—	—	—	—	—	C62
肾	7	0.63	1.46	0.89	0.90	0.04	0.04	1.31	2	0.33	0.45	0.10	0.10	0.00	0.00	0.00	C64—C66, C68
膀胱	7	0.63	1.46	0.64	0.71	0.02	0.02	0.46	2	0.33	0.45	0.23	0.23	0.00	0.03	0.00	C67
脑	16	1.43	3.33	2.57	2.41	0.17	0.17	4.44	13	2.15	2.92	2.23	2.15	0.08	0.24	1.33	C70—C72, D32—D33, D42—D43
甲状腺	2	0.18	0.42	0.24	0.20	0.01	0.01	0.43	2	0.33	0.45	0.19	0.19	0.01	0.01	0.44	C73
淋巴瘤	9	0.81	1.88	1.26	1.29	0.09	0.09	1.82	6	0.99	1.35	0.54	0.49	0.00	0.03	0.00	C81—C86, C88, C90, C96
白血病	28	2.51	5.83	4.39	4.43	0.24	0.24	5.27	15	2.48	3.37	2.99	3.11	0.12	0.16	1.44	C91—C95, D45—D47
其他	21	1.88	4.38	2.79	2.63	0.09	0.09	3.06	16	2.48	3.59	1.93	1.90	0.06	0.20	1.03	O&U
所有部位合计	1 116	100.00	232.55	144.70	140.40	6.38	6.38	176.91	605	100.00	135.79	73.48	72.05	3.36	8.13	89.66	ALL
所有部位除外 C44	1 114	99.82	232.13	144.53	140.22	6.38	6.38	176.91	602	99.50	135.12	73.37	71.89	3.36	8.13	89.66	ALL exc. C44

附表 7-26　淮安市清江浦区 2017 年恶性肿瘤发病和死亡主要指标

部位缩写	男性								女性								ICD-10
	病例数	构成比/%	粗率/(1/10万)	中标率/(1/10万)	世标率/(1/10万)	累积率/% 0—64岁	0—74岁	截缩率 35—64岁/(1/10万)	病例数	构成比/%	粗率/(1/10万)	中标率/(1/10万)	世标率/(1/10万)	累积率/% 0—64岁	0—74岁	截缩率 35—64岁/(1/10万)	
发病																	
口腔	6	0.88	2.11	1.13	1.28	0.10	0.10	2.80	5	0.86	1.76	1.75	1.49	0.10	0.10	2.11	C00—C10, C12—C14
鼻咽	16	2.36	5.62	4.12	3.88	0.28	0.28	9.41	3	0.51	1.06	0.63	0.63	0.07	0.07	2.04	C11
食管	101	14.87	35.47	20.85	20.87	0.92	0.92	25.50	65	11.13	22.93	12.38	11.97	0.54	1.30	14.93	C15
胃	55	8.10	19.32	11.06	11.13	0.52	0.52	14.33	51	8.73	17.99	10.19	9.92	0.58	1.14	17.38	C16
结直肠	66	9.72	23.18	13.95	14.05	0.77	0.77	19.98	34	5.82	11.99	6.94	6.80	0.38	0.77	10.60	C18—C21
肝脏	75	11.05	26.34	16.77	16.20	1.01	1.01	32.21	26	4.45	9.17	5.68	5.31	0.24	0.53	6.90	C22
胆囊	13	1.91	4.57	2.66	2.77	0.20	0.20	5.45	14	2.40	4.94	2.82	2.70	0.15	0.29	4.48	C23—C24
胰腺	22	3.24	7.73	4.42	4.53	0.29	0.29	7.92	12	2.05	4.23	2.30	2.39	0.08	0.31	2.16	C25
喉	9	1.33	3.16	2.02	1.99	0.10	0.10	2.77	2	0.34	0.71	0.46	0.47	0.03	0.09	0.71	C32
肺	151	22.24	53.04	30.22	30.06	1.40	1.40	38.54	67	11.47	23.63	13.21	13.15	0.59	1.69	16.64	C33—C34
其他胸腔器官	1	0.15	0.35	0.20	0.15	0.00	0.00	0.00	1	0.17	0.35	0.19	0.23	0.03	0.03	0.73	C37—C38
骨	5	0.74	1.76	1.18	1.10	0.09	0.09	3.01	1	0.17	0.35	0.26	0.25	0.00	0.06	0.00	C40—C41
皮肤黑色素瘤	1	0.15	0.35	0.18	0.21	0.03	0.03	0.69	2	0.34	0.71	0.45	0.48	0.03	0.09	0.73	C43
乳房	6	0.88	2.11	1.22	1.13	0.09	0.09	2.81	99	16.95	34.92	24.51	22.64	1.71	2.48	52.59	C50
子宫颈	—	—	—	—	—	—	—	—	37	6.34	13.05	9.39	8.48	0.75	0.91	24.95	C53
子宫体	—	—	—	—	—	—	—	—	20	3.42	7.05	4.83	4.56	0.40	0.59	11.37	C54—C55
卵巢	—	—	—	—	—	—	—	—	19	3.25	6.70	4.31	4.24	0.29	0.42	8.28	C56
前列腺	22	3.24	7.73	4.06	4.12	0.18	0.18	4.73	—	—	—	—	—	—	—	—	C61
睾丸	1	0.15	0.35	0.26	0.23	0.02	0.02	0.73	—	—	—	—	—	—	—	—	C62
肾	10	1.47	3.51	1.99	1.99	0.13	0.13	3.74	7	1.20	2.47	1.47	1.45	0.12	0.18	1.34	C64—C66, C68
膀胱	24	3.53	8.43	5.14	5.00	0.23	0.23	6.32	6	1.03	2.12	1.72	1.81	0.09	0.17	1.34	C67
脑	11	1.62	3.86	2.09	2.22	0.21	0.21	5.90	9	1.54	3.17	3.20	3.12	0.22	0.26	3.43	C70—C72, D32—D33, D42—D43
甲状腺 ·	24	3.53	8.43	7.95	6.35	0.53	0.53	12.53	48	8.22	16.93	13.99	11.71	1.02	1.18	28.47	C73
淋巴瘤	15	2.21	5.27	3.03	3.01	0.06	0.06	2.02	11	1.88	3.88	2.76	2.83	0.13	0.33	2.19	C81—C86, C88, C90, C96
白血病	22	3.24	7.73	6.37	6.15	0.38	0.38	9.03	19	3.25	6.70	5.11	5.12	0.35	0.50	7.62	C91—C95, D45—D47
其他	23	3.39	8.08	5.00	4.73	0.30	0.30	9.15	26	4.45	9.17	5.98	5.50	0.40	0.65	10.79	O&U
所有部位合计	679	100.00	238.49	145.87	143.16	7.84	7.84	219.56	584	100.00	206.00	134.50	127.25	8.28	14.15	233.88	ALL
所有部位除外 C44	677	99.71	237.79	145.49	142.79	7.81	7.81	218.87	582	99.66	205.29	133.76	126.71	8.26	14.07	233.88	ALL exc. C44
死亡																	
口腔	7	1.37	2.46	1.40	1.50	0.14	0.14	4.07	4	1.25	1.41	0.53	0.47	0.00	0.00	0.00	C00—C10, C12—C14
鼻咽	8	1.56	2.81	1.62	1.56	0.09	0.09	2.65	0	0.00	0.00	0.00	0.00	0.00	0.00	0.00	C11
食管	71	13.87	24.94	13.71	13.48	0.61	0.61	16.85	61	19.00	21.52	11.84	11.45	0.20	1.51	5.06	C15
胃	59	11.52	20.72	12.42	12.23	0.50	0.50	15.47	32	9.97	11.29	5.91	5.96	0.27	0.62	7.81	C16
结直肠	31	6.05	10.89	6.32	6.36	0.28	0.28	8.25	21	6.54	7.41	3.54	3.25	0.14	0.24	4.09	C18—C21
肝脏	71	13.87	24.94	15.70	15.27	1.12	1.12	34.28	25	7.79	8.82	5.18	5.08	0.17	0.80	4.86	C22
胆囊	4	0.78	1.40	0.80	0.85	0.05	0.05	1.42	6	1.87	2.12	1.04	1.04	0.06	0.06	2.11	C23—C24
胰腺	20	3.91	7.02	4.10	4.09	0.19	0.19	5.21	11	3.43	3.88	1.90	1.73	0.03	0.19	0.73	C25
喉	3	0.59	1.05	0.53	0.47	0.03	0.03	0.66	1	0.31	0.35	0.20	0.20	0.00	0.03	0.71	C32
肺	149	29.10	52.33	30.70	30.05	1.01	1.01	28.56	60	18.69	21.16	11.75	11.30	0.40	1.44	11.31	C33—C34
其他胸腔器官	1	0.20	0.35	0.20	0.15	0.00	0.00	0.00	0	0.00	0.00	0.00	0.00	0.00	0.00	0.00	C37—C38
骨	1	0.20	0.35	0.22	0.24	0.00	0.00	0.00	4	1.25	1.41	0.74	0.75	0.00	0.00	0.00	C40—C41
皮肤黑色素瘤	0	0.00	0.00	0.00	0.00	0.00	0.00	0.00	0	0.00	0.00	0.00	0.00	0.00	0.00	0.00	C43
乳房	0	0.00	0.00	0.00	0.00	0.00	0.00	0.00	33	10.28	11.64	7.00	6.44	0.41	0.71	12.72	C50
子宫颈	—	—	—	—	—	—	—	—	10	3.12	3.53	2.37	2.21	0.18	0.22	5.03	C53
子宫体	—	—	—	—	—	—	—	—	1	0.31	0.35	0.11	0.09	0.00	0.00	0.00	C54—C55
卵巢	—	—	—	—	—	—	—	—	12	3.74	4.23	2.65	2.67	0.16	0.35	5.12	C56
前列腺	10	1.95	3.51	1.74	1.71	0.03	0.03	0.69	—	—	—	—	—	—	—	—	C61
睾丸	0	0.00	0.00	0.00	0.00	0.00	0.00	0.00	—	—	—	—	—	—	—	—	C62
肾	8	1.56	2.81	1.56	1.54	0.09	0.09	2.56	4	1.25	1.41	0.91	0.94	0.06	0.18	1.44	C64—C66, C68
膀胱	11	2.15	3.86	2.14	2.19	0.15	0.15	4.24	0	0.00	0.00	0.00	0.00	0.00	0.00	0.00	C67
脑	10	1.95	3.51	2.22	2.36	0.15	0.15	3.74	3	0.93	1.06	1.17	1.24	0.09	0.09	1.56	C70—C72, D32—D33, D42—D43
甲状腺	21	4.10	7.38	3.39	3.12	0.00	0.00	0.00	8	2.49	2.82	1.73	1.76	0.07	0.28	2.05	C73
淋巴瘤	7	1.37	2.46	1.36	1.43	0.10	0.10	2.71	8	2.49	2.82	2.57	2.21	0.16	0.16	3.68	C81—C86, C88, C90, C96
白血病	8	1.56	2.81	1.72	1.76	0.05	0.05	1.29	8	2.49	2.82	1.78	1.71	0.13	0.13	4.26	C91—C95, D45—D47
其他	12	2.34	4.21	2.82	2.46	0.08	0.08	1.33	9	2.80	3.17	1.78	1.71	0.13	0.13	4.26	O&U
所有部位合计	512	100.00	179.83	104.67	102.82	4.65	4.65	133.98	321	100.00	113.23	64.20	61.55	2.61	7.21	73.24	ALL
所有部位除外 C44	511	99.80	179.48	104.47	102.67	4.65	4.65	133.98	320	99.69	112.87	64.03	61.42	2.61	7.21	73.24	ALL exc. C44

附表 7-27 涟水县 2017 年恶性肿瘤发病和死亡主要指标

部位缩写	男性								女性								ICD-10
	病例数	构成比/%	粗率/(1/10万)	中标率/(1/10万)	世标率/(1/10万)	累积率/% 0—64岁	0—74岁	截缩率35—64岁/(1/10万)	病例数	构成比/%	粗率/(1/10万)	中标率/(1/10万)	世标率/(1/10万)	累积率/% 0—64岁	0—74岁	截缩率35—64岁/(1/10万)	
发病																	
口腔	14	0.88	2.35	1.45	1.44	0.11	0.11	2.95	17	1.57	3.09	1.69	1.70	0.07	0.21	1.89	C00—C10, C12—C14
鼻咽	13	0.82	2.19	1.69	1.64	0.11	0.11	2.87	2	0.18	0.36	0.34	0.24	0.02	0.02	0.61	C11
食管	422	26.62	70.94	44.89	44.84	1.93	1.93	53.09	246	22.67	44.76	23.68	23.27	0.71	2.95	18.83	C15
胃	212	13.38	35.64	22.06	22.31	0.90	0.90	24.61	102	9.40	18.56	10.67	10.48	0.53	1.35	14.76	C16
结直肠	96	6.06	16.14	10.66	10.51	0.62	0.62	17.65	70	6.45	12.74	7.64	7.32	0.45	0.85	13.12	C18—C21
肝脏	172	10.85	28.91	20.39	19.80	1.33	1.33	40.66	63	5.81	11.46	6.69	6.39	0.33	0.72	9.78	C22
胆囊	19	1.20	3.19	1.98	1.79	0.09	0.09	2.16	18	1.66	3.28	1.72	1.65	0.09	0.18	2.63	C23—C24
胰腺	31	1.96	5.21	3.33	3.42	0.13	0.13	3.65	45	4.15	8.19	5.10	4.84	0.24	0.58	7.51	C25
喉	7	0.44	1.18	0.74	0.73	0.04	0.04	1.12	0	0.00	0.00	0.00	0.00	0.00	0.00	0.00	C32
肺	382	24.10	64.21	40.93	41.10	1.99	1.99	54.47	147	13.55	26.75	15.39	15.25	0.78	1.91	21.24	C33—C34
其他胸腔器官	11	0.69	1.85	1.36	1.45	0.00	0.00	2.94	1	0.09	0.18	0.12	0.12	0.00	0.02	0.00	C37—C38
骨	9	0.57	1.51	1.01	0.96	0.01	0.01	0.35	7	0.65	1.27	0.86	0.82	0.01	0.11	0.55	C40—C41
皮肤黑色素瘤	1	0.06	0.17	0.12	0.12	0.00	0.00	0.00	1	0.09	0.18	0.14	0.12	0.01	0.01	0.39	C43
乳房	0	0.00	0.00	0.00	0.00	0.00	0.00	0.00	112	10.32	20.38	15.11	14.24	1.16	1.52	37.16	C50
子宫颈	—	—	—	—	—	—	—	—	65	5.99	11.83	8.65	8.10	0.69	0.82	19.47	C53
子宫体	—	—	—	—	—	—	—	—	26	2.40	4.73	3.22	3.31	0.28	0.41	8.03	C54—C55
卵巢	—	—	—	—	—	—	—	—	24	2.21	4.37	3.10	2.88	0.18	0.27	5.07	C56
前列腺	21	1.32	3.53	1.99	2.03	0.06	0.06	1.48	—	—	—	—	—	—	—	—	C61
睾丸	0	0.00	0.00	0.00	0.00	0.00	0.00	0.00	—	—	—	—	—	—	—	—	C62
肾	10	0.63	1.68	1.16	1.15	0.09	0.09	2.73	6	0.55	1.09	0.77	0.77	0.06	0.08	2.07	C64—C66, C68
膀胱	39	2.46	6.56	4.14	4.09	0.19	0.19	5.18	7	0.65	1.27	0.81	0.74	0.01	0.10	0.00	C67
脑	33	2.08	5.55	4.18	4.19	0.28	0.28	7.54	32	2.95	5.82	4.06	4.17	0.35	0.45	9.03	C70—C72, D32—D33, D42—D43
甲状腺	5	0.32	0.84	0.64	0.62	0.05	0.05	1.18	18	1.66	3.28	2.80	2.48	0.18	0.23	4.40	C73
淋巴瘤	21	1.32	3.53	2.28	2.19	0.14	0.14	4.12	15	1.38	2.73	1.63	1.57	0.08	0.14	1.58	C81—C86, C88, C90, C96
白血病	31	1.96	5.21	4.15	3.77	0.22	0.22	5.30	27	2.49	4.91	4.16	5.01	0.29	0.44	5.43	C91—C95, D45—D47
其他	36	2.27	6.05	3.99	4.00	0.25	0.25	6.22	34	3.13	6.19	4.02	3.84	0.19	0.47	5.69	O&U
所有部位合计	1 585	100.00	266.43	173.11	172.16	8.67	8.67	240.29	1085	100.00	197.41	122.37	119.31	6.70	13.84	189.22	ALL
所有部位除外 C44	1 577	99.50	265.09	172.32	171.33	8.64	8.64	239.51	1078	99.35	196.14	121.51	118.45	6.63	13.72	187.25	ALL exc. C44
死亡																	
口腔	15	1.11	2.52	1.59	1.62	0.03	0.03	1.04	15	1.96	2.73	1.18	1.30	0.07	0.15	1.88	C00—C10, C12—C14
鼻咽	4	0.29	0.67	0.50	0.43	0.03	0.03	1.20	5	0.65	0.91	0.69	0.64	0.06	0.06	1.91	C11
食管	389	28.67	65.39	40.07	40.37	1.58	1.58	42.56	229	29.93	41.67	20.87	20.49	0.71	2.34	18.28	C15
胃	177	13.04	29.75	18.37	17.60	0.52	0.52	13.27	81	10.59	14.74	8.18	7.72	0.36	0.87	9.53	C16
结直肠	50	3.68	8.40	5.24	5.13	0.26	0.26	7.04	27	3.53	4.91	2.62	2.48	0.12	0.26	3.32	C18—C21
肝脏	153	11.27	25.72	18.14	17.63	1.13	1.13	34.54	67	8.76	12.19	6.95	6.61	0.38	0.67	11.04	C22
胆囊	20	1.47	3.36	2.11	1.96	0.09	0.09	2.23	17	2.22	3.09	1.54	1.47	0.06	0.16	1.90	C23—C24
胰腺	37	2.73	6.22	4.08	4.13	0.13	0.13	3.73	33	4.31	6.00	3.44	3.34	0.11	0.48	2.57	C25
喉	5	0.37	0.84	0.53	0.54	0.01	0.01	0.35	0	0.00	0.00	0.00	0.00	0.00	0.00	0.00	C32
肺	358	26.38	60.18	38.06	38.09	1.70	1.70	46.29	128	16.73	23.29	12.66	12.33	0.45	1.58	12.76	C33—C34
其他胸腔器官	4	0.29	0.67	0.53	0.52	0.03	0.03	0.84	1	0.13	0.18	0.12	0.12	0.00	0.02	0.00	C37—C38
骨	10	0.74	1.68	1.22	1.12	0.04	0.04	1.27	7	0.92	1.27	0.79	0.76	0.02	0.10	0.76	C40—C41
皮肤黑色素瘤	1	0.07	0.17	0.13	0.12	0.00	0.00	0.00	1	0.13	0.18	0.06	0.05	0.00	0.00	0.00	C43
乳房	0	0.00	0.00	0.00	0.00	0.00	0.00	0.00	34	4.44	6.19	4.16	3.97	0.24	0.49	7.76	C50
子宫颈	—	—	—	—	—	—	—	—	27	3.53	4.91	3.35	3.17	0.23	0.35	7.30	C53
子宫体	—	—	—	—	—	—	—	—	8	1.05	1.46	0.93	0.91	0.04	0.14	1.19	C54—C55
卵巢	—	—	—	—	—	—	—	—	13	1.70	2.37	1.34	1.35	0.10	0.17	3.03	C56
前列腺	15	1.11	2.52	1.38	1.30	0.00	0.00	0.00	—	—	—	—	—	—	—	—	C61
睾丸	1	0.07	0.17	0.13	0.12	0.00	0.00	0.00	—	—	—	—	—	—	—	—	C62
肾	6	0.44	1.01	0.69	0.88	0.05	0.05	1.19	2	0.26	0.36	0.24	0.23	0.01	0.04	0.35	C64—C66, C68
膀胱	18	1.33	3.03	1.79	1.69	0.05	0.05	1.40	5	0.65	0.91	0.36	0.34	0.00	0.02	0.00	C67
脑	32	2.36	5.38	3.89	3.93	0.25	0.25	6.80	20	2.61	3.64	2.59	2.57	0.19	0.28	4.82	C70—C72, D32—D33, D42—D43
甲状腺	0	0.00	0.00	0.00	0.00	0.00	0.00	0.00	1	0.13	0.18	0.11	0.11	0.01	0.01	0.35	C73
淋巴瘤	12	0.88	2.02	1.44	1.29	0.08	0.08	2.46	7	0.92	1.27	0.96	0.73	0.05	0.05	1.34	C81—C86, C88, C90, C96
白血病	20	1.47	3.36	2.47	2.37	0.11	0.11	2.59	16	2.09	2.91	2.28	2.44	0.12	0.22	2.08	C91—C95, D45—D47
其他	30	2.21	5.04	3.31	3.13	0.13	0.13	3.48	21	2.75	3.82	2.07	2.04	0.14	0.23	3.89	O&U
所有部位合计	1 357	100.00	228.10	145.69	144.03	6.23	6.23	172.29	765	100.00	139.19	77.48	75.18	3.44	8.67	96.07	ALL
所有部位除外 C44	1 352	99.63	227.26	145.31	143.63	6.23	6.23	172.29	763	99.74	138.82	77.30	75.01	3.44	8.64	96.07	ALL exc. C44

附表 7-28　淮安市洪泽区 2017 年恶性肿瘤发病和死亡主要指标

部位缩写	男性								女性								ICD-10
	病例数	构成比/%	粗率/(1/10万)	中标率/(1/10万)	世标率/(1/10万)	累积率/% 0—64岁	累积率/% 0—74岁	截缩率 35—64岁/(1/10万)	病例数	构成比/%	粗率/(1/10万)	中标率/(1/10万)	世标率/(1/10万)	累积率/% 0—64岁	累积率/% 0—74岁	截缩率 35—64岁/(1/10万)	
发病																	
口腔	9	1.43	4.68	2.87	3.18	0.12	0.12	3.40	10	2.25	5.27	2.83	3.16	0.18	0.31	5.57	C00—C10, C12—C14
鼻咽	5	0.80	2.60	1.62	1.59	0.09	0.09	3.02	1	0.23	0.53	0.38	0.33	0.03	0.03	1.07	C11
食管	169	26.91	87.95	52.53	52.13	2.40	2.40	65.26	92	20.72	48.51	24.21	23.91	0.89	2.42	23.47	C15
胃	91	14.49	47.36	28.14	28.11	1.40	1.40	37.40	46	10.36	24.26	13.80	13.18	0.47	1.61	15.33	C16
结直肠	33	5.25	17.17	11.12	10.39	0.73	0.73	20.51	25	5.63	13.18	8.40	8.00	0.64	0.90	20.13	C18—C21
肝脏	65	10.35	33.83	20.78	20.81	1.32	1.32	38.97	27	6.08	14.24	7.37	7.16	0.20	0.75	6.38	C22
胆囊	2	0.32	1.04	0.63	0.55	0.00	0.00	0.00	2	0.45	1.05	0.44	0.35	0.00	0.00	0.00	C23—C24
胰腺	12	1.91	6.24	3.73	3.74	0.21	0.21	5.69	8	1.80	4.22	2.16	2.05	0.00	0.23	0.00	C25
喉	3	0.48	1.56	0.92	0.87	0.00	0.00	0.00	0	0.00	0.00	0.00	0.00	0.00	0.00	0.00	C32
肺	153	24.36	79.62	47.52	47.98	1.90	1.90	51.27	60	13.51	31.64	16.77	16.86	0.88	2.00	25.86	C33—C34
其他胸腔器官	1	0.16	0.52	0.37	0.37	0.03	0.03	1.04	1	0.23	0.53	0.31	0.34	0.04	0.04	1.09	C37—C38
骨	6	0.96	3.12	2.27	2.24	0.09	0.09	1.07	4	0.90	2.11	1.11	1.24	0.04	0.17	1.09	C40—C41
皮肤黑色素瘤	0	0.00	0.00	0.00	0.00	0.00	0.00	0.00	1	0.23	0.53	0.31	0.30	0.00	0.07	0.00	C43
乳房	1	0.16	0.52	0.37	0.32	0.03	0.03	1.04	50	11.26	26.37	19.95	18.85	1.54	1.84	43.94	C50
子宫颈	—	—	—	—	—	—	—	—	34	7.66	17.93	12.16	11.21	0.82	1.05	26.25	C53
子宫体	—	—	—	—	—	—	—	—	20	4.50	10.55	7.72	6.83	0.55	0.61	18.21	C54—C55
卵巢	—	—	—	—	—	—	—	—	6	1.35	3.16	3.08	2.81	0.19	0.25	3.35	C56
前列腺	10	1.59	5.20	2.95	2.70	0.00	0.00	0.00	—	—	—	—	—	—	—	—	C61
睾丸	0	0.00	0.00	0.00	0.00	0.00	0.00	0.00	—	—	—	—	—	—	—	—	C62
肾	10	1.59	5.20	3.19	3.12	0.18	0.18	5.31	4	0.90	2.11	1.26	1.17	0.07	0.14	2.00	C64—C66, C68
膀胱	9	1.43	4.68	2.77	3.01	0.09	0.09	2.40	3	0.68	1.58	0.80	0.84	0.00	0.13	0.00	C67
脑	14	2.23	7.29	5.34	5.47	0.24	0.24	5.16	7	1.58	3.69	3.37	3.24	0.22	0.30	4.39	C70—C72, D32—D33, D42—D43
甲状腺	3	0.48	1.56	1.45	1.07	0.09	0.09	3.45	13	2.93	6.86	4.82	4.80	0.38	0.51	11.03	C73
淋巴瘤	10	1.59	5.20	3.63	3.58	0.18	0.18	3.60	6	1.35	3.16	2.08	2.30	0.14	0.20	2.43	C81—C86, C88, C90, C96
白血病	10	1.59	5.20	5.06	4.30	0.27	0.27	4.33	11	2.48	5.80	3.97	3.85	0.22	0.49	5.60	C91—C95, D45—D47
其他	12	1.91	6.24	4.90	4.22	0.30	0.30	5.55	13	2.93	6.86	4.20	4.13	0.22	0.35	5.60	O&U
所有部位合计	628	100.00	326.81	202.14	199.70	9.65	9.65	258.47	444	100.00	234.13	141.60	136.92	7.74	14.40	222.94	ALL
所有部位除外 C44	626	99.68	325.77	200.93	198.84	9.57	9.57	257.40	441	99.32	232.55	140.82	136.13	7.71	14.38	221.90	ALL exc. C44
死亡																	
口腔	7	1.36	3.64	2.22	2.58	0.14	0.14	3.60	3	1.11	1.58	0.67	0.79	0.05	0.05	1.22	C00—C10, C12—C14
鼻咽	6	1.16	3.12	2.01	2.17	0.13	0.13	4.27	1	0.37	0.53	0.32	0.38	0.05	0.05	1.22	C11
食管	160	31.01	83.26	49.49	48.71	1.00	1.00	26.69	91	33.70	47.99	21.68	21.48	0.31	1.87	8.23	C15
胃	70	13.57	36.43	21.72	22.68	1.10	1.10	29.90	35	12.96	18.46	10.07	9.34	0.42	0.80	12.60	C16
结直肠	28	5.43	14.57	8.72	8.89	0.27	0.27	7.71	15	5.56	7.91	4.27	4.14	0.20	0.42	6.54	C18—C21
肝脏	54	10.47	28.10	17.21	17.91	1.20	1.20	34.97	16	5.93	8.44	4.77	4.75	0.13	0.59	2.25	C22
胆囊	1	0.19	0.52	0.31	0.33	0.04	0.04	1.07	4	1.48	2.11	0.74	0.58	0.00	0.00	0.00	C23—C24
胰腺	11	2.13	5.72	3.45	3.35	0.22	0.22	6.47	8	2.96	4.22	2.08	2.10	0.00	0.20	1.04	C25
喉	0	0.00	0.00	0.00	0.00	0.00	0.00	0.00	0	0.00	0.00	0.00	0.00	0.00	0.00	0.00	C32
肺	130	25.19	67.65	40.18	40.12	1.61	1.61	42.34	45	16.67	23.73	12.39	12.49	0.57	1.57	16.02	C33—C34
其他胸腔器官	0	0.00	0.00	0.00	0.00	0.00	0.00	0.00	0	0.00	0.00	0.00	0.00	0.00	0.00	0.00	C37—C38
骨	2	0.39	1.04	0.60	0.53	0.00	0.00	0.00	2	0.74	1.05	0.49	0.61	0.00	0.06	0.00	C40—C41
皮肤黑色素瘤	0	0.00	0.00	0.00	0.00	0.00	0.00	0.00	0	0.00	0.00	0.00	0.00	0.00	0.00	0.00	C43
乳房	0	0.00	0.00	0.00	0.00	0.00	0.00	0.00	12	4.44	6.33	4.22	4.01	0.33	0.38	8.47	C50
子宫颈	—	—	—	—	—	—	—	—	10	3.70	5.27	2.66	2.65	0.14	0.19	3.52	C53
子宫体	—	—	—	—	—	—	—	—	2	0.74	1.05	0.55	0.60	0.03	0.03	1.07	C54—C55
卵巢	—	—	—	—	—	—	—	—	5	1.85	2.64	2.19	2.07	0.14	0.20	3.32	C56
前列腺	5	0.97	2.60	1.51	1.57	0.04	0.04	1.07	—	—	—	—	—	—	—	—	C61
睾丸	1	0.19	0.52	0.30	0.24	0.00	0.00	0.00	—	—	—	—	—	—	—	—	C62
肾	1	0.19	0.52	0.30	0.24	0.00	0.00	0.00	2	0.74	1.05	0.57	0.50	0.00	0.07	0.00	C64—C66, C68
膀胱	6	1.16	3.12	1.74	1.35	0.00	0.00	0.00	1	0.37	0.53	0.34	0.34	0.04	0.04	1.09	C67
脑	12	2.33	6.24	4.20	4.39	0.23	0.23	6.15	7	2.59	3.69	2.65	2.57	0.17	0.32	3.47	C70—C72, D32—D33, D42—D43
甲状腺	1	0.19	0.52	0.32	0.31	0.00	0.00	0.00	0	0.00	0.00	0.00	0.00	0.00	0.00	0.00	C73
淋巴瘤	9	1.74	4.68	3.17	3.21	0.19	0.19	4.15	3	1.11	1.58	0.81	0.82	0.05	0.12	1.22	C81—C86, C88, C90, C96
白血病	7	1.36	3.64	2.44	3.01	0.09	0.09	1.07	4	1.48	2.11	1.12	1.19	0.09	0.17	2.43	C91—C95, D45—D47
其他	5	0.97	2.60	2.01	1.77	0.11	0.11	2.08	4	1.48	2.11	0.80	0.76	0.00	0.00	0.00	O&U
所有部位合计	516	100.00	268.53	161.90	163.37	6.38	6.38	171.55	270	100.00	142.38	73.35	72.14	2.73	7.13	73.70	ALL
所有部位除外 C44	516	100.00	268.53	161.90	163.37	6.38	6.38	171.55	269	99.63	141.85	73.18	71.87	2.73	7.13	73.70	ALL exc. C44

附表 7-29　盱眙县 2017 年恶性肿瘤发病和死亡主要指标

部位缩写	男性								女性								ICD-10
	病例数	构成比/%	粗率/(1/10万)	中标率/(1/10万)	世标率/(1/10万)	累积率/% 0—64岁	0—74岁	截缩率35—64岁/(1/10万)	病例数	构成比/%	粗率/(1/10万)	中标率/(1/10万)	世标率/(1/10万)	累积率/% 0—64岁	0—74岁	截缩率35—64岁/(1/10万)	
发病																	
口腔	9	0.75	2.20	1.35	1.49	0.05	0.05	1.39	9	1.08	2.30	1.60	1.38	0.09	0.16	2.04	C00—C10, C12—C14
鼻咽	14	1.16	3.43	2.14	2.05	0.11	0.11	3.14	7	0.84	1.79	1.03	1.02	0.06	0.12	1.79	C11
食管	192	15.89	47.03	27.52	27.18	1.00	1.00	26.72	92	11.02	23.53	12.31	11.50	0.20	1.38	5.56	C15
胃	181	14.98	44.34	26.97	26.65	1.03	1.03	28.68	57	6.83	14.58	8.29	8.25	0.38	1.05	10.80	C16
结直肠	116	9.60	28.42	17.64	17.84	1.13	1.13	31.51	66	7.90	16.88	9.99	9.76	0.49	1.26	13.56	C18—C21
肝脏	142	11.75	34.79	21.98	21.83	1.28	1.28	38.96	65	7.78	16.62	8.67	8.64	0.41	0.95	11.79	C22
胆囊	12	0.99	2.94	1.61	1.59	0.10	0.10	2.75	17	2.04	4.35	2.09	2.09	0.05	0.19	1.44	C23—C24
胰腺	31	2.57	7.59	4.51	4.52	0.20	0.20	5.86	25	2.99	6.39	3.26	3.22	0.15	0.36	3.98	C25
喉	6	0.50	1.47	0.87	0.85	0.04	0.04	0.94	1	0.12	0.26	0.06	0.09	0.00	0.00	0.00	C32
肺	273	22.60	66.88	41.62	41.18	1.29	1.29	36.18	130	15.57	33.24	17.85	17.32	0.72	2.04	20.76	C33—C34
其他胸腔器官	4	0.33	0.98	0.55	0.54	0.03	0.03	0.88	4	0.48	1.02	0.74	0.70	0.05	0.09	1.71	C37—C38
骨	12	0.99	2.94	2.17	2.15	0.07	0.07	0.88	4	0.48	1.02	0.63	0.56	0.02	0.06	0.82	C40—C41
皮肤黑色素瘤	3	0.25	0.73	0.49	0.48	0.00	0.00	0.00	1	0.12	0.26	0.19	0.15	0.01	0.01	0.47	C43
乳房	2	0.17	0.49	0.28	0.28	0.03	0.03	0.91	108	12.93	27.62	18.10	17.74	1.42	1.95	44.03	C50
子宫颈	—	—	—	—	—	—	—	—	57	6.83	14.58	11.44	10.01	0.88	0.97	28.87	C53
子宫体	—	—	—	—	—	—	—	—	32	3.83	8.18	5.31	5.19	0.39	0.64	12.45	C54—C55
卵巢	—	—	—	—	—	—	—	—	27	3.23	6.90	4.14	4.07	0.30	0.40	9.13	C56
前列腺	31	2.57	7.59	4.37	4.34	0.07	0.07	1.87	—	—	—	—	—	—	—	—	C61
睾丸	2	0.17	0.49	0.37	0.40	0.02	0.02	0.77	—	—	—	—	—	—	—	—	C62
肾	9	0.75	2.20	1.26	1.23	0.06	0.06	1.77	6	0.72	1.53	0.86	0.87	0.06	0.10	1.91	C64—C66, C68
膀胱	34	2.81	8.33	5.21	4.78	0.19	0.19	4.63	3	0.36	0.77	0.37	0.33	0.02	0.02	0.55	C67
脑	17	1.41	4.16	3.33	3.33	0.17	0.17	2.53	21	2.51	5.37	3.95	3.67	0.20	0.45	4.96	C70—C72, D32—D33, D42—D43
甲状腺	10	0.83	2.45	2.13	1.88	0.12	0.12	4.34	32	3.83	8.18	6.30	5.83	0.52	0.55	13.77	C73
淋巴瘤	41	3.39	10.04	6.39	6.42	0.34	0.34	9.73	21	2.51	5.37	3.48	3.26	0.23	0.30	4.84	C81—C86, C88, C90, C96
白血病	16	1.32	3.92	3.11	3.25	0.15	0.15	2.12	11	1.32	2.81	1.56	1.47	0.06	0.18	1.98	C91—C95, D45—D47
其他	51	4.22	12.49	8.77	8.36	0.42	0.42	11.18	39	4.67	9.97	6.53	6.24	0.34	0.77	10.50	O&U
所有部位合计	1 208	100.00	295.92	184.62	182.64	7.90	7.90	217.74	835	100.00	213.53	128.73	123.37	7.07	14.00	207.70	ALL
所有部位除外 C44	1 192	98.68	292.01	182.00	180.03	7.83	7.83	215.63	822	98.44	210.21	126.71	121.44	7.00	13.73	205.51	ALL exc. C44
死亡																	
口腔	3	0.32	0.73	0.43	0.40	0.03	0.03	0.92	3	0.57	0.77	0.21	0.25	0.00	0.00	0.00	C00—C10, C12—C14
鼻咽	12	1.27	2.94	1.84	1.77	0.10	0.10	3.03	1	0.19	0.26	0.28	0.25	0.02	0.02	0.82	C11
食管	194	20.55	47.52	27.54	27.15	0.78	0.78	21.03	85	16.25	21.74	10.55	10.12	0.18	1.07	4.57	C15
胃	118	12.50	28.91	17.15	16.74	0.43	0.43	11.84	48	9.18	12.27	6.67	6.37	0.26	0.67	5.67	C16
结直肠	56	5.93	13.72	8.42	8.31	0.28	0.28	7.57	31	5.93	7.93	4.13	4.12	0.22	0.45	6.59	C18—C21
肝脏	149	15.78	36.50	23.24	22.86	1.29	1.29	38.06	61	11.66	15.60	8.08	7.99	0.51	0.76	14.75	C22
胆囊	7	0.74	1.71	0.95	0.99	0.09	0.09	2.34	15	2.87	3.84	1.79	1.70	0.03	0.12	0.90	C23—C24
胰腺	35	3.71	8.57	5.35	5.24	0.14	0.14	4.41	27	5.16	6.90	3.49	3.50	0.17	0.44	4.52	C25
喉	2	0.21	0.49	0.33	0.33	0.02	0.02	0.48	0	0.00	0.00	0.00	0.00	0.00	0.00	0.00	C32
肺	222	23.52	54.38	32.76	32.41	0.96	0.96	26.20	89	17.02	22.76	12.45	12.40	0.31	1.76	8.90	C33—C34
其他胸腔器官	3	0.32	0.73	0.35	0.37	0.04	0.04	0.90	3	0.57	0.77	0.47	0.45	0.05	0.05	1.47	C37—C38
骨	11	1.17	2.69	1.85	1.83	0.05	0.05	0.88	10	1.91	2.56	1.66	1.82	0.12	0.19	2.09	C40—C41
皮肤黑色素瘤	2	0.21	0.49	0.33	0.36	0.00	0.00	0.00	1	0.19	0.26	0.18	0.17	0.00	0.04	0.00	C43
乳房	0	0.00	0.00	0.00	0.00	0.00	0.00	0.00	26	4.97	6.65	4.46	4.27	0.32	0.52	9.77	C50
子宫颈	—	—	—	—	—	—	—	—	23	4.40	5.88	3.28	3.17	0.23	0.30	7.29	C53
子宫体	—	—	—	—	—	—	—	—	12	2.29	3.07	1.83	1.87	0.07	0.29	1.96	C54—C55
卵巢	—	—	—	—	—	—	—	—	21	4.02	5.37	2.92	2.93	0.22	0.31	6.31	C56
前列腺	18	1.91	4.41	2.48	2.50	0.07	0.07	1.84	—	—	—	—	—	—	—	—	C61
睾丸	1	0.11	0.24	0.11	0.17	0.00	0.00	0.00	—	—	—	—	—	—	—	—	C62
肾	6	0.64	1.47	0.87	0.88	0.04	0.04	0.97	7	1.34	1.79	0.96	1.00	0.06	0.13	1.55	C64—C66, C68
膀胱	16	1.69	3.92	2.12	2.03	0.04	0.04	1.34	4	0.76	1.02	0.53	0.43	0.01	0.01	0.47	C67
脑	18	1.91	4.41	3.32	3.48	0.22	0.22	5.38	17	3.25	4.35	3.11	2.64	0.16	0.24	4.13	C70—C72, D32—D33, D42—D43
甲状腺	1	0.11	0.24	0.16	0.14	0.01	0.01	0.46	0	0.00	0.00	0.00	0.00	0.00	0.00	0.00	C73
淋巴瘤	28	2.97	6.86	4.14	4.27	0.19	0.19	5.30	15	2.87	3.84	2.16	2.05	0.09	0.22	2.95	C81—C86, C88, C90, C96
白血病	16	1.69	3.92	3.14	3.01	0.20	0.20	4.28	10	1.91	2.56	1.85	1.73	0.07	0.18	0.94	C91—C95, D45—D47
其他	26	2.75	6.37	3.97	3.89	0.13	0.13	3.50	14	2.68	3.58	1.94	1.97	0.07	0.22	2.33	O&U
所有部位合计	944	100.00	231.25	140.85	139.14	5.11	5.11	140.73	523	100.00	133.74	72.96	71.23	3.16	7.98	87.98	ALL
所有部位除外 C44	939	99.47	230.03	140.16	138.45	5.11	5.11	140.73	517	98.85	132.21	72.27	70.42	3.16	7.87	87.98	ALL exc. C44

附表 7-30　金湖县 2017 年恶性肿瘤发病和死亡主要指标

部位缩写	男性								女性								ICD-10
	病例数	构成比/%	粗率/(1/10万)	中标率/(1/10万)	世标率/(1/10万)	累积率/% 0—64岁	累积率/% 0—74岁	截缩率 35—64岁/(1/10万)	病例数	构成比/%	粗率/(1/10万)	中标率/(1/10万)	世标率/(1/10万)	累积率/% 0—64岁	累积率/% 0—74岁	截缩率 35—64岁/(1/10万)	
发病																	
口腔	4	0.64	2.28	1.09	1.05	0.07	0.07	1.95	6	1.20	3.42	1.49	1.54	0.07	0.19	1.96	C00—C10, C12—C14
鼻咽	6	0.96	3.41	1.51	1.53	0.16	0.16	4.48	3	0.60	1.71	2.19	2.34	0.14	0.21	1.18	C11
食管	119	19.07	67.70	30.12	29.71	1.06	1.06	29.09	61	12.20	34.75	14.04	13.25	0.33	1.46	8.67	C15
胃	140	22.44	79.65	36.74	35.94	1.65	1.65	46.23	56	11.20	31.90	14.06	13.79	0.71	1.82	17.68	C16
结直肠	56	8.97	31.86	15.68	15.17	0.73	0.73	22.36	36	7.20	20.51	9.66	9.37	0.63	1.07	19.01	C18—C21
肝脏	46	7.37	26.17	13.38	13.09	0.67	0.67	18.56	18	3.60	10.25	4.41	4.42	0.24	0.57	6.80	C22
胆囊	7	1.12	3.98	1.97	2.11	0.11	0.11	2.88	8	1.60	4.56	1.91	1.78	0.03	0.23	0.86	C23—C24
胰腺	17	2.72	9.67	4.59	4.40	0.18	0.18	5.52	12	2.40	6.84	2.50	2.40	0.07	0.24	1.96	C25
喉	2	0.32	1.14	0.56	0.55	0.02	0.02	0.78	0	0.00	0.00	0.00	0.00	0.00	0.00	0.00	C32
肺	130	20.83	73.96	33.86	33.38	1.36	1.36	37.52	60	12.00	34.18	15.22	15.10	0.92	1.77	27.18	C33—C34
其他胸腔器官	0	0.00	0.00	0.00	0.00	0.00	0.00	0.00	0	0.00	0.00	0.00	0.00	0.00	0.00	0.00	C37—C38
骨	1	0.16	0.57	0.23	0.27	0.03	0.03	0.88	3	0.60	1.71	0.68	0.80	0.08	0.08	2.04	C40—C41
皮肤黑色素瘤	1	0.16	0.57	0.28	0.30	0.00	0.00	0.00	1	0.20	0.57	0.30	0.29	0.00	0.07	0.00	C43
乳房	0	0.00	0.00	0.00	0.00	0.00	0.00	0.00	55	11.00	31.33	18.96	17.42	1.52	1.84	49.01	C50
子宫颈	—	—	—	—	—	—	—	—	78	15.60	44.43	23.22	21.81	1.82	2.26	58.70	C53
子宫体	—	—	—	—	—	—	—	—	16	3.20	9.11	4.53	4.39	0.33	0.52	10.79	C54—C55
卵巢	—	—	—	—	—	—	—	—	14	2.80	7.97	4.14	4.10	0.26	0.55	8.17	C56
前列腺	17	2.72	9.67	4.09	3.63	0.06	0.06	1.69	—	—	—	—	—	—	—	—	C61
睾丸	0	0.00	0.00	0.00	0.00	0.00	0.00	0.00	—	—	—	—	—	—	—	—	C62
肾	9	1.44	5.12	2.50	2.39	0.09	0.09	3.16	7	1.40	3.99	1.58	1.51	0.06	0.15	1.70	C64—C66, C68
膀胱	10	1.60	5.69	3.38	3.19	0.14	0.14	4.24	1	0.20	0.57	0.30	0.29	0.00	0.07	0.00	C67
脑	11	1.76	6.26	2.95	2.88	0.02	0.02	0.78	19	3.80	10.82	6.50	5.40	0.36	0.55	7.90	C70—C72, D32—D33, D42—D43
甲状腺	2	0.32	1.14	0.62	0.61	0.07	0.07	1.95	15	3.00	8.54	6.55	6.07	0.58	0.58	14.52	C73
淋巴瘤	7	1.12	3.98	1.85	1.77	0.05	0.05	1.56	5	1.00	2.85	1.85	1.55	0.13	0.13	4.06	C81—C86, C88, C90, C96
白血病	13	2.08	7.40	6.23	7.50	0.38	0.38	5.04	8	1.60	4.56	4.38	4.79	0.29	0.36	3.68	C91—C95, D45—D47
其他	26	4.17	14.79	7.58	7.80	0.52	0.52	13.85	18	3.60	10.25	6.98	6.21	0.44	0.68	12.86	O&U
所有部位合计	624	100.00	355.01	169.21	167.26	7.37	7.37	202.53	500	100.00	284.80	145.46	138.64	9.00	15.41	258.72	ALL
所有部位除外 C44	622	99.68	353.87	168.78	166.73	7.35	7.35	201.75	497	99.40	283.09	144.74	137.91	8.96	15.33	257.85	ALL exc. C44
死亡																	
口腔	7	1.46	3.98	1.49	1.48	0.03	0.03	0.88	1	0.39	0.57	0.15	0.11	0.00	0.00	0.00	C00—C10, C12—C14
鼻咽	7	1.46	3.98	2.00	2.09	0.10	0.10	2.83	5	1.95	2.85	0.97	1.03	0.10	0.10	2.58	C11
食管	94	19.62	53.48	23.32	22.66	0.48	0.48	12.74	39	15.18	22.21	7.83	7.74	0.10	0.85	2.58	C15
胃	92	19.21	52.34	23.74	22.50	0.66	0.66	17.03	29	11.28	16.52	6.58	6.47	0.24	0.67	6.26	C16
结直肠	24	5.01	13.65	6.46	6.34	0.29	0.29	8.87	20	7.78	11.39	4.22	4.11	0.18	0.35	4.86	C18—C21
肝脏	46	9.60	26.17	12.50	12.61	0.60	0.60	18.51	16	6.23	9.11	3.57	3.65	0.20	0.32	6.00	C22
胆囊	10	2.09	5.69	2.69	2.67	0.09	0.09	3.14	10	3.89	5.70	2.50	2.52	0.09	0.41	2.51	C23—C24
胰腺	17	3.55	9.67	4.42	4.11	0.20	0.20	6.13	10	3.89	5.70	2.47	2.61	0.05	0.31	1.18	C25
喉	1	0.21	0.57	0.31	0.31	0.00	0.00	0.00	2	0.78	1.14	0.45	0.40	0.00	0.07	0.00	C32
肺	125	26.10	71.12	31.75	31.23	1.14	1.14	31.69	48	18.68	27.34	10.89	10.55	0.32	1.22	9.36	C33—C34
其他胸腔器官	0	0.00	0.00	0.00	0.00	0.00	0.00	0.00	0	0.00	0.00	0.00	0.00	0.00	0.00	0.00	C37—C38
骨	2	0.42	1.14	0.51	0.57	0.03	0.03	0.88	3	1.17	1.71	0.72	0.66	0.05	0.05	1.57	C40—C41
皮肤黑色素瘤	0	0.00	0.00	0.00	0.00	0.00	0.00	0.00	0	0.00	0.00	0.00	0.00	0.00	0.00	0.00	C43
乳房	0	0.00	0.00	0.00	0.00	0.00	0.00	0.00	11	4.28	6.27	3.15	3.16	0.23	0.40	7.02	C50
子宫颈	—	—	—	—	—	—	—	—	15	5.84	8.54	4.05	3.96	0.16	0.52	5.30	C53
子宫体	—	—	—	—	—	—	—	—	6	2.33	3.42	1.34	1.38	0.08	0.15	2.04	C54—C55
卵巢	—	—	—	—	—	—	—	—	7	2.72	3.99	2.35	2.27	0.15	0.27	5.08	C56
前列腺	8	1.67	4.55	2.04	2.04	0.08	0.08	2.01	—	—	—	—	—	—	—	—	C61
睾丸	0	0.00	0.00	0.00	0.00	0.00	0.00	0.00	—	—	—	—	—	—	—	—	C62
肾	6	1.25	3.41	1.42	1.44	0.07	0.07	1.75	2	0.78	1.14	0.50	0.56	0.03	0.08	0.86	C64—C66, C68
膀胱	4	0.84	2.28	0.84	0.89	0.03	0.03	0.88	0	0.00	0.00	0.00	0.00	0.00	0.00	0.00	C67
脑	9	1.88	5.12	2.48	2.46	0.10	0.10	2.79	7	2.72	3.99	3.04	3.18	0.23	0.23	3.68	C70—C72, D32—D33, D42—D43
甲状腺	1	0.21	0.57	0.24	0.19	0.00	0.00	0.00	1	0.39	0.57	0.24	0.24	0.02	0.02	0.78	C73
淋巴瘤	9	1.88	5.12	2.41	2.30	0.10	0.10	3.25	6	2.33	3.42	1.46	1.48	0.11	0.18	2.90	C81—C86, C88, C90, C96
白血病	5	1.04	2.84	1.45	1.49	0.03	0.03	0.88	6	2.33	3.42	1.58	1.58	0.13	0.20	3.61	C91—C95, D45—D47
其他	12	2.51	6.83	2.86	2.89	0.07	0.07	1.75	13	5.06	7.40	2.95	3.05	0.03	0.44	0.86	O&U
所有部位合计	479	100.00	272.52	122.95	120.26	4.15	4.15	115.99	257	100.00	146.39	61.01	60.39	2.50	6.85	69.02	ALL
所有部位除外 C44	479	100.00	272.52	122.95	120.26	4.15	4.15	115.99	255	99.22	145.25	60.62	59.93	2.50	6.81	69.02	ALL exc. C44

附表 7-31　盐城市亭湖区 2017 年恶性肿瘤发病和死亡主要指标

部位缩写	男性								女性								ICD-10
	病例数	构成比/%	粗率/(1/10万)	中标率/(1/10万)	世标率/(1/10万)	累积率/% 0—64岁	0—74岁	截缩率 35—64岁(1/10万)	病例数	构成比/%	粗率/(1/10万)	中标率/(1/10万)	世标率/(1/10万)	累积率/% 0—64岁	0—74岁	截缩率 35—64岁(1/10万)	
发病																	
口腔	14	1.17	3.92	2.57	2.62	0.17	0.17	4.87	6	0.57	1.75	1.02	1.27	0.05	0.13	1.26	C00—C10, C12—C14
鼻咽	12	1.01	3.36	2.50	2.43	0.15	0.15	5.29	6	0.57	1.75	1.44	1.26	0.09	0.13	3.43	C11
食管	147	12.31	41.20	26.67	26.90	0.90	0.90	24.70	69	6.51	20.12	11.58	11.75	0.33	1.57	8.70	C15
胃	203	17.00	56.89	37.06	36.27	1.38	1.38	38.13	107	10.09	31.21	19.29	18.88	0.61	2.19	17.43	C16
结直肠	122	10.22	34.19	22.71	22.18	1.25	1.25	35.10	98	9.25	28.58	18.66	18.11	1.01	2.19	30.13	C18—C21
肝脏	124	10.39	34.75	23.94	23.64	1.53	1.53	45.24	68	6.42	19.83	12.13	11.54	0.55	1.23	15.95	C22
胆囊	11	0.92	3.08	2.06	2.07	0.13	0.13	3.83	15	1.42	4.37	2.54	2.56	0.14	0.31	3.72	C23—C24
胰腺	41	3.43	11.49	7.44	7.59	0.43	0.43	11.87	39	3.68	11.37	6.95	6.85	0.26	0.78	7.06	C25
喉	7	0.59	1.96	1.23	1.16	0.04	0.04	1.18	1	0.09	0.29	0.16	0.25	0.00	0.00	0.00	C32
肺	269	22.53	75.39	49.06	47.27	1.55	1.55	42.11	159	15.00	46.37	28.36	28.14	1.06	2.99	31.37	C33—C34
其他胸腔器官	3	0.25	0.84	0.52	0.55	0.05	0.05	1.17	2	0.19	0.58	0.55	0.42	0.04	0.04	1.36	C37—C38
骨	18	1.51	5.04	3.28	3.21	0.24	0.24	6.14	8	0.75	2.33	1.29	1.29	0.05	0.16	1.26	C40—C41
皮肤黑色素瘤	2	0.17	0.56	0.45	0.43	0.02	0.02	0.71	2	0.19	0.58	0.37	0.38	0.00	0.08	0.00	C43
乳房	5	0.42	1.40	0.97	0.96	0.06	0.06	1.83	173	16.32	50.45	36.67	34.22	2.64	3.66	85.54	C50
子宫颈	—	—	—	—	—	—	—	—	87	8.21	25.37	18.48	17.16	1.18	1.78	37.06	C53
子宫体	—	—	—	—	—	—	—	—	18	1.70	5.25	3.43	3.49	0.25	0.42	7.72	C54—C55
卵巢	—	—	—	—	—	—	—	—	26	2.45	7.58	5.60	5.23	0.44	0.58	13.05	C56
前列腺	32	2.68	8.97	5.70	5.91	0.17	0.17	4.44	—	—	—	—	—	—	—	—	C61
睾丸	2	0.17	0.56	0.65	0.55	0.03	0.03	0.00	—	—	—	—	—	—	—	—	C62
肾	15	1.26	4.20	2.77	2.80	0.17	0.17	4.97	12	1.13	3.50	2.26	2.33	0.15	0.35	4.50	C64—C66, C68
膀胱	18	1.51	5.04	3.40	3.39	0.17	0.17	2.88	4	0.38	1.17	0.64	0.64	0.00	0.03	0.00	C67
脑	27	2.26	7.57	5.56	5.65	0.34	0.34	9.54	29	2.74	8.46	5.51	5.62	0.34	0.52	9.24	C70—C72, D32—D33, D42—D43
甲状腺	12	1.01	3.36	3.09	2.57	0.22	0.22	5.17	42	3.96	12.25	9.02	8.39	0.69	0.86	20.54	C73
淋巴瘤	31	2.60	8.69	5.85	6.08	0.29	0.29	7.78	24	2.26	7.00	4.64	4.58	0.40	0.52	12.16	C81—C86, C88, C90, C96
白血病	28	2.35	7.85	7.03	7.57	0.40	0.40	7.99	20	1.89	5.83	4.44	4.83	0.23	0.42	4.57	C91—C95, D45—D47
其他	51	4.27	14.29	9.43	9.15	0.42	0.42	11.27	45	4.25	13.12	8.61	9.06	0.56	0.86	13.75	O&U
所有部位合计	1 194	100.00	334.63	223.93	220.96	10.06	10.06	276.21	1060	100.00	309.14	203.62	198.30	11.06	21.78	329.79	ALL
所有部位除外 C44	1 187	99.41	332.67	222.65	219.58	9.99	9.99	274.31	1058	99.81	308.56	203.26	197.91	11.02	21.73	328.51	ALL exc. C44
死亡																	
口腔	4	0.48	1.12	0.68	0.68	0.05	0.05	1.17	8	1.42	2.33	1.31	1.42	0.00	0.11	0.00	C00—C10, C12—C14
鼻咽	8	0.96	2.24	1.52	1.58	0.11	0.11	3.16	1	0.18	0.29	0.20	0.20	0.02	0.02	0.65	C11
食管	121	14.54	33.91	21.64	21.18	0.57	0.57	15.92	65	11.52	18.96	10.57	10.28	0.14	1.05	3.71	C15
胃	139	16.71	38.96	24.89	24.57	0.74	0.74	20.08	84	14.89	24.50	14.42	13.98	0.35	1.41	9.55	C16
结直肠	61	7.33	17.10	11.14	10.53	0.43	0.43	11.59	29	5.14	8.46	5.00	5.32	0.17	0.64	4.82	C18—C21
肝脏	110	13.22	30.83	20.85	20.77	1.36	1.36	40.13	54	9.57	15.75	9.50	9.21	0.33	0.96	10.26	C22
胆囊	8	0.96	2.24	1.49	1.54	0.09	0.09	2.47	16	2.84	4.67	2.84	2.87	0.14	0.30	5.15	C23—C24
胰腺	37	4.45	10.37	6.88	6.81	0.39	0.39	11.40	36	6.38	10.50	6.35	6.21	0.24	0.75	3.28	C25
喉	1	0.12	0.28	0.17	0.14	0.00	0.00	0.00	1	0.18	0.29	0.16	0.16	0.00	0.00	0.00	C32
肺	219	26.32	61.38	39.68	39.20	1.10	1.10	29.70	128	22.70	37.33	21.90	22.04	0.70	2.13	22.19	C33—C34
其他胸腔器官	2	0.24	0.56	0.41	0.39	0.04	0.04	1.26	0	0.00	0.00	0.00	0.00	0.00	0.00	0.00	C37—C38
骨	15	1.80	4.20	2.84	2.80	0.20	0.20	4.98	4	0.71	1.17	0.79	0.73	0.02	0.02	0.00	C40—C41
皮肤黑色素瘤	3	0.36	0.84	0.59	0.63	0.02	0.02	0.71	0	0.00	0.00	0.00	0.00	0.00	0.00	0.00	C43
乳房	1	0.12	0.28	0.17	0.14	0.00	0.00	0.00	28	4.96	8.17	5.44	5.39	0.30	0.67	9.60	C50
子宫颈	—	—	—	—	—	—	—	—	22	3.90	6.42	4.16	4.00	0.22	0.47	6.95	C53
子宫体	—	—	—	—	—	—	—	—	8	1.42	2.33	1.31	1.43	0.09	0.12	2.47	C54—C55
卵巢	—	—	—	—	—	—	—	—	13	2.30	3.79	2.37	2.25	0.15	0.23	4.54	C56
前列腺	9	1.08	2.52	1.61	1.83	0.02	0.02	0.63	—	—	—	—	—	—	—	—	C61
睾丸	0	0.00	0.00	0.00	0.00	0.00	0.00	0.00	—	—	—	—	—	—	—	—	C62
肾	2	0.24	0.56	0.39	0.41	0.00	0.00	0.00	5	0.89	1.46	0.92	0.91	0.04	0.12	1.30	C64—C66, C68
膀胱	13	1.56	3.64	2.34	2.48	0.07	0.07	1.98	3	0.53	0.87	0.46	0.61	0.00	0.00	0.00	C67
脑	20	2.40	5.61	4.52	4.32	0.25	0.25	7.29	24	4.26	7.00	4.32	4.16	0.21	0.48	6.37	C70—C72, D32—D33, D42—D43
甲状腺	0	0.00	0.00	0.00	0.00	0.00	0.00	0.00	1	0.18	0.29	0.14	0.11	0.00	0.00	0.00	C73
淋巴瘤	13	1.56	3.64	2.48	2.53	0.10	0.10	3.36	5	0.89	1.46	0.97	0.97	0.08	0.13	2.55	C81—C86, C88, C90, C96
白血病	17	2.04	4.76	3.54	3.83	0.17	0.17	3.91	8	1.42	2.33	2.04	2.53	0.13	0.18	1.34	C91—C95, D45—D47
其他	29	3.49	8.13	5.12	5.27	0.23	0.23	6.33	21	3.72	6.12	3.93	4.09	0.15	0.35	3.18	O&U
所有部位合计	832	100.00	233.18	152.98	151.62	5.95	5.95	166.06	564	100.00	164.49	99.11	98.95	3.44	10.12	97.91	ALL
所有部位除外 C44	831	99.88	232.90	152.78	151.41	5.95	5.95	166.06	563	99.82	164.19	98.92	98.75	3.44	10.09	97.91	ALL exc. C44

部位缩写	男性								女性								ICD-10
	病例数	构成比/%	粗率/(1/10万)	中标率/(1/10万)	世标率/(1/10万)	累积率/% 0~64岁	累积率/% 0~74岁	截缩率 35~64岁/(1/10万)	病例数	构成比/%	粗率/(1/10万)	中标率/(1/10万)	世标率/(1/10万)	累积率/% 0~64岁	累积率/% 0~74岁	截缩率 35~64岁/(1/10万)	
发病																	
口腔	12	0.78	3.27	2.27	2.06	0.06	0.06	1.78	8	0.64	2.36	1.97	1.99	0.11	0.24	2.68	C00—C10, C12—C14
鼻咽	22	1.42	5.99	4.37	4.18	0.36	0.36	11.23	7	0.56	2.06	1.50	1.52	0.11	0.20	2.57	C11
食管	237	15.33	64.50	42.85	43.40	1.16	1.16	31.19	159	12.70	46.89	26.77	26.81	0.93	3.40	25.01	C15
胃	352	22.77	95.80	64.81	63.66	2.32	2.32	64.73	149	11.90	43.94	26.10	26.21	1.00	3.12	28.63	C16
结直肠	133	8.60	36.20	24.75	24.08	1.29	1.29	37.62	90	7.19	26.54	16.60	15.87	0.90	1.86	25.62	C18—C21
肝脏	141	9.12	38.37	27.83	26.56	1.62	1.62	46.66	73	5.83	21.53	13.07	12.97	0.74	1.38	20.90	C22
胆囊	14	0.91	3.81	2.59	2.88	0.11	0.11	3.14	21	1.68	6.19	3.56	3.45	0.13	0.45	3.47	C23—C24
胰腺	35	2.26	9.53	6.51	6.57	0.31	0.31	8.77	34	2.72	10.03	6.37	6.06	0.29	0.81	7.60	C25
喉	7	0.45	1.91	1.36	1.38	0.14	0.14	4.04	2	0.16	0.59	0.38	0.43	0.03	0.06	0.69	C32
肺	343	22.19	93.35	62.29	62.28	2.90	2.90	82.43	148	11.82	43.65	26.12	26.56	1.32	3.25	38.04	C33—C34
其他胸腔器官	4	0.26	1.09	0.78	0.81	0.01	0.01	0.00	3	0.24	0.88	0.52	0.42	0.02	0.02	0.64	C37—C38
骨	16	1.03	4.35	4.01	3.94	0.17	0.17	2.31	9	0.72	2.65	2.10	1.66	0.09	0.17	1.33	C40—C41
皮肤黑色素瘤	3	0.19	0.82	0.61	0.56	0.02	0.02	0.71	2	0.16	0.59	0.32	0.33	0.02	0.06	0.49	C43
乳房	1	0.06	0.27	0.18	0.17	0.00	0.00	0.00	138	11.02	40.70	29.15	27.34	2.38	2.88	74.31	C50
子宫颈	—	—	—	—	—	—	—	—	175	13.98	51.61	36.22	34.23	2.97	3.71	92.07	C53
子宫体	—	—	—	—	—	—	—	—	51	4.07	15.04	9.50	9.60	0.76	1.06	23.09	C54—C55
卵巢	—	—	—	—	—	—	—	—	18	1.44	5.31	3.56	3.56	0.29	0.45	8.01	C56
前列腺	58	3.75	15.78	10.70	9.82	0.12	0.12	3.27	—	—	—	—	—	—	—	—	C61
睾丸	3	0.19	0.82	0.69	0.55	0.05	0.05	1.78	—	—	—	—	—	—	—	—	C62
肾	26	1.68	7.08	4.85	4.77	0.41	0.41	12.57	16	1.28	4.72	3.14	2.99	0.19	0.38	6.02	C64—C66, C68
膀胱	40	2.59	10.89	7.46	7.26	0.30	0.30	8.67	12	0.96	3.54	2.12	2.14	0.09	0.25	2.72	C67
脑	24	1.55	6.53	6.02	5.64	0.35	0.35	7.42	35	2.80	10.32	6.79	6.51	0.50	0.75	13.38	C70—C72, D32—D33, D42—D43
甲状腺	9	0.58	2.45	1.90	1.81	0.16	0.16	4.21	41	3.27	12.09	9.41	8.45	0.65	0.89	17.14	C73
淋巴瘤	26	1.68	7.08	5.04	5.02	0.27	0.27	5.93	10	0.80	2.95	2.30	1.91	0.14	0.18	3.07	C81—C86, C88, C90, C96
白血病	15	0.97	4.08	3.41	4.15	0.19	0.19	2.90	21	1.68	6.19	4.10	4.00	0.24	0.56	6.26	C91—C95, D45—D47
其他	25	1.62	6.80	5.49	5.23	0.24	0.24	4.56	30	2.40	8.85	5.71	5.59	0.36	0.73	10.34	O&U
所有部位合计	1 546	100.00	420.75	290.79	286.78	12.57	12.57	345.92	1252	100.00	369.22	237.39	230.61	14.24	26.88	414.06	ALL
所有部位除外 C44	1 537	99.42	418.30	289.05	285.17	12.49	12.49	343.44	1243	99.28	366.57	235.83	229.10	14.14	26.69	411.05	ALL exc. C44
死亡																	
口腔	8	0.63	2.18	1.46	1.35	0.02	0.02	0.47	2	0.31	0.59	0.40	0.43	0.05	0.05	1.40	C00—C10, C12—C14
鼻咽	12	0.95	3.27	2.47	2.22	0.17	0.17	5.64	2	0.31	0.59	0.35	0.33	0.00	0.04	0.00	C11
食管	227	17.93	61.78	41.64	40.25	1.00	1.00	26.68	109	17.00	32.14	16.96	16.50	0.19	1.59	5.08	C15
胃	303	23.93	82.46	55.96	52.98	1.26	1.26	34.89	109	17.00	32.14	18.37	17.30	0.40	1.69	11.50	C16
结直肠	87	6.87	23.68	15.98	15.75	0.63	0.63	18.40	46	7.18	13.57	7.97	7.93	0.32	0.80	9.00	C18—C21
肝脏	141	11.14	38.37	28.02	26.53	1.41	1.41	40.96	67	10.45	19.76	11.56	11.50	0.57	1.21	16.34	C22
胆囊	15	1.18	4.08	2.93	2.91	0.16	0.16	3.08	23	3.59	6.78	3.83	3.72	0.16	0.40	4.38	C23—C24
胰腺	39	3.08	10.61	7.09	7.20	0.32	0.32	10.02	28	4.37	8.26	5.18	5.06	0.25	0.57	6.67	C25
喉	4	0.32	1.09	0.77	0.70	0.03	0.03	0.65	0	0.00	0.00	0.00	0.00	0.00	0.00	0.00	C32
肺	293	23.14	79.74	53.48	52.81	1.63	1.63	44.48	114	17.78	33.62	19.48	19.24	0.70	2.08	20.92	C33—C34
其他胸腔器官	2	0.16	0.54	0.30	0.28	0.02	0.02	0.47	3	0.47	0.88	0.49	0.45	0.00	0.04	0.00	C37—C38
骨	21	1.66	5.72	4.00	3.78	0.18	0.18	5.28	7	1.09	2.06	1.50	1.31	0.05	0.17	0.69	C40—C41
皮肤黑色素瘤	1	0.08	0.27	0.18	0.17	0.00	0.00	0.00	0	0.00	0.00	0.00	0.00	0.00	0.00	0.00	C43
乳房	0	0.00	0.00	0.00	0.00	0.00	0.00	0.00	21	3.28	6.19	4.20	4.18	0.26	0.58	6.94	C50
子宫颈	—	—	—	—	—	—	—	—	27	4.21	7.96	5.02	5.14	0.32	0.62	9.57	C53
子宫体	—	—	—	—	—	—	—	—	16	2.50	4.72	2.86	2.97	0.12	0.35	3.71	C54—C55
卵巢	—	—	—	—	—	—	—	—	10	1.56	2.95	1.91	1.94	0.13	0.25	3.92	C56
前列腺	16	1.26	4.35	3.03	2.86	0.05	0.05	1.30	—	—	—	—	—	—	—	—	C61
睾丸	0	0.00	0.00	0.00	0.00	0.00	0.00	0.00	—	—	—	—	—	—	—	—	C62
肾	12	0.95	3.27	2.38	2.40	0.09	0.09	1.78	3	0.47	0.88	0.59	0.47	0.04	0.04	1.16	C64—C66, C68
膀胱	15	1.18	4.08	2.84	3.02	0.06	0.06	2.02	5	0.78	1.47	0.77	0.88	0.00	0.07	0.00	C67
脑	17	1.34	4.63	3.82	3.84	0.26	0.26	6.53	17	2.65	5.01	3.09	3.00	0.17	0.42	5.05	C70—C72, D32—D33, D42—D43
甲状腺	0	0.00	0.00	0.00	0.00	0.00	0.00	0.00	1	0.16	0.29	0.18	0.18	0.00	0.04	0.00	C73
淋巴瘤	17	1.34	4.63	3.39	3.43	0.12	0.12	2.73	2	0.31	0.59	0.32	0.33	0.03	0.03	0.69	C81—C86, C88, C90, C96
白血病	18	1.42	4.90	3.82	4.52	0.24	0.24	4.44	14	2.18	4.13	2.71	2.47	0.11	0.22	2.96	C91—C95, D45—D47
其他	18	1.42	4.90	3.45	3.08	0.06	0.06	1.96	15	2.34	4.42	2.58	2.60	0.10	0.34	2.70	O&U
所有部位合计	1 266	100.00	344.55	237.00	230.07	7.69	7.69	211.79	641	100.00	189.03	110.32	107.91	3.97	11.59	112.67	ALL
所有部位除外 C44	1 263	99.76	343.73	236.41	229.50	7.69	7.69	211.79	639	99.69	188.44	110.02	107.69	3.97	11.59	112.67	ALL exc. C44

附表 7-33 滨海县 2017 年恶性肿瘤发病和死亡主要指标

部位缩写	男性								女性								ICD-10
	病例数	构成比/%	粗率/(1/10万)	中标率/(1/10万)	世标率/(1/10万)	累积率/% 0—64岁	累积率/% 0—74岁	截缩率 35—64岁/(1/10万)	病例数	构成比/%	粗率/(1/10万)	中标率/(1/10万)	世标率/(1/10万)	累积率/% 0—64岁	累积率/% 0—74岁	截缩率 35—64岁/(1/10万)	
发病																	
口腔	25	1.43	3.86	2.43	2.48	0.16	0.16	4.01	16	1.29	2.74	1.67	1.62	0.09	0.21	2.70	C00—C10, C12—C14
鼻咽	19	1.09	2.94	1.94	1.91	0.14	0.14	3.67	7	0.56	1.20	0.79	0.77	0.05	0.09	1.59	C11
食管	334	19.07	51.64	31.76	32.20	1.43	1.43	38.73	144	11.61	24.69	13.63	13.69	0.55	1.76	14.72	C15
胃	317	18.10	49.01	30.98	31.06	1.31	1.31	35.32	126	10.16	21.61	12.35	12.47	0.76	1.56	21.05	C16
结直肠	95	5.43	14.69	9.47	9.59	0.56	0.56	15.82	75	6.05	12.86	7.65	7.72	0.43	0.98	12.32	C18—C21
肝脏	198	11.31	30.61	21.22	20.64	1.66	1.66	47.78	87	7.02	14.92	8.65	8.69	0.49	1.11	14.06	C22
胆囊	9	0.51	1.39	0.89	0.92	0.04	0.04	1.36	13	1.05	2.23	1.17	1.16	0.10	0.10	2.83	C23—C24
胰腺	58	3.31	8.97	5.81	5.80	0.31	0.31	8.96	26	2.10	4.46	2.49	2.61	0.13	0.37	3.55	C25
喉	8	0.46	1.24	0.72	0.82	0.05	0.05	1.30	5	0.40	0.86	0.51	0.47	0.00	0.07	0.00	C32
肺	393	22.44	60.76	38.58	38.96	1.95	1.95	53.81	176	14.19	30.18	17.77	17.89	1.06	2.36	29.75	C33—C34
其他胸腔器官	3	0.17	0.46	0.27	0.30	0.02	0.02	0.63	6	0.48	1.03	0.67	0.61	0.04	0.06	1.24	C37—C38
骨	20	1.14	3.09	2.21	2.22	0.11	0.11	3.18	8	0.65	1.37	1.15	1.15	0.08	0.10	1.92	C40—C41
皮肤黑色素瘤	4	0.23	0.62	0.37	0.35	0.02	0.02	0.68	3	0.24	0.51	0.40	0.32	0.01	0.03	0.45	C43
乳房	2	0.11	0.31	0.15	0.20	0.01	0.01	0.33	157	12.66	26.92	18.98	18.19	1.61	1.99	49.10	C50
子宫颈	—	—	—	—	—	—	—	—	161	12.98	27.61	19.84	18.41	1.62	1.91	48.73	C53
子宫体	—	—	—	—	—	—	—	—	23	1.85	3.94	2.75	2.60	0.22	0.29	6.49	C54—C55
卵巢	—	—	—	—	—	—	—	—	28	2.26	4.80	3.59	3.40	0.24	0.35	6.54	C56
前列腺	36	2.06	5.57	3.30	3.13	0.01	0.01	0.33	—	—	—	—	—	—	—	—	C61
睾丸	0	0.00	0.00	0.00	0.00	0.00	0.00	0.00	—	—	—	—	—	—	—	—	C62
肾	30	1.71	4.64	3.18	3.36	0.26	0.26	6.25	11	0.89	1.89	1.19	1.20	0.06	0.18	1.88	C64—C66, C68
膀胱	38	2.17	5.87	3.58	3.47	0.14	0.14	4.12	16	1.29	2.74	1.82	1.69	0.12	0.15	3.53	C67
脑	43	2.46	6.65	5.38	5.08	0.35	0.35	7.63	26	2.10	4.46	3.71	4.16	0.31	0.33	6.79	C70—C72, D32—D33, D42—D43
甲状腺	5	0.29	0.77	0.60	0.55	0.06	0.06	1.76	38	3.06	6.52	5.28	4.75	0.41	0.47	11.39	C73
淋巴瘤	42	2.40	6.49	4.86	4.73	0.30	0.30	7.55	27	2.18	4.63	2.76	2.91	0.27	0.37	7.41	C81—C86, C88, C90, C96
白血病	32	1.83	4.95	4.23	4.12	0.27	0.27	4.93	25	2.02	4.29	3.20	3.26	0.18	0.31	4.46	C91—C95, D45—D47
其他	40	2.28	6.18	4.35	4.40	0.22	0.22	5.61	36	2.90	6.17	3.86	3.86	0.27	0.47	7.78	O&U
所有部位合计	1 751	100.00	270.70	176.30	176.29	9.38	9.38	253.75	1240	100.00	212.65	135.89	133.63	9.09	15.63	260.25	ALL
所有部位除外 C44	1 747	99.77	270.08	175.65	175.68	9.35	9.35	253.34	1234	99.52	211.62	135.41	133.11	9.08	15.57	259.92	ALL exc. C44
死亡																	
口腔	7	0.57	1.08	0.79	0.75	0.04	0.04	1.05	3	0.43	0.51	0.26	0.23	0.00	0.03	0.00	C00—C10, C12—C14
鼻咽	8	0.65	1.24	0.87	0.85	0.06	0.06	2.05	2	0.28	0.34	0.08	0.12	0.00	0.00	0.00	C11
食管	248	20.18	38.34	22.91	23.08	0.80	0.80	21.43	107	15.18	18.35	9.55	9.42	0.38	1.04	10.51	C15
胃	241	19.61	37.26	23.29	22.89	0.89	0.89	24.32	93	13.19	15.95	8.58	8.76	0.44	1.14	12.09	C16
结直肠	51	4.15	7.88	5.20	5.10	0.26	0.26	7.55	40	5.67	6.86	3.91	3.76	0.18	0.39	5.88	C18—C21
肝脏	180	14.65	27.83	19.55	18.83	1.32	1.32	38.54	94	13.33	16.12	9.32	9.18	0.50	1.07	14.09	C22
胆囊	9	0.73	1.39	1.01	1.11	0.10	0.10	2.32	10	1.42	1.71	0.92	0.92	0.07	0.07	2.23	C23—C24
胰腺	43	3.50	6.65	4.28	4.25	0.19	0.19	5.37	28	3.97	4.80	2.69	2.64	0.07	0.32	2.31	C25
喉	1	0.08	0.15	0.09	0.10	0.01	0.01	0.33	0	0.00	0.00	0.00	0.00	0.00	0.00	0.00	C32
肺	302	24.57	46.69	28.90	29.37	1.33	1.33	37.04	144	20.43	24.69	13.60	13.46	0.63	1.57	18.37	C33—C34
其他胸腔器官	0	0.00	0.00	0.00	0.00	0.00	0.00	0.00	2	0.28	0.34	0.17	0.16	0.00	0.03	0.00	C37—C38
骨	14	1.14	2.16	1.64	1.74	0.08	0.08	1.23	6	0.85	1.03	0.58	0.59	0.04	0.07	1.05	C40—C41
皮肤黑色素瘤	2	0.16	0.31	0.21	0.19	0.00	0.00	0.00	3	0.43	0.51	0.40	0.33	0.02	0.04	0.33	C43
乳房	0	0.00	0.00	0.00	0.00	0.00	0.00	0.00	40	5.67	6.86	4.75	4.53	0.34	0.52	9.63	C50
子宫颈	—	—	—	—	—	—	—	—	40	5.67	6.86	5.14	4.50	0.33	0.47	9.52	C53
子宫体	—	—	—	—	—	—	—	—	12	1.70	2.06	1.38	1.35	0.09	0.19	2.81	C54—C55
卵巢	—	—	—	—	—	—	—	—	14	1.99	2.40	1.50	1.52	0.14	0.18	3.98	C56
前列腺	22	1.79	3.40	1.91	1.93	0.04	0.04	0.96	—	—	—	—	—	—	—	—	C61
睾丸	1	0.08	0.15	0.09	0.09	0.01	0.01	0.30	—	—	—	—	—	—	—	—	C62
肾	9	0.73	1.39	0.92	0.89	0.06	0.06	1.69	1	0.14	0.17	0.11	0.11	0.00	0.03	0.00	C64—C66, C68
膀胱	17	1.38	2.63	1.45	1.42	0.01	0.01	0.33	1	0.14	0.17	0.06	0.05	0.00	0.00	0.00	C67
脑	23	1.87	3.56	2.41	2.45	0.16	0.16	4.07	11	1.56	1.89	1.37	1.13	0.08	0.10	1.49	C70—C72, D32—D33, D42—D43
甲状腺	1	0.08	0.15	0.19	0.13	0.01	0.01	0.41	4	0.57	0.69	0.50	0.49	0.05	0.05	1.05	C73
淋巴瘤	21	1.71	3.25	2.02	2.10	0.12	0.12	3.27	15	2.13	2.57	1.58	1.62	0.14	0.21	3.43	C81—C86, C88, C90, C96
白血病	17	1.38	2.63	2.15	2.01	0.10	0.10	1.79	16	2.27	2.74	2.28	2.24	0.15	0.24	3.49	C91—C95, D45—D47
其他	12	0.98	1.86	1.15	1.14	0.04	0.04	1.36	19	2.70	3.26	1.74	1.74	0.09	0.18	2.66	O&U
所有部位合计	1 229	100.00	190.00	121.03	120.42	5.66	5.66	155.42	705	100.00	120.90	70.49	68.85	3.73	7.93	104.93	ALL
所有部位除外 C44	1 228	99.92	189.85	120.93	120.34	5.66	5.66	155.42	699	99.15	119.87	70.00	68.33	3.73	7.87	104.93	ALL exc. C44

附表 7-34　阜宁县 2017 年恶性肿瘤发病和死亡主要指标

部位缩写	男性					累积率 /%		截缩率 35—64 岁/(1/10万)	女性					累积率 /%		截缩率 35—64 岁/(1/10万)	ICD-10
	病例数	构成比 /%	粗率/(1/10万)	中标率/(1/10万)	世标率/(1/10万)	0—64 岁	0—74 岁		病例数	构成比 /%	粗率/(1/10万)	中标率/(1/10万)	世标率/(1/10万)	0—64 岁	0—74 岁		
发病																	
口腔	17	0.91	2.96	1.65	1.73	0.10	0.10	2.89	13	0.99	2.35	1.22	1.29	0.07	0.17	1.84	C00—C10, C12—C14
鼻咽	25	1.33	4.35	2.89	2.81	0.22	0.22	6.44	5	0.38	0.91	0.51	0.47	0.02	0.04	0.81	C11
食管	421	22.42	73.19	37.91	38.40	1.61	1.61	43.10	246	18.71	44.56	22.11	22.27	0.69	2.89	18.55	C15
胃	325	17.31	56.50	30.04	29.63	1.28	1.28	35.79	119	9.05	21.56	11.11	10.74	0.38	1.24	11.33	C16
结直肠	120	6.39	20.86	11.46	11.47	0.63	0.63	17.22	82	6.24	14.85	8.28	7.87	0.47	0.89	13.36	C18—C21
肝脏	166	8.84	28.86	17.98	17.34	1.17	1.17	35.92	74	5.63	13.41	7.32	7.03	0.41	0.77	12.03	C22
胆囊	16	0.85	2.78	1.52	1.54	0.11	0.11	2.99	27	2.05	4.89	2.63	2.51	0.12	0.21	3.95	C23—C24
胰腺	60	3.19	10.43	5.77	5.78	0.31	0.31	9.23	40	3.04	7.25	3.82	3.74	0.17	0.43	4.96	C25
喉	19	1.01	3.30	1.78	1.73	0.05	0.05	1.51	1	0.08	0.18	0.15	0.13	0.01	0.01	0.43	C32
肺	435	23.16	75.62	40.10	40.39	1.88	1.88	50.75	203	15.44	36.77	18.96	18.75	0.75	2.37	21.26	C33—C34
其他胸腔器官	3	0.16	0.52	0.36	0.33	0.02	0.02	0.77	1	0.08	0.18	0.09	0.10	0.01	0.01	0.33	C37—C38
骨	21	1.12	3.65	2.14	2.13	0.13	0.13	3.30	15	1.14	2.72	1.62	1.54	0.07	0.22	2.33	C40—C41
皮肤黑色素瘤	4	0.21	0.70	0.44	0.35	0.02	0.02	0.75	3	0.23	0.54	0.30	0.28	0.01	0.03	0.38	C43
乳房	5	0.27	0.87	0.57	0.55	0.05	0.05	1.46	166	12.62	30.07	20.16	19.13	1.61	2.02	50.21	C50
子宫颈	—	—	—	—	—	—	—	—	80	6.08	14.49	10.58	9.48	0.85	0.96	26.81	C53
子宫体	—	—	—	—	—	—	—	—	38	2.89	6.88	4.32	4.11	0.36	0.45	10.04	C54—C55
卵巢	—	—	—	—	—	—	—	—	37	2.81	6.70	4.42	4.33	0.40	0.44	11.95	C56
前列腺	33	1.76	5.74	2.93	2.71	0.09	0.09	2.47	—	—	—	—	—	—	—	—	C61
睾丸	1	0.05	0.17	0.10	0.09	0.00	0.00	0.00	—	—	—	—	—	—	—	—	C62
肾	16	0.85	2.78	1.48	1.46	0.10	0.10	2.84	13	0.99	2.35	1.40	1.37	0.09	0.17	3.00	C64—C66, C68
膀胱	31	1.65	5.39	3.27	3.07	0.15	0.15	2.80	7	0.53	1.27	0.71	0.65	0.01	0.11	0.43	C67
脑	36	1.92	6.26	4.02	3.89	0.21	0.21	5.77	32	2.43	5.80	3.48	3.68	0.21	0.39	5.19	C70—C72, D32—D33, D42—D43
甲状腺	8	0.43	1.39	1.03	1.02	0.07	0.07	1.92	35	2.66	6.34	4.99	4.59	0.36	0.49	8.06	C73
淋巴瘤	43	2.29	7.48	5.09	4.82	0.33	0.33	8.92	32	2.43	5.80	3.72	3.54	0.21	0.35	4.85	C81—C86, C88, C90, C96
白血病	40	2.13	6.95	5.30	5.28	0.27	0.27	3.72	22	1.67	3.99	3.25	3.94	0.22	0.32	3.15	C91—C95, D45—D47
其他	33	1.76	5.74	3.54	3.67	0.21	0.21	4.71	24	1.83	4.35	2.74	2.62	0.16	0.29	4.30	O&U
所有部位合计	1 878	100.00	326.48	181.35	180.20	9.02	9.02	245.26	1315	100.00	238.21	137.88	134.19	7.66	15.26	219.54	ALL
所有部位除外 C44	1 873	99.73	325.61	180.94	179.83	9.02	9.02	245.26	1313	99.85	237.85	137.70	134.01	7.65	15.25	219.16	ALL exc. C44
死亡																	
口腔	11	0.81	1.91	0.97	0.89	0.04	0.04	1.10	5	0.59	0.91	0.47	0.47	0.04	0.06	0.98	C00—C10, C12—C14
鼻咽	9	0.66	1.56	0.89	0.88	0.05	0.05	1.52	2	0.23	0.36	0.16	0.21	0.01	0.01	0.38	C11
食管	345	25.29	59.98	30.33	30.55	1.13	1.13	30.31	192	22.51	34.78	16.64	16.72	0.45	1.92	12.18	C15
胃	224	16.42	38.94	20.38	20.28	0.80	0.80	21.75	95	11.14	17.21	8.65	8.29	0.31	0.95	8.01	C16
结直肠	48	3.52	8.34	4.41	4.30	0.19	0.19	5.50	46	5.39	8.33	4.10	4.09	0.19	0.42	5.45	C18—C21
肝脏	158	11.58	27.47	16.35	15.99	1.10	1.10	33.26	66	7.74	11.96	6.51	6.08	0.33	0.61	9.48	C22
胆囊	13	0.95	2.26	1.22	1.21	0.08	0.08	2.10	24	2.81	4.35	2.36	2.36	0.13	0.24	3.89	C23—C24
胰腺	55	4.03	9.56	5.18	5.14	0.24	0.24	7.00	30	3.52	5.43	2.77	2.78	0.12	0.35	3.29	C25
喉	8	0.59	1.39	0.71	0.66	0.02	0.02	0.68	2	0.23	0.36	0.18	0.17	0.00	0.02	0.00	C32
肺	332	24.34	57.72	30.42	30.03	1.28	1.28	34.44	170	19.93	30.80	15.70	15.47	0.65	1.90	18.20	C33—C34
其他胸腔器官	1	0.07	0.17	0.11	0.11	0.01	0.01	0.36	3	0.35	0.54	0.29	0.32	0.04	0.04	1.03	C37—C38
骨	16	1.17	2.78	1.41	1.35	0.05	0.05	1.47	12	1.41	2.17	1.24	1.21	0.04	0.15	1.59	C40—C41
皮肤黑色素瘤	3	0.22	0.52	0.26	0.27	0.03	0.03	0.69	0	0.00	0.00	0.00	0.00	0.00	0.00	0.00	C43
乳房	4	0.29	0.70	0.65	0.57	0.03	0.03	0.82	42	4.92	7.61	4.68	4.59	0.41	0.50	12.39	C50
子宫颈	—	—	—	—	—	—	—	—	27	3.17	4.89	3.30	3.04	0.20	0.35	6.41	C53
子宫体	—	—	—	—	—	—	—	—	15	1.76	2.72	1.71	1.73	0.13	0.18	3.44	C54—C55
卵巢	—	—	—	—	—	—	—	—	18	2.11	3.26	2.00	2.03	0.20	0.23	5.71	C56
前列腺	15	1.10	2.61	1.23	1.12	0.00	0.00	0.00	—	—	—	—	—	—	—	—	C61
睾丸	0	0.00	0.00	0.00	0.00	0.00	0.00	0.00	—	—	—	—	—	—	—	—	C62
肾	5	0.37	0.87	0.47	0.41	0.02	0.02	0.73	6	0.70	1.09	0.51	0.57	0.03	0.05	0.75	C64—C66, C68
膀胱	14	1.03	2.43	1.20	1.07	0.03	0.03	0.73	3	0.35	0.54	0.25	0.23	0.01	0.01	0.38	C67
脑	31	2.27	5.39	3.51	3.67	0.23	0.23	5.21	28	3.28	5.07	3.13	3.04	0.19	0.29	4.81	C70—C72, D32—D33, D42—D43
甲状腺	2	0.15	0.35	0.19	0.23	0.03	0.03	0.74	3	0.35	0.54	0.27	0.28	0.03	0.03	0.70	C73
淋巴瘤	26	1.91	4.52	3.19	2.83	0.17	0.17	4.12	25	2.93	4.53	2.69	2.45	0.07	0.19	0.76	C81—C86, C88, C90, C96
白血病	26	1.91	4.52	3.99	3.38	0.20	0.20	2.66	24	2.81	4.35	2.94	3.29	0.19	0.31	4.06	C91—C95, D45—D47
其他	18	1.32	3.13	1.88	1.92	0.09	0.09		15	1.76	2.72	1.41	1.46	0.11	0.18	2.87	O&U
所有部位合计	1 364	100.00	237.13	128.96	126.86	5.82	5.82	157.46	853	100.00	154.52	81.94	80.87	3.87	9.01	106.75	ALL
所有部位除外 C44	1 362	99.85	236.78	128.79	126.70	5.80	5.80	157.15	849	99.53	153.80	81.56	80.47	3.84	8.95	106.00	ALL exc. C44

附表 7-35 射阳县 2017 年恶性肿瘤发病和死亡主要指标

部位缩写	男性								女性								ICD-10
	病例数	构成比/%	粗率/(1/10万)	中标率/(1/10万)	世标率/(1/10万)	累积率/% 0—64岁	累积率/% 0—74岁	截缩率35—64岁/(1/10万)	病例数	构成比/%	粗率/(1/10万)	中标率/(1/10万)	世标率/(1/10万)	累积率/% 0—64岁	累积率/% 0—74岁	截缩率35—64岁/(1/10万)	
发病																	
口腔	20	1.15	4.06	2.08	2.17	0.13	0.13	3.69	16	1.09	3.43	1.70	1.80	0.05	0.26	1.56	C00—C10, C12—C14
鼻咽	16	0.92	3.25	1.77	1.76	0.13	0.13	3.76	5	0.34	1.07	0.57	0.61	0.04	0.09	1.01	C11
食管	223	12.84	45.31	22.47	22.99	1.05	1.05	28.40	119	8.10	25.50	10.95	10.90	0.37	1.18	9.99	C15
胃	307	17.67	62.37	31.37	31.46	1.74	1.74	47.67	137	9.33	29.35	13.97	13.44	0.52	1.52	14.87	C16
结直肠	153	8.81	31.08	16.30	15.90	0.88	0.88	25.90	112	7.62	24.00	12.36	12.03	0.69	1.33	21.38	C18—C21
肝脏	241	13.87	48.96	28.16	27.80	1.93	1.93	59.02	97	6.60	20.78	10.73	10.53	0.61	1.28	18.06	C22
胆囊	3	0.17	0.61	0.33	0.31	0.01	0.01	0.39	9	0.61	1.93	0.91	0.90	0.06	0.11	1.56	C23—C24
胰腺	57	3.28	11.58	5.84	5.85	0.23	0.23	6.20	47	3.20	10.07	4.73	4.74	0.22	0.51	6.65	C25
喉	7	0.40	1.42	0.78	0.74	0.02	0.02	0.83	4	0.27	0.86	0.43	0.43	0.03	0.08	0.68	C32
肺	426	24.53	86.55	43.76	44.01	2.02	2.02	56.22	255	17.36	54.64	26.45	25.89	1.12	3.02	32.27	C33—C34
其他胸腔器官	7	0.40	1.42	1.12	1.11	0.08	0.08	1.48	4	0.27	0.86	0.48	0.50	0.04	0.06	1.19	C37—C38
骨	10	0.58	2.03	1.07	1.12	0.09	0.09	2.72	9	0.61	1.93	1.41	1.35	0.07	0.15	1.22	C40—C41
皮肤黑色素瘤	4	0.23	0.81	0.34	0.30	0.01	0.01	0.38	0	0.00	0.00	0.00	0.00	0.00	0.00	0.00	C43
乳房	3	0.17	0.61	0.30	0.32	0.02	0.02	0.64	188	12.80	40.28	25.57	24.08	2.12	2.59	64.32	C50
子宫颈	—	—	—	—	—	—	—	—	117	7.96	25.07	15.34	14.38	1.11	1.60	33.05	C53
子宫体	—	—	—	—	—	—	—	—	36	2.45	7.71	4.78	4.55	0.36	0.47	11.11	C54—C55
卵巢	—	—	—	—	—	—	—	—	33	2.25	7.07	4.15	4.05	0.25	0.49	8.50	C56
前列腺	35	2.01	7.11	3.46	3.46	0.10	0.10	2.55	—	—	—	—	—	—	—	—	C61
睾丸	1	0.06	0.20	0.11	0.11	0.00	0.00	0.00	—	—	—	—	—	—	—	—	C62
肾	26	1.50	5.28	2.98	3.36	0.25	0.25	6.50	15	1.02	3.21	1.80	1.72	0.10	0.20	3.45	C64—C66, C68
膀胱	48	2.76	9.75	4.70	4.64	0.32	0.32	8.93	10	0.68	2.14	1.01	1.05	0.05	0.14	1.21	C67
脑	29	1.67	5.89	3.46	3.50	0.23	0.23	5.99	44	3.00	9.43	6.12	5.92	0.36	0.57	8.59	C70—C72, D32—D33, D42—D43
甲状腺	13	0.75	2.64	2.34	1.86	0.12	0.12	2.08	116	7.90	24.85	19.04	16.56	1.37	1.62	37.02	C73
淋巴瘤	39	2.25	7.92	5.29	4.58	0.32	0.32	8.67	33	2.25	7.07	4.23	4.02	0.27	0.51	7.70	C81—C86, C88, C90, C96
白血病	27	1.55	5.49	4.54	4.99	0.34	0.34	6.37	27	1.84	5.79	4.54	4.94	0.36	0.39	6.66	C91—C95, D45—D47
其他	42	2.42	8.53	4.40	4.48	0.31	0.31	8.22	36	2.45	7.71	4.44	4.14	0.22	0.43	6.04	O&U
所有部位合计	1 737	100.00	352.90	186.97	186.84	10.33	10.33	286.62	1469	100.00	314.75	175.70	168.55	10.40	18.63	298.30	ALL
所有部位除外 C44	1 723	99.19	350.05	185.59	185.46	10.25	10.25	284.31	1460	99.39	312.82	174.70	167.71	10.39	18.56	298.30	ALL exc. C44
死亡																	
口腔	13	0.91	2.64	1.37	1.31	0.06	0.06	1.90	11	1.23	2.36	1.05	1.08	0.03	0.15	0.75	C00—C10, C12—C14
鼻咽	13	0.91	2.64	1.28	1.35	0.09	0.09	2.50	6	0.67	1.29	0.72	0.77	0.07	0.09	2.07	C11
食管	200	13.99	40.63	18.98	18.80	0.76	0.76	20.13	105	11.71	22.50	9.25	8.83	0.12	0.86	3.11	C15
胃	254	17.76	51.60	25.11	24.69	0.87	0.87	24.72	121	13.49	25.93	11.99	11.34	0.37	1.25	10.54	C16
结直肠	88	6.15	17.88	8.71	8.48	0.35	0.35	10.38	64	7.13	13.71	5.67	5.49	0.13	0.44	4.13	C18—C21
肝脏	234	16.36	47.54	27.12	26.72	1.87	1.87	56.72	80	8.92	17.14	8.44	8.09	0.47	0.89	13.16	C22
胆囊	3	0.21	0.61	0.30	0.29	0.02	0.02	0.71	7	0.78	1.50	0.61	0.61	0.03	0.06	0.74	C23—C24
胰腺	60	4.20	12.19	6.19	6.29	0.29	0.29	7.85	52	5.80	11.14	5.12	5.22	0.17	0.62	4.95	C25
喉	5	0.35	1.02	0.49	0.54	0.04	0.04	1.14	5	0.56	1.07	0.42	0.42	0.01	0.04	0.34	C32
肺	385	26.92	78.22	37.50	37.63	1.45	1.45	39.39	202	22.52	43.28	19.78	19.30	0.81	2.06	22.97	C33—C34
其他胸腔器官	2	0.14	0.41	0.15	0.20	0.01	0.01	0.38	2	0.22	0.43	0.22	0.25	0.02	0.04	0.40	C37—C38
骨	7	0.49	1.42	0.70	0.74	0.05	0.05	1.51	6	0.67	1.29	0.69	0.63	0.02	0.08	0.88	C40—C41
皮肤黑色素瘤	3	0.21	0.61	0.27	0.28	0.03	0.03	0.70	1	0.11	0.21	0.10	0.11	0.01	0.01	0.34	C43
乳房	1	0.07	0.20	0.12	0.12	0.00	0.00	0.00	46	5.13	9.86	5.49	5.39	0.42	0.62	12.20	C50
子宫颈	—	—	—	—	—	—	—	—	37	4.12	7.93	3.80	3.71	0.26	0.35	7.66	C53
子宫体	—	—	—	—	—	—	—	—	15	1.67	3.21	1.65	1.70	0.11	0.16	2.75	C54—C55
卵巢	—	—	—	—	—	—	—	—	24	2.68	5.14	2.61	2.70	0.18	0.31	5.26	C56
前列腺	20	1.40	4.06	1.77	1.73	0.03	0.03	0.76	—	—	—	—	—	—	—	—	C61
睾丸	1	0.07	0.20	0.12	0.12	0.00	0.00	0.00	—	—	—	—	—	—	—	—	C62
肾	7	0.49	1.42	0.91	0.80	0.06	0.06	1.08	9	1.00	1.93	0.92	0.95	0.03	0.16	0.74	C64—C66, C68
膀胱	20	1.40	4.06	2.04	1.88	0.04	0.04	0.77	9	1.00	1.93	0.87	0.83	0.03	0.11	0.74	C67
脑	33	2.31	6.70	4.00	4.05	0.32	0.32	8.67	28	3.12	6.00	3.62	3.48	0.21	0.30	4.35	C70—C72, D32—D33, D42—D43
甲状腺	1	0.07	0.20	0.05	0.08	0.00	0.00	0.00	4	0.45	0.86	0.43	0.40	0.00	0.08	0.00	C73
淋巴瘤	37	2.59	7.52	4.50	4.58	0.28	0.28	7.30	27	3.01	5.79	2.93	2.88	0.11	0.38	3.42	C81—C86, C88, C90, C96
白血病	27	1.89	5.49	3.65	3.97	0.23	0.23	4.72	20	2.23	4.29	2.71	2.88	0.15	0.28	2.75	C91—C95, D45—D47
其他	16	1.12	3.25	1.54	1.52	0.09	0.09	2.61	16	1.78	3.43	1.70	1.64	0.11	0.14	3.35	O&U
所有部位合计	1 430	100.00	290.52	146.85	146.18	6.96	6.96	193.95	897	100.00	192.19	90.79	88.71	3.84	9.48	107.60	ALL
所有部位除外 C44	1 429	99.93	290.32	146.76	146.11	6.96	6.96	193.95	895	99.78	191.76	90.65	88.56	3.84	9.48	107.60	ALL exc. C44

部位缩写	男性								女性								ICD-10
	病例数	构成比/%	粗率/(1/10万)	中标率/(1/10万)	世标率/(1/10万)	累积率/%（0—64岁）	累积率/%（0—74岁）	截缩率35—64岁/(1/10万)	病例数	构成比/%	粗率/(1/10万)	中标率/(1/10万)	世标率/(1/10万)	累积率/%（0—64岁）	累积率/%（0—74岁）	截缩率35—64岁/(1/10万)	
发病																	
口腔	9	0.60	2.21	1.33	1.22	0.08	0.08	2.35	12	1.10	3.16	1.88	1.76	0.10	0.19	2.63	C00—C10, C12—C14
鼻咽	18	1.20	4.41	2.53	2.44	0.17	0.17	5.69	12	1.10	3.16	1.55	1.51	0.09	0.18	2.73	C11
食管	276	18.34	67.63	31.78	31.64	1.14	1.14	30.92	153	14.08	40.31	16.87	17.08	0.58	2.41	15.66	C15
胃	393	26.11	96.31	46.27	45.84	2.10	2.10	59.15	165	15.18	43.47	20.05	19.48	0.75	2.78	21.96	C16
结直肠	104	6.91	25.49	14.45	13.81	0.93	0.93	27.33	72	6.62	18.97	8.82	8.77	0.66	1.00	19.20	C18—C21
肝脏	142	9.44	34.80	18.03	18.09	1.17	1.17	34.85	46	4.23	12.12	5.36	5.36	0.28	0.64	8.34	C22
胆囊	8	0.53	1.96	0.96	0.96	0.05	0.05	1.40	10	0.92	2.63	1.13	1.11	0.05	0.12	1.37	C23—C24
胰腺	42	2.79	10.29	5.24	5.23	0.24	0.24	6.86	27	2.48	7.11	3.14	3.05	0.11	0.42	3.12	C25
喉	6	0.40	1.47	0.63	0.62	0.02	0.02	0.42	0	0.00	0.00	0.00	0.00	0.00	0.00	0.00	C32
肺	301	20.00	73.76	36.51	35.58	1.64	1.64	47.27	145	13.34	38.20	18.80	18.15	1.15	2.20	31.58	C33—C34
其他胸腔器官	7	0.47	1.72	1.36	1.07	0.06	0.06	1.19	1	0.09	0.26	0.17	0.17	0.01	0.01	0.48	C37—C38
骨	11	0.73	2.70	1.76	1.83	0.14	0.14	3.36	9	0.83	2.37	1.77	1.55	0.07	0.15	0.40	C40—C41
皮肤黑色素瘤	1	0.07	0.25	0.12	0.12	0.00	0.00	0.00	2	0.18	0.53	0.29	0.30	0.03	0.03	0.96	C43
乳房	3	0.20	0.74	0.36	0.33	0.02	0.02	0.58	117	10.76	30.82	20.78	18.79	1.61	1.90	48.59	C50
子宫颈	—	—	—	—	—	—	—	—	123	11.32	32.40	20.51	18.66	1.54	1.92	47.01	C53
子宫体	—	—	—	—	—	—	—	—	31	2.85	8.17	5.16	4.75	0.39	0.48	13.20	C54—C55
卵巢	—	—	—	—	—	—	—	—	20	1.84	5.27	3.44	3.02	0.25	0.32	7.26	C56
前列腺	43	2.86	10.54	4.80	4.70	0.12	0.12	3.47	—	—	—	—	—	—	—	—	C61
睾丸	0	0.00	0.00	0.00	0.00	0.00	0.00	0.00	—	—	—	—	—	—	—	—	C62
肾	10	0.66	2.45	1.52	1.41	0.10	0.10	3.12	9	0.83	2.37	1.13	1.14	0.05	0.18	1.68	C64—C66, C68
膀胱	29	1.93	7.11	3.36	3.38	0.19	0.19	5.42	7	0.64	1.84	0.84	0.82	0.06	0.09	1.69	C67
脑	27	1.79	6.62	4.73	4.74	0.34	0.34	6.98	18	1.66	4.74	2.46	2.37	0.17	0.25	5.17	C70—C72, D32—D33, D42—D43
甲状腺	9	0.60	2.21	1.89	1.72	0.11	0.11	2.70	46	4.23	12.12	9.10	7.87	0.64	0.77	18.10	C73
淋巴瘤	26	1.73	6.37	3.05	3.04	0.15	0.15	3.76	24	2.21	6.32	3.26	3.22	0.22	0.38	6.56	C81—C86, C88, C90, C96
白血病	14	0.93	3.43	3.60	3.92	0.24	0.24	2.54	17	1.56	4.48	3.25	2.84	0.20	0.28	5.71	C91—C95, D45—D47
其他	26	1.73	6.37	3.13	3.19	0.18	0.18	4.71	21	1.93	5.53	2.91	2.71	0.15	0.26	4.27	O&U
所有部位合计	1 505	100.00	368.80	187.42	184.89	9.21	9.21	254.06	1 087	100.00	286.35	152.66	144.45	9.17	16.99	267.66	ALL
所有部位除外 C44	1 501	99.73	367.82	186.98	184.38	9.17	9.17	252.81	1 082	99.54	285.04	152.23	144.03	9.17	16.97	267.66	ALL exc. C44
死亡																	
口腔	10	0.87	2.45	1.14	1.06	0.04	0.04	1.28	3	0.47	0.79	0.33	0.40	0.04	0.04	0.96	C00—C10, C12—C14
鼻咽	10	0.87	2.45	1.27	1.26	0.06	0.06	1.86	4	0.62	1.05	0.52	0.48	0.02	0.05	0.88	C11
食管	212	18.53	51.95	23.99	24.09	0.86	0.86	23.02	123	19.16	32.40	12.78	12.84	0.28	1.55	7.49	C15
胃	333	29.11	81.60	37.99	37.25	1.23	1.23	34.21	129	20.09	33.98	15.41	14.95	0.58	1.87	14.90	C16
结直肠	59	5.16	14.46	7.15	6.80	0.28	0.28	8.31	38	5.92	10.01	5.24	5.08	0.29	0.53	7.12	C18—C21
肝脏	136	11.89	33.33	17.67	17.22	1.09	1.09	32.66	60	9.35	15.81	7.68	7.36	0.39	0.93	10.96	C22
胆囊	7	0.61	1.72	0.82	0.78	0.04	0.04	1.21	8	1.25	2.11	0.87	0.76	0.02	0.13	0.56	C23—C24
胰腺	34	2.97	8.33	3.92	3.92	0.13	0.13	3.79	31	4.83	8.17	3.64	3.50	0.07	0.52	1.93	C25
喉	6	0.52	1.47	0.68	0.58	0.02	0.02	0.58	2	0.31	0.53	0.29	0.30	0.02	0.05	0.56	C32
肺	233	20.37	57.10	27.13	26.55	1.06	1.06	29.44	118	18.38	31.09	13.87	13.35	0.54	1.70	16.20	C33—C34
其他胸腔器官	0	0.00	0.00	0.00	0.00	0.00	0.00	0.00	6	0.93	1.58	0.65	0.60	0.00	0.07	0.00	C37—C38
骨	8	0.70	1.96	1.36	1.26	0.10	0.10	2.59	0	0.00	0.00	0.00	0.00	0.00	0.00	0.00	C40—C41
皮肤黑色素瘤	0	0.00	0.00	0.00	0.00	0.00	0.00	0.00	28	4.36	7.38	3.77	3.76	0.30	0.39	9.51	C43
乳房	0	0.00	0.00	0.00	0.00	0.00	0.00	0.00	16	2.49	4.21	2.27	2.24	0.14	0.26	4.55	C50
子宫颈	—	—	—	—	—	—	—	—	2	0.31	0.53	0.40	0.39	0.04	0.04	1.26	C53
子宫体	—	—	—	—	—	—	—	—	14	2.18	3.69	2.32	2.09	0.13	0.24	3.73	C54—C55
卵巢	—	—	—	—	—	—	—	—									C56
前列腺	9	0.79	2.21	0.90	1.04	0.00	0.00	0.00	—	—	—	—	—	—	—	—	C61
睾丸	0	0.00	0.00	0.00	0.00	0.00	0.00	0.00	—	—	—	—	—	—	—	—	C62
肾	2	0.17	0.49	0.25	0.25	0.02	0.02	0.58	7	1.09	1.84	0.72	0.69	0.01	0.05	0.48	C64—C66, C68
膀胱	7	0.61	1.72	0.66	0.62	0.02	0.02	0.00	4	0.62	1.05	0.28	0.32	0.00	0.00	0.00	C67
脑	25	2.19	6.13	3.79	3.93	0.29	0.29	6.73	15	2.34	3.95	2.49	2.27	0.17	0.21	5.14	C70—C72, D32—D33, D42—D43
甲状腺	0	0.00	0.00	0.00	0.00	0.00	0.00	0.00	15	2.34	3.95	1.58	1.67	0.11	0.15	2.73	C73
淋巴瘤	29	2.53	7.11	3.28	3.31	0.08	0.08	2.28	10	1.56	2.63	1.70	1.46	0.09	0.15	3.35	C81—C86, C88, C90, C96
白血病	11	0.96	2.70	2.05	1.96	0.13	0.13	2.43	9	1.40	2.37	1.40	1.80	0.07	0.13	0.40	C91—C95, D45—D47
其他	13	1.14	3.19	1.61	1.53	0.07	0.07	1.41									O&U
所有部位合计	1 144	100.00	280.34	135.67	133.41	5.49	5.49	152.39	642	100.00	169.12	78.21	76.30	3.32	8.97	92.75	ALL
所有部位除外 C44	1 141	99.74	279.60	135.37	133.15	5.49	5.49	152.39	641	99.84	168.86	78.08	76.17	3.32	8.94	92.75	ALL exc. C44

附表 7-37　东台市 2017 年恶性肿瘤发病和死亡主要指标

部位缩写	男性								女性								ICD-10
	病例数	构成比/%	粗率/(1/10万)	中标率/(1/10万)	世标率/(1/10万)	累积率/% 0—64岁	累积率/% 0—74岁	截缩率35—64岁/(1/10万)	病例数	构成比/%	粗率/(1/10万)	中标率/(1/10万)	世标率/(1/10万)	累积率/% 0—64岁	累积率/% 0—74岁	截缩率35—64岁/(1/10万)	
发病																	
口腔	36	1.56	6.39	2.72	2.66	0.21	0.21	5.96	18	1.05	3.25	1.94	1.87	0.11	0.20	1.77	C00—C10, C12—C14
鼻咽	22	0.95	3.90	1.95	1.91	0.12	0.12	3.52	8	0.47	1.44	0.59	0.64	0.05	0.10	1.32	C11
食管	417	18.01	74.01	28.23	28.09	1.05	1.05	28.82	192	11.19	34.63	11.16	10.71	0.27	1.24	7.45	C15
胃	370	15.98	65.67	25.83	25.54	1.19	1.19	33.67	132	7.69	23.80	8.78	8.93	0.47	1.08	13.42	C16
结直肠	162	7.00	28.75	11.84	11.81	0.72	0.72	30.67	110	6.41	19.84	8.61	8.29	0.52	0.96	13.56	C18—C21
肝脏	287	12.40	50.94	23.41	22.95	1.63	1.63	48.07	133	7.75	23.99	9.80	9.51	0.52	1.07	15.24	C22
胆囊	33	1.43	5.86	2.24	2.37	0.12	0.12	3.14	35	2.04	6.31	2.18	2.17	0.11	0.21	3.26	C23—C24
胰腺	84	3.63	14.91	6.08	6.07	0.30	0.30	8.57	75	4.37	13.53	5.42	5.39	0.24	0.70	6.48	C25
喉	16	0.69	2.84	1.20	1.19	0.06	0.06	1.83	0	0.00	0.00	0.00	0.00	0.00	0.00	0.00	C32
肺	506	21.86	89.81	35.78	35.92	1.56	1.56	42.47	298	17.37	53.74	21.95	21.34	1.21	2.70	32.69	C33—C34
其他胸腔器官	9	0.39	1.60	0.88	0.80	0.05	0.05	1.64	5	0.29	0.90	0.28	0.30	0.02	0.02	0.59	C37—C38
骨	29	1.25	5.15	2.45	2.43	0.14	0.14	4.07	12	0.70	2.16	1.09	1.00	0.08	0.10	2.52	C40—C41
皮肤黑色素瘤	3	0.13	0.53	0.21	0.24	0.02	0.02	0.50	5	0.29	0.90	0.27	0.32	0.03	0.03	0.81	C43
乳房	5	0.22	0.89	0.55	0.47	0.03	0.03	1.22	232	13.52	41.84	23.12	21.62	1.87	2.33	57.62	C50
子宫颈	—	—	—	—	—	—	—	—	122	7.11	22.00	11.61	10.96	0.82	1.20	25.58	C53
子宫体	—	—	—	—	—	—	—	—	63	3.67	11.36	5.91	5.62	0.47	0.59	14.93	C54—C55
卵巢	—	—	—	—	—	—	—	—	34	1.98	6.13	4.27	3.77	0.30	0.40	9.24	C56
前列腺	62	2.68	11.00	4.01	3.77	0.05	0.05	1.32	—	—	—	—	—	—	—	—	C61
睾丸	2	0.09	0.35	0.33	0.34	0.02	0.02	0.00	—	—	—	—	—	—	—	—	C62
肾	24	1.04	4.26	2.00	2.03	0.14	0.14	4.20	12	0.70	2.16	1.23	1.20	0.09	0.10	1.98	C64—C66, C68
膀胱	56	2.42	9.94	3.98	3.87	0.17	0.17	4.86	18	1.05	3.25	1.11	1.08	0.06	0.11	1.73	C67
脑	40	1.73	7.10	3.83	3.65	0.21	0.21	4.22	47	2.74	8.48	4.01	3.84	0.25	0.45	7.24	C70—C72, D32—D33, D42—D43
甲状腺	2	0.09	0.35	0.34	0.23	0.02	0.02	0.64	28	1.63	5.05	3.06	2.69	0.21	0.28	6.76	C73
淋巴瘤	42	1.81	7.45	3.37	3.41	0.18	0.18	5.57	31	1.81	5.59	2.22	2.29	0.13	0.29	3.87	C81—C86, C88, C90, C96
白血病	33	1.43	5.86	3.97	3.74	0.24	0.24	5.23	32	1.86	5.77	4.26	4.57	0.25	0.37	3.88	C91—C95, D45—D47
其他	75	3.24	13.31	5.84	6.16	0.35	0.35	8.95	74	4.31	13.35	5.28	4.98	0.30	0.53	7.93	O&U
所有部位合计	2 315	100.00	410.89	171.06	169.64	8.58	8.58	239.14	1716	100.00	309.46	138.15	133.10	8.37	15.06	239.87	ALL
所有部位除外 C44	2 302	99.44	408.58	170.21	168.75	8.54	8.54	237.89	1698	98.95	306.22	137.19	132.18	8.35	14.97	239.25	ALL exc. C44
死亡																	
口腔	22	1.16	3.90	1.43	1.49	0.11	0.11	3.21	8	0.73	1.44	0.70	0.57	0.03	0.05	1.12	C00—C10, C12—C14
鼻咽	9	0.48	1.60	0.64	0.62	0.03	0.03	0.75	4	0.36	0.72	0.27	0.26	0.02	0.03	0.49	C11
食管	366	19.38	64.96	23.24	23.01	0.74	0.74	19.92	189	17.18	34.08	10.67	10.19	0.15	1.27	4.15	C15
胃	321	16.99	56.97	20.77	19.76	0.61	0.61	16.74	122	11.09	22.00	7.24	7.04	0.20	0.79	6.27	C16
结直肠	78	4.13	13.84	5.72	5.58	0.23	0.23	6.05	54	4.91	9.74	3.65	3.57	0.21	0.43	5.41	C18—C21
肝脏	247	13.08	43.84	19.39	18.86	1.20	1.20	34.33	105	9.55	18.94	7.37	7.38	0.45	0.86	12.55	C22
胆囊	32	1.69	5.68	2.08	2.20	0.13	0.13	3.28	31	2.82	5.59	1.55	1.54	0.06	0.12	1.63	C23—C24
胰腺	80	4.24	14.20	5.70	5.64	0.27	0.27	7.57	80	7.27	14.43	5.11	5.06	0.21	0.67	4.23	C25
喉	8	0.42	1.42	0.50	0.46	0.01	0.01	0.25	0	0.00	0.00	0.00	0.00	0.00	0.00	0.00	C32
肺	467	24.72	82.89	32.86	32.97	1.31	1.31	34.74	219	19.91	39.49	13.59	13.10	0.52	1.48	14.73	C33—C34
其他胸腔器官	4	0.21	0.71	0.63	0.69	0.04	0.04	0.50	1	0.09	0.18	0.02	0.03	0.00	0.00	0.00	C37—C38
骨	17	0.90	3.02	1.25	1.27	0.06	0.06	1.87	17	1.55	3.07	1.37	1.27	0.07	0.14	2.24	C40—C41
皮肤黑色素瘤	5	0.26	0.89	0.31	0.37	0.03	0.03	0.75	1	0.09	0.18	0.08	0.08	0.00	0.01	0.00	C43
乳房	0	0.00	0.00	0.00	0.00	0.00	0.00	0.00	53	4.82	9.56	4.36	4.17	0.31	0.47	8.92	C50
子宫颈	—	—	—	—	—	—	—	—	35	3.18	6.31	2.05	2.09	0.14	0.21	4.08	C53
子宫体	—	—	—	—	—	—	—	—	24	2.18	4.33	1.59	1.53	0.07	0.19	2.11	C54—C55
卵巢	—	—	—	—	—	—	—	—	18	1.64	3.25	1.43	1.37	0.08	0.16	2.46	C56
前列腺	28	1.48	4.97	1.50	1.43	0.00	0.00	0.00	—	—	—	—	—	—	—	—	C61
睾丸	1	0.05	0.18	0.06	0.05	0.00	0.00	0.00	—	—	—	—	—	—	—	—	C62
肾	16	0.85	2.84	1.26	1.22	0.06	0.06	1.95	8	0.73	1.44	0.69	0.62	0.04	0.08	1.22	C64—C66, C68
膀胱	25	1.32	4.44	1.42	1.45	0.04	0.04	1.05	7	0.64	1.26	0.29	0.29	0.01	0.02	0.00	C67
脑	40	2.12	7.10	4.46	3.95	0.25	0.25	5.62	29	2.64	5.23	2.02	2.09	0.11	0.29	3.16	C70—C72, D32—D33, D42—D43
甲状腺	0	0.00	0.00	0.00	0.00	0.00	0.00	0.00	5	0.45	0.90	0.34	0.33	0.00	0.07	0.00	C73
淋巴瘤	23	1.22	4.08	1.68	1.70	0.06	0.06	1.88	23	2.09	4.15	1.43	1.50	0.08	0.19	2.12	C81—C86, C88, C90, C96
白血病	39	2.06	6.92	4.16	4.15	0.24	0.24	4.69	23	2.09	4.15	2.59	2.42	0.12	0.22	1.94	C91—C95, D45—D47
其他	61	3.23	10.83	4.28	4.21	0.19	0.19	5.71	44	4.00	7.93	2.72	2.75	0.15	0.29	4.49	O&U
所有部位合计	1 889	100.00	335.28	133.34	131.07	5.60	5.60	150.86	1100	100.00	198.37	71.12	69.26	2.97	8.02	83.57	ALL
所有部位除外 C44	1 882	99.63	334.03	133.00	130.74	5.59	5.59	150.61	1095	99.55	197.47	70.90	69.04	2.96	8.01	83.31	ALL exc. C44

附表 7-38　盐城市大丰区 2017 年恶性肿瘤发病和死亡主要指标

部位缩写	男性 病例数	构成比/%	粗率/(1/10万)	中标率/(1/10万)	世标率/(1/10万)	累积率/% 0—64岁	累积率/% 0—74岁	截缩率 35—64岁/(1/10万)	女性 病例数	构成比/%	粗率/(1/10万)	中标率/(1/10万)	世标率/(1/10万)	累积率/% 0—64岁	累积率/% 0—74岁	截缩率 35—64岁/(1/10万)	ICD-10
发病																	
口腔	25	1.43	7.00	3.07	3.15	0.16	0.16	4.38	13	0.98	3.64	2.25	2.01	0.11	0.23	2.32	C00—C10, C12—C14
鼻咽	18	1.03	5.04	2.73	2.65	0.24	0.24	7.11	6	0.45	1.68	1.12	0.94	0.06	0.14	1.00	C11
食管	257	14.74	71.98	30.96	31.29	1.38	1.38	37.58	93	6.99	26.02	9.59	9.40	0.30	0.97	8.64	C15
胃	232	13.30	64.96	29.47	28.86	1.48	1.48	42.76	102	7.67	28.54	12.31	12.03	0.62	1.19	18.04	C16
结直肠	182	10.44	50.98	24.03	24.15	1.32	1.32	35.86	116	8.72	32.45	15.15	14.75	1.05	1.54	28.66	C18—C21
肝脏	229	13.13	64.14	33.92	33.23	2.29	2.29	66.31	78	5.86	21.82	9.29	9.09	0.56	0.97	16.10	C22
胆囊	18	1.03	5.04	2.35	2.31	0.12	0.12	3.46	23	1.73	6.43	2.45	2.45	0.12	0.27	3.48	C23—C24
胰腺	43	2.47	12.04	5.86	5.71	0.35	0.35	10.61	37	2.78	10.35	3.72	3.62	0.10	0.42	2.87	C25
喉	9	0.52	2.52	1.06	1.06	0.07	0.07	1.89	1	0.08	0.28	0.09	0.07	0.00	0.00	0.00	C32
肺	376	21.56	105.32	46.71	46.37	2.18	2.18	61.68	224	16.84	62.67	25.96	26.03	1.55	3.03	44.17	C33—C34
其他胸腔器官	4	0.23	1.12	0.59	0.60	0.07	0.07	1.95	0	0.00	0.00	0.00	0.00	0.00	0.00	0.00	C37—C38
骨	12	0.69	3.36	2.28	2.81	0.14	0.14	2.11	18	1.35	5.04	2.81	2.83	0.17	0.34	4.32	C40—C41
皮肤黑色素瘤	5	0.29	1.40	1.18	1.14	0.09	0.09	1.47	6	0.45	1.68	0.69	0.70	0.04	0.11	0.96	C43
乳房	6	0.34	1.68	0.93	0.80	0.04	0.04	1.24	163	12.26	45.60	26.59	25.79	2.27	2.90	68.72	C50
子宫颈	—								127	9.55	35.53	21.99	20.13	1.55	2.05	45.50	C53
子宫体	—								53	3.98	14.83	8.21	8.07	0.69	0.89	20.31	C54—C55
卵巢	—								30	2.26	8.39	4.90	4.61	0.43	0.47	12.50	C56
前列腺	54	3.10	15.13	6.19	6.23	0.07	0.07	1.93	—								C61
睾丸	2	0.11	0.56	0.28	0.29	0.03	0.03	0.94	—								C62
肾	26	1.49	7.28	3.55	3.42	0.20	0.20	6.13	21	1.58	5.88	2.87	2.86	0.20	0.27	5.03	C64—C66, C68
膀胱	57	3.27	15.97	7.41	7.33	0.28	0.28	7.01	17	1.28	4.76	1.89	1.93	0.06	0.25	1.96	C67
脑	63	3.61	17.65	11.44	11.04	0.76	0.76	17.74	53	3.98	14.83	7.81	7.83	0.61	0.78	16.23	C70—C72, D32—D33, D42—D43
甲状腺	13	0.75	3.64	2.04	1.90	0.15	0.15	4.69	46	3.46	12.87	10.12	9.19	0.74	0.85	16.59	C73
淋巴瘤	35	2.01	9.80	4.70	4.87	0.38	0.38	10.75	30	2.26	8.39	4.27	4.24	0.32	0.46	8.75	C81—C86, C88, C90, C96
白血病	39	2.24	10.92	6.55	6.18	0.35	0.35	9.41	26	1.95	7.27	3.97	3.91	0.29	0.40	7.62	C91—C95, D45—D47
其他	39	2.24	10.92	6.39	6.05	0.40	0.40	10.34	47	3.53	13.15	7.30	7.25	0.54	0.72	13.25	O&U
所有部位合计	1 744	100.00	488.48	233.69	231.44	12.56	12.56	347.35	1 330	100.00	372.09	185.27	179.75	12.38	19.25	347.02	ALL
所有部位除外 C44	1 734	99.43	485.68	232.43	230.06	12.47	12.47	344.93	1 317	99.02	368.46	183.78	178.30	12.28	19.10	344.09	ALL exc. C44
死亡																	
口腔	19	1.47	5.32	2.30	2.32	0.09	0.09	2.48	5	0.68	1.40	0.77	0.85	0.05	0.05	0.50	C00—C10, C12—C14
鼻咽	10	0.77	2.80	1.38	1.32	0.09	0.09	2.98	3	0.41	0.84	0.28	0.24	0.10	0.03	0.00	C11
食管	203	15.69	56.86	23.89	23.70	0.63	0.63	17.42	91	12.30	25.46	8.56	8.45	0.21	0.83	2.93	C15
胃	208	16.07	58.26	24.98	24.15	0.83	0.83	22.24	81	10.95	22.66	8.62	8.49	0.30	0.83	9.45	C16
结直肠	83	6.41	23.25	10.67	10.38	0.41	0.41	10.90	59	7.97	16.51	6.43	6.22	0.27	0.55	7.90	C18—C21
肝脏	178	13.76	49.86	25.36	24.70	1.69	1.69	50.37	74	10.00	20.70	8.55	8.35	0.42	0.86	12.39	C22
胆囊	18	1.39	5.04	2.26	2.22	0.08	0.08	2.46	18	2.43	5.04	1.88	1.77	0.07	0.11	2.13	C23—C24
胰腺	45	3.48	12.60	5.84	5.91	0.34	0.34	9.76	46	6.22	12.87	4.81	4.71	0.08	0.54	4.97	C25
喉	3	0.23	0.84	0.37	0.37	0.02	0.02	0.48	0	0.00	0.00	0.00	0.00	0.00	0.00	0.00	C32
肺	335	25.89	93.83	40.91	40.89	1.41	1.41	37.91	169	22.84	47.28	18.65	18.24	0.74	2.03	20.06	C33—C34
其他胸腔器官	3	0.23	0.84	0.35	0.31	0.02	0.02	0.48	3	0.41	0.84	0.38	0.43	0.04	0.04	0.96	C37—C38
骨	16	1.24	4.48	2.06	1.95	0.09	0.09	3.03	6	0.81	1.68	0.79	0.80	0.05	0.10	1.62	C40—C41
皮肤黑色素瘤	2	0.15	0.56	0.20	0.31	0.00	0.00	0.00	3	0.41	0.84	0.38	0.37	0.02	0.04	0.57	C43
乳房	1	0.08	0.28	0.10	0.08	0.00	0.00	0.00	41	5.54	11.47	6.23	5.91	0.48	0.55	15.34	C50
子宫颈	—								42	5.68	11.75	5.11	5.15	0.30	0.63	8.75	C53
子宫体	—								5	0.68	1.40	0.65	0.58	0.03	0.06	1.11	C54—C55
卵巢	—								18	2.43	5.04	2.64	2.58	0.21	0.33	6.31	C56
前列腺	37	2.86	10.36	4.05	4.21	0.00	0.00	0.00	—								C61
睾丸	0	0.00	0.00	0.00	0.00	0.00	0.00	0.00	—								C62
肾	8	0.62	2.24	1.00	0.99	0.07	0.07	1.95	5	0.68	1.40	0.55	0.62	0.04	0.08	0.96	C64—C66, C68
膀胱	22	1.70	6.16	2.43	2.40	0.00	0.00	0.00	8	1.08	2.24	0.75	0.81	0.04	0.06	0.96	C67
脑	30	2.32	8.40	4.44	4.34	0.30	0.30	8.19	17	2.30	4.76	2.29	2.17	0.17	0.22	5.17	C70—C72, D32—D33, D42—D43
甲状腺	1	0.08	0.28	0.14	0.15	0.02	0.02	0.48	6	0.81	1.68	0.59	0.59	0.02	0.07	0.50	C73
淋巴瘤	20	1.55	5.60	2.56	2.70	0.16	0.16	4.42	18	2.43	5.04	2.30	2.46	0.19	0.24	4.34	C81—C86, C88, C90, C96
白血病	30	2.32	8.40	4.08	3.86	0.20	0.20	6.53	13	1.76	3.64	1.87	2.12	0.06	0.19	0.55	C91—C95, D45—D47
其他	22	1.70	6.16	3.07	3.78	0.19	0.19	3.83	9	1.22	2.52	1.09	1.02	0.06	0.08	1.71	O&U
所有部位合计	1 294	100.00	362.44	162.45	161.04	6.63	6.63	185.90	740	100.00	207.03	84.15	82.92	3.82	8.50	109.18	ALL
所有部位除外 C44	1 286	99.38	360.20	161.46	160.04	6.56	6.56	183.97	736	99.46	205.91	83.87	82.60	3.82	8.50	109.18	ALL exc. C44

附表 7-39 宝应县 2017 年恶性肿瘤发病和死亡主要指标

部位缩写	男性								女性								ICD-10
	病例数	构成比/%	粗率/(1/10万)	中标率/(1/10万)	世标率/(1/10万)	累积率/% 0—64岁	0—74岁	截缩率35—64岁/(1/10万)	病例数	构成比/%	粗率/(1/10万)	中标率/(1/10万)	世标率/(1/10万)	累积率/% 0—64岁	0—74岁	截缩率35—64岁/(1/10万)	
发病																	
口腔	18	1.18	3.89	1.77	1.74	0.04	0.04	1.03	9	1.06	2.00	0.82	0.75	0.02	0.06	0.63	C00—C10, C12—C14
鼻咽	16	1.05	3.46	1.71	1.72	0.12	0.12	3.62	4	0.47	0.89	0.37	0.36	0.03	0.03	1.02	C11
食管	311	20.34	67.23	31.21	32.11	1.54	1.54	40.41	151	17.76	33.56	13.38	13.25	0.38	1.70	9.98	C15
胃	397	25.96	85.83	41.16	40.81	1.80	1.80	49.40	159	18.71	35.34	15.69	15.29	0.48	2.17	13.62	C16
结直肠	120	7.85	25.94	13.43	12.99	0.68	0.68	19.86	62	7.29	13.78	6.48	6.41	0.38	0.82	10.89	C18—C21
肝脏	102	6.67	22.05	10.94	10.55	0.56	0.56	17.62	43	5.06	9.56	4.96	4.64	0.25	0.59	7.16	C22
胆囊	17	1.11	3.68	1.75	1.67	0.08	0.08	2.32	15	1.76	3.33	1.45	1.46	0.08	0.20	2.09	C23—C24
胰腺	50	3.27	10.81	5.15	5.13	0.21	0.21	5.79	41	4.82	9.11	3.97	3.89	0.13	0.49	3.98	C25
喉	6	0.39	1.30	0.58	0.51	0.01	0.01	0.32	0	0.00	0.00	0.00	0.00	0.00	0.00	0.00	C32
肺	332	21.71	71.77	33.64	33.61	1.55	1.55	42.37	124	14.59	27.56	12.34	12.41	0.62	1.60	17.21	C33—C34
其他胸腔器官	1	0.07	0.22	0.10	0.11	0.00	0.00	0.00	2	0.24	0.44	0.38	0.35	0.03	0.03	0.35	C37—C38
骨	11	0.72	2.38	1.47	1.51	0.09	0.09	1.69	6	0.71	1.33	0.80	0.66	0.04	0.05	1.32	C40—C41
皮肤黑色素瘤	1	0.07	0.22	0.10	0.10	0.01	0.01	0.32	0	0.00	0.00	0.00	0.00	0.00	0.00	0.00	C43
乳房	0	0.00	0.00	0.00	0.00	0.00	0.00	0.00	66	7.76	14.67	8.70	8.42	0.72	0.99	22.83	C50
子宫颈	—	—	—	—	—	—	—	—	57	6.71	12.67	6.51	6.50	0.50	0.73	14.93	C53
子宫体	—	—	—	—	—	—	—	—	11	1.29	2.44	1.26	1.21	0.09	0.15	2.97	C54—C55
卵巢	—	—	—	—	—	—	—	—	14	1.65	3.11	1.62	1.61	0.13	0.19	3.90	C56
前列腺	31	2.03	6.70	3.27	3.14	0.14	0.14	3.57	—	—	—	—	—	—	—	—	C61
睾丸	0	0.00	0.00	0.00	0.00	0.00	0.00	0.00	—	—	—	—	—	—	—	—	C62
肾	6	0.39	1.30	0.86	0.82	0.04	0.04	0.87	1	0.12	0.22	0.18	0.19	0.02	0.02	0.63	C64—C66, C68
膀胱	27	1.77	5.84	2.95	2.89	0.22	0.22	5.37	2	0.24	0.44	0.21	0.17	0.01	0.01	0.34	C67
脑	30	1.96	6.49	3.89	3.59	0.25	0.25	6.73	26	3.06	5.78	3.46	3.91	0.24	0.40	5.57	C70—C72, D32—D33, D42—D43
甲状腺	1	0.07	0.22	0.29	0.20	0.02	0.02	0.64	12	1.41	2.67	1.25	1.27	0.10	0.14	3.01	C73
淋巴瘤	15	0.98	3.24	2.14	1.93	0.15	0.15	4.61	14	1.65	3.11	1.76	1.66	0.14	0.16	4.20	C81—C86, C88, C90, C96
白血病	15	0.98	3.24	3.27	3.15	0.16	0.16	1.02	11	1.29	2.44	1.27	1.28	0.09	0.16	2.62	C91—C95, D45—D47
其他	22	1.44	4.76	2.53	2.45	0.13	0.13	3.83	20	2.35	4.45	2.09	1.82	0.11	0.13	3.89	O&U
所有部位合计	1 529	100.00	330.55	162.23	160.73	7.78	7.78	211.40	850	100.00	188.93	88.95	87.53	4.62	10.83	133.14	ALL
所有部位除外 C44	1 526	99.80	329.90	161.99	160.49	7.78	7.78	211.40	845	99.41	187.81	88.53	87.15	4.60	10.82	132.59	ALL exc. C44
死亡																	
口腔	11	0.87	2.38	1.05	1.05	0.06	0.06	1.71	7	1.07	1.56	0.59	0.59	0.00	0.07	0.00	C00—C10, C12—C14
鼻咽	10	0.79	2.16	1.01	1.02	0.05	0.05	1.70	12	1.84	2.67	1.04	1.05	0.05	0.14	1.37	C11
食管	271	21.54	58.59	26.50	26.84	0.81	0.81	21.44	143	21.90	31.78	12.74	12.29	0.29	1.39	7.59	C15
胃	321	25.52	69.40	31.95	30.65	0.80	0.80	22.38	115	17.61	25.56	10.21	9.85	0.27	1.19	7.40	C16
结直肠	60	4.77	12.97	6.01	5.98	0.21	0.21	6.44	37	5.67	8.22	3.87	3.71	0.14	0.52	4.32	C18—C21
肝脏	117	9.30	25.29	12.83	12.44	0.71	0.71	21.31	44	6.74	9.78	4.97	4.64	0.23	0.59	6.78	C22
胆囊	9	0.72	1.95	0.84	0.73	0.02	0.02	0.68	14	2.14	3.11	1.45	1.52	0.11	0.21	3.06	C23—C24
胰腺	52	4.13	11.24	5.85	5.84	0.23	0.23	7.26	29	4.44	6.45	2.94	2.73	0.07	0.31	3.06	C25
喉	4	0.32	0.86	0.48	0.47	0.03	0.03	0.95	1	0.15	0.22	0.09	0.11	0.01	0.01	0.35	C32
肺	285	22.66	61.61	29.87	29.96	1.38	1.38	37.11	109	16.69	24.23	10.83	10.62	0.46	1.24	13.16	C33—C34
其他胸腔器官	1	0.08	0.22	0.10	0.11	0.00	0.00	0.00	2	0.31	0.44	0.60	0.39	0.03	0.03	0.32	C37—C38
骨	8	0.64	1.73	1.19	1.18	0.06	0.06	0.98	7	1.07	1.56	0.68	0.67	0.05	0.08	1.35	C40—C41
皮肤黑色素瘤	0	0.00	0.00	0.00	0.00	0.00	0.00	0.00	0	0.00	0.00	0.00	0.00	0.00	0.00	0.00	C43
乳房	0	0.00	0.00	0.00	0.00	0.00	0.00	0.00	31	4.75	6.89	4.34	4.09	0.36	0.44	9.67	C50
子宫颈	—	—	—	—	—	—	—	—	26	3.98	5.78	3.18	3.03	0.24	0.35	6.15	C53
子宫体	—	—	—	—	—	—	—	—	1	0.15	0.22	0.05	0.04	0.00	0.00	0.00	C54—C55
卵巢	—	—	—	—	—	—	—	—	10	1.53	2.22	1.12	1.12	0.09	0.15	2.68	C56
前列腺	20	1.59	4.32	1.90	1.75	0.04	0.04	1.06	—	—	—	—	—	—	—	—	C61
睾丸	0	0.00	0.00	0.00	0.00	0.00	0.00	0.00	—	—	—	—	—	—	—	—	C62
肾	1	0.08	0.22	0.10	0.10	0.01	0.01	0.32	3	0.46	0.67	0.26	0.28	0.01	0.03	0.34	C64—C66, C68
膀胱	15	1.19	3.24	1.34	1.26	0.04	0.04	1.03	3	0.46	0.67	0.22	0.21	0.01	0.01	0.35	C67
脑	32	2.54	6.92	4.85	4.33	0.29	0.29	7.63	20	3.06	4.45	2.75	3.18	0.20	0.32	4.00	C70—C72, D32—D33, D42—D43
甲状腺	1	0.08	0.22	0.07	0.06	0.00	0.00	0.00	2	0.31	0.44	0.16	0.16	0.00	0.02	0.00	C73
淋巴瘤	15	1.19	3.24	1.61	1.61	0.08	0.08	2.06	11	1.68	2.44	1.11	1.14	0.08	0.14	2.00	C81—C86, C88, C90, C96
白血病	7	0.56	1.51	1.01	1.04	0.04	0.04	0.35	12	1.84	2.67	1.37	1.45	0.09	0.21	2.28	C91—C95, D45—D47
其他	18	1.43	3.89	2.03	1.93	0.07	0.07	2.47	14	2.14	3.11	1.58	1.34	0.07	0.13	2.35	O&U
所有部位合计	1 258	100.00	271.96	130.58	127.97	5.00	5.00	136.90	653	100.00	145.14	66.14	64.23	2.89	7.60	78.59	ALL
所有部位除外 C44	1 255	99.76	271.31	130.37	127.75	5.00	5.00	136.90	650	99.54	144.47	65.88	63.96	2.87	7.55	78.24	ALL exc. C44

附表 7-40 丹阳市 2017 年恶性肿瘤发病和死亡主要指标

部位缩写	男性								女性								ICD-10
	病例数	构成比/%	粗率/(1/10万)	中标率/(1/10万)	世标率/(1/10万)	累积率/% 0—64岁	0—74岁	截缩率 35—64岁/(1/10万)	病例数	构成比/%	粗率/(1/10万)	中标率/(1/10万)	世标率/(1/10万)	累积率/% 0—64岁	0—74岁	截缩率 35—64岁/(1/10万)	
发病																	
口腔	17	0.76	4.26	1.94	1.98	0.09	0.09	2.47	10	0.67	2.44	1.09	1.10	0.06	0.15	1.76	C00—C10, C12—C14
鼻咽	23	1.03	5.76	3.12	2.93	0.18	0.18	5.69	8	0.54	1.96	0.96	1.00	0.09	0.12	2.64	C11
食管	360	16.19	90.19	41.67	42.75	1.90	1.90	51.27	169	11.30	41.31	16.57	16.85	0.54	1.96	14.28	C15
胃	616	27.70	154.32	73.13	73.86	3.67	3.67	101.06	267	17.86	65.26	28.26	27.87	1.16	3.02	33.70	C16
结直肠	180	8.09	45.09	22.33	22.35	1.09	1.09	28.86	145	9.70	35.44	16.93	16.27	0.83	1.69	23.43	C18—C21
肝脏	204	9.17	51.11	26.67	26.48	1.73	1.73	51.61	92	6.15	22.49	9.86	9.70	0.42	1.11	12.29	C22
胆囊	13	0.58	3.26	1.51	1.43	0.06	0.06	1.71	22	1.47	5.38	2.38	2.44	0.17	0.28	4.59	C23—C24
胰腺	61	2.74	15.28	7.37	7.50	0.32	0.32	9.59	49	3.28	11.98	5.15	5.06	0.18	0.64	5.42	C25
喉	11	0.49	2.76	1.21	1.29	0.06	0.06	1.63	0	0.00	0.00	0.00	0.00	0.00	0.00	0.00	C32
肺	416	18.71	104.21	48.59	49.34	1.99	1.99	56.16	183	12.24	44.73	20.53	20.35	1.11	2.31	33.41	C33—C34
其他胸腔器官	5	0.22	1.25	1.17	1.11	0.06	0.06	1.28	3	0.20	0.73	0.25	0.29	0.01	0.04	0.34	C37—C38
骨	9	0.40	2.25	1.40	1.33	0.05	0.05	1.03	8	0.54	1.96	0.93	0.87	0.03	0.10	1.01	C40—C41
皮肤黑色素瘤	2	0.09	0.50	0.26	0.26	0.03	0.03	0.83	2	0.13	0.49	0.24	0.25	0.01	0.01	0.54	C43
乳房	0	0.00	0.00	0.00	0.00	0.00	0.00	0.00	196	13.11	47.91	29.23	27.43	2.37	2.86	74.68	C50
子宫颈	—	—	—	—	—	—	—	—	70	4.68	17.11	10.72	10.04	0.82	1.05	25.33	C53
子宫体	—	—	—	—	—	—	—	—	30	2.01	7.33	4.03	3.91	0.31	0.47	9.70	C54—C55
卵巢	—	—	—	—	—	—	—	—	35	2.34	8.55	5.69	5.45	0.40	0.57	10.95	C56
前列腺	47	2.11	11.77	5.27	5.50	0.10	0.10	2.58	—	—	—	—	—	—	—	—	C61
睾丸	1	0.04	0.25	0.39	0.33	0.02	0.02	0.00	—	—	—	—	—	—	—	—	C62
肾	24	1.08	6.01	3.02	2.98	0.15	0.15	4.68	6	0.40	1.47	0.63	0.57	0.01	0.06	0.41	C64—C66, C68
膀胱	45	2.02	11.27	5.27	5.46	0.23	0.23	6.86	9	0.60	2.20	1.20	1.11	0.03	0.13	0.41	C67
脑	30	1.35	7.52	4.44	4.04	0.22	0.22	5.94	32	2.14	7.82	4.41	4.24	0.30	0.51	8.81	C70—C72, D32—D33, D42—D43
甲状腺	9	0.40	2.25	1.89	1.56	0.11	0.11	2.59	40	2.68	9.78	8.95	7.52	0.62	0.64	11.59	C73
淋巴瘤	50	2.25	12.53	6.69	6.76	0.40	0.40	10.89	40	2.68	9.78	4.74	4.88	0.35	0.53	9.22	C81—C86, C88, C90, C96
白血病	53	2.38	13.28	9.72	9.50	0.64	0.64	12.97	30	2.01	7.33	4.67	4.75	0.28	0.34	6.17	C91—C95, D45—D47
其他	48	2.16	12.02	5.74	5.90	0.22	0.22	6.49	49	3.28	11.98	5.46	5.65	0.26	0.66	7.19	O&U
所有部位合计	2 224	100.00	557.15	272.81	274.63	13.33	13.33	366.20	1495	100.00	365.42	182.91	177.62	10.39	19.25	297.88	ALL
所有部位除外 C44	2 211	99.42	553.89	271.19	273.06	13.27	13.27	364.28	1477	98.80	361.02	181.11	175.63	10.28	19.06	294.74	ALL exc. C44
死亡																	
口腔	17	1.04	4.26	2.03	2.02	0.08	0.08	2.26	10	1.03	2.44	1.30	1.16	0.06	0.08	2.11	C00—C10, C12—C14
鼻咽	12	0.73	3.01	1.49	1.51	0.08	0.08	2.34	7	0.72	1.71	0.68	0.63	0.03	0.08	0.74	C11
食管	268	16.39	67.14	30.84	31.34	1.10	1.10	29.82	142	14.59	34.71	13.25	12.84	0.17	1.31	4.39	C15
胃	446	27.28	111.73	51.63	51.80	1.69	1.69	45.47	211	21.69	51.57	19.29	19.73	0.58	1.61	16.11	C16
结直肠	78	4.77	19.54	9.37	9.44	0.28	0.28	6.28	69	7.09	16.87	6.72	6.78	0.24	0.55	7.46	C18—C21
肝脏	177	10.83	44.34	23.00	22.79	1.44	1.44	43.34	91	9.35	22.24	9.75	9.35	0.39	0.97	11.76	C22
胆囊	20	1.22	5.01	2.28	2.34	0.12	0.12	3.06	24	2.47	5.87	2.85	2.81	0.18	0.28	4.74	C23—C24
胰腺	68	4.16	17.04	8.16	8.28	0.33	0.33	9.79	54	5.55	13.20	5.79	5.60	0.25	0.61	7.27	C25
喉	7	0.43	1.75	0.87	0.85	0.04	0.04	1.31	1	0.10	0.24	0.15	0.14	0.00	0.00	0.00	C32
肺	338	20.67	84.67	38.49	39.38	1.25	1.25	32.80	138	14.18	33.73	13.98	14.10	0.63	1.42	17.82	C33—C34
其他胸腔器官	5	0.31	1.25	0.76	0.68	0.05	0.05	1.50	3	0.31	0.73	0.21	0.25	0.01	0.10	0.54	C37—C38
骨	16	0.98	4.01	1.90	2.04	0.10	0.10	2.74	10	1.03	2.44	1.01	0.99	0.01	0.10	0.54	C40—C41
皮肤黑色素瘤	3	0.18	0.75	0.33	0.30	0.00	0.00	0.00	2	0.21	0.49	0.38	0.33	0.03	0.03	1.08	C43
乳房	0	0.00	0.00	0.00	0.00	0.00	0.00	0.00	44	4.52	10.75	5.40	5.18	0.34	0.54	10.74	C50
子宫颈	—	—	—	—	—	—	—	—	26	2.67	6.36	3.26	3.22	0.21	0.32	6.68	C53
子宫体	—	—	—	—	—	—	—	—	10	1.03	2.44	1.13	1.10	0.03	0.18	0.87	C54—C55
卵巢	—	—	—	—	—	—	—	—	22	2.26	5.38	2.83	2.88	0.16	0.34	3.92	C56
前列腺	32	1.96	8.02	3.60	4.00	0.06	0.06	1.85	—	—	—	—	—	—	—	—	C61
睾丸	0	0.00	0.00	0.00	0.00	0.00	0.00	0.00	—	—	—	—	—	—	—	—	C62
肾	8	0.49	2.00	0.90	0.89	0.04	0.04	1.16	6	0.62	1.47	0.65	0.67	0.03	0.09	0.88	C64—C66, C68
膀胱	19	1.16	4.76	2.11	2.30	0.02	0.02	0.48	6	0.62	1.47	0.79	0.79	0.03	0.03	0.41	C67
脑	32	1.96	8.02	4.64	4.19	0.25	0.25	6.28	28	2.88	6.84	3.09	3.07	0.15	0.41	4.49	C70—C72, D32—D33, D42—D43
甲状腺	2	0.12	0.50	0.25	0.21	0.00	0.00	0.00	4	0.41	0.98	0.40	0.34	0.00	0.02	0.00	C73
淋巴瘤	27	1.65	6.76	3.10	3.25	0.12	0.12	3.47	26	2.67	6.36	2.93	2.90	0.15	0.35	3.58	C81—C86, C88, C90, C96
白血病	21	1.28	5.26	3.80	4.04	0.23	0.23	4.00	15	1.54	3.67	1.99	2.26	0.08	0.13	1.70	C91—C95, D45—D47
其他	39	2.39	9.77	4.73	5.11	0.16	0.16	1.69	24	2.47	5.87	2.48	2.59	0.07	0.27	1.48	O&U
所有部位合计	1 635	100.00	409.59	194.30	196.75	7.43	7.43	201.64	973	100.00	237.83	100.22	99.63	3.83	9.73	108.77	ALL
所有部位除外 C44	1 632	99.82	408.84	193.96	196.38	7.43	7.43	201.62	968	99.49	236.61	99.89	99.26	3.83	9.73	108.77	ALL exc. C44

附表 7-41 扬中市 2017 年恶性肿瘤发病和死亡主要指标

部位缩写	男性								女性								ICD-10
	病例数	构成比/%	粗率/(1/10万)	中标率/(1/10万)	世标率/(1/10万)	累积率/% 0—64岁	累积率/% 0—74岁	截缩率 35—64岁 (1/10万)	病例数	构成比/%	粗率/(1/10万)	中标率/(1/10万)	世标率/(1/10万)	累积率/% 0—64岁	累积率/% 0—74岁	截缩率 35—64岁 (1/10万)	
发病																	
口腔	2	0.30	1.45	0.58	0.62	0.00	0.00	0.00	6	1.47	4.17	1.74	1.75	0.11	0.16	3.41	C00—C10, C12—C14
鼻咽	6	0.91	4.34	2.08	2.17	0.21	0.21	6.00	1	0.25	0.70	0.12	0.18	0.00	0.00	0.00	C11
食管	132	20.06	95.51	40.07	40.88	1.87	1.87	49.67	80	19.66	55.65	19.99	19.67	0.46	2.26	12.76	C15
胃	208	31.61	150.49	66.21	66.50	3.84	3.84	109.32	81	19.90	56.34	22.92	22.29	0.92	2.59	26.77	C16
结直肠	74	11.25	53.54	27.39	26.29	1.90	1.90	56.01	53	13.02	36.87	18.41	17.39	0.97	1.92	27.50	C18—C21
肝脏	47	7.14	34.01	17.26	16.38	0.93	0.93	27.34	14	3.44	9.74	5.02	4.74	0.29	0.50	9.81	C22
胆囊	2	0.30	1.45	0.57	0.68	0.09	0.09	2.20	6	1.47	4.17	1.60	1.66	0.14	0.14	3.60	C23—C24
胰腺	15	2.28	10.85	4.44	4.47	0.26	0.26	6.80	8	1.97	5.56	2.32	2.14	0.05	0.12	2.00	C25
喉	1	0.15	0.72	0.34	0.33	0.03	0.03	1.07	0	0.00	0.00	0.00	0.00	0.00	0.00	0.00	C32
肺	114	17.33	82.48	35.39	34.99	1.43	1.43	39.88	26	6.39	18.09	7.19	7.26	0.38	0.89	11.09	C33—C34
其他胸腔器官	1	0.15	0.72	0.29	0.31	0.00	0.00	0.00	0	0.00	0.00	0.00	0.00	0.00	0.00	0.00	C37—C38
骨	2	0.30	1.45	0.60	0.55	0.00	0.00	0.00	1	0.25	0.70	0.33	0.33	0.04	0.04	1.07	C40—C41
皮肤黑色素瘤	0	0.00	0.00	0.00	0.00	0.00	0.00	0.00	1	0.25	0.70	0.30	0.29	0.00	0.07	0.00	C43
乳房	0	0.00	0.00	0.00	0.00	0.00	0.00	0.00	58	14.25	40.34	22.03	21.12	1.79	2.27	57.87	C50
子宫颈	—	—	—	—	—	—	—	—	19	4.67	13.22	7.13	6.92	0.54	0.73	18.23	C53
子宫体	—	—	—	—	—	—	—	—	16	3.93	11.13	7.05	6.38	0.56	0.73	15.54	C54—C55
卵巢	—	—	—	—	—	—	—	—	5	1.23	3.48	2.52	2.21	0.21	0.21	7.13	C56
前列腺	9	1.37	6.51	2.58	2.62	0.05	0.05	1.29	—	—	—	—	—	—	—	—	C61
睾丸	0	0.00	0.00	0.00	0.00	0.00	0.00	0.00	—	—	—	—	—	—	—	—	C62
肾	12	1.82	8.68	4.54	4.14	0.19	0.19	6.14	5	1.23	3.48	1.71	1.71	0.11	0.21	3.61	C64—C66, C68
膀胱	13	1.98	9.41	3.82	3.76	0.12	0.12	3.28	2	0.49	1.39	0.47	0.44	0.00	0.05	0.00	C67
脑	3	0.46	2.17	1.04	0.86	0.04	0.04	1.43	3	0.74	2.09	0.79	0.75	0.03	0.03	1.34	C70—C72, D32—D33, D42—D43
甲状腺	2	0.30	1.45	0.68	0.67	0.07	0.07	2.15	7	1.72	4.87	3.61	3.18	0.29	0.29	7.74	C73
淋巴瘤	2	0.30	1.45	0.57	0.68	0.09	0.09	2.20	1	0.25	0.70	0.19	0.15	0.00	0.00	0.00	C81—C86, C88, C90, C96
白血病	7	1.06	5.06	2.99	2.81	0.16	0.16	5.42	2	0.49	1.39	1.50	1.55	0.11	0.11	1.00	C91—C95, D45—D47
其他	6	0.91	4.34	2.11	1.80	0.09	0.09	2.72	12	2.95	8.35	4.85	4.27	0.21	0.34	2.27	O&U
所有部位合计	658	100.00	476.08	213.56	211.53	11.35	11.35	322.90	407	100.00	283.11	131.72	126.37	7.21	13.65	212.74	ALL
所有部位除外 C44	658	100.00	476.08	213.56	211.53	11.35	11.35	322.90	401	98.53	278.94	130.47	125.23	7.21	13.60	212.74	ALL exc. C44
死亡																	
口腔	4	0.74	2.89	1.31	1.45	0.08	0.08	2.53	3	0.90	2.09	0.67	0.69	0.00	0.05	0.00	C00—C10, C12—C14
鼻咽	6	1.11	4.34	1.85	1.87	0.11	0.11	3.25	2	0.60	1.39	0.56	0.43	0.00	0.00	0.00	C11
食管	111	20.48	80.31	32.78	32.74	1.01	1.01	27.58	76	22.69	52.87	17.28	16.67	0.27	1.45	7.82	C15
胃	134	24.72	96.95	40.73	40.33	1.77	1.77	50.40	84	25.07	58.43	21.57	20.52	0.61	1.86	17.86	C16
结直肠	29	5.35	20.98	8.30	8.70	0.33	0.33	9.30	23	6.87	16.00	5.99	5.95	0.35	0.52	10.09	C18—C21
肝脏	59	10.89	42.69	20.18	19.32	1.07	1.07	32.86	28	8.36	19.48	7.74	7.53	0.31	0.72	9.49	C22
胆囊	4	0.74	2.89	1.13	1.23	0.13	0.13	3.31	7	2.09	4.87	1.82	1.95	0.12	0.22	3.34	C23—C24
胰腺	19	3.51	13.75	5.77	5.77	0.38	0.38	10.40	19	5.67	13.22	5.03	4.90	0.17	0.49	5.33	C25
喉	1	0.18	0.72	0.27	0.21	0.00	0.00	0.00	1	0.30	0.70	0.27	0.29	0.00	0.05	0.00	C32
肺	127	23.43	91.89	38.39	37.10	1.12	1.12	31.60	37	11.04	25.74	11.79	11.31	0.69	1.34	18.49	C33—C34
其他胸腔器官	0	0.00	0.00	0.00	0.00	0.00	0.00	0.00	0	0.00	0.00	0.00	0.00	0.00	0.00	0.00	C37—C38
骨	5	0.92	3.62	3.28	3.03	0.14	0.14	1.07	3	0.90	2.09	0.83	0.88	0.08	0.08	2.13	C40—C41
皮肤黑色素瘤	0	0.00	0.00	0.00	0.00	0.00	0.00	0.00	1	0.30	0.70	0.67	0.62	0.05	0.05	2.00	C43
乳房	0	0.00	0.00	0.00	0.00	0.00	0.00	0.00	12	3.58	8.35	3.71	3.67	0.20	0.51	5.74	C50
子宫颈	—	—	—	—	—	—	—	—	9	2.69	6.26	2.85	2.79	0.19	0.24	6.28	C53
子宫体	—	—	—	—	—	—	—	—	2	0.60	1.39	0.64	0.72	0.09	0.09	2.33	C54—C55
卵巢	—	—	—	—	—	—	—	—	2	0.60	1.39	0.47	0.52	0.08	0.08	2.41	C56
前列腺	7	1.29	5.06	1.93	1.92	0.04	0.04	1.10	—	—	—	—	—	—	—	—	C61
睾丸	0	0.00	0.00	0.00	0.00	0.00	0.00	0.00	—	—	—	—	—	—	—	—	C62
肾	1	0.18	0.72	0.27	0.21	0.00	0.00	0.00	1	0.30	0.70	0.19	0.15	0.00	0.00	0.00	C64—C66, C68
膀胱	11	2.03	7.96	3.12	3.05	0.00	0.00	0.00	2	0.60	1.39	0.31	0.33	0.00	0.00	0.00	C67
脑	6	1.11	4.34	2.87	2.13	0.10	0.10	1.43	9	2.69	6.26	2.28	2.21	0.10	0.15	3.35	C70—C72, D32—D33, D42—D43
甲状腺	0	0.00	0.00	0.00	0.00	0.00	0.00	0.00	0	0.00	0.00	0.00	0.00	0.00	0.00	0.00	C73
淋巴瘤	3	0.55	2.17	0.81	0.98	0.00	0.00	0.00	2	0.60	1.39	0.49	0.44	0.00	0.07	0.00	C81—C86, C88, C90, C96
白血病	9	1.66	6.51	4.36	4.03	0.25	0.25	5.57	3	0.90	2.09	0.85	0.95	0.08	0.15	2.13	C91—C95, D45—D47
其他	6	1.11	4.34	2.97	2.95	0.21	0.21	4.27	9	2.69	6.26	3.16	2.56	0.09	0.30	1.00	O&U
所有部位合计	542	100.00	392.15	170.36	167.01	6.73	6.73	184.66	335	100.00	233.03	89.47	86.33	3.48	8.43	99.79	ALL
所有部位除外 C44	542	100.00	392.15	170.36	167.01	6.73	6.73	184.66	334	99.70	232.33	89.28	86.18	3.48	8.43	99.79	ALL exc. C44

附表 7-42 泰兴市 2017 年恶性肿瘤发病和死亡主要指标

部位缩写	男性								女性								ICD-10
	病例数	构成比/%	粗率/(1/10万)	中标率/(1/10万)	世标率/(1/10万)	累积率/% 0—64岁	累积率/% 0—74岁	截缩率35—64岁/(1/10万)	病例数	构成比/%	粗率/(1/10万)	中标率/(1/10万)	世标率/(1/10万)	累积率/% 0—64岁	累积率/% 0—74岁	截缩率35—64岁/(1/10万)	
发病																		
口腔	20	0.71	3.09	1.71	1.86	0.14	0.14	3.85	9	0.61	1.65	0.81	0.87	0.03	0.13	0.83	C00—C10, C12—C14
鼻咽	19	0.67	2.93	1.83	1.75	0.10	0.10	3.23	7	0.47	1.28	0.84	0.86	0.07	0.10	2.09	C11
食管	594	21.04	91.65	47.52	48.54	2.35	2.35	64.18	267	18.09	48.99	21.35	21.16	0.50	2.22	13.75	C15
胃	483	17.11	74.52	40.26	39.93	2.19	2.19	62.94	206	13.96	37.80	19.31	18.67	0.78	2.14	23.33	C16
结直肠	167	5.92	25.77	14.20	13.88	0.77	0.77	20.20	78	5.28	14.31	7.89	7.85	0.55	0.87	15.53	C18—C21
肝脏	515	18.24	79.46	49.98	49.20	3.70	3.70	112.54	140	9.49	25.69	14.24	14.11	0.91	1.64	26.86	C22
胆囊	11	0.39	1.70	1.02	1.01	0.07	0.07	2.13	12	0.81	2.20	1.04	1.05	0.03	0.12	0.85	C23—C24
胰腺	83	2.94	12.81	7.12	6.97	0.38	0.38	10.67	58	3.93	10.64	5.11	5.05	0.21	0.51	5.86	C25
喉	13	0.46	2.01	1.13	1.20	0.09	0.09	2.45	3	0.20	0.55	0.29	0.30	0.02	0.03	0.42	C32
肺	607	21.50	93.66	48.07	47.61	2.06	2.06	58.30	182	12.33	33.39	17.22	16.92	0.87	1.84	25.79	C33—C34
其他胸腔器官	4	0.14	0.62	0.37	0.37	0.01	0.01	0.40	2	0.14	0.37	0.20	0.21	0.00	0.03	0.00	C37—C38
骨	25	0.89	3.86	2.37	2.34	0.15	0.15	4.22	15	1.02	2.75	1.61	1.46	0.09	0.13	2.96	C40—C41
皮肤黑色素瘤	4	0.14	0.62	0.42	0.42	0.03	0.03	1.08	1	0.07	0.18	0.08	0.06	0.00	0.00	0.00	C43
乳房	5	0.18	0.77	0.47	0.46	0.04	0.04	1.09	223	15.11	40.92	28.71	27.48	2.32	2.94	72.12	C50
子宫颈	—	—	—	—	—	—	—	—	63	4.27	11.56	7.99	7.49	0.57	0.81	18.64	C53
子宫体	—	—	—	—	—	—	—	—	29	1.96	5.32	3.18	3.25	0.24	0.41	7.09	C54—C55
卵巢	—	—	—	—	—	—	—	—	32	2.17	5.87	4.01	3.78	0.29	0.42	9.40	C56
前列腺	44	1.56	6.79	3.09	3.10	0.08	0.08	2.13	—	—	—	—	—	—	—	—	C61
睾丸	2	0.07	0.31	0.11	0.12	0.00	0.00	0.00	—	—	—	—	—	—	—	—	C62
肾	16	0.57	2.47	1.43	1.51	0.07	0.07	2.18	5	0.34	0.92	0.40	0.40	0.02	0.04	0.42	C64—C66, C68
膀胱	60	2.13	9.26	4.76	4.62	0.20	0.20	6.15	13	0.88	2.39	1.23	1.15	0.06	0.12	1.67	C67
脑	41	1.45	6.33	3.95	4.21	0.24	0.24	5.65	20	1.36	3.67	2.31	2.03	0.15	0.17	4.18	C70—C72, D32—D33, D42—D43
甲状腺	4	0.14	0.62	0.40	0.37	0.02	0.02	0.73	13	0.88	2.39	1.84	1.67	0.14	0.16	4.31	C73
淋巴瘤	25	0.89	3.86	2.26	2.16	0.10	0.10	2.88	16	1.08	2.94	1.66	1.67	0.07	0.24	2.14	C81—C86, C88, C90, C96
白血病	37	1.31	5.71	3.40	3.46	0.17	0.17	3.53	28	1.90	5.14	2.91	2.81	0.17	0.25	4.71	C91—C95, D45—D47
其他	44	1.56	6.79	3.93	3.70	0.20	0.20	5.41	54	3.66	9.91	5.11	4.86	0.22	0.44	7.00	O&U
所有部位合计	2 823	100.00	435.57	239.80	238.81	13.18	13.18	375.95	1476	100.00	270.82	149.34	145.15	8.30	15.76	249.96	ALL
所有部位除外 C44	2 817	99.79	434.64	239.36	238.40	13.17	13.17	375.60	1460	98.92	267.89	148.02	144.01	8.27	15.71	249.48	ALL exc. C44
死亡																		
口腔	17	0.95	2.62	1.35	1.37	0.07	0.07	1.81	7	0.78	1.28	0.41	0.50	0.02	0.04	0.42	C00—C10, C12—C14
鼻咽	10	0.56	1.54	0.81	0.81	0.05	0.05	1.41	5	0.56	0.92	0.44	0.42	0.02	0.06	0.42	C11
食管	406	22.68	62.64	30.71	31.32	1.25	1.25	33.44	205	22.96	37.61	15.13	14.87	0.19	1.37	4.97	C15
胃	254	14.19	39.19	19.27	18.51	0.75	0.75	21.21	143	16.01	26.24	11.63	11.16	0.29	1.06	7.59	C16
结直肠	95	5.31	14.66	7.79	7.54	0.39	0.39	10.26	51	5.71	9.36	4.70	4.57	0.24	0.43	7.17	C18—C21
肝脏	329	18.38	50.76	31.93	31.31	2.37	2.37	72.40	99	11.09	18.16	9.72	9.39	0.51	1.08	14.77	C22
胆囊	6	0.34	0.93	0.55	0.50	0.03	0.03	1.07	11	1.23	2.02	1.04	1.10	0.05	0.13	1.71	C23—C24
胰腺	50	2.79	7.71	4.10	3.97	0.23	0.23	6.05	53	5.94	9.72	4.75	4.70	0.19	0.55	5.48	C25
喉	4	0.22	0.62	0.32	0.29	0.01	0.01	0.35	0	0.00	0.00	0.00	0.00	0.00	0.00	0.00	C32
肺	475	26.54	73.29	36.66	36.88	1.52	1.52	41.71	143	16.01	26.24	13.13	12.77	0.60	1.35	17.15	C33—C34
其他胸腔器官	1	0.06	0.15	0.08	0.09	0.00	0.00	0.00	2	0.22	0.37	0.15	0.18	0.02	0.02	0.40	C37—C38
骨	15	0.84	2.31	1.28	1.34	0.05	0.05	1.04	14	1.57	2.57	1.20	1.22	0.07	0.12	2.05	C40—C41
皮肤黑色素瘤	2	0.11	0.31	0.20	0.22	0.01	0.01	0.70	2	0.22	0.37	0.13	0.16	0.00	0.00	0.00	C43
乳房	0	0.00	0.00	0.00	0.00	0.00	0.00	0.00	38	4.26	6.97	4.44	4.14	0.32	0.38	9.42	C50
子宫颈	—	—	—	—	—	—	—	—	29	3.25	5.32	3.00	2.77	0.15	0.22	5.17	C53
子宫体	—	—	—	—	—	—	—	—	11	1.23	2.02	0.81	0.77	0.02	0.06	0.42	C54—C55
卵巢	—	—	—	—	—	—	—	—	11	1.23	2.02	1.15	1.15	0.08	0.10	2.56	C56
前列腺	13	0.73	2.01	0.85	0.92	0.00	0.00	0.00	—	—	—	—	—	—	—	—	C61
睾丸	2	0.11	0.31	0.22	0.21	0.02	0.02	0.69	—	—	—	—	—	—	—	—	C62
肾	5	0.28	0.77	0.40	0.42	0.01	0.01	0.36	7	0.78	1.28	0.69	0.66	0.04	0.07	1.29	C64—C66, C68
膀胱	18	1.01	2.78	1.19	1.21	0.03	0.03	0.71	4	0.45	0.73	0.31	0.31	0.00	0.04	0.00	C67
脑	25	1.40	3.86	2.75	2.85	0.16	0.16	3.15	17	1.90	3.12	1.72	1.64	0.11	0.15	3.37	C70—C72, D32—D33, D42—D43
甲状腺	0	0.00	0.00	0.00	0.00	0.00	0.00	0.00	1	0.11	0.18	0.12	0.12	0.00	0.02	0.40	C73
淋巴瘤	17	0.95	2.62	1.64	1.59	0.09	0.09	2.52	3	0.34	0.55	0.27	0.25	0.00	0.04	0.00	C81—C86, C88, C90, C96
白血病	19	1.06	2.93	1.75	1.64	0.08	0.08	1.76	15	1.68	2.75	1.36	1.36	0.09	0.13	2.51	C91—C95, D45—D47
其他	27	1.51	4.17	2.66	2.51	0.13	0.13	3.31	22	2.46	4.04	2.02	1.98	0.07	0.21	2.12	O&U
所有部位合计	1 790	100.00	276.18	146.49	145.50	7.27	7.27	203.96	893	100.00	163.85	78.33	76.20	3.09	7.63	89.39	ALL
所有部位除外 C44	1 788	99.89	275.88	146.35	145.38	7.27	7.27	203.96	890	99.66	163.30	78.12	76.04	3.09	7.63	89.39	ALL exc. C44

附表 7-43 泗阳县 2017 年恶性肿瘤发病和死亡主要指标

部位缩写	男性								女性								ICD-10
	病例数	构成比/%	粗率/(1/10万)	中标率/(1/10万)	世标率/(1/10万)	累积率/% 0—64岁	0—74岁	截缩率35—64岁/(1/10万)	病例数	构成比/%	粗率/(1/10万)	中标率/(1/10万)	世标率/(1/10万)	累积率/% 0—64岁	0—74岁	截缩率35—64岁/(1/10万)	
发病																	
口腔	23	1.29	4.12	3.11	3.03	0.14	0.14	3.70	5	0.46	0.98	0.67	0.70	0.06	0.08	1.50	C00—C10, C12—C14
鼻咽	21	1.18	3.76	2.79	2.85	0.19	0.19	5.37	6	0.55	1.18	0.86	0.89	0.07	0.13	1.91	C11
食管	408	22.90	73.07	51.22	51.09	2.36	2.36	64.02	195	17.86	38.24	21.86	21.62	0.88	2.63	23.59	C15
胃	241	13.52	43.16	30.43	30.17	1.24	1.24	34.25	120	10.99	23.53	13.30	12.83	0.38	1.31	10.86	C16
结直肠	110	6.17	19.70	14.54	14.22	0.73	0.73	20.38	62	5.68	12.16	8.04	7.75	0.45	0.89	13.06	C18—C21
肝脏	270	15.15	48.35	36.13	35.67	2.51	2.51	74.60	80	7.33	15.69	10.43	10.06	0.58	1.15	16.62	C22
胆囊	4	0.22	0.72	0.54	0.54	0.00	0.00	0.00	9	0.82	1.77	1.11	1.07	0.06	0.14	1.85	C23—C24
胰腺	35	1.96	6.27	4.51	4.41	0.20	0.20	6.26	24	2.20	4.71	2.95	3.01	0.20	0.32	5.43	C25
喉	1	0.06	0.18	0.13	0.12	0.01	0.01	0.40	0	0.00	0.00	0.00	0.00	0.00	0.00	0.00	C32
肺	427	23.96	76.47	53.98	53.96	2.59	2.59	71.72	166	15.20	32.55	20.22	19.91	1.05	2.42	30.78	C33—C34
其他胸腔器官	3	0.17	0.54	0.37	0.35	0.03	0.03	0.82	2	0.18	0.39	0.28	0.28	0.01	0.05	0.41	C37—C38
骨	9	0.51	1.61	1.25	1.39	0.05	0.05	0.97	0	0.00	0.00	0.00	0.00	0.00	0.00	0.00	C40—C41
皮肤黑色素瘤	2	0.11	0.36	0.24	0.23	0.02	0.02	0.49	3	0.27	0.59	0.41	0.38	0.03	0.03	0.94	C43
乳房	8	0.45	1.43	1.14	1.06	0.07	0.07	2.51	154	14.10	30.20	23.21	22.06	1.94	2.28	60.00	C50
子宫颈	—	—	—	—	—	—	—	—	30	2.75	5.88	4.89	4.32	0.35	0.44	11.00	C53
子宫体	—	—	—	—	—	—	—	—	55	5.04	10.79	7.52	7.43	0.69	0.83	21.03	C54—C55
卵巢	—	—	—	—	—	—	—	—	21	1.92	4.12	3.20	2.94	0.22	0.32	7.03	C56
前列腺	24	1.35	4.30	2.86	2.85	0.07	0.07	1.71	—	—	—	—	—	—	—	—	C61
睾丸	1	0.06	0.18	0.14	0.12	0.01	0.01	0.39	—	—	—	—	—	—	—	—	C62
肾	19	1.07	3.40	2.42	2.46	0.12	0.12	3.42	10	0.92	1.96	1.34	1.31	0.09	0.16	2.89	C64—C66, C68
膀胱	30	1.68	5.37	3.46	3.49	0.19	0.19	5.19	6	0.55	1.18	0.71	0.71	0.00	0.11	0.00	C67
脑	27	1.52	4.84	3.93	3.98	0.28	0.28	6.33	15	1.37	2.94	2.28	2.06	0.15	0.23	4.23	C70—C72, D32—D33, D42—D43
甲状腺	11	0.62	1.97	1.43	1.39	0.09	0.09	3.02	43	3.94	8.43	7.19	6.14	0.52	0.59	14.00	C73
淋巴瘤	35	1.96	6.27	5.00	4.97	0.28	0.28	6.98	22	2.01	4.31	3.56	3.50	0.22	0.39	4.93	C81—C86, C88, C90, C96
白血病	22	1.23	3.94	3.30	3.65	0.18	0.18	2.11	15	1.37	2.94	2.09	1.97	0.12	0.17	3.24	C91—C95, D45—D47
其他	51	2.86	9.13	6.59	6.75	0.32	0.32	9.34	49	4.49	9.61	6.58	6.24	0.44	0.64	13.26	O&U
所有部位合计	1 782	100.00	319.12	229.50	228.74	11.68	11.68	323.97	1 092	100.00	214.15	142.73	137.18	8.52	15.33	248.56	ALL
所有部位除外 C44	1 777	99.72	318.23	228.86	228.11	11.65	11.65	323.15	1 085	99.36	212.78	141.87	136.39	8.49	15.26	247.17	ALL exc. C44
死亡																	
口腔	12	0.82	2.15	1.45	1.41	0.04	0.04	0.91	3	0.41	0.59	0.26	0.25	0.01	0.01	0.41	C00—C10, C12—C14
鼻咽	11	0.75	1.97	1.51	1.51	0.07	0.07	2.23	0	0.00	0.00	0.00	0.00	0.00	0.00	0.00	C11
食管	288	19.58	51.58	35.68	35.14	1.31	1.31	35.96	160	21.62	31.38	16.41	16.20	0.56	1.63	15.53	C15
胃	185	12.58	33.13	22.85	22.87	0.80	0.80	21.63	105	14.19	20.59	10.76	10.32	0.28	0.97	8.23	C16
结直肠	58	3.94	10.39	7.53	7.44	0.27	0.27	6.95	28	3.78	5.49	2.95	2.81	0.10	0.23	3.20	C18—C21
肝脏	260	17.68	46.56	33.01	33.45	1.95	1.95	56.89	105	14.19	20.59	11.24	11.36	0.56	1.12	15.82	C22
胆囊	2	0.14	0.36	0.26	0.24	0.00	0.00	0.00	3	0.41	0.59	0.26	0.26	0.02	0.02	0.44	C23—C24
胰腺	50	3.40	8.95	6.24	6.50	0.33	0.33	10.06	25	3.38	4.90	2.82	2.82	0.13	0.31	3.68	C25
喉	4	0.27	0.72	0.50	0.48	0.02	0.02	0.49	0	0.00	0.00	0.00	0.00	0.00	0.00	0.00	C32
肺	438	29.78	78.44	54.37	54.16	2.32	2.32	64.97	160	21.62	31.38	17.66	17.14	0.65	1.89	17.94	C33—C34
其他胸腔器官	1	0.07	0.18	0.09	0.14	0.00	0.00	0.00	1	0.14	0.20	0.15	0.15	0.00	0.04	0.00	C37—C38
骨	9	0.61	1.61	1.30	1.34	0.05	0.05	1.54	4	0.54	0.78	0.44	0.45	0.04	0.04	1.28	C40—C41
皮肤黑色素瘤	0	0.00	0.00	0.00	0.00	0.00	0.00	0.00	1	0.14	0.20	0.16	0.16	0.02	0.02	0.53	C43
乳房	11	0.75	1.97	1.36	1.29	0.07	0.07	2.10	33	4.46	6.47	4.59	4.51	0.37	0.48	10.53	C50
子宫颈	—	—	—	—	—	—	—	—	13	1.76	2.55	1.83	1.66	0.13	0.16	4.04	C53
子宫体	—	—	—	—	—	—	—	—	8	1.08	1.57	0.91	0.89	0.07	0.07	1.91	C54—C55
卵巢	—	—	—	—	—	—	—	—	5	0.68	0.98	0.57	0.59	0.04	0.09	0.00	C56
前列腺	12	0.82	2.15	1.37	1.29	0.02	0.02	0.43	—	—	—	—	—	—	—	—	C61
睾丸	0	0.00	0.00	0.00	0.00	0.00	0.00	0.00	—	—	—	—	—	—	—	—	C62
肾	11	0.75	1.97	1.40	1.41	0.06	0.06	1.74	6	0.81	1.18	0.58	0.58	0.01	0.05	0.57	C64—C66, C68
膀胱	12	0.82	2.15	1.34	1.39	0.02	0.02	0.43	7	0.95	1.37	0.69	0.65	0.00	0.05	0.00	C67
脑	33	2.24	5.91	4.22	4.22	0.25	0.25	6.96	16	2.16	3.14	1.91	1.78	0.11	0.16	3.66	C70—C72, D32—D33, D42—D43
甲状腺	1	0.07	0.18	0.10	0.08	0.00	0.00	0.00	2	0.27	0.39	0.20	0.18	0.01	0.01	0.41	C73
淋巴瘤	22	1.50	3.94	2.88	2.87	0.11	0.11	3.18	12	1.62	2.35	1.79	1.59	0.11	0.16	2.80	C81—C86, C88, C90, C96
白血病	19	1.29	3.40	2.38	2.39	0.07	0.07	1.62	15	2.03	2.94	1.98	2.25	0.14	0.19	2.36	C91—C95, D45—D47
其他	32	2.18	5.73	4.17	4.11	0.14	0.14	3.80	28	3.78	5.49	3.53	3.75	0.21	0.43	5.44	O&U
所有部位合计	1 471	100.00	263.43	184.03	183.73	7.92	7.92	221.90	740	100.00	145.12	81.77	80.37	3.51	8.12	98.77	ALL
所有部位除外 C44	1 464	99.52	262.18	183.19	182.88	7.90	7.90	221.10	737	99.59	144.53	81.47	80.09	3.50	8.11	98.36	ALL exc. C44

附录八　江苏省肿瘤登记处名录

肿瘤登记处	登记处所在单位	主要工作人员
江苏省	江苏省疾病预防控制中心 （江苏省公共卫生研究院）	武鸣　韩仁强　周金意　罗鹏飞　俞浩　缪伟刚
无锡市区	无锡市疾病预防控制中心	王璐　钱云　杨志杰　董昀球　陈海　刘佳　申倩　刘雅琦
无锡市区	无锡市锡山区疾病预防控制中心	徐红艳　顾月　邹丽艳　薛文涛　姚吕航　夏焱　华芬　浦佳林　张丹　徐芳
无锡市区	无锡市惠山区疾病预防控制中心	陈顺平　曹军　蒋金彪　茹炯　李心意　赵悦
无锡市区	无锡市滨湖区疾病预防控制中心	徐汉顺　刘俊华　杜明　许丽佳　肖静燕　叶文斌　许敏　王菁　顾飞　朱漪　陶燕君
无锡市区	无锡市梁溪区疾病预防控制中心	沈晓文　陈鑫　王琳　包海明　徐凌云
无锡市区	无锡市新吴区疾病预防控制中心	陆绍琦　胡磊　李纯　吴晓慧　颜锁芳　张芳　殷锡琴　钱郁　钱嘉红　华怡　朱明玉
江阴市	江阴市疾病预防控制中心	章剑　朱爱萍　李莹　刘娟　王敏洁　汤海波　张燕茹
宜兴市	宜兴市疾病预防控制中心	胡静　任露露　闵艺璇
徐州市区	徐州市疾病预防控制中心	娄培安　常桂秋　张盼　董宗美　陈培培　张宁　乔程　李婷
徐州市区	徐州市鼓楼区疾病预防控制中心	刘娅娴　祁艳秋
徐州市区	徐州市云龙区疾病预防控制中心	李玉波　宋兆芬　渠漫漫　刘云
徐州市区	徐州市贾汪区疾病预防控制中心	宗华　张迪　李金宇
徐州市区	徐州市泉山区疾病预防控制中心	吴海宏　李念　王艳梅　张培　赵梦晨
徐州辖县	徐州市铜山区疾病预防控制中心	唐士涛　侯书莹
徐州辖县	丰县疾病预防控制中心	王友林　韩红芳　李爽爽
徐州辖县	沛县疾病预防控制中心	独梅芝　陈峰　徐丽　梁艳静　赵欲辉　倪萌　魏文静
徐州辖县	睢宁县疾病预防控制中心	仲崇义　张申亮　赵梦洁　姚建英
徐州辖县	新沂市疾病预防控制中心	王志　张奇
徐州辖县	邳州市疾病预防控制中心	温之花　刘杰　李军政
常州市区	常州市疾病预防控制中心	徐文超　骆文书　李贵英　周孟孟
常州市区	常州市新北区疾病预防控制中心	张友　郑蜀贞　何怡
常州市区	常州市天宁区疾病预防控制中心	陈燕芬　施鸿飞
常州市区	常州市武进区疾病预防控制中心	强德仁　宗菁　石素逸　杨佳成　孔晓玲　闫于飘
常州市区	常州市钟楼区疾病预防控制中心	崔艳丽　吴振霞　陈志华　戴安迪
溧阳市	溧阳市疾病预防控制中心	刘建平　狄静　曹磊　石一辰　朱阿仙
常州市金坛区	常州市金坛区疾病预防控制中心	周鑫　程鑫
苏州市区	苏州市疾病预防控制中心	陆艳　王临池　黄春妍　华钰洁
苏州市区	苏州市高新区疾病预防控制中心	王从菊　归国平　季文　顾晴
苏州市区	苏州市吴中区疾病预防控制中心	顾建芬　周游　刘景超　马菊萍
苏州市区	苏州市相城区疾病预防控制中心	古娜利　吴向青　张群　任玮叶
苏州市区	苏州市姑苏区疾病预防控制中心	张秋　孔芳芳　吴新凡　徐焱　陈丽
苏州市区	苏州市吴江区疾病预防控制中心	沈建新　沈红梅　张荣艳　姚小燕　彭晓楚　杨梅　沈霞　俞哲宇
苏州市区	苏州市工业园区疾病预防控制中心	周慧　周靓玥　翟静　景阳
常熟市	常熟市疾病预防控制中心	陈冰霞　盛红艳　吴叶　薛雨星　陈丽枫　顾亦斌　叶映丹
张家港市	张家港市疾病预防控制中心	杜国明　邱晶　秦敏晔　赵丽霞　王夏冬　王洵之　朱晓炜
昆山市	昆山市疾病预防控制中心	张婷　秦威　金亦徐　陆吕霖　周杰　仝岚　邱和泉　贺方荣　朱琴花
太仓市	太仓市疾病预防控制中心	张建安　高玲琳　颜小銮　陆鸿滋
南通市区	南通市疾病预防控制中心	徐红　王秦　韩颖颖　潘少聪　梁潇静

肿瘤登记处	登记处所在单位	主要工作人员
南通市区	南通市崇川区疾病预防控制中心	刘海峰　郑会燕
南通市区	南通市通州区疾病预防控制中心	赵培　刘玉
海安市	海安县疾病预防控制中心	王小健　童海燕　孙静
如东县	如东县疾病预防控制中心	张爱红　纪桂勤　张红星　孙艳丽　吴双玲　季佳慧　周晓云
启东市	启东肝癌防治研究所	朱健　陈永胜　王军　张永辉　丁璐璐　陈建国
如皋市	如皋市疾病预防控制中心	吕家爱　王书兰　徐周洲　吴坚
南通市海门区	南通市海门区疾病预防控制中心	杨艳蕾　唐锦高　倪倬健　邱敏　施华
连云港市区	连云港市疾病预防控制中心	董建梅　张春道　李伟伟　马昭君　秦绪成　柴丽丽
连云港市区	连云港市海州区疾病预防控制中心	李炎炎　李佳雨　邓鑫鑫
连云港市区	连云港市连云区疾病预防控制中心	付艳云　刘敏　张琦　李绪磊　惠康琴
连云港市赣榆区	连云港市赣榆区疾病预防控制中心	张晓峰　金凤　顾绍生
东海县	东海县疾病预防控制中心	吴同浩　仲进　王勇　马进　吉园园　陈晓
灌云县	灌云县疾病预防控制中心	马士化　宋靖　严春华
灌南县	灌南县疾病预防控制中心	张源生　陈学琴　丁梦秋　孟忆宁
淮安市	淮安市疾病预防控制中心	沈欢　潘恩春　孙中明　张芹　文进博　缪丹丹　王璐　唐勇
淮安市淮安区	淮安市淮安区疾病预防控制中心	宋光　王昕　苏明　颜庆洋　朱丽萍　开海涛　马建玲　顾忠祥
淮安市淮阴区	淮安市淮阴区疾病预防控制中心	罗国良　袁瑛　刘丹　徐静　滕笑雨　高晓清　李敏
淮安市清江浦区	淮安市清江浦区疾病预防控制中心	曹慷慷　万福萍
涟水县	涟水县疾病预防控制中心	叶建玲　孙维新　浦继尹
淮安市洪泽区	淮安市洪泽区疾病预防控制中心	李栋　陈思红　张举巧　袁翠莲　王庶安　曹巧力
盱眙县	盱眙县疾病预防控制中心	王裕　姜其家　袁守国
金湖县	金湖县疾病预防控制中心	陈茂勇　何士林　吴婷　雷茵子
盐城市	盐城市疾病预防控制中心	刘付东　吴玲玲　梁季　郑春早　祁朝霞
盐城市亭湖区	盐城市亭湖区疾病预防控制中心	严莉丽　开志琴　王静
盐城市盐都区	盐城市盐都区疾病预防控制中心	何飞　王建康　黄海涌
响水县	响水县疾病预防控制中心	潘永富　陈玥华　王超　徐红云　刘宇春
滨海县	滨海县疾病预防控制中心	蔡伟　赵鹏　李明　陈希冀　王瑞　胡裕　樊明静
阜宁县	阜宁县疾病预防控制中心	梁从凯　杨尚波　支杰
射阳县	射阳县疾病预防控制中心	戴曙光　戴春云　王颖莹　陈星宇　戴利
建湖县	建湖县疾病预防控制中心	王剑　肖丽　孔文娟
东台市	东台市疾病预防控制中心	郑小祥　赵建华　丁海健　史春兰
盐城市大丰区	盐城市大丰区疾病预防控制中心	顾晓平　顾昕　盛凤　王银存　智恒奎
扬州市	扬州市疾病预防控制中心	解晔　李秋梅　杨文彬　时巧梅　赵培　蒋萌　胡乃元
宝应县	宝应县疾病预防控制中心	梁永春　朱立文　任涛　王元霞　潘艳玉
镇江市	镇江市疾病预防控制中心	姜方平　徐璐　王宏宇　古孝勇　何佳佳
丹阳市	丹阳市疾病预防控制中心	应洪琰　周超　陈丽黎　胡佳慧　王佳烨
扬中市	扬中市肿瘤防治研究所	朱进华　华召来　周琴　施爱武　冯祥　宋统球
泰州市	泰州市疾病预防控制中心	赵小兰　卢海燕　张德坤　杨玉雪　张慧琴　周永　浦栋
泰兴市	泰兴市疾病预防控制中心	黄素勤　范敏　徐兴　封军莉　丁华萍　刘静琦　蒋慧
宿迁市	宿迁市疾病预防控制中心	卢道山　于蕾　邱玉保　高歌
宿迁市宿城区	宿迁市宿城区疾病预防控制中心	漆苏洋　陈英　张恋恋　朱敏　于蒙蒙
宿迁市宿豫区	宿迁市宿豫区疾病预防控制中心	朱雷　郭鑫雨　陶欣　孙绪远　王松梅　胡彩红
泗阳县	泗阳县疾病预防控制中心	韩奎　李红霞　符地宝　陈淑婷

致谢

《江苏省恶性肿瘤报告（2020）》编委会对各肿瘤登记处和各医疗机构相关人员在本书出版过程中给予的大力协助，尤其是在登记资料的收集、整理、查重、补充、审核、建档和建立数据库等方面所做出的贡献表示感谢！衷心感谢编写组成员在本书撰写工作中付出的辛苦努力！